康复治疗师临床工作指南

——肌骨疾患康复治疗技术

主　编　朱　毅　米立新

副主编　马　超　胡文清

主　审　张长杰　岳寿伟

顾　问　王宁华　顾　新　王惠芳　郭险峰

人民卫生出版社

图书在版编目（CIP）数据

康复治疗师临床工作指南．肌骨疾患康复治疗技术 / 朱毅，米立新主编．—北京：人民卫生出版社，2019

ISBN 978-7-117-27521-7

Ⅰ. ①康… Ⅱ. ①朱… ②米… Ⅲ. ①肌肉骨骼系统 - 康复 Ⅳ. ①R49②R680.9

中国版本图书馆 CIP 数据核字（2019）第 017202 号

人卫智网	**www.ipmph.com**	**医学教育、学术、考试、健康，购书智慧智能综合服务平台**
人卫官网	**www.pmph.com**	**人卫官方资讯发布平台**

康复治疗师临床工作指南——肌骨疾患康复治疗技术

主　　编：朱　毅　米立新
出版发行：人民卫生出版社（中继线 010-59780011）
地　　址：北京市朝阳区潘家园南里 19 号
邮　　编：100021
E - mail：pmph @ pmph.com
购书热线：010-59787592　010-59787584　010-65264830
印　　刷：三河市宏达印刷有限公司
经　　销：新华书店
开　　本：787 × 1092　1/16　**印张：**28
字　　数：699 千字
版　　次：2019 年 9 月第 1 版　2024 年 7 月第 1 版第 3 次印刷
标准书号：ISBN 978-7-117-27521-7
定　　价：156.00 元

编者（以姓氏笔画为序）

马　奔（西安交通大学第二附属医院）
马　超（中山大学孙逸仙纪念医院）
马玉宝（首都医科大学附属北京康复医院）
王　俊（北京市海淀区田村路社区卫生服务中心）
王文清（承德医学院附属医院）
王志红（河北医科大学第三医院东院）
王雪强（上海体育学院）
方仲毅（上海交通大学医学院附属第九人民医院）
史　达（西安市红会医院）
朱　毅（郑州大学第五附属医院 郑州大学康复医院）
伍少玲（中山大学孙逸仙纪念医院）
向　云（深圳市第六人民医院）
米立新（首都医科大学附属北京康复医院）
李　乐（吉林大学中日联谊医院）
李　彦（中南大学湘雅二医院）
李长江（新疆医科大学第五附属医院）
沈水泵（厦门市第五医院）
张志杰（河南省洛阳正骨医院）
陈　祢（新疆医科大学第一附属医院）
胡文清（河北医科大学第三医院）
姜俊良（四川大学华西医院）
徐　晖（北京大学第一医院）
郭友华（广州中医药大学附属第二医院）
郭京伟（卫健委中日友好医院）
解　益（郑州大学第五附属医院）
解　涛（解放军总医院）
廖麟荣（宜兴九如城康复医院）
黎景波（广东省工伤康复医院）

学术秘书（以姓氏笔画为序）

朱昭锦（常州卫生高等职业技术学校）
郑依莉（上海体育学院）
韩吉龙（无锡市第九人民医院）

主编简介

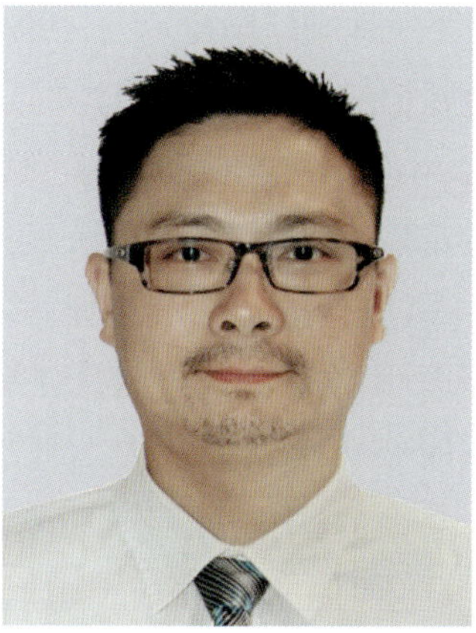

朱毅，博士、博士后；郑州大学第五附属医院肌肉骨骼疼痛康复科主任、副教授；上海体育学院、海南医学院硕士生导师；江苏省青蓝工程培养对象；《中国康复医学杂志》编委，高雄医学大学职能治疗学系校友总会总顾问，Up To Date 临床顾问翻译专家；中国康复医学会康复治疗专业委员会常委，中国康复医学会物理治疗专业委员会常委，中国研究型医院学会冲击波医学专业委员会常委，中国残疾人康复协会康复技术专业委员会，江苏省康复医学会康复医学教育专业委员会委员；参与主持 4 项国家自然科学基金，主持 1 项国家博士后基金，2 项省自然科学基金。发表 SCI 论文十余篇。

主编简介

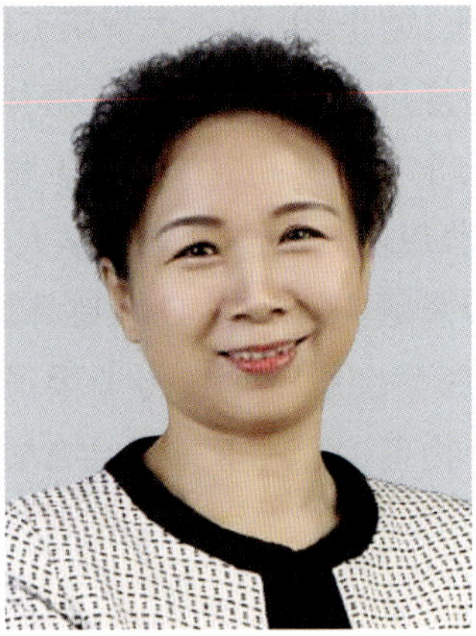

米立新，主任医师、教授。于 1994 年创建河北医科大学附属第三医院康复医学中心，任中心主任。2004 年参与创建首都医科大学附属北京康复医院。现任首都医科大学附属北京康复医院康复医学学科带头人、肌骨康复中心主任。

从事物理医学与康复医学临床工作及教学工作近 30 年，临床经验丰富。曾先后任中华物理医学与康复学分会委员、中国残疾人康复协会残疾分类研究专业委员会副主任委员、中国康复医学会专业委员会委员、中国医师协会康复医师分会委员会委员、北京康复医学会理事、老年病康复学会常务委员及运动伤病委员会委员、白求恩康复专业委员会委员等职。任《中华实用医药》杂志常务编委，《中国临床康复》及《中华现代临床医学杂志》编委等职。2017 年在北京康复医院创建了肌骨康复中心，在全国率先开展了肌肉骨骼系统的多学科协作诊疗康复工作。曾参与省部级课题 4 项，发表专业论文 40 余篇，曾获省、市级科技进步奖 4 项，发明专利 1 项。先后申请并主持开展了多项新技术，参与编写 9 部专著。

副主编简介

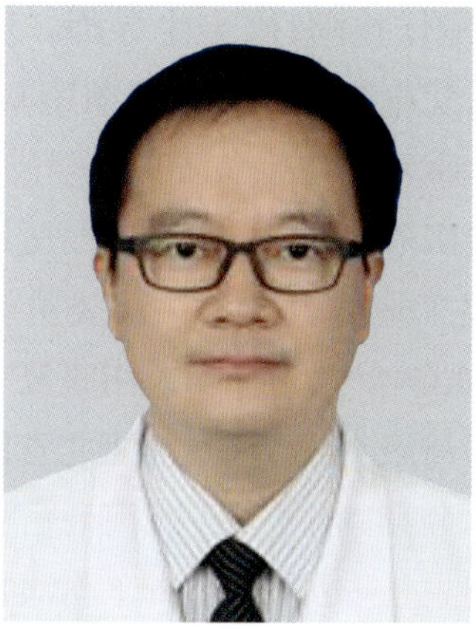

马超，中山大学与香港理工大学联合培养博士，教授、主任医师、博士生导师，曾在纽约大学朗格尼医学中心（NYU Langone Medical Center）做短期访问学者。现任广州中山大学孙逸仙纪念医院康复科科主任。

专业方向为肌肉与骨关节病康复，临床及教学经验丰富，专业教龄 19 年。先后任中国康复医学会疼痛康复专业委员会副主任委员、国家卫生健康委员会能力建设和继续教育康复医学专家委员、广东省医学会物理医学与康复分会副主任委员、广东省康复医学会副会长、广东省中西医结合学会脊柱疾病康复专业委员会副主任委员、广东省康复医学会疼痛康复分会副会长、广东省康复医学会脊椎伤病康复专业委员会副主任委员、广东省医药企业管理协会医药成果转化应用分会副会长、《中华物理医学与康复杂志》编委等。

主持国家自然科学基金 2 项，省部级科研基金 6 项和厅局级基金 1 项，参与国家级和省部级基金 5 项。以第一作者发表论著 30 余篇，其中被 SCI 收录近 20 篇，最高影响因子 6.12 分。参编教材及专著 10 余本，其中主编《超声引导慢性疼痛注射技术》和《软组织疼痛治疗与康复》。

副主编简介

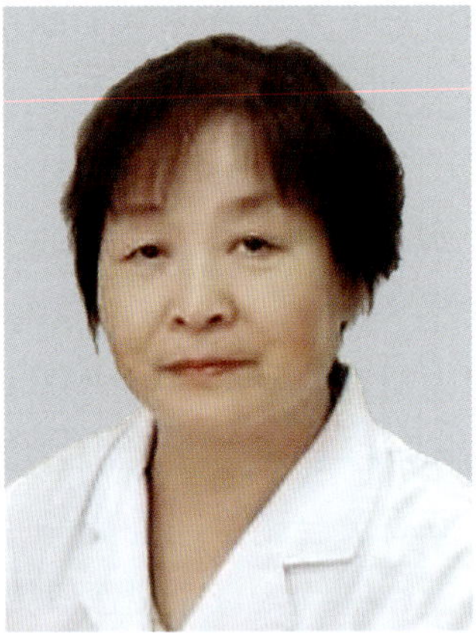

胡文清，主任技师，硕士生导师。现任河北医科大学第三医院康复医学科主任兼康复一科主任，河北医科大学康复治疗系负责人。

中国康复医学会理事；中国中西医结合学会骨伤科分会康复工作委员会第一届委员会副主任委员；中国康复医学会脊柱脊髓损伤康复专业委员会脊柱脊髓损伤与康复学组委员；河北省医学会物理医学与康复学分会副主任委员；河北省医师协会康复医师分会副主任委员；河北省工伤康复鉴定委员会医疗专家库成员；中国康复医学会物理治疗专业委员会委员；河北省康复医学质量控制中心副主任。

主要从事四肢骨折术后康复、脊柱脊髓损伤康复、手外伤、慢性疼痛康复的临床与研究工作。创建河北医科大学第三医院康复医学科，并牵头申报并组建了河北医科大学康复治疗学专业。

先后获河北省医学技术一等奖 1 项，二等奖 1 项。

出版说明

2016年10月发布的《"健康中国2030"规划纲要》将"强化早诊断、早治疗、早康复"作为实现全面健康的路径，在康复相关领域提出了"加强康复医疗机构建设、健全治疗—康复—长期护理服务链"等一系列举措。

康复医疗水平的提升离不开高素质的康复团队，其中，康复治疗师在整个康复环节起着十分关键的作用，而我国康复治疗的专业化教育起步晚，从业人员普遍年轻、缺少经验，水平参差不齐。为了规范、提升康复治疗师的临床工作水平，进而助推康复医疗学科发展，人民卫生出版社与中国康复医学会康复治疗专业委员会及康复专科医院联盟的主要专家一起，在全面调研、深入论证的基础上，组织国内顶尖的康复治疗师、康复医师编写了这套康复治疗师临床工作指南。

该套丛书包括16个分册，在编写委员会的统一部署下，由相关领域的300多位国内权威康复治疗师与康复医师执笔完成，为了进一步保障内容的权威性，在编写过程中还特邀了一大批业界资深专家担任主审及顾问。

该套丛书强调理论与实践相结合，注重吸纳最新的康复实用技术，突出实践操作以解决临床实际问题。具体编写过程中以临床工作为核心，对操作要点、临床常见问题、治疗注意事项进行重点讲述，特别是对治疗中容易发生的错误进行了详细的阐述，同时通过案例分析，给出相应科学的、安全的治疗方案，以促进康复治疗师对康复治疗技术有更好的认识和临床运用的能力。

本套丛书有助于满足康复治疗师、康复医师的需求，对康复相关从业人员也有重要的指导意义。

康复治疗师临床工作指南编委会

康复治疗师临床工作指南目录

1	运动治疗技术	主　编	黄　杰　公维军
		副主编	常有军　南海鸥　杨　霖　张志杰
2	手法治疗技术	主　编	王于领　高晓平
		副主编	万　里　叶祥明　马全胜
3	物理因子治疗技术	主　编	沈　滢　张志强
		副主编	刘朝晖　谭同才　张伟明
4	贴扎治疗技术	主　编	黄俊民　陈文华
		副主编	高　强　王　刚　卞　荣
5	矫形器与假肢治疗技术	主　编	赵正全　武继祥
		副主编	何建华　刘夕东
6	作业治疗技术	主　编	闫彦宁　贾　杰
		副主编	陈作兵　李奎成　尹　昱
7	神经疾患康复治疗技术	主　编	刘惠林　胡昔权
		副主编	朱玉连　姜永梅　陈慧娟
8	肌骨疾患康复治疗技术	主　编	朱　毅　米立新
		副主编	马　超　胡文清
9	心肺疾患康复治疗技术	主　编	朱利月　梁　崎
		副主编	王　俊　王　翔
10	构音障碍康复治疗技术	主　编	席艳玲　黄昭鸣
		副主编	尹　恒　万　萍
11	嗓音障碍康复治疗技术	主　编	万　勤　徐　文
12	吞咽障碍康复治疗技术	主　编	万桂芳　张庆苏
		副主编	张　健　杨海芳　周惠嫦
13	儿童疾患物理治疗技术	主　编	徐开寿　肖　农
		副主编	黄　真　范艳萍　林秋兰
14	儿童语言康复治疗技术	主　编	刘巧云　侯　梅
		副主编	王丽燕　马冬梅
15	儿童发育障碍作业治疗技术	主　编	刘晓丹　姜志梅
		副主编	曹建国　许梦雅
16	失语症康复治疗技术	主　编	卫冬洁　江钟立
		副主编	董继革　常静玲

前　言

近年来，随着国家经济的快速发展，人民对健康生活的要求也越来越高，疾病后的康复成为了群众对医疗服务的新需求，且越来越强烈。在众多疾患中，肌肉关节疾病是困扰多年龄层次患者的高发疾病，康复医学在此类疾病救治中扮演着重要的角色。康复可在疾病治疗的全流程中提供精细的计划方案：早期防治宣教、减少疾病率；中期缓解疼痛、水肿，促进组织修复；后期在于功能强化或功能重建，降低复发率并提高生活质量。在康复医学中，康复治疗技术已发展至院外，走向整个社会的健康服务领域，例如康复与体育的融合已从治疗性运动发展到娱乐性运动、甚至到竞技性运动。康复的保驾护航实现了群众对健康强壮体魄的渴望，同时也为国家发展提供健康稳定的生产力起到了积极的作用。

本书自 2017 年开始编写，旨在加强骨科等相关专业医务工作者对康复治疗的了解，为肌骨康复提供具体详实的方案。本书的编者既有骨科和康复医学科的教授，也有长期从事康复治疗的专家。在大家的共同努力下，完成了一部以骨科手术和非手术方式治疗方法为主题、以康复医学为核心的全面讲解肌骨疾病物理治疗、作业治疗、假肢矫形防护具制作配备等专业知识内容的优秀书籍。

本书专家来自全国各地，历经书稿的多次修改完善。在书稿编写过程中，专家们除了完成本人负责章节的撰写，还为其他编委所编写的章节提出了大量宝贵的建议和意见。

回首本书的编写工作，感触众多。感谢在辛苦的临床教学科研工作同时还在为本书的编写出力的专家们。编写工作虽然辛苦，但是在艰辛工作的同时，我们也收获了彼此的友情，增加了相互的了解，也为将来进一步修订此书奠定了基础。感谢家人的理解，感谢学会专家的支持，感谢人民卫生出版社的信任，正是他们的理解、支持和信任才让我们这群对中国肌骨康复事业满怀热情的康复人的理想得以实现。

为了进一步提高本书的质量，诚恳地希望各位读者、专家提出宝贵意见，以便再版时修改、完善。

编委会

2019 年 4 月

目 录

第一篇 肌骨康复原则与总论

第二篇 常见肌骨疾患手术处置及康复方案

第一篇

肌骨康复原则与总论

第一章

肌骨康复概论

第一节 肌骨康复定义与发展

一、肌骨康复的定义

肌肉骨骼康复学(musculoskeletal rehabilitation)是康复医学的一个分支学科，主要研究肌肉骨骼系统功能障碍的原因、评定、治疗方法，以及伤残预防等问题，并运用物理疗法、作业疗法、假肢和矫形器技术、职业训练等手段，改善或代偿肌肉骨骼系统的功能，达到调整身体结构、提高身体功能的目的，帮助患者重返社会、延续运动生涯或正常生活等。

二、肌骨康复的发展

(一) 古代肌肉骨骼康复治疗方法

两千多年前，中国的传统医学中就已经出现了功能康复的概念。《黄帝内经·素问》重视用针灸、导引(体操、气功)、按摩、熨(热疗)等方法对瘫痪、麻木、肌肉挛缩等病症治疗。马王堆汉墓出土的帛书《医经方》和《导引图》分别介绍了对关节强直、活动受限的治疗和多种医疗体操图示。三国时期的华佗独创了五禽戏，模仿虎、鹿、熊、猿、鸟的动作进行全身的功能活动，以提高躯体的稳定性和平衡性。隋朝的巢元方详细阐述了复杂骨折的处理方法和按摩康复方案。唐代蔺道人所著的《仙授理伤续断秘方》是我国现存最早的伤科著作，其书中主张骨折部位制动，其余关节早期活动，以求达到最大功能恢复。清代吴谦所著的《医宗金鉴·正骨心法要旨》中，系统总结了正骨八法：摸、接、端、提、推、拿、按、摩，介绍了支具和接骨药物，内容涵盖骨折的诊断、复位、固定、功能治疗及药物治疗。

古代西方的肌肉骨骼康复治疗最早见于古希腊希波克拉底编著的 *The corpus* 一书中，该书中 40% 的篇幅都在描述肌肉骨骼系统的伤病，并对骨折后牵引、夹板、包扎等治疗进行了描述。法国的 Nicolas Andey 教授毕生致力于解决儿童畸形的问题，他最早将骨科与康复这两门学科结合在一起，成为了康复医学的早期实践者之一。16 世纪时，Ambroise Pare 用动静结合方法治疗骨折，提倡在恢复期用运动疗法促进功能恢复。18 世纪，Tissot 提出运动可促进损伤后关节肌肉的功能恢复。19 世纪骨科治疗手段主要是支具、石膏夹板或管型、手法推拿和体操。19 世纪末，英国利物浦的 Hugh Owen Thomas 医生在下肢肌骨疾病的处理中借鉴了中国传统的康复治疗方法，并取得了显著的效果。

（二）国外现代肌肉骨骼康复学的形成与发展

肌肉骨骼康复学的形成和发展见表 1-1-1。

表 1-1-1 肌肉骨骼康复学的形成和发展

发展时间	国家	发展概况
1914 年	美国	脊髓灰质炎在美国流行，骨科医生 Ober 建立了一个中心，训练年轻女医务工作者进行肌肉训练和按摩
1916 年	英国	骨科专家 Robert Jones 在 Shepherd Bush 开设康复车间，对伤员进行职业训练
1919 年	加拿大	在安大略省汉密尔顿山顶疗养院对伤员应用作业疗法治疗
第一次世界大战后	英国	Roert Jones 医生和 Agnes Hunt 护士正式建立了第一所康复医院，主要进行骨关节结核、脊髓灰质炎等疾病的作业治疗
第二次世界大战期间	英国	Reginald Watson Jones 很重视肌肉骨骼疾病的康复治疗，特别强调对工业损伤的治疗，并在晚年时开始集中精力发展成人残疾康复
第二次世界大战后		因为发现早期下床伤员比单纯长期卧床者恢复得快且好，所以人们开始重视医疗体育、物理、心理、作业、假肢矫形等综合治疗
1901—1989 年	美国	现代康复医学创始人 Rusk 在空军疗养服务处任职期间，认识到了恢复伤员正常活动能力的重要性，她认为治疗对象都是躯体与精神相统一的整体的人，伤者需要充分利用剩余能力去参加社会活动。她曾在美国圣路易斯市建立康复医学中心，后又在纽约大学建立康复医学中心，开展康复医学教育与研究，并筹集资金成立了康复基金会，开展国际学术交流与培训。她的一系列努力使康复医学概念逐渐完善，一系列现代康复疗法得以发展
1977 年	美国	康复的早期介入使得手外伤患者的手术疗效和功能恢复都有了显著的提高。美国从法律层面规定了手治疗师的职责
1978 年	美国	成立了手治疗师协会，规定正式会员必须是从事手康复治疗 3 年以上的理疗师或作业治疗师，并在实践中形成手康复医学专业
1989 年	美国	在美国骨科医师协会（AAOS）年会上，约 30 名骨科医师成立了骨科康复协会
1994 年	美国	每年举办“专业日”，研究主题深入至脊柱疾患、神经肌肉疾患、手和上肢、足和下肢、人工关节置换、假肢矫形器等方面。肌骨康复和临床融为一个整体

（三）我国肌肉骨骼康复学的形成和发展

与临床学科相比，我国的康复医学起步较晚，其形成和发展经历了漫长的历史。20 世纪 20 年代以前为初创期，20~40 年代末是建立期，50~80 年代是成熟期，20 世纪 80 年代以后是发展壮大期。1988 年国务院批准《中国残疾人事业五年工作纲要(1988—1992 年)》,提出了三项康复任务指标(白内障复明、脊髓灰质炎后遗症矫正、聋儿听力言语训练),取得了令国内外瞩目的成就。1990 年 12 月 28 日第七届全国人民代表大会常务委员会第十七次会议通过了《中华人民共和国残疾人保障法》,该法律于 1991 年 5 月 15 日起施行。

经过这些年的不懈努力,我国的康复事业已经有了极大的发展,随着康复医学不断向纵深发展,康复与骨科的结合日益紧密。此外,随着神经生理学、生物医学工程学研究的逐步深入,功能评定和康复治疗新仪器、新技术源源不断的涌现,车祸伤和其他意外伤患者的逐渐增多,肌肉骨骼康复逐渐分化成为一门独立的学科,并于 2011 年成立了肌肉骨骼康复专业委员会。目前,我国肌肉骨骼康复的发展还处于起步阶段,拥有十分广阔的发展前景。

三、ICF 框架对肌骨康复的意义

肌骨疾患已经成为了导致残疾的最常见原因,美国的一项 10 年研究发现,肌骨疾患是对美国人影响最大的健康问题,仅在 2004 年 1 年中,其相关经济负担就达到了 8490 亿美元。同时,随年龄的增长肌肉骨骼系统功能逐渐衰退,人口老龄化的社会里,预计将会有越来越多的人受到慢性致残性肌骨疾患的影响。

现代肌骨疾病的治疗已经不再停留于服药、手术、恢复生理功能的阶段,其最终目标是全面康复、回归社会,这一目标的实现需要康复治疗师的全程参与。从分析病因到制订治疗计划,从组织愈合到功能恢复,从职业训练到回归社会,康复治疗师应在《国际功能、残疾与健康分类》(International Classification of Functioning, Disability and Health, ICF) 理念的指导下,从生物医学、个人因素和环境改造三个方面着手,与临床医生、患者家属、社会工作者等人通力合作,最终才能实现肌骨疾病患者的全面康复。

2001 年第 54 届世界卫生大会签署发布的 ICF 历经了 16 个国家跨文化可适用性研究,目前已经是全球公认的描述人体健康状况的一种语言。它由身体功能、身体结构、活动和参与以及环境因素四个部分组成(图 1-1-1),能够以生物 - 心理 - 社会模型为基础,全面广泛地分析患者的功能。ICF 强调残疾不仅是个人的特性,也是由社会环境形成的一种复合状态,康复作为四种主要的卫生保健策略(预防、治疗、康复和支持)之一,需要促进人类与环境进行交互作用,应用和整合不同的资源和方法,以达到人的身体、心理和社会功能的最优化状态。

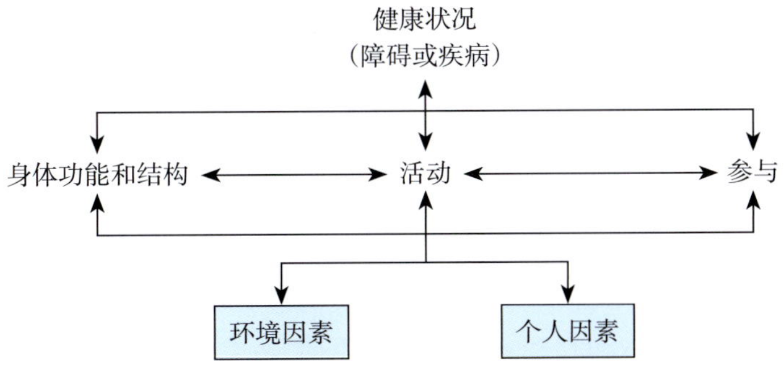

图 1-1-1　ICF 框架

作为一种健康状态的分类方法，ICF 理念可以广泛应用于临床、科研和教学领域，能够有效降低肌骨疾患的伤残水平、促进肌骨康复的长足发展。康复治疗师可以基于 ICF 理论评估患者的功能水平，设立治疗目标，预测康复结局，发展转介服务，制订完整流畅的康复流程；科研人员能够开发与完善 ICF 的核心组合（ICF CORE SET），使其成为多学科沟通和交流的语言，推动多部门跨专业的交叉合作；ICF 也能作为教育工具，用于课程设计和提高认知度；国家机构可以将 ICF 作为统计工具，用于人口研究和信息管理，并制定健康相关的社会政策。

（一）ICF 理论是康复与临床沟通的桥梁

在临床工作中，各种疾病的病因、病理、临床表现和解剖位置等各不相同，WHO 将这些信息进行系统性的编码，制定了国际统一标准化疾病分类方法，称为国际疾病分类（International Classification of Diseases，ICD）。ICD 作为一种通用的语言，能够帮助医务工作者大范围地分享临床技巧和科研经验，也有利于医疗信息和医疗资源的有效管理。

从 1893 年第一版 ICD 的初见雏形，到 2010 年 WHO 发布了更新版本 ICD-10，疾病的相关信息逐步完善，临床处理技术也逐渐成熟。然而，在对患者进行评估和治疗的同时，也要考虑其功能性的损伤，例如，接诊一位骨质疏松患者时，不仅要通过放射、骨密度检查等考虑骨质的变化，还要根据患者的负重情况和职业活动强度等考虑功能的损伤。ICD 系统在这一方面的不足可以由 ICF 系统加以补充。

同 ICD 分类系统一样，ICF 分类系统也是从人体系统出发建立的。前者采用生物医学模式，把残损作为症状的一部分，对健康状态进行分类；后者采用生物 - 心理 - 社会医学模式，将残损看作残疾现象的一部分，对健康状态的结果进行分类。两种分类方法相互交叉，相互补充。临床医生和康复医务工作者可以在熟悉这两种国际性分类方法的前提下，将临床疾病专用量表与 ICF 条目相匹配，从患者的身体、个体和社会三个层面进行评估，商讨出有利于后期康复的干预方案和治疗目标。

ICD 和 ICF 可以从两个方向联合运用：先使用 ICD，再使用 ICF 描述健康状况对活动和参与的影响；先使用 ICF 描述个体环境，再使用 ICD 考虑个体差异对健康状况的影响。联合运用 ICD 和 ICF 可以实现两种分类方法的有机整合，能将疾病的严重程度与疾病的影响区别开来，有益于患者管理、干预方案的个体化设计和卫生保健信息的持续性共享。

（二）ICF 理论促进多学科跨专业交叉合作

从临床处理到回归社会，肌骨疾病患者康复过程中涉及的躯体、行为和社会因素不可分隔地交织在一起，其需求和问题远远超过了单一学科的范畴，需要不同专业人员的通力合作才能完成。康复协作小组的人员主要包括医生、护士、物理治疗师、作业治疗师、假肢技师、心理医师和社会工作者。

ICF 作为一种国际认可的语言，是康复协作小组的各成员沟通和交流的基础；它将残疾问题视为个人特性与社会环境所形成的一种复合状态，提供了一种跨部门的综合性干预目标，各个成员都有与其专业相关的子目标需要完成。

整个康复过程中，康复协作小组的人员分工明确又相互联系，从健康的各个角度来解决患者各阶段遇到的问题。医生、护士、康复治疗师、假肢技师、心理医师主要在卫生领域之内对患者进行诊疗，消除其身体和心理方面的健康阻碍；社会工作者主要在卫生领域之外对患者进行干预，为他们回归社会、适应环境提供大量的帮助。因此，康复可视为一种起源于卫生领域，但又可以应用于其他领域的健康策略。

肌骨疾病的致残率高，损伤后对参与社会生活的影响较大，此时需要对患者所处的政治、经济、文化和物理环境（如健康政策、劳动力市场、文化偏见、城市发展或气候等）进行全方位的评估，发动社会群体和相关部门采取措施，解决他们住房、医疗、福利与社会保障、求学、就业、法律权益维护、婚姻家庭等方面的问题。

回归社会生活，重在参与，重在精神文明建设。社会康复工作者可以组织和扶持肌骨疾病患者开展适应自己特点的文化、体育、娱乐活动，并通过广播、电影、电视、图书、报刊等形式加以宣传，鼓励残疾人进行文学艺术、教育、科学技术和其他有益于社会发展的创作性活动。

（三）ICF 理论为患者提供强有力的心理支持

根据 ICF 有关残疾的包容性理论，功能作为一个连续体与不同等级及不同时间的所有人类生活相关：残疾不是少数人群独有的特性，而是人类所具有的共同特征，所有人都可能会经历永久的或临时的功能障碍，只是某些人的情况非常严重，需要他人的协助和支持。这一理论有助于消除一些形式的歧视，使残疾人回归社会的过程中不会被边缘化。

有关残疾问题的研究对象针对的是残疾现象，而不仅仅局限残疾人群。我们要从 ICF 有关残疾的模式出发，分析残疾对社会经济、文化以及公民社会发展的影响，进而建立基于证据和科学方法的社会包容性发展的政策，提升肌骨疾病患者的社会参与的自主性和积极性，改善个人乃至一个家庭的生活质量，从而促进整个社会的包容性发展与进步。

除了在政策方面给予支持，ICF 作为描述和定义患者健康状态的语言，许多类别以及项目均使用中性词，重视对患者积极的影响，充分体现了对人权的尊重；再者，ICF 重视个人体验的重要性，个体在社会活动中出现悲观、失望、焦虑、抑郁等心理波动，会直接影响活动与参与能力，出现健康状况的变化。

ICF 从残疾的理论、社会的政策、功能的评定、个人的体验各个方面给患者提供心理支持，有利于他们重新认识和接纳自我的健康状态，积极努力地配合康复治疗，实现个体功能的最佳化。

（四）在 ICF 理论指导下构建康复评估策略

康复评估介入治疗的各个阶段，贯穿于康复的全过程。实施康复评估有利于康复工作小组检验上一阶段的成效，了解患者每一阶段的情况和存在的问题，并以此为依据部署下一阶段的工作。传统的康复评定量表多与疾病相关，到了某一时间节点上，即使功能出现了微小改善，也无法在量表中有所体现。综合性较好的 ICF 有着其他评定工具所不具备的优势，除了可以评定身体的结构与功能外，还可评定受试者的活动表现与社会参与性，以及环境因素对受试者造成的影响。

在 ICF 的指导下，运用环境交互理念可以实现评估内容的全面性，且具有较好的内容效度；其次，以优势视角为出发点，通过漩涡聚焦患者的优势，可以实现评估方法的结构化并建立起整合型评估策略。从优势视角出发，是依照生物 - 心理 - 社会医学模式的生态观念，从宏大的社会整体背景或宏大叙事的全面视角铺开，通过漩涡式的聚焦，最终将评估的落脚点放在患者自身及环境协调而形成的优势上。优势视角的理论有助于患者和康复工作小组探察和发现患者的优点，并在康复的全过程中充分发挥患者的优势。

不同肌骨疾病对人体的影响不同，评定时应该从繁多的 ICF 条目中选出尽可能少的与功能、残疾和健康相关的内容，组成专项的 ICF 核心组合再投入使用。目前已开发的肌肉骨骼系统的 ICF 核心组合包括强直性脊柱炎、慢性广泛性疼痛、骨质疏松、骨性关节炎、下背痛和风湿性关节炎。

对于某些缺乏特定量表的肌骨疾病，制定相应的ICF核心组合能够弥补原有的缺陷，还能实现同一疾病跨地区和文化的大范围的比较。2016年，在缺乏针对骨盆骨折的康复评估量表的情况下，王谦等人应用骨骼肌肉系统的ICF核心组合综合版对2013年4月20日芦山地震骨盆骨折伤员的康复评估进行了初步的研究。此前的研究显示，骨骼肌肉系统的ICF核心组合综合版对膝骨关节炎患者康复评估的可信度范围为0.79~0.88。同时，ICF核心组合的类目中还包含了地震等自然灾害后伤员康复评估的部分内容。ICF核心组合为伤员提供了相对全面的和定量化的评估工具，但其评估类目是基于专家的选择，尚缺乏科学的研究证据支持，评定的准确性和全面性还有待进一步探究。

（五）在ICF理论指导下制订个体化的康复方案

ICF评估表通过对人体各方面功能、环境和个人因素的评估，提供了患者功能状态的综合信息。制订康复治疗方案的过程中，我们应该从ICF角度出发，全面考虑个体功能、环境、兴趣爱好、职业选择等方面的信息，制订符合或接近患者期待的治疗目标和个体化的康复方案。

赖卿等人根据ICF理论与方法，对一名腕关节离断的患者进行了功能和环境评估，并从日常生活、个人移动、通讯、教育、就业及环境这几个领域入手，制订了一套完备的辅助器具适配方案。在研究中充分利用家庭或周边现有的材料制作简易的辅助器具，减少了材料消耗，也降低了辅助器具的弃用率，节省了该家庭的经济支出。

（六）ICF拓宽了肌骨康复研究的视角

个体在特定领域的功能是健康状况和背景性因素间交互作用与复杂联系的结果，这一理论是ICF分类系统建立的基础。两者的交互作用是双向的，即干预一个方面可能导致一个或多个方面的改变，健康状况会影响残疾情况，同时残疾的存在可能改变健康状况。该理念为临床研究提供了一种多角度的方法，也能对一些健康状况提供恰当的解释：

1. 有损伤而没有能力受限　例如：麻风导致毁容但对个人的能力没有影响；
2. 能力和参与受限但没有显著的损伤　例如：焦虑症患者出现自发性疼痛而无法进行某些活动；
3. 有参与受限但没有损伤或能力受限　例如：精神病患者康复出院后在人际交往中受到社会歧视；
4. 有损伤和能力受限，但没有参与受限　例如：上肢离断患者通过穿戴假肢进行生活；
5. 同时也有一些特殊情况　例如：肢体缺乏活动可以引起肌肉萎缩。

从ICF角度可以对这些现象作出合理的解释，拓宽了传统的将重心放在功能的生物医学上的观点。将ICF作为国际标准来记录残疾数据，可以准确描述卫生健康及相关的状态、成果和决定因素，使不同国家、信息系统、服务和健康状况之间的数据具有可对比性。对于一些不能直接观察到的损伤，如精神功能等，研究者也可以根据行为表现推断出损伤。

（七）基于ICF理论培养优秀的肌骨康复治疗师

自2002年开始，我国部分高等院校开始设置康复治疗学本科专业，经过十几年的建设与发展，国内各院校康复治疗专业本科教育模式已逐步实现了统一化、规范化和国际化。

ICF架构的人类功能和康复研究体系，对身体功能与结构、活动和参与以及功能与残疾发生的环境进行分类，为现代康复教育和临床康复研究所需的知识体系构建提供了一个新模式。结合目前我国康复人才需求现状，将ICF理念应用到康复人才培养体系之中，可以从身体、个体和社会3个层面优化知识结构和课程体系，扩宽康复专业学生的知识面，通过学习骨科常见疾病的诊疗方法、加强与社会康复团体的合作等方法，能够进一步加强康复治疗学专业的学科内涵，尽快满足不同人群对康复的需求。

（八）在ICF理论指导下构建国家健康信息网络

世界卫生组织为支持各国加强健康信息系统建设，提出了加强国家健康信息系统的框架和标准以及100个核心健康指标。ICF作为WHO推荐的具有循证医学证据的全球性语言，可以实现国家和国家之间功能、残疾和健康数据之间的比较，用于监测全球康复服务质量和残疾人生活质量与发展状况。

基于ICF对功能和残疾数据进行标识、度量和测度分析，构建国家功能、残疾和健康的信息网络和数据体系，能够对国家残疾、非传染性疾病以及老龄化等现象进行描述和分析，使得政策制定者能够运用基于循证的方案解决问题，并有效地分配资源；临床医生能够提供高质量的循证医学服务，各部门工作人员能够有效地设计、管理、监督和评估这些服务。同时，构建国家健康信息网络也是实现联合国2030年可持续发展目标的重要途径之一。

根据世界卫生组织的要求，国家健康信息系统架构涉及健康状况、健康信息和健康的决定因素三个部分（图1-1-2），集中使用的三个指标分别为死亡率、发病率、健康服务使用率。近年来，由于人口老龄化和非传染性疾病患病率上升，导致人口结构发生变化，健康状况指标范围急需扩大以准确描述人群的健康状况。

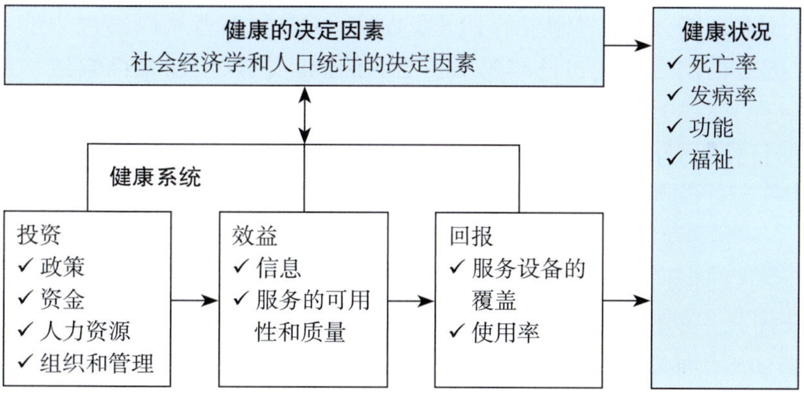

图1-1-2　国家健康信息系统架构

（朱　毅）

第二节　肌骨康复的内容

一、肌骨疾患损伤防护

人体的肌肉骨骼系统以骨为杠杆，关节为枢纽，肌肉为动力，实现了维持人体姿势、保护体腔脏器、进行各项简单移位、完成高级活动等众多功能。同时，肌肉骨骼系统存在易因外力冲击和长期磨损而致病的特点，在交通事业迅猛发展和人口老龄化愈加严重的今天，肌骨疾患发病率呈现出逐年递增的趋势。

肌骨疾病具有住院时间久、康复时间长、术后并发症多的特点。一旦患病，个体的生理功能部分丧失，活动能力和参与能力受限，将对日常生活和职业发展等方面产生一系列不良影响。对此，我们可以采用丹麦腹部外科医生 Henrik Kehlet 所提出的快速康复外科（fast track surgery，FTS）理论，在术前、术中及术后应用各种已证实有效的方法以减少手术应激及并发症，减轻患者痛苦，降低术后并发症的发生率及病死率，加速患者术后的康复。

（一）非手术治疗的防护

临床上，并非所有的肌骨疾患都需要进行手术处理，一些较轻微的疾病，如踝关节扭伤、韧带拉伤等，可以通过自我康复锻炼和辅助器具保护等途径达到康复的目的。在此过程中，康复训练的开展和矫形器的应用应符合骨关节生物力学的基本原则，避免意外事故和二次损伤的发生。

1. 踝关节扭伤　急诊和意外伤害患者中，踝关节扭伤占 14%，其中 80%~90% 为外踝内翻性扭伤。急性踝关节扭伤早期宜采用冷敷处理，使局部损伤的小血管在短时间内能迅速收缩，降低感觉神经的敏感性，达到缓解疼痛、肿胀及出血的目的。扭伤大于 24 小时后增加主、被动运动训练，可以加大关节活动范围，增强本体感觉及肌肉力量，并有效预防下肢深静脉血栓形成。使用脉冲磁疗法则可降低血液全血黏度，缓解肌紧张，达到镇痛效果。

2. 韧带损伤　过去人们普遍认为，肌腱自身没有修复能力，一旦损伤只能依赖“外源性”的粘连来修复。但是 Lundborgh 和 Manske 通过实验证实了肌腱的自愈能力，并提出了“内源性”的愈合方式。Dubert 发现肌腱的“内源性”愈合可以避免肌腱的粘连，提高肌腱的愈合质量。有研究表明，膝关节韧带的Ⅰ、Ⅱ级损伤，90% 的患者可以经过非手术治疗达到好至优的效果。韧带损伤后将通过纤维瘢痕愈合，使韧带明显延长，从而导致一定程度的关节失稳，此时可以在支具的保护下，进行小负荷、小幅度的肌力增强训练，来代偿性地增加关节的稳定性，增加自愈肌腱的强度。

（二）早期并发症的防护

在临床上，一些肌骨疾病本身并不严重，但是由此产生或与之伴行的一些并发症却会引起重要组织和器官的损伤，引发严重的全身反应，甚至危及患者的生命。

1. 创伤性休克　创伤性休克常见于严重多发伤和多发骨折的患者中，多伴有重要脏器的急性大出血。由于有效循环血量锐减，微循环灌注不足；加之创伤后的剧烈疼痛、恐惧等因素，患者极易出现机体代偿失调的综合征。为了有效预防创伤性低血容量休克，应当在受伤后始终维持患者呼吸道的通畅，并迅速对活动性的外出血止血，最大限度地限制患者活动，做好伤肢外固定和补充血容量等工作。

2. 脂肪栓塞综合征　脂肪栓塞综合征（FES）是由于脂肪栓子进入血流并随着血液循环到达肺、脑、心脏等脏器，引起相应区域供血障碍和功能损害的一种临床综合症状，临床上以肺脂肪栓塞综合征多见，占所有脂肪栓塞综合征的 3/4。FES 多发生于骨盆或长骨骨折后，股骨尤为常见。Lindeque 报道约 90% 的长骨骨折患者血液中存在不同程度的脂球和低氧血症。在各类骨折中，脂肪栓塞综合征的平均发生率约占 7%，其中开放性骨折为 2%，闭合性骨折高达 30%。FES 的典型三联征为伤后 24~48 小时出现低氧血症、意识障碍和瘀斑，患病人群中血小板减少和不明原因贫血的发病率也高达 37% 和 67%。

到目前为止，尚没有一种药物能够迅速解除脂栓，临床上只能采取早期及时保持气道通畅，妥善固定骨折的伤肢，有效防治创伤性休克等对症处理和支持疗法来减轻缺氧和酸中毒对重要器官的功能损害，防止脂栓的进一步加重。有证据显示，预防性地使用皮质类固醇激素可以有效降低长骨骨折的患者发生 FES 概率,同时,早期的手术固定(骨伤后 24 小时之内)或外固定也能降低 FES 的发病率。经过早期诊断,妥善处理,FES 的病死率和病残率已显著下降,目前该并发症的死亡率小于 10%。

3. 骨筋膜室综合征　骨 - 筋膜室综合征(osteofascial compartment syndrome)是指由骨、骨间膜、肌间隔和深筋膜所形成的骨筋膜室内肌肉和神经因急性缺血、缺氧而产生的一系列早期的症状和体征。出现骨筋膜室综合征并持续 12 小时以上,即会出现肌肉痉挛、感觉异常、运动无力等肢体功能障碍。其中,神经在缺血后 0.5 小时内即可出现功能异常,完全缺血 12~24 小时后则会发生永久性功能丧失;肌肉在缺血 2~4 小时后即会出现功能改变,4~12 小时后会发生永久性功能障碍。

骨 - 筋膜室综合征一经确诊,应立即切开筋膜减压。以往主张的抬高患肢以利于静脉回流、用冰袋降温、从外部按摩挤压以及消极等待等方法,都只会加重肌肉坏死,不宜使用。早期彻底切开筋膜、解除包扎过紧的绷带和石膏等方式是降低筋膜室内压力、防止肌肉和神经缺血性坏死的有效方法。局部切开减压后,血液循环获得改善,大量坏死组织的毒素进入血液循环,此时应积极防治失水、酸中毒、休克等严重并发症,必要时还得行截肢术以抢救生命。

4. 特异性感染　创伤后常见的特异性感染包括破伤风和气性坏疽。

破伤风杆菌易在缺氧的环境下生存和繁殖,开放性骨折和深刺伤为其创造了有利条件,感染后表现为全身或局部肌肉的持续性收缩和阵发性痉挛,其预后不良,死亡率大约占 20%。目前的治疗方法主要包括处理伤口以清除毒素来源、中和游离的毒素、保持气道通畅和防治并发症。另外,加强健康教育、注射破伤风疫苗、避免创伤发生、伤口彻底清创等措施也能有效预防破伤风的发生。

气性坏疽多发生在下肢和臀部肌肉丰富部位的严重创伤处。潜伏期 1~4 天或短至 6 小时,常在 12~20 小时内死亡,死亡率达 20%~50%。本病的主要防治方法包括早期彻底清创和敞开伤口。一旦发病,应早期诊断,就地隔离,对症治疗,避免致残或死亡。同时,在治疗过程中应辅以全身支持疗法、高压氧治疗、紫外线照射伤口等综合治疗。

(三) 围手术期的防护

围手术期是围绕手术的一个全过程,从患者决定接受手术治疗开始,到手术治疗直至基本康复,包含手术前、手术中及手术后的一段时间,时间在术前 5~7 天至术后 7~12 天。将快速康复外科的理论引进肌骨康复中,通过术前宣教、术前准备、术中麻醉,改良的外科技术以及术后止痛等方法的优化整合,可以最大限度地减少围术期的各种应激反应因素,使得患者确实做到"快速康复"。

1. 手术前防护

(1) 健康宣教:手术前,患者通常会对手术及其结果产生诸多疑虑和恐惧,担心手术是否成功,疼痛能否忍受,是否会有并发症、后遗症等,并会因为不良情绪影响手术的配合度,从而增强手术的应激反应,增加手术过程的危险性和术后并发症的发生率,不利于术后康复。据调查,手术患者产生焦虑和抑郁的比例分别高达 80.7% 和 68%,医护人员若能在术前对患者进行较详细的宣教,让患者熟悉病区环境,了解手术方式,知道手术前后如何进行准备及配合,在术后如何配合早期下床活动,如何进行早期喝水及进食,清楚术后大概何时能够出院等,将改善患者的情绪,使其能够积极主动地配合临床治疗,从而减少各种并发症的发生,减轻患者的经济负担,缩短住院周期,优化医疗资源的分配。

(2) 术前准备：美国麻醉医师协会(ASA)于1999年重新修订了术前禁食指南，要求缩短禁食、禁饮时间，特别是缩短限制透明液体的摄入时间，避免低血糖、脱水等，让患者在舒适而又不增加误吸的环境下接受手术。目前，欧美国家普遍认为，患者术前6小时禁食，2小时禁水有利于减少手术前患者的饥饿、烦躁、紧张等不良反应。

对于肌骨疾病的患者，需要严防术前感染，应做到避免患者与有感染者接触，预防性使用抗菌药物，杜绝有上呼吸道感染的人员进入手术室等。

2. 手术中防护

(1) 优化麻醉方法：减轻患者术中应激反应，使之尽可能接近于生理状态下完成手术是麻醉的原则和最终目的。快速康复外科对麻醉提出了更高的要求，包括优化术前用药、提供最好的术中条件、加快麻醉后恢复、避免术后的不良反应及早期并发症、降低术后应激反应、充分止痛消除不适、加速术后功能重建等。如要进行全身麻醉，建议选用起效快、半衰期短的麻醉药以使患者手术结束后很快清醒，在手术当天就可以进行康复活动。

(2) 手术技术：快速康复外科中减少手术创伤是减少应激的重要环节，选择合适的手术切口和进行轻柔细致的手术操作都可以减轻应激程度，加速术后康复。

对于肌骨疾患中最为常见的骨折，不当的临床治疗方法将会影响其愈合，手术中应该尽可能避免：

1) 骨折后若未及时复位或复位方法不当，特别是手法复位粗暴以及多次复位，均会进一步破坏局部血供，从而影响骨折愈合；

2) 过度的牵引会使骨折断端之间距离增大，机化的毛细血管变窄，从而影响骨折的愈合；

3) 固定范围不够、位置不当、过于松动及时间过短，都会在不同阶段增加骨折端应力的干扰或造成骨折断端接触不良，从而影响骨折的正常愈合；

4) 切开复位内固定时若广泛剥离骨膜，不仅会影响骨膜的血供，也可能导致感染；

5) 在开放性骨折中，过度地去除碎骨片，可能造成骨缺损，影响骨折愈合。

(3) 引流管、减压管的放置：传统外科手术中术后要放置引流管引流残液，防止感染和术后并发症。但是一些不适当的放置引流管不仅会增加患者的心理压力和痛苦，而且增加并发症发生的概率，使患者住院时间延长。许多胃肠外科的研究发现非常规放置引流管的实验组比对照组并发症的发生率要低，由于相关研究还未在骨科开展，如何放置引流管这一问题还有待商榷。

(4) 术中保温：研究发现，术中低温会引起患者的应激反应，导致患者出现凝血功能的异常、免疫力低下、苏醒时间延长等不良反应，术中保温对维持患者的正常代谢、生理功能、内环境稳定等具有重要意义。

(5) 术中、术后液体管理：术中补液目的是保证适宜的心脏搏出量，术后补液是为了促进胃肠道蠕动功能恢复，根据患者具体情况及各项生理指标变化制订合理的补液计划可以缩短患者的住院时间。

3. 术后防护

术后镇痛：快速康复外科的目的在于降低应激反应，止痛是其中重要的环节。术后通过硬膜外阻滞麻醉镇痛方法可以极大地减少阿片类药物的使用，显著减轻了术后恶心、呕吐及肠胀气的症状。

（四）术后并发症的防护

1. 运动系统继发性损伤的防护　在骨科内固定技术及功能支具广泛应用以前，患者多需要长期制动以保障组织愈合，易因长期固定引起关节挛缩、肌肉萎缩和活动受限等问题。20世纪60年代以后，随着以AO为代表的骨科固定器械的革命性进步，临床开始以坚强内固定替代外固定，从而使患者不受限于骨折愈合的状态，使损伤局部以外的部位可以在骨科术后即开始活动，有效地预防了运动系统并发症。术后2~3周进行早期康复，可以有效减轻疼痛、防止关节囊挛缩和瘢痕形成，维持关节的正常活动范围。

（1）骨骼：Wolff定律提示骨骼的密度和形态取决于施加在骨上的力。长期制动时骨骼的压力和牵拉力降低，在卧床早期即可发生骨钙负平衡，制动7周时尿钙分泌达到高峰，卧床6个月的患者跟骨的骨钙丢失67%。同时，骨强度也发生着变化。制动超过1周，正常骨再塑形速率改变。制动3个月，骨强度仅为正常的55%~60%。康复锻炼过程中，应避免对骨折断端产生剪切力或扭转应力，需要在科学的指导下促进骨折的顺利愈合。

（2）肌肉：各种制动均会因为能量代谢障碍、运动神经元募集减少等原因造成肌肉萎缩和肌力减退。其中石膏固定后肌肉萎缩比卧床休息要明显得多，制动在缩短位置时肌肉萎缩比固定在拉长位置时更严重。

肌肉失用性萎缩是制动后前2周关节活动受限的主要因素。健康人卧床休息1个月肌纤维横断面积减少10%~20%，2个月减少至50%。且Ⅰ型肌纤维较Ⅱ型萎缩得更厉害。完全卧床者肌力降低速率为每周10%~15%，3~5周内肌力下降可达50%。研究发现，膝关节手术后27~43天，股四头肌肌力降低可达40%~80%。

（3）肌腱：肌腱制动有长期的副作用，即使可以逆转，修复后的肌腱负载能力和抗张性能也无法达到正常肌腱水平。

（4）韧带：制动后2周韧带产生化学变化，4周产生形态学改变。制动8周后，韧带重量丢失20%，在韧带周围可以观察到明显的萎缩及结缔组织浸润。韧带损伤、修复或制动后鼓励早期在保护下运动，选择安全有效的持续性被动活动和渐进性抗阻训练。在康复的各个阶段，都应使用限制活动的关节功能支具以保护韧带愈合。运动、应力以及一般身体活动可使得愈合的韧带丰厚且强壮。在治疗过程中应避免韧带产生某些会引起二次损伤的运动。例如，在前距腓韧带损伤的康复早期和中期应避免跖屈、内翻的运动。韧带愈合的时间框架有一定的规律，需要根据损伤的部位、损伤的程度、修复方法等不同来选择合适的康复治疗方案。

（5）软骨：长期严格的固定，会使软骨细胞坏死，软骨下骨退变，最终将导致关节软骨各个层次松动、碎裂、卷曲。制动后，关节软骨会因失去正常的压力而发生变性，建议在病灶清除后2周即开始负重的关节运动。但是胫骨平台的软骨部分与骨直接接触，在半月板切除后，软骨的改造过程尚未完成，不宜过早开始活动。

2. 肺部感染　手术后肺部并发症以肺不张最常见。患者长期吸烟并伴有慢性气管炎，临床用药抑制呼吸道的排痰功能，切口疼痛、术后胃肠胀气和长期卧床等因素，都影响着肺的扩张能力，并有可能进一步加重，出现肺部感染。肺不张的预防措施包括：

（1）术前锻炼深呼吸。

（2）术前1~2周严格禁烟。

（3）积极治疗急、慢性呼吸道感染。

（4）全麻手术结束前充分吸取气管内分泌物，术后取头侧位平卧，防止呕吐物和口腔分泌物的误吸。

(5) 术后早期活动,帮助患者咳嗽,排出黏痰。

(6) 进行有效的胃肠减压,减少胃肠胀气对呼吸的影响。

(7) 胸、腹带包扎松紧合适,避免限制呼吸的固定和绑扎。

(8) 口服祛痰剂,定期雾化稀释浓痰。

(9) 必要时经导管行气管内吸痰,或在支气管镜直视下吸出黏稠痰液。

(10) 重危或昏迷患者,因无法咳嗽,可考虑行气管切开术。

(11) 注意保暖,防止肺部感染。

(12) 合并肺部感染时,可适当应用抗生素。

3. 尿路感染 手术后泌尿系统的任何部位均可并发感染,但以膀胱炎最为常见。各种原因所致的尿潴留,多次导尿和长期留置导尿管等,均容易引起膀胱炎。膀胱的感染又可沿输尿管逆行向上,蔓延到肾盂。正确预防和治疗尿潴留是减少泌尿系感染的关键。术后早期就应鼓励患者多饮水,指导患者尽量自主排尿,保持尿量在 1500ml/d 以上,以便尽早去除导尿管。研究发现,早期去除导尿管后,泌尿系感染率由 24% 下降至 4%。对于已经发生感染的患者,应碱化尿液,保持充分的尿量和排尿通畅。同时,进行局部理疗、热敷、口服解痉药物和全身抗生素治疗,可以有效解除膀胱颈的痉挛,减轻患者的疼痛。

4. 深静脉血栓 手术创伤和组织破坏后,大量凝血物质进入血流,使得血液处于高凝状态,同时,长期卧床导致静脉回流缓慢,进一步为深静脉血栓的形成创造了有利条件。Kudsk 报道卧床超过 10 天,深静脉血栓形成发生率可达 60%。国外文献报道,下肢深静脉血栓的发生率在骨盆骨折中为 2.3%~5%,另有研究显示,骨盆骨折合并下肢多发伤中,该发生率可高达 60%。深静脉血栓形成后早期主要并发症是肺栓塞,未经治疗的髂股静脉血栓有 60%~70% 的患者发生肺栓塞,死亡率高达 18%,患者恢复后 90% 出现栓塞后遗症。深静脉血栓的防治措施如下:

(1) 手术后应加强早期活动,尤其是下肢的自动或被动活动,加速下肢静脉的回流。

(2) 高位脊髓损伤患者下肢用间歇性充气泵、弹性绷带或穿弹力袜以促进血液回流。

(3) 血液高凝状态者,可口服小剂量阿司匹林、复方丹参或用小剂量肝素;也可用小剂量低分子右旋糖酐静脉滴注。

(4) 证实为深静脉血栓形成者应卧床休息,进行抬高患肢,局部理疗,药物溶栓等治疗。

(5) 为避免下肢深静脉血栓的复发,应定期随访检查血液状态。

(6) 日常生活或工作中应尽量避免长时间的站立或静坐不动,经常活动下肢,帮助血液循环。

5. 压疮 压疮是由于局部组织长期受压,发生持续缺血、缺氧、营养不良而导致的组织溃烂坏死。若治疗不当,坏死可发展到肌肉和骨骼并引发全身感染,严重时可危及生命。据有关文献报道,每年约有 6 万人死于压疮合并症。压疮的防治方法如下:

(1) 加强营养支持。

(2) 局部有效减压,每 2~3 小时翻身 1 次。

(3) 保持压疮局部皮肤干燥,及时处理失禁大小便。

(4) 使用波动式气垫床和海绵圈。

(5) 根据创面及溃疡的情况给予微波或超短波治疗。

(6) 进行传统创面护理和换药,包括清创、清洗、纱条填充及敷料覆盖等。

(7) 局部或全身敏感抗生素应用。

除了上述并发症，肌骨疾病患者还可能会出现术后出血、切口感染和裂开、急性胃扩张等术后并发症，由于康复在这些疾病的防治过程中作用较小，故不再赘述。

(五) 日常生活的防护

"防患于未然"，应让所有人都了解肌骨疾患的常见病因，并在日常生活中从运动防护、职业防护、家居生活三方面做好相应的防护工作。对于术后回归家庭的患者，应教会他们一些自我康复训练方法，使其能够实现全面康复的最终目标。

1. 运动防护　运动过程易发生各种各样的肌骨损伤，其损伤的部位和体育运动项目的特点密切相关。例如：篮球运动员的易损部位为脚踝和膝关节，健美操运动员受伤部位多是手腕、腰及膝关节，网球肘多发生于网球运动员等。发生运动损伤的主要原因包括运动前准备活动不充分或不做准备活动、技术动作不正确、自我保护意识差等，针对这些原因，可以采取以下相应的预防措施：

(1) 做好充分的准备活动：运动前的准备活动可使身体的体温升高，增加肌肉、关节、韧带及软骨组织的柔韧性、伸展性和弹性，促进大脑中枢神经系统和肌肉组织的兴奋性，提高肌肉收缩速度，从而预防运动损伤。准备活动的强度以 30%~45% VO_2max 强度、心率达 100~120 次 /min、时间在 10~30 分为宜。此外，准备活动的时间、强度与内容还应根据运动项目的特点、个人习惯、训练水平及季节气候等因素加以调整。

(2) 合理安排运动量：运动量过大致使做功的肌肉群负荷过大，肌肉反应速度减慢，协调性降低，注意力不集中，因此易发生运动损伤。我们应根据身特点、身体素质以及运动项目，合理的安排运动量。

(3) 加强自我保护意识：运动前应该加强肌群的力量训练与拉伸练习，穿戴合适的护具，防止意外损伤的发生。护具的选择应该与运动项目的特点相一致，篮球爱好者在运动时需要佩戴护膝、护踝。进行网球、羽毛球、乒乓球运动时应佩戴护肩、护肘与护腕。

2. 职业防护　肌骨损伤最常见于工地意外伤，据调查，中国香港的建筑工地意外约占全部工业意外的 20%，英国的工地意外在四项主要工业意外中占比超过 40%，澳洲平均每 10 万个工人里就有近 6 个人因为工地意外而死。预防职业损伤需要从以下几个方面入手：

(1) 使用安全卫生设施：如安装安全网、安全带、护栏、工作平台、警戒线等。

(2) 减少职业暴露：包括化学性暴露源（如化学溶剂、有毒气体、火灾爆炸、缺氧等）和物理性暴露源（如机械设备、压力容器、电器等）两种。

(3) 选择符合人体工学特征的用具：包括座椅、电脑桌、工作器械等。

(4) 减少社会心理学危害：如职场暴力、性骚扰、工作压力等。

(5) 加强监管：对职工上岗前、在岗期间、离岗时和应急的职业健康进行全面的检查。

(6) 开展岗前培训：使员工熟练掌握工作要求、自我防护方法、紧急撤离通道等。

(7) 强化用人单位的法律意识，定期开展作业工人职业健康检查。

3. 家居生活防护　在家居生活中，选择符合人体工效学的桌椅有助于保持良好的姿势，降低慢性颈痛、腰痛的发病率。同时，家具的合理摆放和固定能够有效减少意外损伤的发生。

(1) 座椅的选择：①座位面高度低于腘窝 5cm 左右，一般为 40cm，此时腿部最为放松；②座椅深度以臀膝距测量值的 3/4 为宜；③座位宽度以人体坐姿时臀宽的 95% 为宜；④座位面倾斜角，休息娱乐的座椅后倾 5°~20°，工作时座椅以前倾或后倾 6° 为宜。

(2) 书桌的选择:①书桌高度,确定椅子高度后,桌子与椅子的平面高度差值为30cm(27~30cm为合理范围)时较适宜,此时伏案工作时对腰椎的压迫最小,且能使手肘恰好弯曲90°置于桌上。另一确定书桌高度的方法为:站位时双手自然下垂于身体两侧,手掌翘起与地面平行,此时掌心与地面距离就是你的书桌的最适宜高度。②书桌桌面,为了方便伸手够取桌面上的物品,书桌的最大宽度为伸肘时中指尖所能触及的最远距离,长度为双上肢外展时两手指尖的距离。实际应用中,书桌的长、宽应该根据伏案工作时,上肢的活动范围来确定。③书桌下空间,为了保证人在使用时两腿能有足够的活动空间,书桌台面下的空间高不小于58cm,宽度不小于52cm,深度不小于81cm。

(3) 家具的摆放:为了防止家具翻倒,应将较重的物品收纳在底层以降低家具的重心。同时,还可将家具的底部外侧适当垫高,使其倚靠在墙上。另外,为了避免抽屉滑脱或重物掉出对人体造成伤害,还需使用一些防止柜门或抽屉意外开启的装置,家具的边角也要使用一些防撞圆角以缓冲撞击。

二、肌骨康复评定

康复评定是在临床检查的基础上,对患者的功能状况及其水平进行定性或定量的评价,并对其结果进行合理解释的过程。

肌肉骨骼疾患可造成骨关节系统的结构和功能损害,进而使患者生活活动能力受限,影响患者参与社会及生产活动。对于肌骨疾病患者的评定应该遵循世界卫生组织《国际功能、残疾和健康分类》标准,从身体结构、活动能力和参与能力三个层次进行评定(表1-1-2)。

表1-1-2 身体结构、活动能力和参与能力

	结构功能	活动能力	参与能力
功能受累	损伤	活动受限	参与受限
影响水平	器官系统	整体水平	社会水平
评价方法	ROM、MMT、ASIA等	ADL、WISCI等	QOL、SF-36等
治疗选择	临床治疗与早期医疗康复	医疗康复	全面康复

康复评定贯穿整个康复治疗的始末,不同时期的评定能够客观地反映患者的功能障碍的性质,范围和程度;指导康复治疗方案的制订和修改;了解康复治疗的效果;帮助判断预后。

(一) 姿势评定和身体测量

1. 姿势评定　使用观察法、铅垂线测量法、放射影像学等方法来观察患者的身体力线是否正常,分析有无上交叉综合征、方肩、翼状肩胛、脊柱侧弯、骨盆偏移、膝内翻、膝外翻、扁平足、高弓足等异常姿势。

2. 身体测量

(1) 测量身高、体重,计算体质指数(BMI),分析患者的BMI是否在正常范围内。

(2) 测量肢体的长度并与健侧对比,分析有无肢体短缩,关节脱位等。测量残肢长度,为安装假肢做准备。

(3) 测量胸围、腹围、臀围,计算腰臀比。测量四肢不同部位的围度并与健侧对比,分析有无肌肉萎缩或肿胀。

（二）关节活动度测量

使用量角器和皮尺等工具测量患者受伤部位及其邻近关节的主动和被动关节活动度，与健侧进行对比。

（三）肌力测量

1. 徒手肌力测试 MMT　治疗师使用双手进行辅助或施加阻力，测量肌肉收缩时所能产生最大力量。肌力的分级为 6 级（0~5 级）。

2. 定量肌力测试　手握力、手捏力、背肌力等测量可以使用特定的仪器得出量化的结果。

（四）疼痛评定

评定方法包括视觉模拟评分量表（VAS）、数字分级评分法、面部表情量表法、口述分级评分法、压力测痛、45 区体表面积评分法、疼痛问卷表、疼痛日记评分法等。

（五）感觉评定

感觉评定的内容包括浅感觉（痛觉、触觉、压觉、温度觉），深感觉（关节觉、位置觉、震动觉、运动觉）和复合感觉（两点辨别觉、图形觉、实体觉、定位觉）。

（六）神经肌肉的电生理检查

检测项目主要有肌电图检查、神经传导速度测定、诱发电位检查、时值及强度 - 时间曲线诊断。

（七）平衡评定

1. 平衡种类

（1）静态平衡：无外力作用下，睁眼、闭眼状态下都能保持重心稳定的过程。

（2）自动态平衡：无外力作用下，转换姿势的过程中保持重心稳定的过程。

（3）外在动态平衡：在外力的作用下，当身体重心发生改变的时候，迅速调整重心和姿势，保持稳定的过程。

2. 平衡评定方法　通过观察法、平衡量表法和平衡测试仪来评估患者在不同体位和姿势下的平衡能力，其中平衡量表包括 Berg 平衡量表和 Brunel 平衡量表等。

（八）协调评定

协调能力是指能够完成平稳、准确、有控制的运动的能力。通过观察法和测试法可以定性地评估个体的协调能力。

（九）步态分析

利用三维步态分析或肉眼观察步态，评测患者的 3m 及 10m 步行能力。

（十）日常生活活动能力评定

常用的基本 ADL 评定量表有 Barthel 指数、Katz 指数、PULSES、修订的 Kenny 自理评定等。常用的工具性 ADL 评定量表有功能活动问卷、快速残疾评定量表等。

（十一）生存质量评定

常用量表有世界卫生组织生存质量评定量表（WHOQOL-100 量表）和健康状况 SF36 量表。

患者报告结局（patient-reported outcome，PRO）作为临床疗效评价的重要内容之一，也可在康复领域试用。

（十二）职业能力评定

多采用功能评估调查表。

（十三）骨科特殊体征评定

除了一些常规的评定，肌骨疾患常常还需要进行一些特殊的评定来辅助诊断。

1. 搭肩试验（Dugas sign） 又称肩内收试验。正常人将手搭在对侧肩上，肘关节能贴在胸壁。肩关节前脱位患者杜加斯征为阳性。

2. Froment 征 又称 spinner 征，是尺神经损伤的结果。表现为拇指、示指远侧指间关节不能屈曲，从而两者不能捏成一个闭合的“O”形。

3. 握拳尺偏试验（Finkelsein sign） 患者拇指屈曲握拳，将拇指握于掌心内，然后使腕关节被动尺偏，引起桡骨茎突处明显疼痛为阳性征，主要见于桡骨茎突狭窄性腱鞘炎。

4. 霍夫曼征（Hoffmann sign） 检查者用左手轻握被检者腕部，以右手示指及中指轻夹患者中指末端指节，并使腕关节略背屈，各手指轻度屈曲。以拇指迅速向下弹刮被检者中指指甲，正常时无反应，如拇指内收，其余手指也呈屈曲动作即为阳性反应。霍夫曼征阳性，代表上肢锥体束征阳性（损伤或病变），常见于脑血管疾病等，也可见于颈椎病变。若双侧霍夫曼征阳性，而无神经系统体征则无定位意义。

5. 蒂内尔征（Tinel sign） 指叩击神经损害的部位或其远侧，出现其支配皮区的放电样麻痛感或蚁走感，代表神经再生的水平或神经损害的部位。一般认为 Tinel 征判断神经卡压的敏感性在 60%~70%。1998 年，Ghavannini 报道在腕管综合征常用的 5 种体征（Tinel 征、Phalen 试验、反 Phalen 试验、腕管挤压、震动试验）中，Tinel 征的敏感性最低（32%），但特异性最高（84%）。

6. 腕伸肌紧张试验（Mills sign） 又称为伸肌腱牵拉试验，嘱患者肘伸直，握拳、屈腕，前臂旋前，发生肘外侧疼痛为阳性，或患者前臂旋前位，作对抗外力的旋后运动，发生肘外侧疼痛为阳性。

7. 髋关节屈曲挛缩试验（Thomas sign） 患者仰卧，将健侧髋膝关节尽量屈曲，大腿紧贴腹壁，使腰部接触床面，再让其伸直患侧下肢，若患肢随之翘起而不能伸直平放于床面上，即为阳性体征。说明该患侧髋关节有屈曲挛缩畸形，并记录其屈曲畸形角度。

8. Shoemaker 征 从大转子顶至同侧髂前上棘作一连线向腹壁延长（即 Shoemaker 线），正常情况下，上延长线在脐或脐以上与腹中线相交。当有股骨颈骨折或髋关节脱位时，大转子上移，则此延长线在脐以下与腹中线相交，为此征阳性。

9. Trendelenburg 征 又称单足站立试验，在正常情况下，用单足站立时，臀中小肌收缩，对侧骨盆抬起，才能保持身体平衡，如果站立侧患有先天性髋关节脱位时，因臀中小肌松弛，对侧骨盆不但不能抬起，反而下降，为单足站立试验阳性。

10. 麦氏征（McMurray sign） 令患者仰卧屈膝，足跟贴近臀部。检查者一手拇示两指分别置于内外膝眼固定膝关节，另一手置于足踝并内旋胫骨，同时伸直膝关节。若受检者有膝部疼痛和（或）有膝内弹响，则提示外侧半月板损伤。外旋胫骨可以检查内侧半月板。

11. “4”字试验 患者平卧于检查床上。蜷其患肢。将外踝置于健侧肢髌骨上方。检查者用手下压其患侧膝部。若患髋出现疼痛而使膝部不能接触床面即为阳性，提示髋关节病变。本试验受个体因素（年老或肥胖）的影响较大，应进行两侧对比。

12. 髋关节过伸试验 患儿俯卧位，检查者一手按住骨盆，另一手握住踝部将下肢提起，直到骨盆开始从床面升起为止。同样试验检查对侧髋关节，两侧对比。可以发现患侧髋关节在后伸时有抗拒感觉，后伸的范围不如正常侧大。可用来检查儿童早期髋关节结核。

13. 直腿抬高加强试验 又称 Lasegue 征。嘱患者仰卧，两下肢伸直，医师一手置于膝关节上，使下肢保持伸直，另一手将下肢抬起。正常人可抬高 80°~90°，如抬高不到 70°，即出现由上而下的放射性疼痛，为直腿抬高试验阳性，见于单纯性坐骨神经痛、腰椎间盘突出或腰骶神经根炎等。此时将伸直的患肢下落 5°，再将足背屈，如出现放射痛，则称为加强试验（Braqard sign）阳性。

三、肌骨康复治疗

肌骨康复治疗的实施需要以患者的临床诊断和康复评定为基础，根据患者的病损程度、体质水平、个人期望、经济状况等制订个体化的治疗方案，适时地开展早期康复或术后康复。在康复过程中，需根据阶段性的康复评定结果和临时出现的情况（如并发症、炎症等）动态调整康复流程。

康复治疗的早期介入和各个亚组（物理治疗、作业治疗、理疗、假肢矫形、心理治疗等）的紧密合作，能够有效地避免各种并发症的发生，最大限度地恢复患者的功能水平，使患者能够早日回归家庭，融入社会。

（一）物理治疗技术

物理治疗是通过手法，运动和声、光、热、电、力、磁、水等物理因子治疗疾病的一种方法。肌骨康复常用的治疗技术可以分为以下三种：

1. 运动治疗　运动治疗是物理治疗的主要内容，包括关节活动度训练、关节松动训练、肌肉牵伸训练、肌力训练、平衡与协调训练、步行训练、牵引治疗、神经生理治疗技术、心肺功能训练等。

2. 手法治疗　手法治疗包括关节松动技术（如 Maitland 关节松动术）和传统手法治疗（如推拿、按摩等）。

3. 物理因子治疗　物理因子治疗应用天然或人工物理因子的物理能量，通过神经、体液、内分泌等生理调节机制作用于人体，以达到预防和治疗疾病的方法。常用方法包括声疗（治疗性超声波，频率为 45kHz 到 3MHz）、光疗（红外线光疗、紫外线光疗、低能量雷射刺激）、水疗（对比浴、漩涡浴、水疗运动等）、电疗（直流电疗、低频电疗、中频电疗、高频电疗或透热疗法）、冷疗（冰敷、冰按摩等）、热疗（热敷、蜡疗、透热疗法等）、压力疗法等。

（二）作业治疗技术

作业治疗是作业治疗师根据患者的病情严重程度、残存功能状况、个人兴趣与期望等，设计有一定难度和目的的作业活动，用以提高患者的躯体功能，改善患者的心理状态，协助患者重整生活，建立信心，重新投入家庭、工作和社会之中。肌骨康复的作业治疗可以从以下几个方面入手：

1. 肌骨疾患的健康教育　肌骨疾患的病因种类繁多，既有因外力突增或运动方向骤变引发的急性损伤，如运动损伤，工伤和车祸伤等，也有因长期姿势不良导致的慢性劳损，如上交叉综合征和下腰痛等。针对不同的病因，健康教育的内容也有所不同。教育的内容包括肌骨疾患的病因、预后、可提供的治疗、急性损伤的自我处理、姿势和活动的安全性原则等。

2. 作业活动中的姿势控制　非特异性的颈痛、腰痛和慢性肌肉劳损等都与人体姿势密切相关，保持良好的卧姿、坐姿、站姿，选择科学的运动模式，能够有效避免对肌骨系统的伤害，减轻疼痛。坐位时可在身后放置一个腰垫，支撑腰背部的自然弯曲；站位时应避免含胸驼背，耳屏、肩峰、股骨大转子需在与地面垂直的一条直线上。久站活动中，可将一侧足底垫高以放松腰部；对于一些易诱发疼痛的姿势，应在出现疼痛之前就进行调整；长时间进行某项活动后，应适当地休息或做一些力学要求相反的活动。

3. 功能重建 功能重建在物理评估（physical evaluation）、社会心理评估和职业评估的基础上，通过社会心理治疗、职业治疗、身体活动等方法促进患者的主动功能活动，旨在实现重建患者的身体、社会心理及社会经济状态的目的。

对于肌骨疾病的患者，我们需要通过量表评估和面对面访谈等形式了解其心理状态和康复需求，并制订个体化的康复目标和治疗方案。治疗师在设计每日活动的时候需要具体到训练时间、训练项目，以及每一项目的频率、强度、重复、每组次数、持续时间、模式等。同时，在不同的阶段，要对治疗方案进行及时的调整。

心理咨询小组可以提供专业的心理咨询和职业咨询，帮助患者应对复杂的社会心理生物学问题，并促使患者个人的行为活动和职业目标能够有机结合，推动治疗的成功进行。

4. 环境调整 作业治疗在环境调整方面的应用主要表现在社会环境以及物理环境的调整。

在社会环境方面，保险制度、价值观及人际关系处理均会影响肌骨疾患的进程。作业治疗师可以提供完备的康复评估及病程记录，为保险制度的完善提供帮助。此外，进行安全宣教与普及也能增加社会对功能障碍者的关注和理解，改善肌骨疾病患者生活的社会大环境，使其能够正视自身的疾病，积极配合治疗。

在物理环境方面，如生活环境的改造，可以通过调整家具或设备来实施，如调整床垫硬度、座椅的材质、桌子的高度等都能减轻患者的疼痛或僵硬，增加其生活的舒适度。

5. 重返工作 工作是获得自我满足感和保障经济来源的重要途径，肌骨疾病患者术后早期就应该进行职业评估，分析患者能否返回原工作岗位，罗列出可以重新选择的职业范围。在了解患者的功能状况、教育水平和兴趣爱好之后，作业治疗师应与患者一起确立新的职业目标，鼓励患者克服恐惧的心理，尽早离床活动，进行与工作相似的活动或者模拟工作环境进行职业活动的训练，增强患者重返职场的能力和信心，为今后的生活做准备。

6. 心理调节 肌骨疾病患者术后可能会出现肢体残缺，形态异常、功能下降等情况，这些变化将对他们的心理产生巨大的冲击，从而产生自卑、愤怒、抑郁等不良情绪。此时，治疗师需要在了解患者年龄特点、性格特征、兴趣爱好、家庭关系等情况的基础上，对患者进行适当的心理疏导。

7. 认知 - 行为疗法 认知 - 行为疗法（cognitive-behavioral therapy）可以通过明确的目标、系统的步骤来纠正患者错误的认知、不良的心理状态以及由此影响下的行为，适用于各种原因引起的肌骨疾病患者。治疗一般进行 5 周，每周分别有一次 2 小时和 1.5 小时的治疗。治疗师将鼓励患者逐渐减少使用药物，并帮助患者明确在不同领域（如药物使用、娱乐活动、社会活动、家务和工作等）的行为长期目标，然后向着目标逐步实施。完成活动时的节奏应当是缓慢的，也不要频繁休息，避免肌肉紧张或加重疼痛。对肌骨疾病患者进行认知 - 行为治疗有即时和远期积极效应，对疼痛、日常活动水平、药物使用、应对策略方面都有显著意义。

8. 其他 另外，加速康复外科和多学科协作诊疗模式的迅速发展，可以使各个学科各司其职并紧密联系，充分发挥各自的专业优势，制订出完整流畅的治疗方案和治疗流程。这样的诊疗模式能够极大限度地提升肌骨疾病患者的治疗积极性，降低临床并发症的发病率，缩短住院周期，减少经济支出，优化卫生资源的分配。

（三）假肢矫形治疗技术

假肢是用于替代肢体部分或整体缺失的外部辅助装置。矫形器是通过力的作用来预防和矫正畸形，治疗肌骨疾患的器具。假肢矫形器的应用可以极大地弥补患者的躯体功能的不足，提高患者的自理能力和社会参与能力。

（四）心理治疗技术

1. 个别心理治疗　个别心理治疗是一种普遍应用的心理治疗方式。一对一的谈话可以让咨询者对自身疾病有正确的认识，消除紧张不安的情绪，提高康复治疗的积极性。

2. 集体心理治疗　将有同类问题的来访者组织起来进行小组心理治疗，通过讲课、活动与讨论的方式，根据患者中普遍存在的心理因素及观点，统一进行讲解和治疗。还可以请治疗效果较好的来访者现身说法，起到示范作用。

3. 家庭心理治疗　根据来访者与家庭成员之间的关系，采取家庭会谈的方式，可以建立良好的家庭氛围，通过家庭成员的共同努力使来访者适应家庭生活。

（朱　毅）

第三节　肌骨康复多学科团队构成

一、肌骨康复多学科专业团队的构成

世界著名康复专家 Rusk 曾强调“康复不仅是康复医学专科医生的工作，也是每个医生的工作。”开展肌骨康复除了需要康复专业人员的参与，还需要多学科专业团队的密切合作，只有骨科医生、康复科医生、康复护士、物理治疗师、作业治疗师、假肢矫形师、心理医生、社会工作者等分工明确，目标一致，才能最大限度地发挥患者的残存功能和康复潜能，满足日常生活和职业发展所需。

1977 年，美国的恩格尔教授提出了生物 - 心理 - 社会医学模式，认为单纯的生物模式无法为患者带来最佳的治疗效果，任何疾病只有联系心理、社会的框架，动员各个专业和社会团体的力量，才能有效地避免各种并发症的出现，促进患者的功能恢复。

1982 年，英国前皇家结直肠外科学会主席 Bill Heald 教授提出了著名的全直肠系膜切除手术（TME）后积极倡导临床多学科综合治疗；2000 年，他和同事们创建了“The Pelican Cancer Foundation”，旨在推广直肠癌的手术技术，并逐渐形成了全国范围内的 TME-MDT 推广项目。现如今，多学科诊疗模式（multiple disciplinary team，MDT）已经成为了许多国家医院医疗体系的重要组成部分，它依托多学科团队对某一临床疾病进行全面广泛的讨论，明确患者在疾病诊断和治疗中的问题，从而为患者制订最合理的规范化、个体化、连续性的治疗方案。

2001 年，丹麦的腹部外科医生 Henrik Kehlet 提出了快速康复外科（fast track surgery，FTS）的理念，旨在应用各种已证实有效的方法来减少术前、术中及术后的应激反应及并发症，减轻患者痛苦，降低术后并发症的发生率及病死率，加速患者术后的康复。有学者研究发现，约 70% 的外科手术患者适合采用 FTS，对儿童和婴儿亦适用。目前，国际上比较认可的 FTS 临床意义是其缩短了 30% 的住院时间。同时，FTS 还能降低 47% 的术后并发症。FTS 可以视为 MDT 的一个小分支，它是 MDT 在外科围手术期的一个具体应用实例。

实践表明，MDT在缩短住院时间，降低再住院率，增加患者满意度，节约医疗资源等发面都表现出了巨大的优势。以往的诊疗模式主要关注“人身上的疾病”，患者就医时常因诊断不明、多病共存等情况出现多次往返和盲目就医的情况。现在，MDT将目光聚焦于“生病的个人”，可以将患病个体视为一个完整的生命体，针对其体质水平和病损程度提供更全面、针对性的诊疗，从而达到最佳的治疗效果。肌骨康复多学科专业团队的构成见表1-1-3。

表1-1-3 肌骨康复多学科专业团队的构成

团队成员	工作内容
骨科医生	1. 明确诊断，全面评估患者的整体情况（疾病的危重程度、功能障碍的程度、基础疾病对康复治疗的影响、有无康复禁忌证等） 2. 维持患者生命体征平稳，治疗基础疾病 3. 选择合适的手术方案（尽量避免跨关节外固定、选择适合安装假肢的位置截肢等） 4. 与其他成员合作，在康复过程中提供指导（下肢骨折患者的负重时间、康复禁忌证等） 5. 带领团队对患者进行复诊，及时调整康复治疗方案
康复科医生	1. 掌握骨科和康复的相关专业知识 2. 与骨科医生一起参与外科介入方式的选择 3. 对患者的功能障碍进行评定，制订康复治疗方案 4. 组织和协调康复团队中各成员的工作 5. 开展肌骨康复的科研工作
康复护士	1. 进行各种日常护理工作 2. 针对患者的病情，进行相应的健康宣教 3. 协调患者、患者家属与肌骨康复团队的沟通 4. 帮助患者及其家属执行康复治疗计划 5. 为患者制订全面的护理计划，为重返家庭做准备 6. 进行康复护理专项研究，提高服务质量
物理治疗师	1. 对患者进行物理治疗评估 2. 与肌骨康复团队合作，制订个体化的物理治疗方案 3. 实施各种物理治疗，改善患者的功能 4. 指导并帮助患者进行物理治疗，防止并发症的出现 5. 定期对患者进行物理评定，调整治疗方案 6. 进行物理方法治疗肌骨疾患的专项科学研究
作业治疗师	1. 评估患者的感觉功能并进行相应的治疗 2. 评估患者的日常自理能力并进行专项训练 3. 评估患者的社区适应能力并进行治疗 4. 评估患者的职业能力并进行技能型相应的训练 5. 评估患者的家居环境并进行必要的改造 6. 设计和制作辅助器具并训练患者使用 7. 进行作业方法治疗肌骨疾患的专项科学研究
假肢矫形师	1. 配合肌骨康复团队的治疗方案开出假肢矫形处方，制作假肢或矫形器 2. 指导患者使用和保养假肢或矫形器 3. 了解假肢或矫形器在使用中的问题，并作出调整 4. 鼓励患者多使用假肢矫形器，减少疾病对患者活动和参与的影响 5. 参与随访，了解假肢矫形器的使用情况和康复效果

续表

团队成员	工作内容
心理医生	1. 患病早期，了解患者对伤病的感性反应 2. 治疗过程中实时监控患者的心理状态 3. 针对有心理障碍的患者进行治疗 4. 了解患者及家属对康复的要求和期望 5. 预测影响治疗的因素，以及今后可能产生的问题
社会工作者	1. 和社会团体、患者个人及其家属进行广泛的联系 2. 发现患者在回归社区中面临的问题 3. 充分使用和发展社区的资源，帮助患者适应新的环境，回归社会

事实上，在我国的康复中心很难做到同时集中上述人员开展工作。因此，一般由主管的临床专科医师或专科康复医师、康复护士、物理治疗师或作业治疗师组成基本工作组，必要时请相关科室会诊。在临床骨科治疗期间应当由专科医生请康复科医师会诊（康复医师必须了解临床骨科治疗的基本情况），制订早期康复计划。进入康复病房后，可由康复医师主持康复治疗组的工作，必要时请骨科医师会诊。

二、肌骨康复的工作流程及管理模式

（一）肌骨康复的工作流程

随着医学学科的不断细分，传统的诊疗模式存在的自身局限性，容易造成患者盲目就医和多次往返就医。传统的个体式、经验式医疗模式亟需转变为以患者为中心的多学科诊疗模式，通过多学科小组协作对某一患者的多个疾病进行综合诊疗。新型的诊疗模式能够为患者确定最佳诊疗方案，避免不同科室医师给出的治疗方案不尽相同甚至有矛盾之处，给患者就诊带来诸多不便并产生困惑；也能避免多病共存的患者频繁往返于多个科室，耽误治疗时机；还能不断提高医院的专业水平并进一步推动多学科交叉发展。

流畅的骨科康复流程能够合理地分配医疗资源，给患者提供优质的医疗服务与合理的临床治疗，尽可能地恢复患者受损的躯体功能，使其能够早日回归家庭和社会。

理想的肌骨康复工作流程如下：接诊患者 - 骨科医生带领团队成员进行临床检查和康复评定 - 讨论患者的病情和手术方案 - 制订总体的治疗目标和康复方案 - 骨科医生实施手术治疗 - 各成员将自己的治疗方案具体化并加以实施 - 医生归纳总结 - 再次进行评定并调整治疗方案 - 各成员分头实施治疗 - 再次评估。在整个康复工作流程里，评定 - 调整治疗方案 - 治疗 - 再评估这一过程需要反复进行，直至达到治疗目的。

整个肌骨康复的实施地点随着患者的病情变化也有所改变。患者发病后急性期的临床康复治疗主要集中在综合医院和相关机构；之后，恢复期的康复治疗主要在康复医院进行，情况较好者可以直接出院回家；中后期及后遗症期的全面康复主要在社区和家庭进行。表 1-1-4 是肌骨康复的大致流程：

（二）肌骨康复的管理模式

肌骨康复的顺利进行是多学科专业团队协调合作的过程，团队成员各司其职，有条不紊，才能最大限度地整合卫生资源，节约时间和减少经济上的消耗，为患者提供高效流畅的临床治疗服务。

表 1-1-4 肌骨康复流程

肌骨康复流程	团队主导人员	团队其他人员
入院至外科治疗前期	骨科医生 康复医生	护士 物理治疗师 作业治疗师 假肢矫形师
外科治疗	骨科医生	护士 假肢矫形师
外科治疗后急性期康复	骨科医生 康复医生	护士 物理治疗师 作业治疗师 假肢矫形师
住院康复	物理治疗师	骨科医生 康复医生 护士 作业治疗师 假肢矫形师
社区康复	作业治疗师	骨科医生 康复医生 护士 物理治疗师 假肢矫形师

随着医学学科的不断细分，传统诊疗模式的局限性逐渐凸显，尤其是在三甲综合性医院里，接诊的患者病情复杂、危重，所患疾病可能涉及多种因素、多个脏器，由此牵涉到多个学科，患者就要重复往返于多个科室，诊疗过程困难重重。另外，不同科室的医师给出的治疗方案角度不同或有所差异，会引发患者焦虑不安的情绪，甚至会降低患者对医护人员的信任感，恶化医患关系。

目前，MDT 已成为国际医学领域积极倡导的重要医学新模式，尽管国内公立医院对 MDT 诊疗模式的推广还存在争议，但部分医院已经对这一模式进行了积极的探索，并分享了一些有利的经验。未来，综合性医院开展多学科协作诊疗势在必行。

1. 联合门诊模式　建立医院的名医馆及符合多学科协作诊疗门诊服务的专家库，人员必须是各专业领域具有副高级及以上职称的专家或学科带头人。每一个联合门诊的运作都由 2 个以上科室联合申请开设，由 2 个以上学科的专家共同合作为患者会诊。医院同时配备多学科协作诊疗门诊，固定时间和地点开诊。

2. 层级预约制的就诊模式　在患者就诊流程的选择上，医院多数的 MDT 门诊可采用层级预约制，要求 MDT 门诊负责人所在科室开设相对应的专科门诊。患者需要先至相应科室专科门诊就诊，对其病情进行筛查判断后，若符合 MDT 门诊的就诊条件，再为患者确认 MDT 门诊的时间，以预约专家的形式，预约 MDT 门诊。多数的 MDT 在开诊时仅接诊预约患者，并不为初诊患者提供诊疗服务。

3. 特需 MDT　在特定区域设置联合门诊专用诊室，营造候诊区宾至如归的感觉。放置候诊沙发、饮水机，供应一次性水杯和小零食，布置阅览架，提供宣传册、报纸、杂志等供候诊患者阅览，为整个候诊区营造温馨的环境。安排专人专门为患者建立健康档案，记录个人资料、疾病史、饮食、睡眠、生活习惯、家庭情况等信息，于就诊后为患者发放健康信息资料，告知日常注意事项和健康生活方式，对患者病情进行定期跟踪随访。

4. 丰富宣传途径及拓展服务半径模式　互联网及移动互联网络技术的飞速发展，新媒体、新技术已成为人们沟通交流、获取信息、学习生活的时尚方式。医院 MDT 宣传工作应不拘于传统纸质及口头方式，充分利用爆炸式增长的新媒体传播方式如微博、微信等，推送各联合门诊的详细介绍，利用新技术“短、平、快”的传播优势和形式丰富、互动性强、覆盖率高的优点，为医院和患者架起沟通联系平台。引导科室举办与 MDT 疾病相关的义诊活动或干预学习班，筛选潜在的患者，向患者介绍 MDT 门诊内容、开诊时间、预约方式及其特色，展示医生照片、简历、专业、特长，配套设立 MDT 门诊 24 小时预约电话的绿色通道，方便患者就诊。

5. 建立长效机制模式　医院门急诊部负责管理 MDT 门诊的考核，并加强发挥院内绩效考核和分配制度的导向作用，对 MDT 门诊医疗服务质量进行日常监督、考核，定期分析，提出改进意见。特需门诊专管护士负责定期对 MDT 门诊患者进行电话回访，听取患者意见，了解患者就医体验；不定期听取出诊专家需求并反馈想法，从而达到不断提高 MDT 门诊质量的目的。将 MDT 门诊的医疗质量及服务质量列入科室门、急诊医疗质量考核，并由门、急诊部将考核结果定期反馈给科室及 MDT 门诊。同时，医院应从社会效益和满意度等方面出发，对开展 MDT 门诊的科室和参与人员在考核及分配上体现倾斜政策，调动医务人员积极性，建立起长效运行机制。

MDT 有助于改善预后，这需要团队首先制订某种疾病快速康复目标、达成共识，然后共同优化方案并执行，记录结果与优化。但是 MDT 的主要不足是每个专科会过多地将过于专业的方案纳入总体方案，使得方案繁锁而难以实施。如何使学科之间围绕患者进行深度融合是未来需要深入研究的方向。

（朱　毅）

第二章

肌骨康复介入原则

第一节　软组织损伤、修复与处理

软组织包括人体的皮肤、皮下组织、肌肉、肌腱、筋膜、韧带、关节囊、骨膜、滑膜囊、椎间盘、周围神经、血管等。软组织损伤是指软组织在日常生活中受到强力撞击、扭转、牵拉、压迫，或者因为体质薄弱，劳累过度以及自身疾病等各种原因导致的损伤，是骨科最常见的疾病。病理变化为软组织损伤产生无菌性炎症改变，如充血、水肿、纤维组织增生和粘连等。韧带可能撕裂或断裂，刺激、压迫神经末梢，引起疼痛。临床表现包括疼痛、肿胀、畸形、功能障碍等。

软组织损伤分为开放性软组织损伤和闭合性软组织损伤：开放性软组织损伤是一种伤口与外界相通的损伤，其受伤部位皮肤或黏膜破裂，有组织液渗出或血液自创口流出，常见的有擦伤、撕裂伤、刺伤、切割伤等；闭合性软组织损伤是指一种受伤部位无裂口与外界相通的损伤，其受伤部位皮肤或黏膜完整，损伤时的出血积聚在组织内，常见的有挫伤、肌肉拉伤、关节韧带扭伤、滑囊炎、腱鞘炎等。

一、软组织损伤概述

（一）软组织损伤常见临床症状

1. 疼痛　软组织损伤后，局部均伴有不同程度的疼痛。其程度与损伤的性质和程度，受伤部位神经的分布及炎症反应的强弱有关。损伤范围越广，程度越重，疼痛越明显。另外也可在神经分布区或肌肉触发点的远隔部位出现疼痛。患者对疼痛耐受程度和精神状况也可对疼痛有一定影响。

2. 肿胀　急性软组织损伤时，组织疏松及血管丰富的部位因局部软组织内出血和（或）炎性反应渗出可致明显肿胀。与此同时，由于组织间的淋巴管有损伤阻塞，渗出液及排出液排出受阻，受损组织周围可形成炎症水肿。

3. 功能障碍　软组织损伤后，早期是因为疼痛或肌肉、韧带、内脏等损伤导致肢体不能发挥其原有功能。后期因为软组织不能完全再生，瘢痕形成，局部粘连，骨化性肌炎，关节挛缩和肌肉失用性萎缩造成的肢体功能障碍。

4. 伤口瘀斑　闭合性软组织损伤受损的皮肤表面可造成瘀斑，一般在损伤后 2~3 天出现，由组织内淤血所致，其颜色暗蓝。随着血液成分的吸收和分解，颜色逐渐变为铁血黄素所致的橙色。瘀斑完全消退一般需数周时间。开放性软组织损伤据损伤的性质和程度可以有不同深度的伤口或皮肤擦伤等，受伤部位可造成污染。

5. 生命体征的变化　软组织受伤时，人体四大体征：呼吸、体温、脉搏、血压均有不同程度的改变。

6. 休克　失血过多或内脏损伤可能会出现休克。

7. 肌肉萎缩　受伤肢体长时间活动不足，则出现肌肉的失用性萎缩。

8. 瘢痕与粘连　闭合性软组织损伤后血肿激化产生纤维性粘连，开放性损伤伤口愈合形成瘢痕，都可导致瘢痕增生，引起组织间运动功能不良。

9. 关节稳定性下降　主要原因是周围肌肉力量不均衡；关节囊、韧带松弛；关节本体感觉减退等。此外，制动所引起的失用性肌萎缩会导致解除制动后，关节动力稳定机构功能不良，产生运动中的关节不稳，容易造成再次损伤。

（二）软组织损伤程度分级

目前，国内外有很多针对软组织损伤的评定系统，但由于软组织解剖结构和功能活动的复杂性，以及在日常生活和体育运动中的重要性，评定的标准很难准确界定，评定的项目难以全面顾及。现列举几种常用的分级标准。

1. 按软组织损伤疼痛分级　可用视觉模拟量表 VAS 来测量。在纸上面划一条 10cm 的横线，横线的一端为 0，表示无痛；另一端为 10，表示剧痛；中间部分表示不同程度的疼痛。让患者根据自我感觉在横线上划一记号，表示疼痛的程度。疼痛评分分级如下：

0 分：无痛。

3 分以下：有轻微的疼痛，患者能忍受。

4~6 分：患者疼痛并影响睡眠，尚能忍受。

7~10 分：患者有渐强烈的疼痛，疼痛难忍。

2. 韧带损伤分级　目前韧带损伤多采用 3 度划分法，即Ⅰ度，轻微的韧带损伤；Ⅱ度，韧带的不完全性损伤；Ⅲ度，韧带的完全性撕裂。Ⅰ度韧带损伤时，关节的稳定未受到严重的影响，主要表现为肿胀，运动疼痛。以踝关节周围韧带损伤为例，对韧带损伤分级进行详细的阐述如表 1-2-1。

表 1-2-1　韧带损伤临床分级

分级	韧带损伤	临床症状
Ⅰ度	轻度拉长，没有撕裂伤	轻度疼痛肿胀和压痛； 一般没有淤血和关节不稳
Ⅱ度	部分撕裂伤	中度疼痛、肿胀和压痛； 可能有淤血； 关节轻至中度不稳，伴有一定程度上的运动功能障碍； 负重行走无困难
Ⅲ度	完全撕裂伤	严重疼痛，尤其负重或行走时疼痛剧烈、伴有明显肿胀、压痛和淤血； 大部分患者踝关节不稳； 踝关节运动丧失和功能障碍

(三)软组织损伤分期

根据软组织损伤情况一般可分为急性损伤和慢性损伤。

根据损伤的病理发展过程,急性软组织损伤大致可分为炎症期、增生期和重塑期三个时期,也可称为急性软组织损伤的急性期、亚急性期和慢性期。

1. 炎症期(急性期) 一般指人体软组织受伤后7天以内。扭伤后48小时以血管变化为主。软组织及周边的血管受损出血,会引起附近细胞的缺血死亡,这些死亡的细胞会造成炎症反应,引起患处红肿热痛。过度炎症反应还会导致瘢痕增生过多,影响软组织愈合。

2. 增生期(亚急性期) 伤后7~21天。此期为受伤软组织的修复期,炎症细胞吞噬坏死细胞残余物,造成纤维细胞增加,且形成大量较弱的胶原纤维,修补患处。

3. 重塑期(慢性期) 伤后21天~8周。此时新生的软组织已形成,变得更为巩固。受伤后约6~8周,新生的软组织已逐渐可承受正常压力。

4. 慢性重复性损伤期 急性软组织损伤治疗不当则转化成慢性损伤,但多数慢性软组织损伤是由于长时间反复刺激造成的,这种损伤从一开始即表现为慢性损伤。如办公室人员长期处于某种姿势,肌肉长时间持续收缩,即便停止工作,仍不能恢复舒张状态,有的数小时,有的甚至成年累月,最终造成软组织的疲劳性损伤。医学上称之为静态残余张力。慢性软组织损伤由长时期累积形成,短期内不易察觉,待有明显症状时,已经出现了器质性改变。慢性软组织损伤起病缓慢,现代社会,人们运动减少,静态残余张力性姿势增多,慢性软组织伤疾病也越来越多,积累性损伤会使肌肉纤维、微细血管、韧带轻度撕裂和出血,人体在进行修复过程中会发生粘连和增生,更有甚者肌腱产生继发性钙化或骨化,造成局部疼痛和功能障碍。常见症状:患部酸痛或胀痛,部分刺痛或灼痛;患部有压痛点;患部外形无异常;劳累时加重,休息时减轻,适当活动和经常改变体位时减轻,活动过度又加重;患部活动受限。

二、软组织损伤急性期处理原则

软组织损伤急性期处理一般遵循RICE原则,即为休息(rest)、冰敷(ice)、加压(compression)与抬高患肢(elevation)。

(一)休息

损伤部位的休息和制动可避免软组织进一步损伤。

(二)冰敷

冰敷对于24小时内的软组织损伤效果显著。使用时应在皮肤上垫一层布或包扎物,以防冻伤。冷敷可降低受伤部位组织温度、减轻疼痛和由之引起的肌肉痉挛,还可使局部血管收缩减少出血量、组织代谢速率减弱、对氧和营养物质的需求减少、炎症反应减弱。

(三)加压

加压可使组织压力升高,从而减少出血和肿胀。对损伤软组织加压可用绷带法。方法是将绷带从肢体远端向近端环绕牢固包扎,加压24小时后去除。

(四)抬高患肢

将患肢抬高到高于心脏,远端肢体高于近端的位置。可加快淋巴系统的回流过程,起到消除水肿的作用。

(五)药物

疼痛应采用适宜的止痛药加以控制。

（六）运动

适量的被动活动有助于促进淋巴和静脉回流和减轻肿胀。原则上不要牵拉到关节和韧带。

三、软组织损伤亚急性期处理原则

（一）促进受伤的软组织愈合，尽量避免炎症反应

可使用绷带保护受伤愈合的组织，同时避免过早或激烈的功能性活动，以防伤害到脆弱的新生组织，使炎症反应持续存在。

（二）逐渐恢复关节活动度

在综合考虑安全与疼痛的情况下，逐渐由被动活动转化为主动活动，可使组织肿胀得到改善。此外，新生组织可与周围组织发生粘连，因此需通过早期活动牵拉粘连组织以此减少瘢痕增生与组织粘连。

（三）逐渐加强肌力

可缓慢进行多角度等长收缩，这样既可保持神经肌肉的紧张度，还可促进淋巴回流，预防软组织粘连和骨质疏松。当软组织愈合渐好，可视情况进行抗阻活动。

（四）功能性活动

在肌力和活动度都慢慢增加后，可进一步尝试简单的功能性活动。

四、软组织损伤慢性期处理原则

（一）维持和扩大关节活动度

软组织受伤一段时间后，可因炎症、肿胀、疼痛、痉挛、制动、粘连、挛缩等问题导致关节活动范围变小。应对其受累关节进行关节松动，受损软组织进行被动的牵伸和按摩，以维持或扩大关节活动度。

（二）增加软组织稳定性

此时患肢的活动可由简单慢慢过渡到复杂，单一方向上的活动慢慢过渡为多方向立体的活动，还可缓慢进行承重性的活动，以增加软组织的稳定性，降低软组织再次损伤的可能性。

（三）缓慢增加肌肉耐力

可增加患肢活动时间，进行肌耐力训练。

（四）功能性训练

在模拟环境下，对患者进行日常生活活动所需的功能训练，为其回归家庭回归社会做准备。

五、软组织慢性重复性损伤处理原则

（一）使损伤软组织适当休息

慢性重复性损伤多数是因为某些肌纤维长时间处于高应力状态所致。通过使损伤组织适当休息，可避免应力增高，从而使已有的软组织损伤不再加重。具体方法：避免致伤动作、纠正不良姿势、关节不负重活动、定时改变姿势等。

（二）理疗和按摩

可以改善损伤局部血液循环、消除炎症、止疼、缓解痉挛、减少粘连以及促进损伤愈合。

(三) 维持和扩大关节活动

慢性重复性损伤起病隐匿，不易发现，患者发现症状就医时往往损伤时间已经较长，因为疼痛、痉挛、粘连、挛缩等原因容易产生关节活动度减小的问题，因此需要对相关软组织进行牵伸或无痛下主动活动以维持或增加关节活动度，同时可缓解痉挛、粘连和挛缩。

(四) 增强肌力

慢性重复性损伤软组织因炎症、疼痛等原因活动减少，造成肌力降低。治疗时可在无痛或轻度疼痛下适当增强关节周围肌肉力量。

(五) 药物治疗

目前有局部注射肾上腺皮质激素和应用非甾体抗炎药两种。

(六) 手术治疗

非手术治疗无效时可采取手术治疗，如狭窄性腱鞘炎、神经卡压综合征、腱鞘囊肿等。软组织粘连严重时也可采用手术治疗。

(胡文清　米立新　徐　晖　尹凯月)

第二节　关节、结缔组织、骨骼疾病与处理

一、骨关节炎

(一) 概述

1. 定义　骨关节炎(osteoarthritis，OA)又称骨关节病(osteoarthrosis)是一种最常见的关节疾病，以关节软骨变性、破坏及相邻软骨下骨板病变、关节边缘骨质增生、关节间隙变窄、骨赘形成为特点的慢性、进行性关节疾病。

2. 流行病学概况　OA 是中老年人群中最常见的关节疾病，其患病率随年龄的增加而增加，60 岁以上人群的患病率达 50%，而在 75 岁以上患病率高达 80%。该病的最终致残率高达 53%。女性发病率高于男性。

3. 分类　本病按病因分为原发性和继发性两类。前者是指原因不明的 OA，大于 55 岁人群多发，与遗传和体质有一定关系，临床多见于中老年人，当 3 个或 3 个以上关节发生 OA 时称为全身性 OA，否则为局部性 OA；后者是指继发于关节外伤、先天性或遗传性疾病、内分泌及代谢性疾病、炎性关节病、地方性关节病及其他关节病等，临床多见于中青年。影像学检查有助于继发性 OA 的诊断。

4. 病因　原发性 OA 病因不明，其患病多与年龄(大于 55 岁多发)、性别、肥胖、遗传基因、性激素以及环境等因素相关。继发性 OA 病因：①先天性发育异常；②关节损伤(如关节内骨折、半月板破裂等)；③肢体力线异常(包括先天及后天因素)；④感染性关节炎后继发；⑤骨坏死后继发。

(二) 临床表现

本病好发于膝、髋、手(远端指间关节、第一腕掌关节)、足(第一跖趾关节、足跟)、脊柱(颈椎及腰椎)等负重或活动较多的关节。其临床特点是起病缓慢，早期常无明显主观症状，当病情发展至一定阶段时会出现关节疼痛、僵硬、肿胀、膨大，活动时响声等症状和体征。

1. 症状

(1) 关节疼痛：本病最常见的表现是关节局部的疼痛，多为定位不明确的深部疼痛，呈钝性、弥漫性或关节酸胀感。疾病早期，疼痛多在关节过度使用或活动后出现，休息后减轻，随病情进展可出现持续性疼痛或静息痛，可导致活动受限。关节疼痛常与天气变化有关。

(2) 晨僵：患者可出现晨起时关节僵硬及黏着感，活动关节后逐渐缓解。本病的晨僵时间较短，一般数分钟至十几分钟，很少超过半小时。

(3) 关节肿胀：很多患者在意关节外形的变化，尤其手部关节变形更容易引起关注。早期为关节周围的局限性肿胀，随病情进展可有关节弥漫性肿胀、滑囊增厚或伴关节积液，后期可在关节部位触及骨赘。

(4) 关节弹响：常见于病程较长的患者。关节面经常受损后变的粗糙，甚至关节面破裂及骨赘破碎，在关节内形成游离体，在关节运动时发出响声。

(5) 关节活动障碍：早期活动不灵活，而后关节活动范围减少，严重时也可因关节内的游离体或软骨碎片出现活动时的绞锁现象。

2. 体征

(1) 压痛：多数有症状的患者沿关节线有压痛，当关节肿胀时尤为明显。关节周围结构继发性受累时，可出现非特异性疼痛。

(2) 关节肿胀和关节积液：可由骨性隆起、滑膜炎、渗出液等所致。

(3) 骨摩擦音：由于软骨破坏，关节活动时出现骨摩擦感、捻发感，多见于膝关节。

(4) 关节活动受限：由于关节肿痛，活动减少，肌肉萎缩，软组织挛缩等引起关节无力，关节活动受限。

(5) 关节畸形：多由于屈曲挛缩、对线不良、半脱位、关节膨大等导致。

(三) 不同部位 OA 的表现特点

1. 手关节　以远端指间关节受累最为常见，表现为关节伸侧面的两侧骨性膨大，称赫伯登结节。而近端指间关节伸侧出现则称为布夏尔结节。可伴有结节局部的轻度红肿、疼痛和压痛。第一腕掌关节受累后，其基底部的骨质增生可出现方形手畸形，而手指关节增生及侧向半脱位可致蛇样畸形。

2. 膝关节　膝关节受累在临床上最为常见。主要表现为膝关节疼痛，活动后加剧，下楼梯更明显，休息后缓解。严重者可出现膝内翻或外翻畸形。关节局部肿胀、压痛、屈伸活动受限，多数有骨摩擦音。

3. 髋关节　男性髋关节受累多于女性，单侧多于双侧。多表现为局部间断性钝痛，随病情发展可呈持续性疼痛，髋关节运动障碍多见于内旋和外展，随后可出现内收、外旋和伸展受限。严重者可出现步态异常。

4. 足部　跖趾关节常受累，可出现局部疼痛、压痛和骨性肥大，还可出现踇外翻畸形，足底可出现骨刺，导致行走困难。

5. 脊柱　颈椎受累比较常见，腰椎第3、第4椎体为多发部位。颈椎受累压迫椎基底动脉可引起脑供血不足的症状；腰椎骨质增生导致椎管狭窄时可出现间歇性跛行以及马尾综合征。

(四) 膝关节炎

1. 定义　膝关节炎以膝关节软骨破坏为特征，由机械性、代谢、炎症和免疫等因素作用而造成的关节疾病。

2. 诊断标准 膝关节炎的诊断标准如下：①近1个月内膝关节反复疼痛；②X线片（站立或负重位）提示关节间隙变窄、软骨下骨硬化和(或)囊性变、关节缘骨赘形成；③关节液(至少2次)清亮黏稠，WBC<2000个/ml；④中老年患者（年龄≥40岁）；⑤晨僵时间≤30分；⑥活动时有骨擦音。

结合临床、实验室及X线检查，符合1+2条或1+3+5+6条或1+4+5+6条，可诊断膝关节OA。

3. 康复评定 该病呈持续缓慢发展，病情严重的患者除疼痛外还可见肌肉萎缩、肌无力、关节活动受限和关节畸形，并影响患者的日常生活。因此患者的康复评定应包括下列内容。

(1) 疼痛评定：临床常用视觉模拟评分指数（visual analogous score or scale，VAS）进行评定。

(2) 肢体围度和关节周径的测量：可了解关节周围肌肉有无萎缩以及关节是否肿胀。

(3) 肌力评定：采用徒手肌力评定法，主要检测股四头肌、股二头肌、半腱肌和半膜肌的肌力，同时关注相邻关节的肌力。

(4) 关节活动度测量：可了解膝关节的活动受限程度，膝关节不严重影响日常生活活动的最低活动范围为屈曲60°。

(5) 膝关节功能评定：可采用HSS膝关节评定标准。

(6) 日常生活活动能力评定：可采用Stewart设计的量表对患者的躯体活动能力进行评定。

(7) 生活质量的评定：可采用Meenan的关节炎影响测定量表。

4. 康复治疗

(1) 康复治疗的目标：①减轻或消除疼痛；②保护关节，减少受累关节的负荷；③矫正畸形；④改善或恢复关节功能；⑤改善步态和步行能力；⑥改善生活质量。

(2) 康复治疗的原则：治疗必须遵循因人而异的原则，结合患者的自身情况，如年龄、性别、体重、危险因素、病变部位及程度等，选择合适的治疗方案。

(3) 康复治疗措施及方法

1) 运动疗法：运动疗法的目的在于改善关节功能以及肌肉力量(肌力训练对症状性膝关节炎患者效果较好)，注重关节在非负重位下屈伸活动，保持关节最大活动度。常见的运动疗法的形式有主动运动、助力运动、抗阻运动、伸展运动、全身耐力运动以及被动运动等。患者的运动疗法应遵循以下原则：①因人而异；②主动运动为主；③循序渐进；④持之以恒；⑤尽量减少疼痛；⑥避免过度运动。

2) 关节松动技术：急性期关节肿胀、疼痛明显时可采用Ⅰ、Ⅱ级手法；慢性期伴有关节僵硬和关节周围组织粘连、挛缩时可采用Ⅲ、Ⅳ级手法。

3) 物理因子治疗：可用于增加局部血液循环，减轻炎症反应。常用方法有：①温热疗法：包括石蜡疗法、红外线、热敷、局部温水浴和中药熏蒸等，主要用于减轻疼痛和缓解肌肉痉挛；②高频电疗：常用的有超短波、短波、微波疗法，具有消炎止痛，促进关节腔积液吸收，缓解肌肉痉挛的作用。急性期使用无热量治疗，慢性期常使用微热量治疗；③中、低频电疗法：主要针对慢性炎症、粘连、肌萎缩和关节僵硬患者；④超声波疗法：可用于松解粘连、缓解肌肉痉挛和改善局部代谢；⑤经皮神经电刺激（TENS）；⑥温热磁疗法；⑦体外冲击波技术；⑧水疗。

4) 按摩、针灸疗法：针灸疗法对症状性膝关节炎患者有较好效果。

5) 辅助器具：①软式矫形器可维持膝关节稳定性，减轻疼痛和改善步行能力；②助行器，可使用手杖、拐杖、步行器等减轻膝关节负荷及疼痛；③轮椅适用于疼痛剧烈的患者。

6) 药物：可使用非特异性药物用于改善症状和止痛，也可使用硫酸氨基葡萄糖、透明质酸、硫酸软骨素等特异性药物用于保护软骨，阻止膝关节的病理变化。全身药物治疗 3 个月后，需根据病情检查血、大便常规、大便潜血及肝肾功能。对于症状性膝关节炎患者，口服或局部使用非甾体抗炎药或曲马多效果较好。

7) 手术治疗：对于进行非手术治疗无效的患者采用手术治疗，首选关节清理术，此外还有游离体摘除术、截骨术、人工关节置换术，其中全关节置换术在严重的膝关节炎患者的治疗中可获得较满意疗效。

8) 心理治疗：对患者存在的抑郁、焦虑状态进行心理辅导和心理支持疗法。

9) 健康教育：①了解骨关节炎的自然病程及对生活的影响，减轻思想顾虑。②减少不合理的运动，如爬楼梯、爬山；③适量活动；④避免不良姿势；⑤避免长时间跑、跳、蹲；⑥超重的患者应控制饮食，减轻体重，减轻骨关节的负荷；⑦支持有氧运动如游泳、散步等(低强度有氧运动对症状性膝关节炎患者效果较好)。

(五) 类风湿关节炎

1. 定义　类风湿关节炎是一种累及周围小关节为主的多系统炎症性的自身免疫性疾病。本病多见于成人，高发年龄为 35~50 岁，占 80%，成年女性的发病率大约为男性的 3 倍。其特征性的症状为对称性、周围性多个关节的慢性炎症。

2. 康复评定

(1) 疼痛评定：临床常用视觉模拟评分指数(visual analogous score or scale，VAS)进行评定。

(2) 肌力评定：采用徒手肌力评定法。

(3) 关节活动度测量：可以反映关节挛缩、粘连和畸形的程度。

(4) 步态评定：主要包括疼痛步态、肌无力步态和关节挛缩步态。

(5) 心理功能评定。

(6) 日常生活活动能力评定：可采用功能病损信号评定法、Fries 功能障碍调查表等方法。

(7) 生活质量的评定：包括生存质量问卷、健康评价量表等。

3. 康复治疗

(1) 物理因子治疗：①温热疗法，改善局部血液循环，加速炎症消退，缓解肌肉痉挛；②冷疗，镇痛、缓解肌肉痉挛、降低肌张力、减少炎性渗出，常用冰袋和冷水浴；③电疗，包括直流电离子导入、低中频脉冲电治疗、高频脉冲电治疗。

(2) 运动疗法：包括被动运动、助力运动、主动运动、抗阻运动、牵引训练、全身耐力运动等。急性期，关节周围肌肉可做等长收缩以防止肌肉萎缩；慢性期，做等张肌力训练以增加肌力。

(3) 作业治疗：针对日常生活活动的训练，包括进食、梳洗、写字、家务劳动等。让患者避免一种姿势长时间保持，尽量使用大关节来代替小关节的运动。

(4) 矫形器：急性期用于固定关节于功能位，慢性期用于畸形的矫正和预防。

(5) 心理治疗：对患者存在的抑郁、焦虑、无助状态进行心理辅导，帮助患者树立信心。

(6) 药物治疗:包括肾上腺糖皮质激素和非甾体抗炎药(吲哚美辛、丙酸衍生物、吡罗昔康等)以及青霉胺、雷公藤、免疫抑制剂、左旋咪唑等。

(7) 手术:包括滑膜切除术、软组织松解术、截骨术、关节置换术等。

二、纤维肌痛综合征和肌筋膜疼痛综合征

(一) 纤维肌痛综合征

1. 定义 纤维肌痛综合征(fibromyalgia syndrome,FS)是一种非关节性风湿病,临床表现为肌肉骨骼系统多处疼痛与发僵,并在特殊部位有压痛点。纤维肌痛综合征可继发于外伤,各种风湿病,如骨关节炎(osteoarthritis,OA)、类风湿关节炎(rheumatoid arthritis,RA)及各种非风湿病(如甲状腺功能低下、恶性肿瘤)等。这一类纤维肌痛综合征被称为继发性纤维肌痛综合征(secondary fibromyalgia syndrome,SFS),如不伴有其他疾患,则称为原发性纤维肌痛综合征(primary fibromyalgia syndrome,PFS)。

2. 发病机制 本病的发病机制尚不明确,文献报道与睡眠障碍、神经递质分泌异常及免疫紊乱有关。

(1) 睡眠障碍:睡眠障碍累及 60%~90% 的患者,表现为睡眠易醒、多梦、晨起精神不振、疲乏、有全身疼痛和晨僵感。

(2) 神经递质分泌异常:血清素和 P 物质等神经递质在本病的发病中起重要作用。物理或化学刺激可诱导纤维肌痛综合征患者产生明显的皮肤充血反应,这种过度反应可能与存在着持续的末梢伤害刺激有关。由于这些刺激,皮肤多型伤害感受器反射性地从神经末梢释放病理量的 P 物质,后者又可引起局部血管扩张,血管通透性增强及神经源性炎症。神经末梢释放 P 物质后,背根神经节的初级感觉神经元将合成更多的 P 物质,以便维持一个恒定水平。合成的 P 物质同时向末梢和中枢双向传递,因此,中枢神经系统的 P 物质含量增高,由于它的缓慢但持久而强烈的兴奋作用,中枢神经系统会受到一定影响。

(3) 免疫紊乱:在免疫方面,纤维肌痛综合征患者的真皮、表皮交界处有免疫反应物沉积,用电子显微镜观察发现纤维肌痛综合征患者肌肉毛细血管内皮细胞肿胀,提示有急性血管损伤、组织缺氧及通透性增强。患者常有原因不明的体重增加,手弥漫性肿胀及夜尿增多可能与血管通透性增强有关。

3. 临床表现 纤维肌痛综合征多见于女性,最常见的发病年龄 25~45 岁。其临床表现多种多样,但主要有下述 4 组症状:

(1) 主要症状:全身广泛疼痛是所有纤维肌痛综合征患者都具有的症状。虽然有的患者仅主诉一处或几处疼痛,但 1/4 的患者疼痛部位可达 24 处以上。疾病遍布全身各处,尤以中轴骨骼(颈、胸椎、下背部)及肩胛带、骨盆带等处为常见。其他常见部位依次为膝、头、肘、踝、足、上背、中背、腕、臀部、大腿和小腿。大部分患者将这种疼痛描写为刺痛,痛得令人心烦意乱。

(2) 特征性症状:睡眠障碍、疲劳及晨僵。约 90% 的患者有睡眠障碍,表现为失眠、易醒、多梦、精神不振。50%~90% 的患者有疲劳感,约一半的患者疲劳症状较严重,以至于感到“太累,无法工作”。晨僵见于 76%~91% 的患者,其严重程度与睡眠及疾病活动性有关。

(3) 常见症状:麻木和肿胀。患者常诉关节、关节周围肿胀,但无客观体征。其次为头痛、肠激惹综合征。头痛可分偏头痛或非偏头痛性头痛,后者是一种在枕区或整个头部的压迫性钝痛。心理异常包括抑郁和焦虑也比较常见。此外患者劳动能力下降,约 1/3 的患者需

改换工作，少部分人不能坚持日常工作。以上症状常因天气潮湿寒冷、精神紧张、过度劳累而加重，局部受热、精神放松、良好睡眠、适度活动可使症状减轻。

(4) 混合症状：原发性纤维肌痛综合征很少见，大部分纤维肌痛综合征患者都同时患有某种风湿病。这时临床症状即为两者症状的交织与重叠，症状显得更严重，如不认识这种情况常会导致对后者的过度治疗和检查。

4. 鉴别诊断　纤维肌痛综合征的症状如疲乏、疼痛是临床上常见的症状。它需要与下列几种疾病相鉴别。

(1) 精神性风湿痛：精神性风湿有带感情色彩的症状。如把疼痛描述成刀割样、烧灼样剧痛，或描述为麻木、发紧、针扎样或压迫性疼痛。这些症状常定位模糊，变化多端，无解剖基础，且不受天气或活动的影响，患者常有精神或情感紊乱，如抑郁、精神分裂症或其他精神病。区别两者是重要的，因精神性风湿痛更难处理，常需精神病专家治疗。

(2) 慢性疲劳综合征：慢性疲劳综合征包括慢性活动性 EB 病毒感染和特发性慢性疲劳综合征。表现为疲劳、乏力，但缺少基础病因。检查患者有无低热、咽炎、颈或腋下淋巴结肿大，测定抗 EB 病毒包膜抗原抗体 IgM，有助于鉴别两者。

(3) 风湿性多肌痛：风湿性多肌痛表现为广泛性颈、肩胛带、背及骨盆带疼痛。但根据血沉快、多见于 60 岁以上老人、滑膜活检示炎性改变、对激素敏感等特点，可与纤维肌痛综合征相鉴别。

(4) 类风湿关节炎：RA 和纤维肌痛综合征患者均有全身广泛性疼痛、发僵及关节肿胀的感觉。但纤维肌痛综合征的关节无肿胀的客观证据，它的晨僵时间比 RA 短，实验室检查包括类风湿因子、血沉、关节 X 线片等也都正常。纤维肌痛综合征疼痛分布范围较广泛，较少局限于关节，多位于下背、大腿、腹部、头部和髋部，而 RA 的疼痛多分布于腕、手指和足趾等部位。

5. 治疗措施　纤维肌痛综合征是一种特发性疾病，其病理生理至今不明，因此对它的治疗方法也不多。它的主要临床表现为弥漫性慢性疼痛，除“压痛点”之外，无其他客观体征。所以不仅治疗选择不易，疗效评定也颇为困难。目前的治疗主要致力于改善睡眠状态、减低痛觉感觉器的敏感性、改善肌肉血流等，一般认为这几方面与纤维肌痛综合征的成因有关。疗效则主要根据治疗前后压痛点数目及症状的变化而判定。

康复治疗的设计可以根据患者情况，逐步安排物理因子治疗，运动疗法等。徒手治疗的方法是其中的一个有效手段，传统康复中的推拿针灸和依托于肌筋膜链理论的手法处理都是干预的有效手段。但是在徒手处理之后，必须辅助有效的运动疗法方案，针对运动模式进行改善才会事半功倍。

（二）肌筋膜疼痛综合征

1. 定义　肌筋膜疼综合征的特点是局部肌筋膜疼痛，通常具有激发点，若触及此激发点则可引起典型的转移痛。尽管肌筋膜疼痛症可涉及全身上下左右的广泛痛点，然而颈肩背部疼痛却是临床最常见的，而且疼痛程度最显著。

2. 发病原因　肌筋膜疼痛症患者的组成结构逐渐在改变，发作的年龄层有下降的趋势，多数患者工作时往往固定同一姿势过久，或精神压力过大、肌肉长期紧绷；有些是长期姿势不良，不知不觉中肌肉慢性拉伤。

3. 临床表现　多发于 30~50 岁的人群。久坐、久站或是长期固定保持某一姿势后最痛。肌筋膜疼痛症可涉及全身上下左右的广泛痛点，其中颈肩背部疼痛是临床最常见的，而且疼痛程度最显著。肩背部僵硬疼痛持续，往往会反射到头部，引起头痛，一般以后脑部、前额部及头两侧痛最常见，经检查查不出原因的头痛可能和肩背部肌肉紧绷有关。此外，长期坐着工作或家庭主妇习惯坐矮板凳捡菜洗衣者，多发腰部及臀部的疼痛，严重时疼痛反射到两下肢的外侧及后侧，引起行走困难。

4. 诊断鉴别 肌筋膜软组织受伤后，可继发骨膜及纤维性炎症，引发部分骨质增生，白细胞浸润，产生无菌性炎症，从而引起局部结缔组织病变粘连，造成缺血缺氧状态，直接影响到神经末梢，产生疼痛。疼痛又引起肌肉保护性痉挛，一旦疼痛痉挛形成恶性循环，无菌性炎症会进一步加重，导致局部周围组织疼痛加剧。

5. 康复治疗

(1) 首先工作姿势要正确，工作环境的设计应合乎人体工效学，且每次工作或做家事半小时，要起身休息 5~10 分，做放松的体操，以免肌肉持续收缩疲劳累积，也能提高工作效率。

(2) 每日持续半小时以上有氧运动，不但可放松心情，也可促进循环，并增加肌肉的弹性，避免肌肉、肌腱等结缔组织老化。

(3) 物理因子治疗可以选择①温热疗法：改善局部血液循环，加速炎症消退，缓解肌肉痉挛；②电疗：包括直流电离子导入、低中频脉冲电治疗、高频脉冲电治疗等。

三、骨质疏松症

(一) 定义

骨质疏松症是以骨量减少及骨质量受损，导致骨脆性增加、易发生骨折为特征的一种全身性骨病。

(二) 流行病学

近年来，骨质疏松的患病率呈逐年增加趋势。好发部位是髋部(最为显著)，脊柱，前臂远端。我国 40 岁以上人群骨质疏松症总体患病率 13.2%，其中男性 11.8%，女性 14.2%，随年龄增加，男性及女性的骨质疏松症患病率均逐渐增加，男性增长相对平缓，女性进入 50 岁后，患病率明显增高。美国目前有超过 4400 万的 50 岁及以上的男女性患者存在低骨量或骨质疏松。

(三) 分型

根据骨质疏松发生的原因，可分为三型。

1. 原发性骨质疏松 指绝经后骨质疏松和老年性的骨质疏松。随着年龄的增加不可避免地会发生生理性退行性病变。男性原发性性腺功能减退和睾丸素不足，雄激素减少，骨质疏松和骨折的风险将增加。女性绝经后由于雌激素分泌减少和卵泡刺激素(FSH)分泌增多，导致骨吸收明显增加，骨质丢失，骨质疏松发生率增高。

2. 继发性骨质疏松 服用某些药物，不恰当的生活方式，慢性营养不良性疾病及肿瘤导致骨质丢失或破坏都和此类型相关。

3. 特发性骨质疏松 好发于 8~14 岁的青少年，多伴有遗传史，女性多于男性。

(四) 临床表现

其临床症状与体征多种多样，主要包括四类常见症状。

1. 疼痛 骨质疏松症最主要、最常见的症状是疼痛，包括骨痛和肌肉疼痛。骨痛可发生在全身各部位，最常见为腰背痛。一些由骨质疏松症促发或诱发的病症也可引起疼痛，主要表现为慢性酸痛、深部痛、胀痛、钝痛。当出现椎体压缩性骨折时约半数患者感到疼痛或疼痛加重，出现骨折时可引起急性剧痛。

2. 身高减低或脊柱变形　原发性骨质疏松症最常见的体征是以驼背为主的脊柱变形、身材缩短。当椎体被压缩时，前中柱的高度减低，但是脊柱的椎板、棘突、椎弓根等高度不变，从而发生脊柱后突、前屈，形成驼背。

3. 骨折　骨质疏松症的本质是骨组织脱钙，有机成分的减少。日常生活中摔倒易致骨折，其好发于胸、腰椎和骨的干骺端。

4. 其他表现　部分患者因出现严重的脊柱畸形，导致胸闷、通气障碍等呼吸系统疾病以及便秘、腹胀、上腹部不适等。

（五）诊断

2006 年 WHO 推荐的原发性骨质疏松症诊断标准，以骨密度测量为基础，用双能 X 线骨密度仪（DXA）测量腰 1~4 椎体（L1~L4）正位骨密度（BMD）如下：BMD>M−SD 为正常；BMD 在（M−1SD）~（M−2.5SD）为骨质丢失；BMD<M−2.5SD 以上为骨质疏松症；BMD<M−2.5SD 以上且伴有一处或多处骨折，为重度骨质疏松症。

（六）治疗

治疗方法包括运动疗法，物理因子疗法，中国传统训练，饮食疗法，药物疗法。

1. 运动疗法　牵拉训练，抗阻训练，振动训练，有氧训练，负重训练，平衡能力的训练等。

2. 物理因子疗法　低频脉冲磁疗法、短波、超短波、电刺激及温热疗法等有良好止痛改善血液循环作用。

3. 中国传统训练　包括太极拳、五行健骨操等。

（1）太极拳：有研究发现太极拳练习组在平衡评定中的得分明显高于对照组，太极拳还可以增强视觉和本体感觉受到干扰时的平衡能力。

（2）五行健骨操：一项以有氧代谢为主的全身性运动，通过屈膝、下蹲、背伸等动作，锻炼下肢肌力，提高感觉器官的敏感性以维持身体的平衡性，在改善骨质疏松患者平衡能力方面具有一定作用。

4. 饮食疗法

5. 药物疗法

四、骨折

（一）定义

骨折（fracture）是指骨的完整性和连续性中断。常为一个部位骨折，少数为多发性骨折。

（二）骨折的病因

1. 直接暴力　骨的某处因暴力的直接作用而发生的骨折。

2. 间接暴力　远处的暴力能量通过传导、杠杆作用等方式将残余的能量作用于骨骼某处而发生的骨折。

3. 肌肉拉力　肌肉的猛烈收缩使其附着处的骨骼发生骨折，例如：髌骨上下两端分别附着着两根粗大的肌腱，当遇到两侧传导来急剧且超过髌骨强度的力量时，髌骨有可能会被拉断。

4. 疲劳骨折　骨骼的某一点因长期、反复、轻微的外力作用而发生的骨折，如远距离行军易致第2、3跖骨及腓骨下1/3骨干骨折。

5. 病理性骨折 因疾病导致的骨折，如骨肿瘤、结核等引起骨皮质的破坏，造成局部骨折。

(三) 骨折的分类

1. 根据骨折原因 可分为创伤性骨折；疲劳性骨折；病理性骨折。

2. 根据骨折程度 可分为不完全性骨折；完全性骨折。

3. 根据骨折是否与外界相通 可分为闭合性骨折；开放性骨折。

4. 根据骨折端稳定程度 可分为稳定性骨折；不稳定性骨折。

(四) 骨折的临床表现及X线检查

1. 骨折的全身表现

(1) 休克：创伤导致休克。

(2) 发热：开放性骨折出现高热时，应考虑感染的可能。

2. 局部表现 表现为局部疼痛、肿胀和功能障碍。

3. 特有体征 主要包括畸形、异常活动、骨擦音或骨擦感。具有三个骨折特有体征之一者，即可诊断为骨折。

4. 骨折的X线检查 X线检查对骨折的诊断具有重要参考价值。凡疑为骨折者，应常规进行X线检查。一般应包括邻近一个关节在内的正侧位片，必要时还需要拍摄健侧肢体相应部位的X线片进行对比。

(五) 骨折并发症

1. 早期并发症 休克、脂肪栓塞综合征、内脏器官损伤、重要血管损伤、周围神经损伤、脊髓损伤及骨-筋膜室综合征等。

2. 晚期并发症 常见压疮、下肢深静脉血栓形成、坠积性肺炎、感染、骨化性肌炎、关节僵硬、骨萎缩(Sudeck atrophy)、缺血性骨坏死及创伤性关节炎等。

(六) 骨折愈合

1. 骨折的愈合 骨折愈合分为三个时期。

(1) 血肿机化演进期：血肿由肉芽组织、纤维组织取代，此期需2周完成。

(2) 原始骨痂形成期：膜内化骨形成内骨痂和外骨痂；软骨内化骨形成环状骨痂和髓腔内骨痂。一般需4~8周，骨折基本达到临床愈合，X线片可见骨折处四周有梭形骨痂阴影，但骨折线仍隐约可见。

(3) 骨痂改造塑型期：原始骨痂改造成永久骨痂，骨髓腔再通，恢复骨的原形。一般需8~12周。组织学和放射学上的骨折痕迹完全消失。

近年来的研究将骨折愈合过程分为一期愈合(直接愈合)和二期愈合(间接愈合)两种形式。一期愈合是指骨折复位和坚强内固定后，骨折断端可通过哈佛系统重建直接发生连接，X线平片上无明显外骨痂形成，而骨折线逐渐消失。其特征为愈合过程中无骨皮质区吸收，坏死骨在被吸收的同时由新的板层骨取代，而达到皮质骨间的直接愈合。二期愈合是膜内化骨与软骨内化骨两种成骨方式的结合，有骨痂形成。临床上骨折愈合过程多为二期愈合。

2. 骨折愈合的判断

(1) 骨折愈合的标准：①骨折局部无压痛及纵向叩击痛；②局部无反常活动；③X线片示骨折线模糊，有连续骨痂通过骨折线。

(2) 成人骨折临床愈合时间(表 1-2-2):

表 1-2-2　成人骨折临床愈合时间

骨折部位	骨折临床愈合时间	骨折部位	骨折临床愈合时间
锁骨骨折	1~1.5 个月	股骨颈骨折	3~6 个月
肱骨外科颈骨折	1~1.5 个月	粗隆间骨折	2~2.5 个月
肱骨干骨折	1~2 个月	股骨干骨折	2~3 个月
肱骨髁上骨折	1~1.5 个月	胫腓骨骨折	2~2.5 个月
尺桡骨骨折	1.5~2 个月	踝部骨折	1~1.5 个月
桡骨下段骨折	1~1.5 个月	跖骨骨折	1~1.5 个月
掌、指骨骨折	0.5~1 个月		

(七) 骨折治疗原则

1. 复位　根据患者骨折的不同情况,可选择手法复位(闭合复位)或切开复位,复位后要达到解剖复位和(或)功能复位,复位注意事项如下:

(1) 旋转移位、分离移位者:必须复位矫正。

(2) 短缩移位者:成人下肢复位后允许短缩小于 1cm,儿童下肢复位后允许短缩小于 2cm。

(3) 侧方成角移位者:必须完全复位。

(4) 长骨干横行骨折者:骨折段对位至少 1/3,干骺端至少 3/4。

2. 固定　根据患者骨折的不同情况,可选择外固定或内固定。

(1) 外固定:小夹板、石膏绷带、外展架、持续牵引和外固定器等。

(2) 内固定:接骨板、螺丝钉、髓内钉和加压钢板等将骨折段于解剖复位的位置予以固定。

3. 功能锻炼　早期进行康复训练,防止制动后并发症的发生,肢体的固定和训练要同步进行。康复训练前要确保固定坚实可靠,以保证训练的正常进行;训练过程中根据骨折愈合的不同阶段及时调整训练计划,对应不同的训练重点。

(八) 骨折的康复评定

1. 骨科评定　主要包括骨折对位对线的情况、骨痂形成情况、骨折愈合情况以及是否存在并发症等。

2. 康复评定　主要包括关节活动度、肌力、肢体长度及周径、疼痛、感觉功能、平衡、步态分析、ADL 等评定内容。长期卧床者,特别是老年患者,应注意对心、肺等功能的检查。

3. 其他　肌电图、运动诱发电位检查。

4. 特殊检查　运动试验。

(九) 骨折的康复治疗原则

1. 早期康复　在不影响骨折固定的前提下,骨折复位、固定后即应开始。未固定的关节应早期活动,以维持其正常功能,同时注意局部肿胀和疼痛的处理。

2. 整体恢复　制订康复治疗方案,必须考虑到局部和整体兼顾。

3. 循序渐进　康复训练过程中要依据骨折愈合情况循序渐进,不能操之过急。

4. 医患密切合作　医患沟通及相互配合对于患者的康复结果是极其重要的,在治疗过程中,医务人员和患者要加强沟通,做好患者的宣教工作,给予患者人文关怀。患者要积极配合医生的临床工作，及时给医生反馈自身情况并听从医生建议、积极主动地进行康复训练。

（十）骨折康复治疗

1. 炎症期（术后 3 周内）

（1）止痛：包括止痛药、低频电疗、TENS 等。

（2）减轻患肢肿胀：包括冰敷、加压包扎、主动活动、抬高患肢、理疗、踝泵练习等。

（3）减缓肌肉萎缩：包括等长收缩、低频等。

2. 软骨痂期（术后 3~6 周）

（1）增加关节活动度：包括被动关节活动、主动 - 辅助关节活动练习等。

（2）肌力训练：包括静态肌力训练、上肢免负荷下日常生活训练、下肢闭链肌力训练等。

3. 硬骨痂期（术后 6~12 周）

（1）增加关节活动度：包括蜡疗、热敷袋、关节牵伸（手法、支具）、关节松动术等。

（2）增强肌力训练：视骨折愈合而定，可进行免负荷日常生活训练，也可加入渐进性抗阻肌力训练。

4. 塑形期（术后 12 周后）

（1）增加关节活动度至正常范围：包括主被动关节活动、牵引、支具等。

（2）增强肌力训练：包括等长肌力训练、等张肌力训练、渐进抗阻肌力训练、等速肌力训练等。

（3）上肢：加强关节活动协调性训练以及手部灵巧性训练。

（4）下肢：加强本体感觉功能训练、肌肉协调功能训练、平衡训练、步态训练等。

（胡文清　米立新　徐　晖　董钊钊）

第三节　手术介入及术后处理

一、手术介入的适应证

手术治疗是肌骨疾患治疗的一种必要方法。主要针对以下七种情况。

（一）急性损伤

1. 骨折　关节内有移位的骨折、手法复位不满意的骨折、手法复位后骨折再移位、骨折伴神经血管损伤、开放性骨折、神经不稳定或结构不稳定的脊柱骨折。

2. 肌腱、韧带损伤　跟腱断裂、肩袖撕裂伤、膝关节交叉韧带损伤、半月板损伤等。

（二）慢性损伤

经康复治疗无效的腱鞘炎、腱鞘囊肿等。

（三）骨科疾患

股骨头坏死、保守治疗效果不佳的椎间盘突出、神经卡压综合征、骨肿瘤等。

（四）骨科感染

化脓性关节炎、骨髓炎、骨结核等。

（五）非化脓性关节炎

严重的骨性关节炎、强直性脊柱炎、类风湿关节炎等。

(六)先天畸形

马蹄内翻足、先天性髋脱位保守治疗无效、需手术矫正的脊柱侧弯、踇外翻等。

(七)骨科术后并发症

关节功能障碍经正规康复治疗恢复不理想、骨折不愈合、畸形愈合等。

二、术后常见并发症

(一)休克

尤其在老年患者和多发创伤患者中,术中、术后出血可以导致其发生休克。需密切注意生命体征变化。

(二)脂肪栓塞综合征

急性严重的脂肪栓塞可以导致死亡发生,须注意观察中枢神经变化和呼吸变化。

(三)重要脏器损伤

内脏、血管、神经、脊髓损伤,会出现相应的症状和体征。

(四)骨-筋膜室综合征

软组织损伤严重、多段骨折的前臂和小腿最容易出现,对于此类患者注意询问患者有无肢体远端麻木和发凉症状并观察肢体末端血运。

(五)坠积性肺炎

老年患者、有肺部基础病的患者和因各种原因不敢或不能翻身的患者多见。鼓励患者咳嗽、翻身,给予化痰药物治疗。

(六)压疮

避免局部长期受压。需注意当局部出现小的破损时,内部坏死的范围和程度已经比较严重。

(七)下肢静脉血栓形成

由于患者卧床、出血导致凝血系统活跃,尤其是下肢制动的患者容易导致下肢静脉血栓形成。对于超声证实已有血栓的患者需避免局部热敷、按摩,给予抗凝治疗。无血栓的患者给予鼓励肢体活动、预防血栓形成的低分子肝素治疗。

(八)感染

良好的皮肤条件和规范的无菌操作是预防感染的最重要手段。

(九)骨化性肌炎

冷疗是预防骨化性肌炎的重要手段,尤其对于运动后关节周围温度增高者。

(十)创伤性关节炎

波及关节内的骨折如对位不良容易导致创伤性关节炎,引起关节疼痛。

(十一)关节功能障碍

患者的原发创伤、手术创伤和术后制动引起粘连和软组织挛缩导致关节功能障碍,早期康复治疗是最有效的预防手段。

(十二)缺血性骨坏死

常见于股骨颈骨折、舟状骨骨折、月骨脱位、距骨骨折。

(十三)骨不连

骨折超过正常愈合时间仍无连续性骨痂通过,形成骨不连。必要时需行植骨手术。

(十四) 内固定失败

术后活动超过内固定负荷会导致内固定失败，导致骨折移位，甚至内固定物断裂、拔出。在力求最大功能恢复的同时避免内固定失败是康复治疗师面临的一个难题。

三、术前和术后处理原则

(一) 术前处理

1. 明确诊断 根据患者病史、症状、体征结合辅助检查以明确诊断。

2. 影像学检查 根据需要选择 X 线片、CT/MRI、肌电图、病理、超声等检查。

3. 化验 血常规、凝血、生化、术前传染病检查、血型、必要的其他化验。

4. 评估手术风险，权衡手术的利弊，并向患者及家属交代，取得共识。

5. 术前康复指导 术前的康复指导是顺利完成术后功能康复的一项重要工作，主要包括以下内容：

(1) 调整术前一般情况：改善呼吸、排痰、未涉及肢体的功能锻炼以改善肌力、增加耐力等。

(2) 卧床的适应性训练：体位摆放、翻身训练、床上大小便训练等。

(3) 针对性练习：尤其是髋关节置换术后要求避免的动作，如屈髋不能超过 90°，对于疾患导致的需要髋关节置换的患者，术前充分练习由卧位变为坐位、站立位时控制髋关节角度，术前允许错误的出现，但需要反复练习直至体位转换时不会出现错误，避免术后一次不经意的动作造成髋关节脱位。

(二) 术后处理

1. 对症处理 进行消炎、止痛、切口换药等。

2. 康复治疗 包括冰敷、患肢抬高、肌力训练、保持关节活动度的训练、理疗等。

3. 预防术后并发症 预防骨质疏松、静脉血栓形成等。

四、常见骨科手术概论

(一) 骨牵引术

经由骨骼施加力量牵引，既可以作为一种治疗方式也可以是一种术前准备的内容。

1. 适应证

(1) 作为终极治疗方式：骨牵引术适用于幼儿股骨干骨折、不能耐受手术的股骨颈、粗隆间骨折患者。

(2) 作为术前准备：骨牵引可以改善骨折对位、降低疼痛、缓解骨折周围肌肉、韧带张力，利于手术操作。

2. 注意事项 向患者交代骨牵引的目的；根据患者一般情况和骨折部位选择牵引重量；操作过程避免损伤周围重要组织，观察牵引针口有无渗出、感染；进行康复指导避免卧床并发症。

(二) 内固定手术

在复位后用螺钉、钢板、髓内钉等内植入物将骨折固定在可接受的解剖位置上，用以维持固定，利于骨折愈合和术后早期功能康复。

1. 适应证 适用于关节内骨折、机械不稳定或神经不稳定的脊柱骨折、手法复位失败的肢体骨折。

2. 操作简介 闭合或切开将骨折复位，根据骨折情况选择合适的内固定物固定。

3. 注意事项 关节内骨折需解剖复位；关节外骨折需功能复位。

（三）外固定术

使用外固定架固定，外固定架位于体外。

1. 适应证 适用于开放骨折、术后感染的骨折更换固定物、需肢体延长者等。

2. 操作简介 闭合或切开将骨折复位，选择外固定架固定，对于肢体延长的患者每日通过调节使肢体延长0.5mm。

3. 注意事项 两枚中间的螺钉距离骨折端2cm左右，远端的螺钉尽量远离骨折端，要多平面固定。

（四）关节置换术

使用人工关节替代失去功能的关节。目前常用的为髋关节置换、膝关节置换、肩关节置换，开展较少的有踝关节置换、肘关节置换、指间关节置换等。

1. 适应证 适用于骨性关节炎、股骨头坏死、肱骨近端粉碎骨折、老年患者股骨颈骨折、关节周围肿瘤保肢治疗等。首先解决关节疼痛的问题，其次尽量获得良好的关节功能。

2. 操作简介 沿预定切口切开，显露关节面，截骨，安装假体，透视验证假体大小、位置均理想，活动见关节稳定性、活动度合适时，缝合切断的肌腱、韧带。

3. 注意事项 术前根据患者的实际情况选择合适的假体。术中使用骨水泥时要告知麻醉师，尽量规避骨水泥凝固时的不良影响。

（五）关节镜

是一种微创手术，通过小切口置入关节镜装置，用于关节内疾患的诊治。具有手术创伤小、炎症反应轻、康复时间短、花费低、兼具诊断和治疗的特点，在运动损伤方面是一个里程碑式的发展。

1. 适应证 适用于关节内游离体、软骨损伤、半月板损伤、交叉韧带损伤、肩袖损伤等，还可以用于关节松解术。

2. 操作简介 通过小切口建立通道，置入关节镜装置，关节腔充满冲洗液，直视下观察关节内病变，使用专用工具取出游离体、修整关节软骨、半月板，修复受损的肩袖、交叉韧带等。

3. 注意事项 虽然直视下操作，手术精准，但视野小、可操作空间小，不能完全替代切开手术。

（六）组织移植

对于有组织缺损的患者，通过组织移植可填充缺损，促进恢复。常用组织移植物分为自体移植物、异体移植物和人工合成物。

1. 自体游离皮片 游离皮片分为薄层、中厚和全层皮，用于有软组织覆盖的皮肤缺损，操作时切取自体断层皮植于皮肤缺损处的软组织上，加压包扎。要求创面新鲜，没有骨骼、肌腱、神经、血管外露。游离植皮相对损伤小，但缺点是容易挛缩、变色、耐磨性差，尤其是皮下组织薄时形成贴骨瘢痕，没有延展性，容易破损。

2. 皮瓣 按照供区来源分为局部转移皮瓣、带蒂皮瓣、岛状皮瓣、需要吻合血管的游离皮瓣和肌皮瓣。一般用于有骨质外露的创面。

3. 韧带 常见于膝关节交叉韧带重建。自体重建可取髌韧带、半腱肌，异体常用跟腱。操作时使用关节镜在韧带的起止点开隧道，导入经处理的韧带，调整张力后固定。

4. 骨移植　对于波及关节面的粉碎骨折，往往复位后需植骨填充缺损，可采用自体骨移植或异体骨、人工骨。对于骨折后不愈合的病例，手术植骨是大多数情况下的选择。自体骨取自体髂骨，对于少量植骨的病例可就近取少量松质骨。

（七）软组织松解

关节周围骨折术后，未经围手术期康复治疗者，大多数会因为软组织粘连遗留部分功能障碍，此类患者可做软组织松解手术。

1. 适应证　外伤后经内固定或外固定后遗留关节活动障碍的患者或经正规康复治疗仍不能达到满意的关节活动度的患者，可以选择行软组织松解术。

2. 操作简介　建议首先在康复科正规康复治疗一段时间，一方面让患者了解术后的康复流程，另一方面可以通过患者在康复过程中的表现了解患者的疼痛耐受性。手术在椎管内或臂丛麻醉下进行，首先进行缓慢逐渐加大力度的手法松解，仔细感受关节阻力。如不能成功，采用合适的手术入路，松开粘连的组织，边松解边手法屈伸关节，直到满意的角度。如仍不能成功，必要时对软组织进行延长、成形。

3. 注意事项　避免术中暴力屈伸关节，导致骨折或重要组织断裂。回病房后即开始CPM直到患者因疼痛而难以耐受。术后第二天拔出引流管后开展正规康复治疗是松解手术取得良好效果的保证。

（王志红）

第四节　周围神经疾病及处理

一、周围神经结构

周围神经损伤（peripheral nerve injuries）是临床上的多发病之一，是指周围神经干或其分支因外伤、感染、压迫、缺血、肿瘤和营养代谢障碍等多种原因，直接或间接地引起受该神经支配的区域出现感觉障碍、运动障碍和自主神经功能障碍等表现。损伤后该靶器官（皮肤、肌肉和骨关节）会出现疼痛、挛缩、痉挛、麻木或瘫痪等症状和体征，例如周围神经炎、外伤性神经挫伤或割断伤、神经卡压综合征等。习惯上将炎症性质损伤称为神经炎，将外力作用而发生损伤的称为周围神经损伤，将由于营养、代谢障碍和中毒等所致的称为周围神经病。近30年来随着显微外科技术如自体神经移植术、神经替代物移植和干细胞生物技术等成熟和普及，促进了周围神经损伤的修复。功能性康复治疗在预防和减轻并发症和促进神经修复和再生方面发挥着重要作用，能最快地恢复实用的功能，减少残疾的发生。

（一）结构

周围神经是指嗅、视神经以外的脑神经、脊神经、自主神经及其神经节，它包括12对脑神经、31对脊神经和植物性神经（交感神经、副交感神经），遍及全身皮肤、黏膜、肌肉、骨关节、血管及内脏等，是在中枢神经以外的，连接神经细胞与终末器官的神经纤维集束和神经结缔组织组合的束干结构。具有传导性、混合性和再生性的特点，能传导神经细胞和末梢感受器的生物电冲动。

周围神经系统的神经纤维集合在一起形成神经。根据周围神经与中枢的联系部位，可分为脑神经、脊神经和自主神经；根据周围神经的功能分布部位，可分为躯体神经和内脏神经;根据髓鞘的有无,分为有髓神经纤维和无髓神经纤维;根据神经纤维的直径粗细和传导速度进行分类,分为 A 类纤维、B 类纤维和 C 类纤维。此外还有采用其他生理功能指标进行分类。周围神经的基本组成单位是神经纤维,许多神经纤维集合成神经束,若干神经束组成神经干。神经纤维在束间穿插移行,反复交织,不断交换神经纤维,使神经束的大小、数目和位置不断发生变化。周围神经为混合性神经,具体成分见表 1-2-3。周围神经外面有 3 层结缔组织构成的支持性髓鞘,分为神经内膜、神经束膜和神经外膜。

表 1-2-3 周围神经纤维成分

神经纤维成分	构成部分	支配部分
感觉神经纤维	感觉神经节细胞	末梢的感受器
躯体运动神经纤维	脑干及脊髓灰质前柱运动神经元的轴突	骨骼肌的运动终板
内脏运动神经的节后纤维	脊髓灰质侧柱神经元和脑干内脏运动神经核	内脏和血管平滑肌、心肌和腺细胞

周围神经的显微功能解剖分为两部分,即神经元和神经干。

1. 神经元　神经元组成神经系统的基本结构及功能单位,具有感受刺激,传导兴奋的功能。神经元可分为运动神经元、感觉神经元和交感神经元。细胞体和细胞突起构成神经元,轴索排列成束形成神经纤维束,由脊髓内发出分布到四肢及躯干形成周围神经。运动神经元位于脊髓的前角细胞中,感觉神经元和交感神经元位于脊髓椎旁的交感神经节中。

2. 神经干　神经干由神经纤维、支持组织和营养血管三部分组成。

(1) 神经纤维是神经元的长轴外包裹胶质细胞组成,由轴突、髓鞘和施万鞘组成:①轴突:轴突构成神经纤维的中轴,轴索里面富含的轴浆由近端向远端形成一定的压力,造成轴浆的流动,内含微丝、微观、线粒体和非颗粒性内质网组成的轴浆,具有传导神经元和神经终末结构之间神经冲动的作用;②髓鞘由髓磷脂和蛋白组成,包在轴突外,呈若干节段,中断部分称郎飞结,可防止兴奋扩散;③施万鞘由包裹周围神经纤维的 Schwann 细胞组成,它在支撑轴索再生时起关键作用,即神经内膜,神经束膜把神经纤维分隔成束,再由神经外膜包绕,无论是内层或外层的神经膜中都包含有成纤维细胞、巨噬细胞、乳突细血管和脂肪,是神经再生的通道。

(2) 神经干的支持组织,包括神经外膜及神经束膜。若干轴突组成一个神经束,有神经束膜包绕。若干神经束组成神经干,由神经外膜包绕。神经外膜为一层结缔组织,有很多纵形的纤维,在对抗关节屈伸活动,以及神经受到牵拉时起到一定的缓冲作用。

(3) 营养血管由神经系膜发出,然后延伸到外膜分布于神经中。神经的血液供应非常丰富,在神经干的每个层次中均有血管网丛,并在每层之间和段落之间有发达的侧支循环,保证神经的正常生理功能。有研究证明,游离神经在 7cm 以内时,不会对神经的血供造成很大的影响。在手术操作中,应当注意保护神经的营养血管。

(二) 活动性特征

1. 周围神经损伤的病理变化

(1) 周围神经损伤后变性。损伤的程度决定周围神经损伤后的病理变化。一度损伤只出现损伤远端脱髓鞘反应,并无组织形态学上的改变;二度以上损伤才出现神经纤维的变性。病理学角度上，神经可出现局部脱髓鞘反应和轴突变性两种典型的病理变化。周围神经损伤后，部分神经断端近端和远端在1~2天之内发生沃勒变性（Wallerian degeneration），轴索和髓鞘破裂成碎片，被巨噬细胞吞噬，之后施万细胞沿基底膜纵向填补神经内膜管形成Bungner带，同时分泌如脑源性神经营养因子和神经生长因子等，整个沃勒变性过程，大约需要4周左右。神经变性根据其发生的部位分为以下3方面：①损伤部位出现损伤性反应，严重者出现纤维增生和瘢痕；②远端神经发生大范围沃勒变性，施万细胞增生，形成胶质瘤。伤后6~30小时，轴突肿胀，髓鞘板层破裂，2~3天后，线粒体嵴出现空泡，神经微丝及微管断裂，髓鞘裂解呈微粒，1周后，轴突内细胞器消失，其中有髓纤维的变性较无髓纤维进展快些；③神经损伤近端发生小范围短节段的沃勒变性，不超过一个郎飞结，神经纤维和轴突增生、弯曲、迂曲形成一个假性神经瘤，神经胞体也出现相应的反应性变性，一部分神经细胞在反应期后发生退变，崩解死亡。

(2) 脊髓和大脑的变化。周围神经损伤不是单纯局部病变，可引起脊髓神经元的改变，同时也可引起大脑皮层的变化，这可能是由于大脑皮层参与周围神经损伤后的修复与再生所致。

(3) 神经外组织的病理改变。周围神经对其所支配的组织有两方面的作用，一方面为功能性作用，即传导兴奋冲动，改变所支配的组织的功能活动；另一方面为神经营养性作用，即通过末梢释放某些物质，调整所支配组织的内在代谢活动。神经损伤后，则会发生一系列形态学上的改变。

1) 肌肉萎缩：周围神经中断后，其支配的肌肉即失去收缩功能，肌张力消失。肌肉内的糖原合成减慢，蛋白质分解加快，肌肉逐渐萎缩。伤后2周，肌肉出现的纤维性颤动加速了肌肉的能量消耗，加快肌肉萎缩。到了晚期，纤维性颤动消失，肌肉周围纤维组织沉积。运动终板若在伤后15个月内没有神经的再支配，将会变性消失，为不可逆变化。一般来说，肌肉失神经支配1年，功能恢复的效果不理想。

2) 感觉的变化：感觉神经纤维分布区域的各种感觉减退或消失，皮肤皱纹萎缩或消失，受伤面愈合困难，易形成慢性溃疡。临床资料表明，皮肤感觉恢复不受神经损伤时间的限制，因而损伤数年，经修复后仍可能恢复。在恢复过程中，痛觉、温度觉、泌汗功能、轻触觉、震动觉和本体感觉的依次得到恢复。

2. 周围神经损伤后的再生和修复　周围神经损伤后经过初期的反应阶段，开始再生。在较长时间内，再生和变性同时进行。神经损伤后的再生要经历轴突再生通道和再生环境的建立、轴突芽出和延伸、靶细胞的神经再支配、再生轴突髓鞘化成熟等一系列过程。伤后2~3周形成Bungner带-施万细胞-基底膜结构，是神经再生的理想微环境，同时也决定了损伤的神经能否成功再生。

周围神经损伤修复的“金标准”是自体神经移植，但可造成供体部位的功能障碍。同时周围神经再生是缓慢的和不完整的，仅有不足50%的患者神经损伤接受修复后对运动和感觉功能恢复满意。一般神经再生的速度平均为1mm/d，神经损伤恢复具有时效性，早期断裂神经较少错位生长，神经终板结构发生蜕变较少，断裂端也更容易准确对合。同时，再生速度受到年龄、损伤时间、营养情况、软组织周围血供状况、吻合口的张力、轴突再生支配、局部瘢痕粘连等多种因素影响。

神经叩击征是脱髓鞘/髓鞘再生的征象。伤后3周~6个月是神经再生的“黄金时期”，伤后6个月，神经细胞及神经膜细胞仍有再生功能，但活动逐渐下降，1年后再生活力明显下降，2 年后几乎没有再生活力。

二期修复的神经可因神经两端的回缩缺损，修复效果较差。因而原则上应尽早修复，恢复其连续性。其中修复机制涉及桥梁化作用、趋化性作用和微环境作用。临床实践也证明在 3 个月内修复损伤的神经，优良率达 72.2%~92%，且修复时间越久，优良率越低。

二、周围神经损伤

（一）病因分类

造成周围神经损伤的原因很多，其中开放损伤、牵拉伤及骨折脱位最常见。周围神经损伤可分为开放性损伤和闭合性损伤。最常见的周围神经损伤是开放性神经损伤，多见切割伤。最常见的闭合性神经损伤为压迫伤和牵拉伤，也包括电击伤、缺血性损伤等（表 1-2-4）。

表 1-2-4　周围神经病损的原因和分类

轴突病变	髓鞘病变	其他型病损
1. 先天性 2. 获得性 (1) 中毒：如金属、溶剂、药物、饮食、动物毒素中都等； (2) 代谢障碍：如糖尿病、肾或肝功能衰竭、慢性甲状腺功能不足等； (3) 营养缺乏：缺乏维生素、叶酸、蛋白质、核黄素等； (4) 其他：如癌、骨髓瘤、结缔组织疾病等	1. 先天性 2. 获得性 (1) 原因不明性疾病：如急慢性髓鞘病、复发髓鞘病、疫苗后髓鞘病、婴儿髓鞘病等； (2) 中毒：如白喉毒素、铅砷、六氯苯、AETT 中毒等； (3) 代谢障碍：如糖尿病、白蛋白异常等	1. 机械性　如压迫、牵拉、撕裂、火器伤、慢性摩擦等； 2. 缺血性　如胶原血管病、其他脑血管病、糖尿病、动脉粥样硬化等； 3. 感染性　如带状疱疹、麻风，其他病毒感染等； 4. 其他　如淀粉样变、肿瘤、黏液多糖病、神经周炎、热冷损伤、电击伤等

1. 开放性损伤　可分为切割伤、撕裂伤、火器伤等。

(1) 切割伤：如刀、玻璃、电锯等部分或全部损伤神经，常见为指神经和正中神经等。

(2) 撕裂伤：如开放性分离骨折，神经直接被撕裂如臂丛神经从椎间孔撕脱等。

(3) 火器伤：如枪弹和弹片等造成软组织广泛性损伤。

2. 闭合性损伤　可分为神经卡压伤、牵拉伤、摩擦伤等。

(1) 神经卡压伤：分外部压迫和内部压迫。外部压迫如石膏或夹板包扎过紧、神经被钝器伤、弹力绷带或外敷料包扎过紧、药物或酒精中毒等；内部压迫如骨折脱位、邻近神经的骨折处出现大量骨痂、巨大血肿、周围神经途经坚韧的狭窄处受到压迫和摩擦而出现的周围神经卡压综合征等。

(2) 神经牵拉伤：如骨折脱位后的整复过程中，神经受到一定牵张，力量超过神经耐受的程度，神经内连接组织发生纤维性变。

(3) 神经摩擦伤：如尺神经在肘部滑脱，在肘关节不断屈伸中，尺神经在尺神经沟的反复摩擦刺激，造成创伤性尺神经炎。

3. 产伤　如新生儿在产道滞留过长的难产或助产时暴力牵拉肢体造成神经损伤等。上肢常发生臂丛神经、桡神经及前臂背侧骨间神经损伤，下肢常发生坐骨神经损伤、腓总神经及闭孔神经损伤。

4. 电烧伤及放射性烧伤 电烧伤由于电流贯通和广泛破坏，导致区域内神经损伤；放射性烧伤常见于晚期癌症，可对局部软组织造成破坏导致其坏死和纤维化，损伤还易被神经周围纤维化组织收缩包绕，使神经缺血而造成损伤。

5. 缺血性损伤 可因创伤和非创伤因素造成肢体缺血挛缩，从而神经受损。创伤因素如神经受压或牵拉等妨碍神经干的供血；非创伤因素如动脉栓塞。

6. 药物注射性损伤及其他医源性损伤等。

（二）损伤程度分型

各种原因导致周围神经损伤的严重程度和累及范围不同，同一种原因也能因为致伤时间和程度不同而导致周围神经损伤程度不同。因此，根据神经损伤的分类，不仅能判断损伤程度，对预测损伤预后也有重要意义，还能依据分类的方法并结合神经损伤后的临床症状和体征进行全面分析，制订治疗方案。临床上周围神经损伤的分类有两种方法。

1. Seddon 分类 1943 年 Seddon 发现周围神经功能恢复的预后与周围神经内在结构破坏程度密切相关（表 1-2-5）。

（1）神经失用（neura-praxia）：神经传导功能暂时性生理阻断，神经纤维不发生退行性变，而神经的轴突、髓鞘以及支持性结构保持完整。临床表现以运动麻痹为主，肌萎缩，痛觉迟钝而不消失，一般数日可恢复。多见神经受轻伤，如牵拉、压迫和震荡波及等。

（2）轴索断裂（axonotmesis）：远侧段发生沃勒变性，神经内膜管完整，轴突长入末梢，神经以 1mm/ 天速度生长，于一段时间可自行恢复。临床表现为神经分布区运动、感觉功能丧失，肌萎缩和神经营养性改变。严重者，需行神经松解术。多见神经受伤较重，多为钝性损伤。

（3）神经断裂（neurotmesis）：神经束或神经干完全断裂，神经断端形成瘢痕，神经功能完全丧失，需手术修复。多见于神经受伤严重者，如开放性损伤、神经缺血和化学性破坏等。

表 1-2-5 周围神经病理的 Seddon 分类与临床相关表现

分类	原因	后果	常见受累位置	预后
神经失用	挤压	传导阻滞	粗大的有髓运动神经	1~2 个月内愈合
轴索断裂	牵拉 / 严重挤压	瓦勒变性	有髓的运动和感觉神经	轻微或远端运动、感觉神经受累，则愈合良好
神经断裂	创伤 / 横断	神经连续性完全断裂	任何部位	预后差，即使经手术治疗效果也不佳

2. Sunderland 分类 1968 年 Sunderland 强调了神经束结构的重要性，在 Seddon 分类的基础上细化了神经损伤各种程度的变化特点。

（1）神经传导中断，而神经纤维在其胞体与末梢器官之间保有连续性，损伤远端不发生沃勒变性，通常在 3~4 周内自行恢复，预后良好。

（2）神经轴突中断，周围的支持结构保持完好，损伤远端出现沃勒变性。恢复时间取决于轴突从损伤处至支配末梢器官的距离，预后较为良好。

（3）轴突与神经内膜中断，神经束膜具有连续性。这种损伤有自行恢复的可能，但由于神经内膜发生不同程度纤维化，影响神经再生和恢复，恢复常不完全，预后尚可。

（4）束膜严重损伤或断裂，外膜亦受到破坏，神经束与神经外膜相嵌一起，无明显分界，而神经干本身保有连续性。由于神经束广泛受累，很少能自行恢复，需切除瘢痕段进行神经修复,预后一般。

(5) 神经干不连续,无自行恢复的可能。需手术切除纤维瘤,修复神经,预后较差。

(三) 常见损伤部位

在骨科临床中,四肢开放性损伤伴有周围神经损伤的发病率为 5%,修复后功能完全恢复者仅占 10%~25%。在骨折伴神经损伤中,肱骨骨干骨折占 12%,肱骨骨折伴桡神经损伤占 11%。肩关节脱位、髋关节脱位及膝关节脱位后神经损伤发生率依次为 48%、3% 及 18%。可以尤以上肢神经损伤较多,占 60%~70%。其中常见的损伤部位有臂丛神经、尺神经、桡神经、正中神经、胫神经、腓总神经等。

1. 臂丛神经损伤　主要表现为神经根型分布和感觉障碍。上臂丛神经(颈 5~7)损伤表现为肩关节不能外展与上举,肘关节不能屈曲,腕关节虽能屈伸但肌力减弱,前臂旋转亦有障碍,手指活动尚属正常,上肢伸面感觉大部分缺失。下臂丛神经(颈 8 胸 1)损伤出现尺神经麻痹,臂内侧皮神经、前臂内侧皮神经受损,正中、桡神经部分麻痹,手的功能丧失或发生严重障碍,肩肘腕关节活动尚好,出现患侧 Horner 征,手内肌全部萎缩,骨间肌尤其明显,有爪形手、扁平手畸形。全臂丛损伤早期,患者上肢呈迟缓性麻痹,不能主动运动,耸肩运动可存在,上肢感觉除臂内侧因肋间臂神经来自第 2 肋间神经尚存在外,其余全部丧失;晚期肌肉显著萎缩,各关节常因关节囊挛缩而致被动活动受限。其中牵拉伤、压砸伤、切割伤、医源性损伤、火器伤、放射性损伤依次为臂丛损伤的主要病因。根据损伤的部位可分为根性损伤、干性损伤、束性损伤和全臂丛损伤四类。

2. 尺神经损伤　腕部水平损伤时出现骨间肌、蚓状肌、拇收肌麻痹所致环、小指爪形手畸形及手指内收、外展障碍和 Froment 征,以及手部尺侧半和尺侧一个半手指感觉障碍,尤其小指感觉消失,手精细运动困难,手内肌萎缩,晚期为“爪形手”;肘关节水平损伤时因环指、小指指深屈肌亦麻痹,“爪形手”畸形反而不明显。

3. 桡神经损伤　主要表现为垂腕、垂指、前臂旋前畸形、手背桡侧以虎口部皮肤有麻木区或感觉障碍。肘上损伤出现肘关节不能伸展或旋前,垂腕、垂指、垂拇畸形;前臂损伤时仅出现伸指、伸拇困难;肱骨干骨折或骨痂压迫损伤桡神经不出现肱三头肌的麻痹;桡骨小头脱落损伤桡神经深支表现为各伸指肌瘫痪,而桡侧腕长伸肌正常,故无垂腕,无虎口背侧感觉缺失。

4. 正中神经损伤　前臂上部损伤时,桡侧屈腕肌、屈拇指、中指及示指的肌肉功能丧失,鱼际肌萎缩;前臂或腕部水平损伤时,鱼际肌萎缩变平,拇指不能对掌,示指与中指 MP 关节过度伸展,呈“猿手”畸形;肘关节水平损伤时,拇指、示指屈曲困难。拇指、示指、中指及环指桡侧半感觉消失;若在腕部受伤,前臂肌肉功能良好,仅表现拇指外展和对掌困难。

5. 胫神经损伤　表现为足跖屈、足内收及内翻动作困难,呈外翻足,足趾亦不能跖屈,足弓的弹性和强度丧失,小腿消瘦,可出现足底压疮或神经性溃疡。由于胫骨前肌挛缩而踝关节过度背伸,跟腱反射消失。若在腓肠肌和趾长屈肌分支以下发生损伤,仅出现足趾运动障碍和足底感觉障碍。胫神经部分损害时,常伴灼性神经痛、出汗和营养障碍等。

6. 腓总神经损伤　表现运动障碍较感觉障碍大。足和足趾不能背伸,足不能外展,足下垂并转向内侧而成为马蹄内翻足,足趾亦下垂,行走时呈“跨阈步态”。小腿前外侧及足背面感觉障碍,疼痛较少。

7. 腋神经损伤　上肢外展困难、外旋无力,三角肌萎缩,失去肩部圆形隆起的外形,尖峰突出,呈“方形肩”,同时三角肌区皮肤感觉障碍。

三、神经损伤诊断

(一) 常规临床表现

1. 运动功能障碍　一般表现为迟缓性瘫痪，即所支配肌肉的主动活动、肌张力和腱反射均消失，出现各种畸形。

2. 感觉功能障碍　表现为触觉、痛觉、温度觉、两点辨别觉的减退、过敏、甚至消失。肢体感觉的绝大部分区域是由交叉的神经所支配，但是上肢的某些神经，有其绝对的支配区，可以通过绝对支配区的感觉测定，而判断神经损伤的程度。正中神经的绝对支配区在示、中指远节的掌侧；桡神经的绝对支配区位于虎口区的背侧；尺神经的绝对支配区位于小指。

3. 神经营养性改变　查体可发现相应部位的皮肤潮红、皮温增高、干燥无汗等。

4. 蒂内尔征(Tinel sign)　1915 年由 Tinel 首先描述，表现为叩击神经损伤部位出现放射性的麻痛感，以及叩击部位的点状痛感。其原理是在神经损伤之后，轴突在髓鞘没有再生时，会出现一种兴奋的放化过程，从而表现在查体上的异常改变。Tinel 征有两种意义，一是可以帮助判断神经损伤的部位；另外在神经修复以后，或是神经恢复的过程中，可以检查神经修复后的再生情况。

5. 电生理检查　电生理检查是临床上最常使用的辅助检查手段，包括 EMG、SEP、CMAP、SNAP、NCV、F 反射等。

(二) 电生理检查

神经损伤之后，沃勒变性大约需要 4 周才能逐渐完成，因此在神经损伤之后，电生理检查 4 周之内一般不能得到正确的结果。通常应在神经损伤后 4 周，再进行电生理检查。周围神经损伤后的电生理表现，可以表现为：

1. 神经失用

(1) EMG：一般表现为电静息，所检肌肉募集反应消失。

(2) NCS：MNCV、SNCV 均正常，但较为严重的压迫、缺血可致 NCV 减慢。

2. 完全损伤　主要是严重的轴索断伤和神经断伤。

(1) EMG：所检肌肉出现大量自放电活动，募集反应消失。

(2) NCS：神经失去兴奋性、传导性，靶肌肉记录不到 CMAP，神经干上亦记录不到 SNAP。

(3) SEP：刺激损伤远端神经，大脑皮层记录不到任何波形。

3. 部分损伤　主要是轴索或神经部分断伤。

(1) EMG：可见自发电活动，募集反应明显减少或消失。

(2) NCS：跨损伤段 NCV 减慢，CMAP、SNAP 波幅降低。

(三) 影像学检查

临床上经常使用的辅助的影像学诊断方法包括 B 超、CTM 和 MRI，这三项检查均要求临床医生有非常丰富的经验及判断标准。因此，在周围神经损伤的诊断中，体征、症状以及查体所见是最关键的，而电生理检查及其他影像学诊断，均应作为辅助手段。

四、神经损伤处理原则

(一) 治疗原则

周围神经损失原则上应尽早修复，因为神经损伤的治疗具有一定的时效性，损伤后时间过长，神经终板结构，包括运动终板和感觉终板会发生蜕变，纤维化、瘢痕化，如在这之后，即使进行了有效的神经修复，可能也达不到有效的临床结果。因此，周围神经损伤应该争取尽量一期修复，如果一期修复结果不佳，也应该争取尽早进行二期修复。同时，时间不是决定神经损伤的修复效果的绝对因素，年龄、患者的营养状态、周围软组织血液循环条件等也影响神经损伤的修复效果。

（二）分类治疗

1. 闭合性损伤　一般 3 个月内，可以采取保守治疗，主要包括神经营养药物与神经电刺激治疗。神经营养药物临床上使用最多的有维生素 B_1、维生素 B_6、地巴唑、甲钴铵等；神经电刺激治疗是通过电刺激感觉终板和运动终板使之蜕变的速度减缓，等待神经再生，再支配；闭合性的神经损伤超过 3 个月，如果神经功能没有恢复，或恢复中断较长时间或呈跳跃式恢复者均应考虑手术探查。

2. 开放性损伤　任何开放性损伤，均应争取一期修复，一期修复是指 6~8 小时之内，修剪断端失活以及污染组织，无张力吻合神经。无张力吻合是神经修复的一个重要原则，有实验表明，神经牵拉超过 8% 以后，神经的传导功能将受到影响，神经牵拉超过 15%，神经传导功能将完全丧失。所以在神经吻合过程中，一定要注意神经吻合张力的问题，如果确实吻合张力过大，应该考虑神经移植；对于一期不能吻合神经的伤口，可以考虑在伤口愈合后，2~4 周之内，延迟修复神经。如果在一期治疗中，无法修复神经，应在二期切断断端的神经瘤，进行无张力吻合神经或直接神经移植；对于晚期修复病例，可以考虑神经移植或神经移位，但任何一种神经移植、移位手术，效果都不是非常理想。对于支配肌肉的功能障碍，也可以考虑功能重建手术。

（三）手术方法

略

五、神经损伤具体疾患临床诊疗

（一）胸廓出口综合征

胸廓出口综合征（TOS）是指锁骨下动、静脉和臂丛神经在胸廓上口受压迫而产生的以颈肩痛、手部麻木、肌肉萎缩为主要表现的一系列上肢综合征，亦称“胸廓上口综合征”。

1. 大体解剖　胸廓出口的界限可定义为从第一肋的外侧边到上纵隔内侧并向上到第五颈神经。很多重要结构都位于胸廓出口中：前、中斜角肌、C5~T1 神经根、臂丛神经的三个干、膈神经、胸长神经和肩胛背神经、星状神经节、锁骨下动静脉、胸导管和斜角肌淋巴结、肺尖等。

血管以及从颈段发出的神经行于胸廓出口，并穿过狭窄的三角间隙到达上肢。骨性三角由第 1 肋、锁骨和肩胛骨组成边界。锁骨下血管和臂丛神经悬挂于第 1 肋上并被斜角肌及其附属组织分割。从前往后，穿越该间隙的结构依次是锁骨下静脉、前斜角肌、锁骨下动脉、臂丛（C5~T1）、中斜角肌和后斜角肌。后斜角肌很少与 TOS 有关，但另两块肌肉像三明治般将动脉和臂丛神经包裹起来并与第 1 肋一起形成了斜角肌间隙。这是全身唯一存在的动脉、静脉被肌肉及附属结构分隔的区域。

2. 分型

（1）神经型：其中臂丛神经下干受压型在临床中最为常见。其次为臂丛上干受压型及全臂丛受压型，常有典型的临床症状与体征，影像学检查显示胸廓出口处结构异常及神经电生理检查阳性，便可确诊。

(2) 血管型：主要为锁骨下动脉与静脉卡压。临床较为少见，一般需要超声及血管造影检查确诊。

(3) 非典型：包括假性心绞痛型、椎动脉受压型及交感神经刺激型等。这类患者较难确诊，往往是在初诊疾病按常规治疗无效后，进一步检查时提示。

3. 诊断

(1) 症状：①本病以女性多见，30 岁左右发病，常见于用力多的一侧；②患侧的臂丛神经受刺激症状：绝大多数患者的主要症状是疼痛和麻木感，主要表现为肩、臂、手的麻木、疼痛、乏力、酸胀，并有过电样放射感。疼痛的性质多为刺痛或灼痛，始于锁骨上窝，止于手指，因为受压神经干不同，放射痛的范围也不一致，临床上以尺神经受压最为多见。病久不愈，可见尺神经支配的前臂和手内侧、小指和环指侧面出现运动无力、小鱼际肌及掌间肌萎缩。表现出摸物易碰倒，持物易坠落现象；③患侧血管受压症状主要表现为患侧上肢和手部皮肤发凉、怕冷、温度降低、肤色苍白，患者突然感到一个或几个手指冷和发白，慢慢变为发绀和持续麻木感，严重时可出现青紫、肿胀。触摸患侧桡动脉，可发现搏动减弱或消失，测试患侧肱动脉收缩压较健侧低 15~20mmHg，甚至可能测不出血压；④因斜角肌、胸小肌紧张痉挛及肥厚等原因引起者，可在肌肉循行部位触摸到压痛点或阳性反应物，患者亦多有患处局部不适感。

(2) 体征：①上肢外展运动试验，患者上肢外展 90°并外旋，双手同时快速屈伸手指，患肢迅速出现向心性疼痛、麻木及乏力，患肢不能坚持外展外旋位而下垂，此为阳性。②斜角肌试验，患者坐位，双手置于膝上，医生双手在扪及桡动脉搏动下进行监测，嘱患者深吸气、头尽量后仰，并将下颌转向受检侧，如桡动脉搏动减弱或消失则为阳性发现，提示臂丛神经压迫血管。③肩外展外旋试验，上肢外展外旋 90°并后伸，出现桡动脉搏动明显减弱或消失者为阳性，提示胸小肌压迫臂丛神经及血管。④挺胸试验，患者直立，双手下垂，医者双手分别触按患者双腕之桡动脉，嘱患者挺胸，上肢（肘关节）伸直，肩胛骨尽量移向后下方（如提携重物），出现桡动脉搏动减弱或消失者为阳性，提示肋锁间隙变窄，挤压臂丛神经及血管。⑤尺神经传导速度测定，分别测定胸廓出口、肘部、前臂处尺神经传导速度。正常胸廓出口位置传导速度为 72m/s，肘部传导速度为 55m/s，前臂传导速度为 59m/s。胸廓出口综合征患者的胸廓出口尺神经传导速度减少至 32~65m/s，平均为 53m/s。⑥多普勒超声检查和光电流量计检测作为估计胸廓出口综合征的血管受压检查方法，并非特异性检查方法，可排除血管疾病。根据术前和术后血流情况，估计手术疗效。⑦选择性血管造影，用于严重动静脉受压合并动脉瘤、粥样斑块、栓塞和静脉血栓形成，以明确病变性质和排除其他血管病变。

4. 临床手术方案

(1) 前、中、小斜角肌切断术。

(2) 颈肋切除术。

(3) 第 7 颈椎横突切除术。

(4) 第 1 肋切除术。

5. 保守治疗方案

(1) 手法治疗：仅适用于因斜角肌、胸小肌损伤、痉挛、肥厚，压迫臂丛神经及锁骨下动、静脉而出现症状者。久治不愈及其他病因引起者，应考虑手术治疗。常用的手法包括①痛点及阳性反应物指揉法，捋顺法，弹拨法；②缺盆穴指揉法，弹拨法，时间约为 10 分，以酸胀感直达手指端为佳；③患肢综合手法，以指揉、点按、弹拨法交替施用；④患肢提抖法。在上法基础上，医者双手分别从两侧握住患肢第 2~5 掌指关节，在患者完全放松配合下，作患肢外展外旋提抖运动，反复2~3遍；⑤颈椎扳法，左右各1次。采用前屈或后仰不定位扳法。

(2) 药物治疗：西药以口服地塞米松、泼尼松和吲哚美辛等药物为主。中药以内服活血化瘀，通络止痛类为主，如天麻杜仲丸、疏风定痛丸、养血荣筋丸等。

(3) 局封治疗：在左或右锁骨上窝压痛区肌肉内注射1%普鲁卡因5ml加氢化可的松1ml，每周1次，3~5次为一疗程，局部肌肉有劳损者效果明显。或用醋酸曲安奈德2ml+0.5%布比卡因封闭痛点，每周1次，连续4~6次。同时可给予神经营养药物，如维生素B_1、维生素B_6、地巴唑等药物。

胸廓出口综合征分度与治疗方案见表1-2-6。

表1-2-6 胸廓出口综合征分度与治疗方案

分型	麻木感	两点辨位觉	运动	肌肉萎缩	爪型手	血管体征	治疗
轻	间隙性刺痛减退	<4mm	精细运动差	-	-	可疑	保守治疗
中	持续性痛、触觉减退	>4mm	捏力减退	+	-	阳性	手术（减压）
重	持续性痛、触觉消失	>10mm	捏力及握力减退	++	+	强阳性	手术（切除）

（二）腕管综合征

腕管综合征又称鼠标手，是由于腕管内容积减少或压力增高，使正中神经在管内受压，以桡侧3~4个手指麻木、疼痛，夜间或清晨较明显，疼痛有时放射到肘，有时以拇指外展、对掌无力、动作不灵活为主要表现。

1. 大体解剖　腕管在手掌的近端，从腕横纹水平开始到远侧4cm左右，是一个骨纤维管道。腕管由腕骨和腕横韧带构成，前者构成腕管的桡、尺及背侧壁，后者构成掌侧壁。腕管顶部是横跨于尺侧的钩骨、三角骨和桡侧的舟骨、大多角骨之间的屈肌支持带。腕横韧带很坚韧，近似梯形，大小如一般的小邮票（约2cm×2cm），厚1~2mm，远端与掌腱膜相延续，近端与腕掌侧韧带（前臂深筋膜）相延续，其位置约在近腕骨与掌骨基底部水平，因此腕管的容量相对固定。在腕管内有9条屈指肌腱和1条正中神经，正中神经位置最浅，介于屈指肌腱和腕横韧带之间，并直接与腕横韧带相接触。这一特定的局部解剖关系加之腕横韧带又是较为坚韧的纤维组织，弹力纤维少，所以任何原因引起的腕横韧带变性必将引起对正中神经的摩擦及卡压，在腕背伸时更为明显。

2. 临床分型　详见表1-2-7。

表1-2-7 腕管综合征临床分型

分型	病史	症状	体征	肌电图	治疗
轻	<1年	1~3指间隙性麻痛	不明显	潜伏期延长1~2ms	保守
中	±1年	持续性麻痛	鱼际肌无力； Tinel征（+）； Phalen征（+）	潜伏期>4.5ms	保守
重	>1年	以夜间麻痛为主	感觉减退； 鱼际肌萎缩	鱼际肌失神经电位	手术

3. 诊断

(1) 症状：正中神经支配的拇指、示指、中指出现感觉异常、疼痛，偶尔疼痛会向前臂、肘关节或肩关节放射。正中神经返支支配的鱼际肌感觉减退或萎缩，严重者表现为鱼际肌萎缩，不能做抓、握、搓、捻等动作，桡侧三指皮肤发干、发凉、色泽改变，甚至溃疡形成。腕关节或手做重复动作后出现症状，可能通过改变姿势或摇动手腕缓解。

(2) 体征：①腕叩诊试验（Tinel 征），在腕横韧带近侧缘处，用手指叩击正中神经部位，手部的正中神经支配区出现放射性疼痛或感觉异常，即为阳性；②屈腕试验（Phalen 试验），双前臂垂直，双手尽量屈曲，一般在 30~60 秒中出现手部正中神经支配区麻木和感觉改变；③影像学检查，常规 X 线摄片可对腕管的外伤骨折提供诊断依据，造影检查对本病的诊断阳性率达 100%，但属有创检查；MRI 检查可明确正中神经受压变性的程度，其诊断正确率近 100%；超声检查与 MRI 有很好的一致性且操作简便，价格便宜，早期诊断的应用价值大；④电生理检查，对于本病的诊断、鉴别诊断、手术适应证的确定，以及治疗效果的评价均有重要价值，是目前最常用的检测方法。

4. 治疗方案

(1) 保守治疗：①休息、制动固定，腕管综合征本身有一定自愈率。②口服药物治疗，口服药物包括类固醇激素、非甾体抗炎药、神经营养药物、利尿剂等，其目的主要为减轻局部水肿、消炎止痛、营养受损神经。③局部封闭，局部注射类固醇类与麻醉药的混合液，如醋酸氯化可的松。每周 1 次，注射 3~4 周。封闭方法为在远侧腕横纹紧靠掌长肌腱尺侧进针，针尖指向中指，针管与皮肤呈 30°，缓慢进入腕管约 2.5cm，如果引起感觉异常，则需退出针头重新定位。④物理治疗，使用中频、超声波及超短波等进行治疗。

(2) 手术治疗：非手术疗法无效或症状加重者，应及早行手术治疗。手术的原则是切开掌侧韧带和腕横韧带，切开要彻底，不许残留，显露正中神经。如果术中发现有增厚的滑膜则要切除，要探查腕管的后侧壁，如发现骨突等压迫原因，则要彻底切除。手术切口一般采用小鱼际桡侧缘凸向尺侧的弧形切口，并向腕上延长，这样可以避免损伤正中神经掌浅支。随后将掌长肌腱及桡侧腕屈肌肌腱分别向两侧牵开后即可暴露正中神经及腕横韧带，沿正中神经的尺侧由近及远切开腕横韧带，以免损伤正中神经回返支。腕横韧带切开后无须重建，只需止血彻底后缝合伤口。术后短臂石膏固定手于伸腕位 7~9 天，然后去掉石膏开始主动活动。腕管综合征手术中腕横韧带的处理分为以下四种：①腕横韧带切断即可，不作任何处理，为了防治弓弦状畸形，术中缝合掌腱膜是关键点；②切除部分腕横韧带，目的是对正中神经进行彻底减压；③“Z”形切开腕横韧带，再修复韧带，目的是防治术后并发屈肌腱的弓弦状畸形；④全部切除腕横韧带，目的是彻底减压。

（三）肘管综合征

肘管综合征又称迟发性尺神经炎，是常见的神经卡压性疾病，发病率仅次于腕管综合征。

1. 大体解剖　肘管是一椭圆形的纤维骨性鞘管，也称肘尺管，位于肘关节内侧后方，管内为尺神经及伴行的尺侧上副动静脉，由尺侧腕屈肌两头之间的筋膜组织和肱骨内上髁尺神经沟构成。其管腔为一尖向下的漏斗形，包括前、后、内、外四壁及上、下两口。前壁由肱骨滑车、尺骨鹰嘴、冠状突内侧缘、尺侧副韧带及肘关节囊组成；后壁由横跨于尺侧腕屈肌两头之间的腱膜弓组成；内侧壁由肱骨内上髁及尺侧腕屈肌的肱骨头组成；外侧壁由尺侧腕屈肌尺骨头组成。尺侧副韧带起点及冠突内侧结节构成肘管上口，尺侧副韧带的止点、尺侧腕屈肌及指浅屈肌共同构成肘管下口。

2. 分型 分级常采用1950年McGowen提出的分级标准。

(1) 1级：轻微症状，偶有麻木、水肿，无肌力改变。

(2) 2级：麻木、感觉迟钝，轻微肌力减退与肌萎缩。

(3) 3级：持续感觉症状，明显肌力减退与肌萎缩。

3. 诊断

(1) 症状：早期患者常感尺神经单一分布区麻木、不适、疼痛，一般不觉力量减退，但会觉手功能有影响，常感做某些事迟钝、笨拙或反复活动后易感疲劳，动作协调性差，如写字、用筷子等精细动作不灵活。症状加重时，尺神经支配的肌肉力量减弱会导致手部的精细运动能力障碍表现更明显，即无力、抓不紧东西。晚期尺侧屈腕肌及环、小指屈指深肌麻痹，小鱼际肌及骨间肌萎缩，出现爪状畸形。

(2) 体征：①Froment征，是尺神经损伤的表现，为拇指、示指远侧指间关节不能屈曲，使两者不能捏成一个闭合的圆形。即示指用力与拇指对指时，呈现示指近侧指间关节明显屈曲、远侧指间关节过伸及拇指掌指关节过伸、指间关节屈曲。②Allen试验，怀疑有血管病变时，做Allen试验。将患者前臂抬高，用双手拇指摸到桡、尺神经搏动后，令患者作3~5次握拳和放松动作，接着压迫两动脉的血流，手部变白，然后前臂放平，解除对尺动脉的压迫，观察手转红时间，正常15秒为供血不足，但大于7秒即为阳性，提示尺动脉供血不全。③肘部尺神经滑脱、增粗，尺神经随着肘关节的屈伸运动，在肱骨内上髁上方会出现异常滑动。有时可摸到肘部一端尺神经增粗或有梭形肿大，并有压痛。④肘外翻畸形，肘部有骨折史者可出现肘外翻畸形。⑤屈肘试验，患者上肢自然下垂位，屈肘120°，持续时间约3分，出现手部尺侧感觉异常者为阳性。⑥X线平片、超声、磁共振等可协助诊断。⑦肌电图，电生理检查对肘管综合征的诊断与鉴别诊断，特别是一些复杂病例的诊断有帮助。

4. 治疗方案

(1) 保守治疗：适用于有轻度临床表现者，例如仅有轻度的感觉功能障碍和手外在肌功能障碍、不能耐受手术者。①局部制动，在肘部后侧使用夹板或石膏托，将肘关节固定于屈肘60°以下位置，连续应用3周；②理疗，可用红外线或中频脉冲电疗等消炎止痛，促进神经功能恢复；③对因职业或睡眠习惯引起者，进行保健知识的宣传教育，建议改变作息习惯或工种，改变睡眠习惯；④药物治疗，消炎止痛，促进神经功能恢复。

(2) 手术治疗：①肘管切开和探查术；②卡压因素清除术；③神经松解、减压术，根据探查所见神经的病理改变，选择不同术式；④尺神经前置术，根据前置后尺神经的位置，有3种术式：皮下前置术、肌内前置术、肌下前置术。

(四) 复杂区域性疼痛综合征

复杂性区域疼痛综合征(CRPS)是指继发于损伤、全身性疾病之后出现的一种以严重顽固性、多变性疼痛，营养不良和功能障碍为特征的临床综合征。

1. 分型 CRPS是由神经、骨、肌肉组织损伤引起感觉神经、运动神经、自主神经、免疫系统的病变而产生的慢性疼痛综合征，它可分为CRPS-Ⅰ型及CRPS-Ⅱ型两种。

(1) Ⅰ型(RSD)：又称为反射性交感神经营养不良，它是自主神经系统功能障碍和萎缩的疼痛综合征。

(2) Ⅱ型：尤指烧灼痛，此类型特指交感依赖性持续痛(SMP)，是指主要神经干损伤导致的自主神经系统功能紊乱和烧灼样疼痛的一种综合征。多发于正中神经和坐骨神经。

2. 诊断 2007 年 IASP 对 CRPS 的临床诊断标准进行修订（布达佩斯标准），认为 CRPS 的诊断必须符合以下条件：

(1) 与原发伤害性事件不相称的持续性疼痛。

(2) 至少包含以下 4 类症状描述中的 3 类中的 1 项：①感觉，感觉减退、异常性疼痛；②血管舒缩功能，皮肤温度不对称、皮肤颜色变化、皮肤颜色不对称；③出汗 / 水肿，水肿、出汗变化、出汗不对称；④运动 / 营养，活动度减小、运动功能障碍（减弱、震颤、张力障碍）、营养改变（毛发、指甲、皮肤）等。

(3) 排除其他诊断。

3. 治疗方案

(1) 物理治疗：主要目的在于改善和恢复受累肢体功能。早期的物理治疗对预防肢体萎缩和挛缩非常重要，并可减轻疼痛和运动损伤，促进淋巴回流，减轻水肿，提高肢体的运动和协调功能，按摩、针灸及经皮神经电刺激等均可起到较好疗效。神经电刺激近几年被广泛应用于神经性疼痛的治疗，被认为是治疗 CRPS 最好的选择，也是最有前景的治疗手段，包括外周及中枢神经电刺激。

(2) 药物治疗：药物是治疗 CRPS 的主要手段，包括非甾体消炎镇痛药、血管扩张药、抗癫痫药、抗抑郁药及阿片类药等。

(3) 交感神经阻滞：①进行局部阻滞交感神经如行星状神经节或腰交感神经节阻滞；②明确诊断后，进行一系列相关的交感神经阻滞，通常 3~7 次交感神经阻滞已足以将临床症状缓解到最低限度；③诊断和治疗较早的患者，交感神经阻滞疗效更好，据报道有效率达 90% 以上；④利用止血带分隔体循环技术将胍乙啶静脉注射至肢体末端阻滞局部交感神经系统。

(4) 手术治疗：对于常规治疗复杂区域疼痛综合征无效的患者方可考虑手术治疗。对交感维持性疼痛患者应先考虑射频和神经毁损手术，对于严重的反复感染及严重的肢体功能障碍的 CRPS 患者可以考虑截肢手术。

（向 云 徐美君 刘家庆）

第五节 肌骨疾病社区康复

自 1986 年赴 WHO 学习开始，我国的社区康复（community-based rehabilitation，CBR）已有 30 余年的历史，在老一辈康复学者的带领下，我国社区康复实践取得巨大发展，在社区康复实践中不断顺应医疗卫生、社会保障制度及残疾人事业的发展，形成了社区建设、社会保障、社区卫生、残疾人服务等领域的相互融合、协调发展的格局与方法。社区康复现已成为我国康复服务体系的重要组成部分。

一、社区康复的基本概念

（一）世界卫生组织（WHO）对 CBR 的定义

1982 年世界卫生组织康复专家委员会定义 CBR 为在社区层次上采取的康复措施，这些措施是利用和依靠社区人力资源而进行的，包括依靠有残损、残疾、残障的人员本身以及他们的家庭、社会。

（二）联合国三大组织对 CBR 的定义

1994 年世界卫生组织、联合国教科文组织、国际劳工组织联合发表的《CBR 联合意见书》对 CBR 做了新的定义：CBR 是社区发展计划中的一项康复策略，其目的是使所有残疾人享有康复服务，实现机会均等、充分参与的目标。CBR 的实施要依靠残疾人、残疾人亲友、残疾人所在社区以及卫生、教育、劳动就业、社会保障等相关部门的共同努力。

（三）我国 CBR 定义

根据联合国三大组织对 CBR 的定义并结合国情，我国 CBR 定义为 CBR 是社区建设的重要组成部分，是指在政府领导下，相关部门密切配合，社会力量广泛支持，残疾人及其亲友积极参与，采用社会化方式，使广大残疾人得到全面康复服务，以实现机会均等、充分参与社会生活的目标。

二、社区康复的发展历程

我国自 1986 年开始开展 CBR 工作以来，先后经历了起步、试点、推广和发展四个阶段。

（一）起步阶段（1986—1990 年）

1986 年，WHO 在我国香港地区举办了现代康复原则、计划与管理研讨班，为我国培养了 10 多名 CBR 骨干。同年，将《在社区中训练残疾人》手册译成中文出版发行。1986 年年底，卫生部在山东、吉林、广东三省和内蒙古自治区城乡开展 CBR 试点工作，在社会发动、组织管理、技术支持、医疗康复训练与服务及实现残疾人全面康复目标等方面进行大胆探索，取得了很多具有示范性的经验。1987 年，民政部倡导在城市开展社区服务，为社区残疾人提供康复服务，对社区残疾人康复，尤其是职业康复和社会康复方面产生了积极影响。1988 年 3 月，中国残疾人联合会（又称中国残联）成立。中国残联自成立以来就认识到 CBR 是我国绝大多数残疾人享受康复服务的最好途径。因此，他们积极与各部门协作，对 CBR 试点地区进行考察，召开 CBR 研讨会，培训 CBR 专业人才，大力推进 CBR 事业的发展。这一年我国开始实施《中国残疾人事业五年工作纲要》（以下简称“工作纲要”），开展了白内障复明手术、小儿麻痹后遗症矫治手术、聋儿听力语言训练。通过工作纲要的实施，不仅圆满完成了工作纲要规定的各项指标，同时也为后来 CBR 工作的开展积累了宝贵的经验，奠定了坚实的基础。

（二）试点阶段（1991—1995 年）

国家制定了《中国康复医学事业“八五”规划要点》和《中国残疾人事业“八五”计划纲要》。明确规定了在“八五”期间要逐步推广 CBR，把康复医学落实到基层，康复医疗机构作为技术指导中心，开展残疾预防、康复医疗、康复科学研究，培训康复人才及指导社区康复工作。

1990 年 12 月 28 日第七届全国人民代表大会常务委员会第十七次会议通过了《中华人民共和国残疾人保障法》，从此 CBR 有了法律保障，并确定每年 5 月的第三个星期日为全国助残日。

（三）推广阶段（1996—2000 年）

《中国残疾人事业“九五”计划纲要》确定了康复工作目标：完善社会化的康复服务体系，以社区和家庭为重点，广泛开展康复训练，使残疾人普遍得到康复服务；实施一批重点工程，使 300 万残疾人得到不同程度的康复；开发供应一批急需、适用的特殊用品和辅助用具，帮助残疾人补偿功能、增强能力。

《康复训练与社区康复服务“九五”实施方案》明确了康复训练任务：系统训练肢体残疾者 10 万、智力残疾儿童 6 万，并使 120 万名重症精神病患者得到综合康复。此阶段的 CBR 以医学康复为主。

（四）发展阶段（2001 年至今）

1. CBR 模式转变阶段（2001—2007 年） 此阶段 CBR 逐渐由医学模式向医学 - 社会模式转变，CBR 的社会保障体系逐步形成。2002 年第三次全国残疾人康复工作会议提出，到 2015 年我国实现残疾人“人人享有康复服务”的宏伟目标，确定了 CBR 是实现这一目标的基础和关键。

2. CBR 加快发展阶段（2008—2012 年） 在 2008 年全面支援汶川地震灾后重建工作的有力推动下，全国 CBR 工作明显加快，包括场地改扩建、设备投入、工作人员队伍培训、三级医院对社区对口技术支持等。2008 年 3 月中共中央国务院印发《关于促进残疾人事业发展的意见》（中发〔2008〕7 号），要求“大力开展社区康复”，之后两年里，在各地党委政府制定贯彻文件的实施意见中，对 CBR 的人员、场所、服务网络建设等方面直接或间接地给予强调。2008 年 7 月 1 日起施行的修订后《中华人民共和国残疾人保障法》再次规定地方各级人民政府和有关部门要开展 CBR 工作。2009 年召开了两次全国残联康复工作会议，启动全国残疾人 CBR 示范县（市）的培育和创建工作，提出今后一个阶段工作的基本思路和要求，进一步明确 CBR 在实现残疾人“人人享有康复服务”的战略意义，部署全国 CBR 协调员及师资培训工作任务。2010 年 3 月国务院办公厅转发中国残联等部门和单位《关于加快推进残疾人社会保障体系和服务体系建设的指导意见》（国办发〔2010〕19 号），提出要完善社会化康复服务网络，大力开展社区康复。在此阶段的一个重要转折点是 2010 年 WHO 发布全球《社区康复指南》，我国康复学者组织了该书中文版的翻译、出版和发布，还发动了对 CBR 新概念、新模式、新内涵和新经验的研讨、学习，努力开辟我国 CBR 的更高境界。此阶段虽然不长，但却对 CBR 的深度和广度起到了至关重要的作用。

3. CBR 多方位发展阶段（2013 年至今） 随着我国老龄化进程的加快，以及医改的深入进行，首诊在社区、康复在社区、养老在社区的趋势已经不可阻挡。随之而来的医养结合、公立医院改革、社会办医、“互联网 +”技术的介入，都给 CBR 提供了一个全方位展示自己的舞台，CBR 将成为下一个医学及社会发展的热点。

三、社区康复的现状

随着科技进步、个人和公共卫生环境改善以及各国医疗卫生服务的完善，人口谱、疾病谱都发生了很大变化，人口老龄化、慢性病伴有功能障碍者增多，各种老龄化问题也逐渐凸显，骨骼肌肉疼痛问题就是其中之一。

疼痛是脊柱退行性变和骨关节炎等疾病的常见症状，尤其颈部和腰部疼痛最常见。根据 WHO 2013 年全球疾病负担研究（Global Burden of Disease Study，GBD）的最新数据，在 188 个国家 301 种疾病中，腰痛在 1990—2013 年一直位居发达国家和欠发达国家疾病负担指标伤残调整寿命的首位；颈痛在发达国家位居第 3 位，在欠发达国家位居第 4 位。在我国，腰痛和颈痛导致的疾病负担则分别位居第 1 位和第 2 位。

基于石家庄、哈尔滨、上海、广州、成都和西安六个城市的多中心大样本流行病学调查显示，我国 40 岁以上人群原发性骨关节炎的总体患病率为 46.3%，呈现随年龄增长而增高的趋势，不同部位患病率分别为颈椎 23.6%、腰椎 29.4%、双膝 15.6%、双手 7.8%。

工作性质也会影响肌骨关节疾病的发病，如长期坐位与肌骨疾患呈正相关。对上海城区 2458 名 20~63 岁职业人群进行调查，其 12 年内肌肉骨骼症状的患病率如下：下背部症状患病率最高，为 33.7%，颈、肩、上背部肌肉骨骼症状患病率分别为 26.5%、26.2% 和 17.3%。

2011—2015 年北京市朝阳区常营社区卫生服务中心门诊患者状况分析显示，60~69 岁的患者占总就诊人次的 30.0%，50~59 岁约占总就诊人次的 20%，30~39 岁的患者占总就诊人次的 10%~15%。疾病谱非常广泛，疾病种类多达数百种，骨关节病的就诊率约占 5%，仅次于急性上呼吸道感染（13.0%）和高血压（9.0%）。骨关节病的诊断排名由 2011 年的第 8 位（3.93%）上升到 2015 年的第 3 位（6.87%）。该结果与大连、福建等社区卫生服务中心的研究结果一致。

在社区就诊的患者年龄群中，大部分都伴有高血压、糖尿病等慢性病，目前大多数的慢性病诊治指南即便包括了老年患者，仍侧重于对单一疾病的诊断和治疗，但是，患有共病的老年人往往因为其具有“多个问题”不仅使医疗决策变得复杂、困难，经常会造成多重用药（指用药≥5 种，会显著增加发生药物不良反应的风险）、治疗不连续、过度医疗等医源性的问题。随着社会经济的发展，人们对生命质量和期望寿命的要求逐渐提高，绝大部分患者从心理上也亟待寻找到一种不需要医疗介入，而且切实有效的治疗方法，这是康复等非药物治疗手法的特色。

康复门诊患者中，颈、肩、腰、腿痛等慢性疼痛占一半以上。随着现代工作、生活模式的改变，特别是电脑、手机的普及化应用，交通工具的频繁使用，由于不良姿势导致的颈椎病、下背痛等骨关节病的发病率正在逐年升高并趋向年轻化。有关资料还表明，老年患者中约有 50% 需要康复医学服务，如此硕大的康复群体，需要大量的社区康复服务人员来满足康复对象的需求。

2016 年对上海市 17 个区县 237 家社区卫生服务中心进行上海市社区康复医疗资源调查，调查表回收率达 100%。统计显示仅 83 家设置康复医学科，占 35.02%；21 家未设置康复医学科，占 8.86%；133 家康复医学科隶属于其他科室，占 56.12%，这与 2015 年南昌市社区康复服务现状的调查情况相吻合。

社区康复就诊患者病种以脊柱骨关节疾病居多，目前我国社区康复主要以传统的中医康复为主，仅限于被动接受针灸治疗，而有效的康复训练强调主动运动，更注重患者的日常生活能力的训练。分析可发现，患者康复意识薄弱或者对社区康复机构不信任，致使患者不能就近接受正规治疗。

四、发展社区康复的目的

相对于医疗服务，康复的根本目的是改善患者的功能，提高生活质量，目标更加复杂。可见，康复医学针对的不是“疾病”而是功能障碍，目的不是达到临床“治愈疾病”而是获得最大程度功能恢复，特别是作为一个整体的个人活动能力的提高和作为社会一分子的社会参与能力的恢复。进行合理治疗的前提是认识特定患者功能障碍发生和发展的内在规律。在内在规律未认识之前，任何治疗行动都是盲目的。认识现象是揭示规律的前提。康复功能评定首先是帮助我们认识现象，然后通过对功能评定和结果的分析，总结出特定患者功能障碍的内在规律，就可以有的放矢地制订治疗方案，也可以在治疗过程中不断总结经验，及时调整治疗方案。

采用现代康复医学的手段，严格遵循“评估 - 诊断 - 治疗 - 再评估”的方法，通过医护人员的努力，预防残疾的发生和减轻残疾的影响，改善患者个体的生活活动能力，使患者最大限度地参与到社会生活之中，提高患者的生活质量。简而言之，对每例患者自身来说，制订的康复目标不同。即便两例残疾程度相同的患者，因为康复目标的不同，制订的康复方案也会不同。精准化治疗是医学的发展方向。精准化治疗有利于开展个体化治疗。对于脊柱退行性疾病和骨关节炎，有必要开展精准化治疗的研究。

在医院进行康复，大多数实现的是肢体功能上的锻炼，而这些功能训练是否可以在社区持续，是否可以用到生活、工作中，并最终实现患者生活和工作目标，这些是社区康复需要关注的问题。社区康复可以为康复对象提供就地、就近、便利的康复服务，并且以少量的资金投入，得到康复效果。康复需要长期的、连续的训练，才能收到好的效果，在社区进行康复可以得到这种保障。

五、发展社区康复医学的意义

目前我国康复服务资源有限，康复机构即康复中心或综合医院的康复科，仅能接收极少数有康复需求的患者；另外，虽然康复机构技术力量雄厚、设备先进，但收费较高，大部分患者难以承受。社区康复是基础康复服务的重要形式，具有覆盖面广、方便经济、受益人群广、可持续性治疗的特点，故在社区医疗机构大力发展康复医学，可大幅度降低患者的经济压力，提升社区医疗机构效益，解决卫生资源分配不合理的问题。

《“健康中国 2030”规划纲要》指出，完善医疗卫生服务体系，全面建成体系完整、分工明确、功能互补、密切协作、运行高效的整合型医疗卫生服务体系。有效的医联体及双向转诊制度可以建设综合医院与社区医院对接制度，很好地将社区卫生服务机构和医院及其他卫生机构连接在一起，实现患者顺利转诊，一方面减轻综合医院的患者床位压力，提高医院的周转速度；另一方面综合医院对社区医院提供技术指导与支持，弥补社区医院的技术不足，解决部分社区病源不足，促进患者接受更加全面和完整的康复治疗，两者互补，互相配合，促进卫生服务体系的良性循环，提高社区的利用效率，让医疗资源最大化。

与高血压、糖尿病等疾病不同，脊柱退行性疾病和骨关节炎的治疗具有阶段性的特点，且治疗通常具有阶梯性。在该类疾病的早期阶段，主要对患者进行生活习惯的改变和非手术治疗；在疾病的进展阶段，主要进行非手术治疗和功能保护；在疾病的后期，主要进行手术治疗。针对该类疾病的诊疗特点，建立包含社区医院、二级医院和三级医院在内的诊疗联动体制。在疾病的不同阶段，由不同级别的医院分别进行诊治，并建立转诊制度，形成流畅的双向转诊。同时在社区人群中开展筛查，建立该类疾病的健康管理档案，对社区人群进行主动管理，建立稳定的分级健康管理体系。最终达到延缓疾病进展，保护患者脊柱和骨关节的功能，保护社会劳动力，节约医疗资源的目的。

大量对照研究证据表明，社区康复可以促进患者尽早出院，患者回到了社区和家庭同样可以得到连续性保健服务，社区康复可以继续改善患者的功能，并且具有较高成本效益。在澳大利亚的一项研究发现，一个多学科团队对股骨颈骨折的住院患者进行有效干预，干预组的住院时间从 28 天减少至 19 天，明显降低了住院成本。

目前社区肌骨康复治疗中采用物理因子治疗配合其他非药物疗法，例如经皮神经电刺激疗法（TENS）、中频电疗、高频电疗（短波、超短波、微波）、蜡疗、中药熏洗、局部温水浴等治疗。还可以将一些新的、有效的物理因子治疗积极运用于骨骼肌肉康复治疗，例如冲击波在慢性腱性疾病（网球肘、跟痛症、肌腱炎）等的治疗方面显示了良好的疗效，超声波治疗可以松解粘连、促进肌肉、肌腱等软组织的愈合及软化瘢痕，结合手法治疗可以改善关节活动度。必要时，需要在专业人员指导下，选择和使用矫形器或助行器，调整关节力线及负载，增加关节的稳定性，减少受累关节负重，例如①手杖或矫形器：适用于髋或膝 OA 患者步行时下肢负重引起的疼痛或肌肉无力、负重困难者，可使用手杖或矫形器辅助减轻患肢负重并调整力线，缓解症状；②护膝及踝足矫形器等：增加关节稳定性，保护局部关节，急性期使用可以相对限制关节活动，缓解疼痛；③轮椅：适用于髋、膝关节负重时疼痛剧烈，不能行走的患者。

发展社区康复不仅有利于解决我们目前阶段所面临的数量巨大的康复需求，也是深化医药体制改革的重要内容。因此建立健全社区康复医疗卫生服务势在必行。

六、社区康复的重要性

社区康复以非药物治疗为主，要求患者积极参与到治疗全程中，强调患者的主动锻炼和自我锻炼，因此占用的医药支出明显少于临床治疗。患者及其家属在掌握锻炼方法后，可以在家进行自我治疗，提高患者的治疗效果。

社区康复以恢复患者功能，提高生活质量为目标。多数就业者可通过康复后恢复工作，重新成为社会财富的创造者。

社区康复在强调发展预防、医疗、保健、康复、健康教育、计划生育技术服务“六位一体”的社区卫生服务体制中起到积极作用。

（王　俊）

第二篇

常见肌骨疾患手术处置及康复方案

第一章 脊　柱

第一节　脊柱骨折与康复

一、概述

脊柱骨折占全身骨折的5%~6%，多发生于脊柱活动度较大、应力相对集中的部位，如颈1~2、颈5~6、胸11~12、腰1~2和腰4~5处的骨折最为常见，约占脊柱骨折的90%以上。任何引起脊柱过度屈曲、过度伸展、旋转或侧屈的暴力，都可能造成脊柱骨折。脊柱骨折的原因平时多为工矿事故、交通意外或高处坠落伤等，在战争、地震时，脊柱骨折的发病率更高，可达10.2%~14.8%。由于脊髓位于椎骨构成的椎管中，因而脊柱骨折时常常会并发脊髓损伤，严重影响伤者的自理能力和生活质量，甚至危及生命。

脊柱由33个椎骨、23个椎间盘联结而成，其中颈椎7个、胸椎12个、腰椎5个、5个骶椎融合为骶骨、4个尾椎形成尾骨。每个椎骨分椎体和附件两部分。椎体前方有前纵韧带，后方有后纵韧带。附件包括两侧的椎弓根、椎板、横突、上下关节突及后方的棘突，棘突之间有棘间韧带和棘上韧带，椎板之间有黄韧带连接。各个椎骨的椎孔相连而形成椎管，自枕骨大孔通向末节骶椎。脊髓在椎管内通过，并且每一节段发出一对脊神经通过相应的椎间孔。胎儿1~3个月脊髓与椎管长度一致，自第4个月起椎骨生长速度快而脊髓慢，使脊髓的节段与椎骨的平面不相符。新生儿的脊髓下端平对第3腰椎，至成人则平对第1腰椎下缘。第2腰椎平面以下是马尾神经。所以脊髓节段平面与椎骨平面在颈节是椎骨数加1，中胸节为椎骨数加2，下胸节为椎骨数加3，整个腰髓位于胸10~12椎体之间，骶髓位于胸12椎体和腰1椎体之间，故一般当胸10~12椎体骨折时损伤腰髓，腰2椎体以下骨折时则损伤马尾神经。

脊柱运动有三维六个自由度，即冠状轴(X轴)的屈伸和左右平移，纵轴(Y轴)的轴向压缩，牵拉和顺逆时针旋转，矢状轴(Z轴)的左右侧屈及前后平移。

随着CT技术和致伤机制研究的发展，1983年Denis提出了三柱理论，将脊柱从解剖学上分为三柱，即前柱：包括前纵韧带、椎体和椎间盘的前2/3；中柱：包括椎体和椎间盘的后1/3，后纵韧带；后柱：包括椎弓根、椎板、小关节以及后方韧带复合体。中柱是维持脊柱稳定的关键。只要中柱是完整的，那么脊柱的力学性能是稳定的，就能承受正常载荷，假若前、中柱或后、中柱受损，那么脊柱是不稳定的，并可能导致神经损伤。

脊柱骨折根据部位可分为颈椎、胸椎、腰椎骨折；按椎骨解剖分为椎体、椎弓、关节突、横突、棘突骨折；根据脊柱骨折的稳定程度，可分为稳定骨折和不稳定骨折；根据脊柱骨折有无脊髓损伤，可分为单纯脊柱骨折和合并脊髓损伤的脊柱骨折；按受力机制可分为屈曲型、伸展型、旋转型、垂直压缩型骨折；根据骨折形态可分为压缩骨折、爆裂骨折、Chance骨折和骨折脱位。

二、脊柱骨折的临床分型及处置原则

（一）颈椎骨折

颈椎骨折脱位系指因直接或间接暴力所致的颈椎骨、关节及相关韧带的损伤，并常伴有脊髓和脊神经根损伤，多属非稳定性骨折，是脊柱损伤中较严重的一种。常见于下颈椎（C3~C7）。颈椎骨折的损伤机制可由垂直压缩、屈曲、牵张、旋转或剪切力引起，屈曲性暴力是造成颈椎骨折脱位的主要原因。骨折脱位引起颈椎管局限性狭窄，极易损伤脊髓，尤其在C 5~C 7的颈膨大处的骨折脱位，更易合并脊髓损伤。在正常解剖时，C3~C7的椎管矢状径约为14mm，如果在12mm或12mm以下，脊髓就会受到压迫。因此，骨折脱位时椎体前移达椎体矢状径的1/3~1/2，脊髓受压就很难幸免了。

1. 临床分型　颈椎骨折脱位共分为7种类型。

（1）泪滴样型：如C5压缩性骨折合并椎体上角有泪滴样撕裂的骨折块，属前柱稳定性骨折；如在枢椎椎体呈撕脱性骨折，脊髓受压，为不稳定骨折。

（2）不完全性压缩性骨折型：如C5椎体前缘粉碎性骨折，骨折处通过椎体上终板及部分下终板，一般累及椎管较少，属中前柱稳定性骨折；

（3）完全性压缩性骨折型：如C5骨折处通过椎体上下终板，椎体后方骨皮质未断裂，椎管内硬脊膜受压，属中前柱不稳定性骨折；

（4）椎体爆裂性骨折型：椎体呈粉碎性骨折，向椎体前后突出，上下终板、椎间盘破坏，椎管内硬脊膜明显受压，可导致不同程度的脊髓损伤，属中前柱不稳定性骨折；

（5）屈曲型：是前柱压缩、后柱牵张损伤的结果，前、中、后三柱受累，若能复位及内固定，属稳定性骨折；

（6）伸展型：是由伸展与轴性载负荷力量的损伤导致，伴多节段椎板骨折，属三柱不稳定性骨折；

（7）小关节脱位交锁型：是由颈椎后方向前的力量作用于上位椎体上所致，小关节囊破裂，关节突跳跃而致小关节交锁。

2. 处置原则

（1）稳定性颈椎骨折：采用复位、固定及功能锻炼。一经诊断后不可将颈椎伸展，以防颈部脊髓损伤，宜应用枕颌带牵引或颅骨牵引，牵引的方向使颈椎略屈曲位，牵引重量以2~3kg开始，在密切观察下逐渐增加重量。牵引过程中如果出现神经刺激或压迫症状，应调整牵引重量和方向。症状不消失或有加重倾向应立即中止牵引，不能为了复位而损伤脊髓。压缩骨折明显的和有双侧椎间关节脱位的可以采用持续颅骨牵引复位，及时行X线检查复查。复位后，将颈椎维持在生理位，3 周后用头颈胸石膏或支具（图 2-1-1）固定，固定时间约 3 个月，石膏干硬后可起床活动。有脊髓损伤症状及牵引失败者须行手术复位。必要时，可切去交锁的关节突以获得良好的复位。

(2) 不稳定性颈椎骨折脱位：应早期手术，手术的目的在于重新获得颈椎的稳定性，并恢复或扩大损伤节段的椎管，解除骨折块及椎间盘碎片对脊髓的压迫，减轻脊髓水肿，降低脊髓内部压力，改善脊髓的血液循环，避免和减轻脊髓的继发性损伤，为脊髓功能恢复创造条件。以两种不稳定性骨折为例，①爆裂性骨折伴脊髓损伤：原则上应早期手术治疗，通常采用经前路手术，切除碎骨片，减压，植骨融合及内固定手术，但该类疾病大部病情严重，有严重并发伤，必要时需待情况稳定后手术；②伸展型损伤：系不稳定骨折，应早期手术治疗。经后路侧方钢板螺钉内固定治疗。

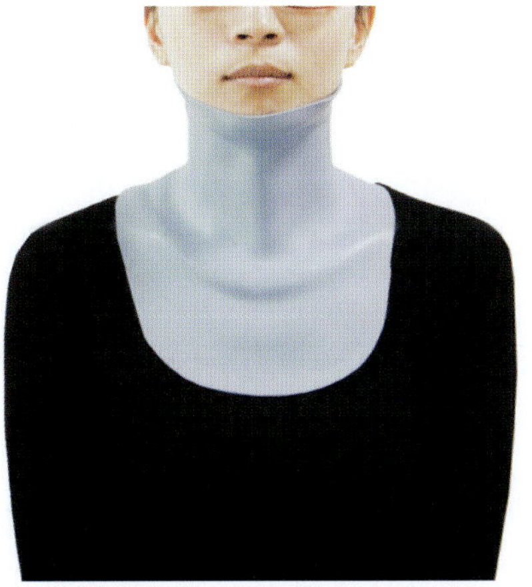

图 2-1-1 头颈胸矫形器

（二）胸腰椎骨折

1. 临床分型 McAfee 等通过对 100 例胸腰椎骨折患者的 CT 的表现和中柱受力的状况进行分析，提出将胸腰椎骨折分为 6 种类型。

(1) 单纯性楔形压缩骨折：这是脊柱前柱损伤的结果。暴力为来自围绕冠状轴（X 轴）旋转的力量，使脊柱向前屈曲所致，后方的结构很少受影响，椎体前缘高度减少成楔形。此外还有侧方压缩骨折，即椎体两侧高度不一样。该型骨折不损伤中柱，脊柱仍保持其稳定性。单纯性楔形压缩骨折通常为高空坠落伤，足、臀部着地，身体猛烈屈曲，产生了椎体前半部分压缩，常伴有椎体终板的损伤及椎间盘的损伤，椎间盘可被压进椎体内。但压缩骨折的椎体后缘高度不变，有别于爆裂型骨折。

(2) 稳定性爆裂骨折：是脊柱前柱和中柱损伤的结果。暴力为来自纵轴（Y 轴）的轴向压缩力，通常为高空坠落伤，足臀部着地，脊柱保持正直，胸腰段脊柱的椎体受力最大，因挤压而破碎，由于不存在旋转力量，脊柱的后柱则不受影响，因而仍保留了脊柱的稳定性，但破碎的椎体与椎间盘可以突出于椎管前方，损伤脊髓而产生神经症状。

(3) 不稳定性爆裂骨折：是前、中、后三柱同时损伤的结果。暴力为来自纵轴（Y 轴）的轴向压缩力合并顺时针的旋转力，可能还有沿着矢状轴（Z 轴）的旋转力量参与，使后柱亦出现断裂，由于脊柱不稳定，会出现创伤后脊柱后突和进行性神经症状。

(4) Chance 骨折：又称安全带骨折，由 Chance 于 1948 年首先描述此骨折，故文献又常称 Chance 骨折，为一种屈曲拉伸骨折。典型的损伤机制为汽车安全带束于患者腰腹部，当高速行驶的汽车突然减速或撞车时，安全带支点以上的躯干前屈，前冲力产生一个向前拉伸的力量，将椎体由后方向前撕裂，骨折线横过椎体、椎弓根和椎板，椎体后部的韧带完全撕裂，椎间盘后部纤维环破裂，有时前纵韧带亦可撕裂，常合并有神经系统的症状。

(5) 屈曲 - 牵张性损伤：屈曲轴在前纵韧带的后方，前柱部分因压缩力量而损伤，而中、后柱则因牵拉的张力力量而损伤，中柱部分损伤表现为关节囊破裂，关节突脱位、半脱位或骨折，这种损伤往往还有来自纵轴（Y 轴）旋转力量的参与，因此这类损伤往往是潜在性不稳定型骨折，原因是黄韧带，棘间韧带和棘上韧带都有撕裂。

(6) 移位性损伤：包括 Slice 骨折、旋转性骨折脱位和单纯脱位。暴力来自矢状轴（Z 轴）

方向，例如车祸时暴力直接来自背部后方的撞击，或弯腰工作时，重物高空坠落直接打击背部，在强大暴力作用下，椎管的对线对位已经完全破坏，在损伤平面，椎体沿横轴产生移位，通常脊柱的前中后三柱均毁于剪切力，损伤平面通常通过椎间盘，同时还有旋转力量的参与，因此脱位程度重于骨折。当关节突完全脱位时，下关节突移至下一节椎体上关节突的前方，互相阻挡，称关节突交锁，为极为严重的脊柱损伤，预后较差。另外还有一些单纯性附件骨折如椎板骨折与横突骨折，不会造成脊柱的不稳定，称为稳定性骨折，特别是横突骨折，往往是背部受到撞击后腰部肌肉猛烈收缩而产生的撕脱性骨折。

2. 处置原则

(1) 单纯性楔形压缩骨折的治疗：此种类型的骨折脊柱稳定性不受影响，且脊髓无受损，采用保守治疗。尽量使受伤椎体前缘高度恢复正常，纠正后凸畸形，恢复负重功能，避免创伤性脊柱炎等并发症、后遗症的发生。临床处理大致有 3 种方案，①卧硬板床休息，1 周后疼痛减轻时开始背肌练习，适用于椎体压缩程度较轻，年老体弱不能耐受复位及固定者。②椎体压缩高度不到 1/5 者，仰卧于硬板床上，骨折部位垫厚枕，使脊柱过伸，同时嘱患者 3 天后开始腰背肌锻炼。3 个月后骨折基本愈合，第 3 个月内可以下地少许活动，但仍以卧床休息为主，下地活动时需佩戴带有侧方支条支撑的柔性矫形器。3 个月后逐渐增加下地活动时间，下地活动时建议最好配置柔性腰围。③椎体压缩高度超过 1/5 的青少年及中年伤者，采用复位、过伸位胸腰椎矫形器（图 2-1-2）固定和腰背肌锻炼。可采用双踝悬吊法一次性复位后做石膏背心固定，石膏干后，鼓励伤员起床活动，固定时间约 3 个月，在固定期间，坚持每天做背肌锻炼，并逐日增加锻炼时间。

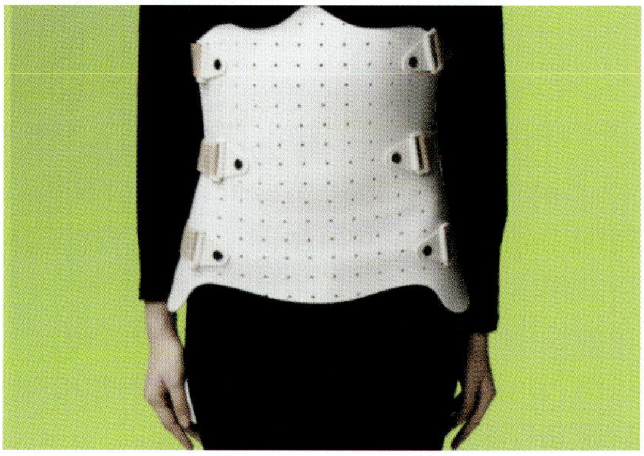

图 2-1-2 过伸位胸腰椎矫形器

(2) 爆裂型骨折的治疗：①对没有神经症状的稳定性爆裂型骨折，经 CT 证实没有骨块挤入椎管内者，可以采用双踝悬吊法复位，因其纵向牵引力较大，比较安全，但仍需小心谨慎；②对有神经症状和有骨折块挤入椎管内的不稳定性爆裂骨折，不宜复位，对此类伤员宜行手术治疗，经侧前方途径去除突出椎管内的骨折片以及椎间盘组织，然后施行椎体间植骨融合术，恢复椎体的稳定性，减轻脊髓受压和水肿。必要时还可置入前路内固定物，后柱有损伤者必要时还需作后路内固定术。术后用胸腰椎矫形器固定，早期开始康复治疗，进行腰背肌和四肢功能训练。

(3) Chance 骨折、屈曲 - 牵张型损伤和移位性损伤均为不稳定骨折，需作经前路或后路复位及内固定置入术，恢复脊柱正常排列和稳定性，为神经组织恢复提供理想的环境。

三、物理治疗方案

(一) 颈椎骨折脱位的康复治疗

1. 稳定性颈椎骨折　一般采取牵引复位 + 固定 + 功能锻炼的保守治疗。康复治疗应在不影响颈部稳定性的前提下尽早开始。

(1) 第 1 阶段：伤后 3 周内，此时患者一般卧床行颈椎牵引，可行四肢的主被动运动，保持关节活动度，改善血液循环，防止肌肉萎缩，预防卧床并发症。

(2) 第 2 阶段：第 4 周至伤后 3 个月。此期患者颈椎复位成功，已行石膏或支具固定，可逐渐在外固定保护下下地活动，以四肢的主动运动恢复肌力和耐力为主，同时逐渐增加颈肩部肌群的等长收缩训练；伤后 2 个月左右较轻的颈椎骨折可每天定时取下外固定，在仰卧位或俯卧位进行颈部肌群等张收缩训练。

(3) 第 3 阶段：伤后 3 个月后，此期患者颈椎外固定已去除，可以增加颈部肌群的等张收缩练习，练习强度逐渐增加；同时开始做颈部关节活动度的恢复性训练，主要为颈椎前屈、后伸及侧屈练习，适当进行旋转运动，以恢复头颈部的柔韧性和灵活性。

2. 不稳定性颈椎骨折脱位　此型颈椎骨折应尽早手术治疗，恢复颈椎的稳定性，解除脊髓压迫。其康复治疗应以有利于脊髓功能的恢复与重建作为重点。

(1) 卧床期：支具保护颈椎，摆放正确的体位，预防卧床并发症；呼吸训练维持肺部功能；被动运动防止静脉血栓形成，维持瘫痪肢体的关节活动度；在不影响颈椎稳定的条件下做主动活动以保持和增强残留肌力；可进行颈部肌群等长肌力训练。

(2) 恢复期：此期颈椎基本恢复稳定性，去除支具后逐渐开始颈部肌群等张肌力训练及颈椎柔韧性和活动度训练；肢体的康复训练根据脊髓损伤程度不同，康复计划和重点亦不同，具体参考脊髓损伤康复的相关内容。

（二）胸腰椎骨折脱位的物理治疗

1. 稳定性胸腰椎骨折　不需复位及固定的胸腰椎稳定性骨折，康复治疗的目的是防止躯干肌萎缩，促进骨折愈合，恢复脊柱的稳定性和柔韧性，防止下腰痛。

(1) 第 1 阶段(伤后 1 周内)：应卧床休息至局部疼痛减轻时开始腰背肌及腹肌的练习。石膏背心固定时，石膏干燥后开始做卧位腰背肌练习，以无痛的腰背肌等长收缩训练为主，同时可辅以四肢的主动运动。

(2) 第 2 阶段(伤后 2~3 周)：此时疼痛基本消失，继续做卧位躯干肌的等张收缩练习，并以滚圆木的方式翻身。通过增加躯干肌力改善脊柱稳定性，减轻组织纤维化或粘连，防止骨质疏松、腰背肌失用性萎缩和慢性腰背疼痛等。

腰背肌的练习由继续仰卧位挺胸动作，逐渐增加至桥式运动及俯卧位的“燕飞”练习。另外，腹肌在保持脊柱的稳定和运动方面起着特殊的作用，腹肌无力可使生理前凸增加，骨盆倾斜造成下腰椎不稳，因此增强腹肌的力量非常重要。在运动训练中，为了避免腹肌锻炼增加脊柱负荷引起疼痛，可以采取仰卧屈膝、屈髋姿势下抬起头及肩部或应用 Thera-Bang 弹力带进行双侧上肢向前下拉练习，以锻炼腹肌。

(3) 第 3 阶段(伤后 4~8 周)：如卧位练习时无痛，可在石膏或支具保护下，起床站立行走，并逐渐完成部分日常生活活动。由卧位起床时，应先采用滚圆木的移动方式，由仰卧位变成俯卧位，在床沿处一腿先下地，然后撑起上身，再放下另一腿，期间保持脊柱直立，避免腰椎屈曲，用上肢撑起上身至站立位。站立及行走时间可逐渐增加。坐位时，需保持腰椎前凸，避免弯腰驼背的坐姿。

(4) 第 4 阶段(伤后 9~12 周)：此时骨折基本愈合，由医生决定是否去除石膏或支具。如石膏去除后，可进一步增加腰背肌及腹肌练习的强度，并增加腰椎柔韧性练习。腰背肌练习应与腹肌练习结合进行，以保持屈、伸肌平衡，改善腰椎的稳定性。骨折部遗留成角畸形时，愈合牢固后更应着重加强腹肌训练，以控制腰椎前凸弧度，防止下腰痛。腰椎活动度的训练主要为屈曲、后伸、侧屈三个方面，在此基础上，可适当增加旋转动作的训练。胸腰椎骨折后还需终身注意各种相关动作时腰背部所持的正确姿势。治疗师应向患者反复强调如何以正确的下腰动作来完成日常生活中可能涉及的任务，如搬重物、系鞋带等。

具体物理治疗方案见表 2-1-1。

表 2-1-1 胸腰椎骨折脱位的物理治疗

时间	康复治疗方案
术后 1 周	治疗目的： 防止躯干肌萎缩，促进骨折愈合，恢复脊柱的稳定性 治疗方法： 1. 卧床休息，以踝泵的方式促进下肢远端的循环 2. 无腰部明显疼痛时，可进行腰背肌等长收缩训练，增加脊柱周围力量，稳定脊柱；同时增加前纵韧带及椎间盘前部纤维环的张力，促使压缩的椎体前缘逐渐张开 (1) 伸髋练习：双下肢伸直，下压床面，等长收缩维持 6s，每组 10 个，每天若干组 (2) 挺胸挺腰动作练习，等长收缩维持 6s，每组 10 个，每天若干组 3. 石膏背心固定 4. 康复宣教及心理疏导，帮助患者克服对腰部肌肉用力的恐惧 注意事项： 1. 训练强度及时间应逐渐增加 2. 训练中避免局部明显疼痛 3. 训练中避免脊柱前屈和旋转
术后 2~3 周	治疗目的： 通过增加躯干肌力改善脊柱稳定性，减轻组织纤维化或粘连，防止骨质疏松、腰背肌失用性萎缩和后遗慢性腰背疼痛 治疗方法： 1. 相对卧床休息，以踝泵的方式促进下肢远端的循环 2. 以滚圆木的方法翻身　床上仰卧位，保持腰部与躯干上部及下肢在同一条直线上，翻身时整体协调一致，肩与骨盆成一条直线，无偏移及扭转，像一根圆木一样翻转变成俯卧位 3. 物理因子治疗 4. 非负重体位下，进行坐骨神经和股神经松动技术，以防止神经根粘连（图 2-1-3） 5. 仰卧位挺胸动作　仰卧位，双腿自然伸直，双手置于体侧，以头、双肩、双足为支撑点，吸气同时挺胸，尽量将腰背部抬离床面，呼气同时放下 6. 桥式动作　仰卧位，双腿屈曲，足置于床面上，双手置于体侧，以头、双肘、双足为支撑点，将腰背部抬离床面，坚持 6s，放下。注意不能憋气，待呼吸均匀后，进行下一组 7. 俯卧"燕飞"动作　滚圆木翻身至俯卧位，腹部下垫枕头，以腹部为支撑点，将头、上胸部、双上肢及双腿尽量抬起，坚持 6s 放下。如该动作不能完成，可进行分解动作，如进行俯卧抬头动作或俯卧抬腿动作仰卧位，屈膝、屈髋，应用 Thera-Bang 弹力带进行双侧上肢向前下拉练习，以促进腹肌收缩（图 2-1-4） 注意事项： 1. 训练强度及时间应逐渐增加 2. 训练中避免局部明显疼痛 3. 训练中避免脊柱前屈和旋转

续表

时间	康复治疗方案
术后 4~8 周	治疗目的： 如做卧位练习时无痛，可在石膏或支具保护下起床站立，在负重体位下，继续进行腰背肌和腹肌训练，恢复脊柱的稳定性 治疗方法： 1. 以滚圆木的方法翻身　翻身时，腰部应维持伸展位，肩与骨盆成一条直线做轴式翻身 2. 俯卧“燕飞”动作　滚圆木翻身至俯卧位，腹部下垫枕头，以腹部为支撑点，将头、上胸部、双上肢及双腿尽量抬起，坚持 6 秒钟放下 3. 站立位（半蹲），保持腰椎前凸，应用 Thera-Bang 弹力带进行双侧肩胛骨后缩练习，以增强腰椎矢状面上的稳定性（图 2-1-5） 4. 站立位（半蹲），保持腰椎前凸，应用 Thera-Bang 弹力带进行双侧肩关节前屈练习，以增强腰椎矢状面上的稳定性（图 2-1-6） 5. 站立位，保持腰椎中立位，应用 Thera-Bang 弹力带进行上肢或下肢冠状面上的等张力量训练，以增强腰椎的稳定性（图 2-1-7） 6. 坐位适应性练习，保持腰椎前凸，避免屈曲和旋转，逐渐延长时间至 30 分钟 7. 有氧运动　如保持腰椎中立位，坐位进行功率自行车训练 注意事项： 1. 训练强度及时间应逐渐增加 2. 训练中避免局部明显疼痛 3. 训练中避免脊柱前屈和旋转 4. 避免任何体育运动
术后 9~12 周	治疗目的： 1. 增强患者对负荷体位（坐位、站立和行走）的耐受力 2. 逐步恢复腰椎正常活动度（前屈、后伸、侧屈、旋转） 3. 无痛完成负重体位下各个方向的腰椎活动（包括对角线方向的活动） 4. 在非负荷腰椎稳定训练中，达到很好的腰椎节段控制和本体感觉训练 5. 掌握正确的弯腰和半蹲姿势，可以尝试举起、放下较轻的物体（重量 <2.3kg） 6. 独立生活，为回归工作岗位作准备 治疗方法： 1. 手 - 膝四点跪位，尝试进行骨盆前倾 - 中立位 - 后倾的控制练习，增加髋部、腰部的灵活性和本体感觉（图 2-1-8） 2. 逐步进行以下练习，以恢复腰椎正常活动度： (1) 仰卧位，单侧膝抱胸练习 (2) 仰卧位，双侧膝抱胸练习 (3) 坐位，向前弯腰 (4) 站立位，向前弯腰 (5) 坐位，左右侧屈躯干 (6) 坐位，左右旋转躯干 3. 在每次进行弯腰练习之后，应进行相应的伸展腰部的练习，以抵消弯腰带来的潜在风险，如俯卧位，用上肢支撑上半身，进行腰椎后伸练习

续表

时间	康复治疗方案
术后 9~12 周	4. 仰卧，保持腰椎中立位，进行腹肌练习，如双腿空中自行车练习（图 2-1-9） 5. 仰卧，保持腰椎中立位，同时伸髋，利用弹力环进行双侧臀中肌练习（图 2-1-10） 6. 侧卧位髋外展，保持腹肌紧张，锻炼臀中肌 7. 坐位伸膝，保持腰椎伸展，锻炼腘绳肌的延展性和坐骨神经的活动度 8. 继续上一阶段负重体位下的腰背肌和腹肌练习，在此基础上增加下列练习： （1）站立位，保持腰椎直立，应用 Thera-Bang 弹力带进行一侧上肢对角线抗阻练习（PNF D1 屈型），以增强腰椎对旋转的稳定性（图 2-1-11） （2）站立位，保持腰椎直立，应用 Thera-Bang 弹力带进行一侧上肢对角线抗阻练习（PNF D2 屈型），以增强腰椎对旋转的稳定性（图 2-1-12） （3）站立位，保持腰椎直立，应用 Thera-Bang 弹力带进行一侧上肢对角线抗阻练习（PNF D1 伸型），以增强腰椎对旋转的稳定性（图 2-1-13） （4）站立位，保持腰椎直立，应用 Thera-Bang 弹力带进行一侧上肢对角线抗阻练习（PNF D2 伸型），以增强腰椎对旋转的稳定性（图 2-1-14） （5）站立位，保持腰椎直立，单脚站立下，应用 Thera-Bang 弹力带，从腰部的高度出发，进行双侧上肢抗阻前伸练习，以增强腰椎矢状面上的稳定性（图 2-1-15） （6）站立位，保持腰椎直立，单脚站立下，应用 Thera-Bang 弹力带，从腰部的高度出发，进行双侧上肢抗阻后拉练习，以增强腰椎矢状面上的稳定性（图 2-1-16） 9. 有氧运动：如保持腰椎中立位功率自行车训练 注意事项： 1. 避免长时间坐位或弯腰的姿势 2. 避免反复增加脊柱负荷的运动（如慢跑）
术后 4 个月	治疗目的： 1. 无痛完成负重体位下各个方向的腰椎活动（包括对角线方向的活动） 2. 肌力完全正常 3. 可以在保持腰椎中立位时，完成举重物、推拉等功能性活动 4. 重返工作岗位 5. 恢复部分不加重症状的体育运动 治疗方法： 1. 继续上一阶段的训练，尤其是负重体位下的训练，逐渐增加训练的负荷（阻力） 2. 平衡垫上坐或站，进行矢状面、额状面、水平面及对角线方向的动态稳定训练（图 2-1-17） 3. 进一步进行有氧运动（如游泳，坐位功率自行车等） 注意事项： 虽然此阶段可以举起更重的物体，但仍要限制过大的重量，并且举物时，要尽量将物体靠近身体，多利用屈肘和伸髋的力量去分散腰椎处的负荷

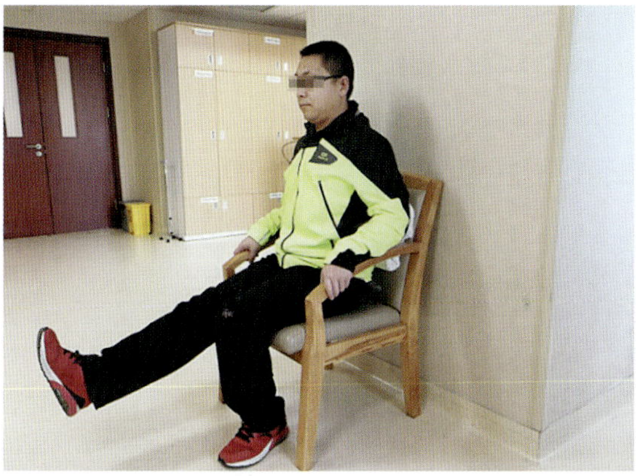

图 2-1-3 坐骨神经松动术

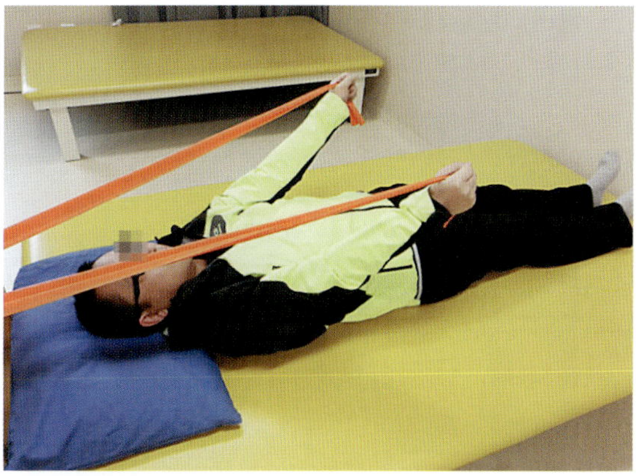

图 2-1-4 应用 Thera-Bang 弹力带进行腹肌训练

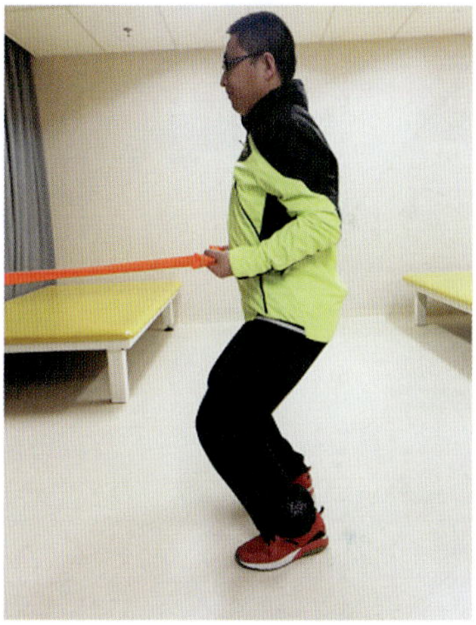

图 2-1-5 应用 Thera-Bang 弹力带进行肩胛骨后缩训练

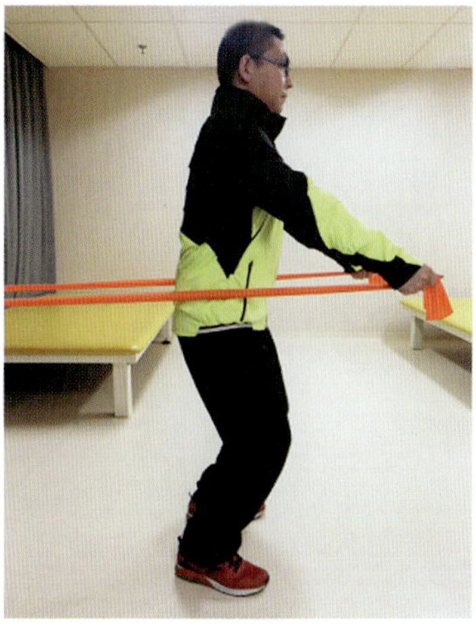

图 2-1-6 应用 Thera-Bang 弹力带进行双侧肩关节前屈练习

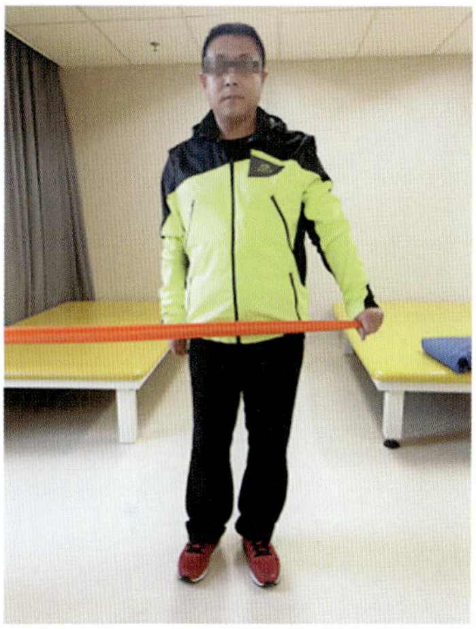

图 2-1-7 应用 Thera-Bang 弹力带进行上肢冠状面上的等张力量训练

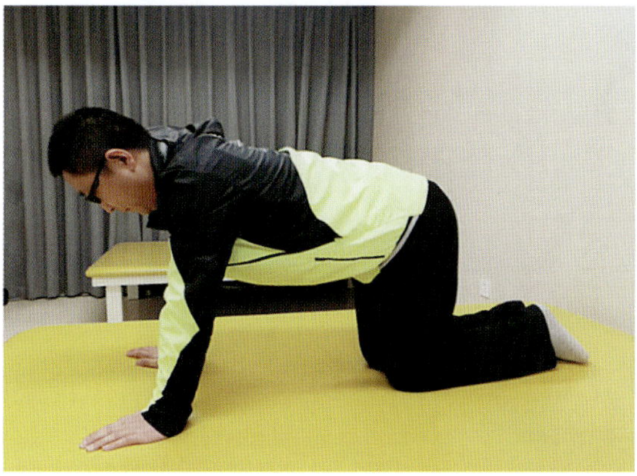

图 2-1-8 手 - 膝四点跪位骨盆训练

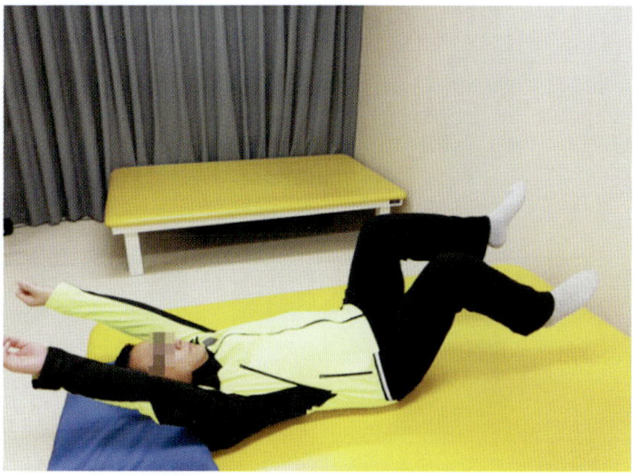

图 2-1-9 双腿空中自行车练习

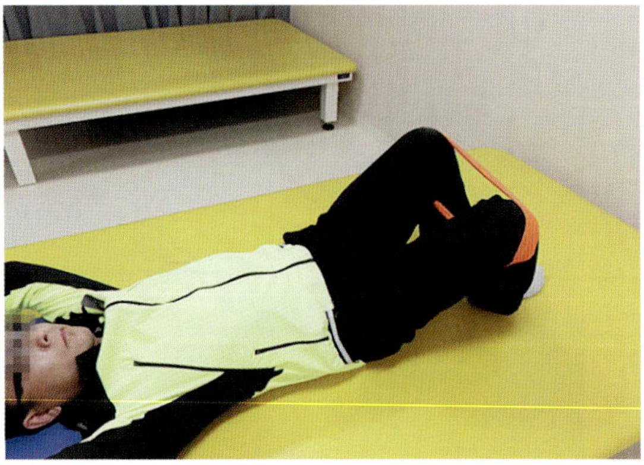

图 2-1-10 双侧臀中肌练习

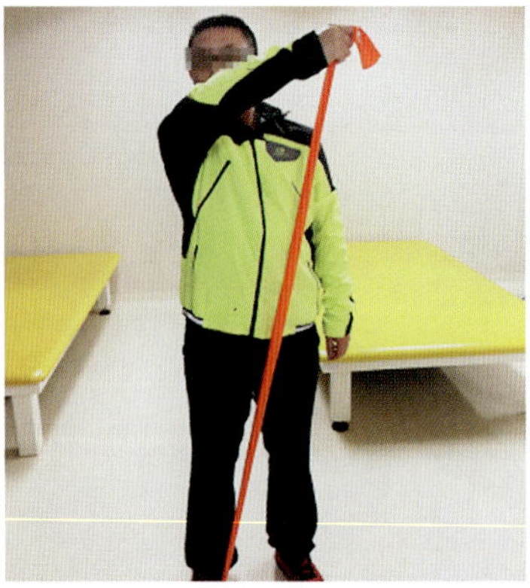

图 2-1-11 应用 Thera-Bang 弹力带进行一侧上肢对角线抗阻练习（PNF D1 屈型）

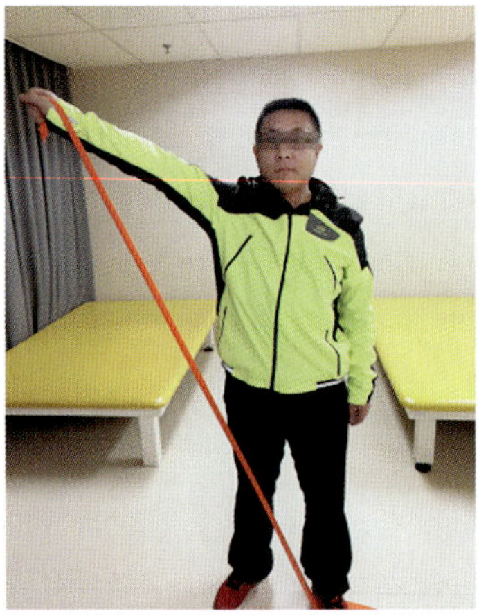

图 2-1-12 应用 Thera-Bang 弹力带进行一侧上肢对角线抗阻练习（PNF D2 屈型）

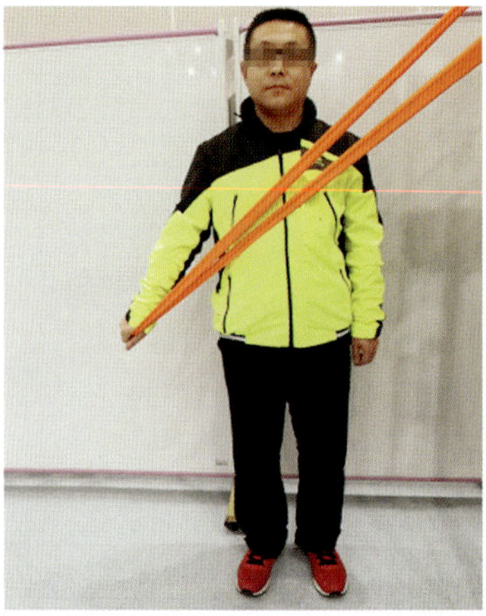

图 2-1-13 应用 Thera-Bang 弹力带进行一侧上肢对角线抗阻练习（PNF D1 伸型）

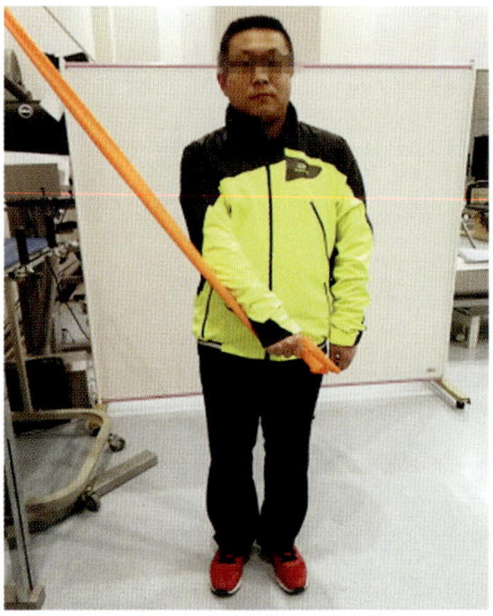

图 2-1-14 应用 Thera-Bang 弹力带进行一侧上肢对角线抗阻练习（PNF D2 伸型）

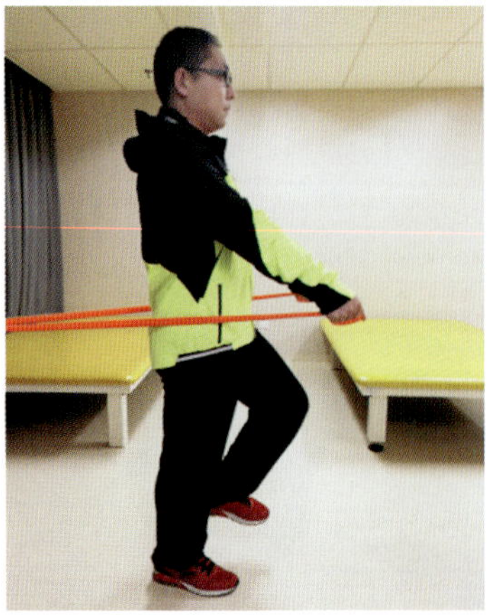

图 2-1-15 单脚站立下，应用 Thera-Bang 弹力带，进行双侧上肢抗阻前伸练习

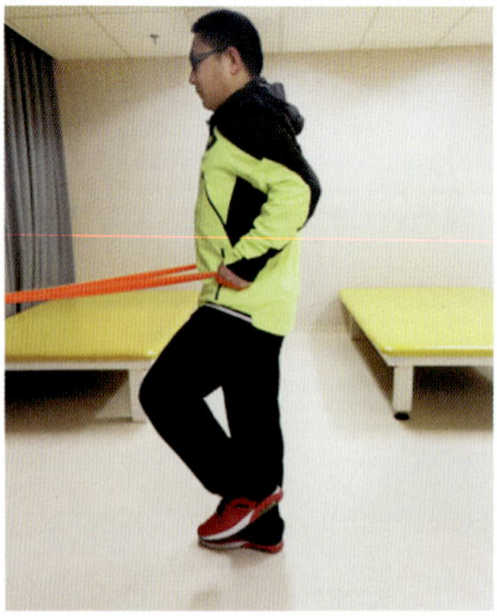

图 2-1-16 单脚站立下，应用 Thera-Bang 弹力带，进行双侧上肢抗阻后拉练习

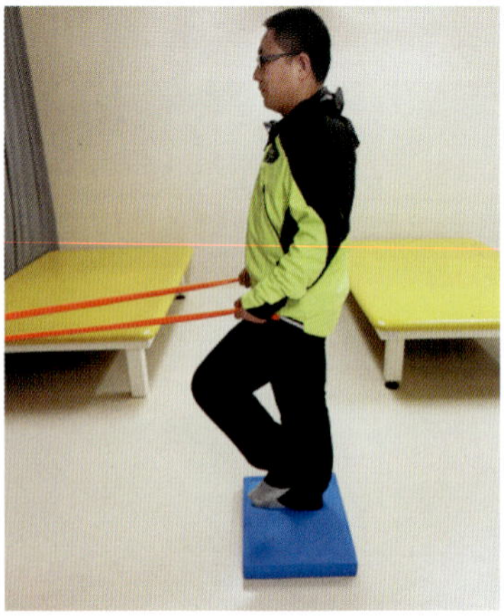

图 2-1-17 平衡垫上动态稳定训练

2. 不稳定性胸腰椎骨折脱位 不稳定或伴有神经功能障碍的胸腰椎骨折脱位需要手术治疗，以达到彻底减压与足够稳定的目的，术后一般无需石膏固定，有的需要配戴支具保护。

康复治疗的分期与神经受损及恢复的速度、程度有关：

(1) 不伴有神经损伤，或仅伴有局部的神经功能障碍者，具体物理治疗方案可参照本书“椎体融合术后康复”。

(2) 伴有脊髓损伤的不稳定骨折，根据不同的骨折类型和脊髓损伤的程度，采取不同的临床处置原则和不同的手术方式，物理治疗的方案也不尽相同，治疗师应充分与手术医师沟通后再制订相应的物理治疗方案。

（郭京伟 解 益）

第二节 腰椎间盘摘除术与椎体融合术后康复

一、腰椎间盘摘除术后康复

（一）概述

腰椎间盘突出(lumbar disc herniation，LDH)是引起下背痛的最常见原因。据报道70%~80% 的人在其一生中会经历一段下背痛的病史。在决定手术之前，腰椎间盘突出的患者应接受一系列的保守治疗，包括姿势调整及休息、使用非甾体抗炎药(NSAID)、硬膜外类固醇注射和物理治疗等。大部分 LDH 患者可通过非手术治疗达到一定临床疗效，但仍有部分患者经正规的非手术治疗后，其症状未见明显改善，需行手术治疗。出现以下情况视为保守治疗无效：任何方向的活动都不能减轻症状，甚至症状加重；患者不能耐受负荷体位；神经症状持续加重。腰椎间盘切除术的目的是切除突出的髓核及游离的纤维环组织，以解除神经根的压迫。腰椎间盘切除术的手术指征为：马尾综合征；存在明显的肌力减弱；难以控制的疼痛；保守治疗 8~12 周无效者。

目前，腰椎间盘切除术手术方法分为传统开放手术和微创手术两大类。传统开放手术包括传统开放性椎板切除、椎板开窗、半椎板切除和经椎板间隙椎间盘切除术；微创手术包括内镜下椎间盘切除术(microendoscopic discectomy，MED)和显微镜下椎间盘切除术(microscopic discectomy，MSD)。与传统开放手术相比，微创手术具有创伤小、出血少、手术时间短、费用低、住院天数少、术后恢复快等优点，同时，微创手术能够保留硬膜外静脉系统，不仅能减少术中出血，保证手术视野清晰，而且能降低术后发生静脉淤滞所导致的慢性神经根水肿和椎间盘再突出的可能性；另外，微创手术对肌肉和椎骨的破坏减少，降低了术后脊柱不稳和脊椎关节病的发病风险。但也有 Meta 分析研究指出，两种手术方式在术后并发症、术后椎间盘再次突出、术后脑脊液漏及术后感染等方面的发生率上没有统计学差异。临床上，仍然有一些微创手术受工作通道的限制，个别病例镜下手术难以进行，不得不术中转为开放手术。总之，椎间盘突出症的微创治疗虽然优势逐渐明显，但仍不能完全替代传统的开放椎间盘切除术，因此探寻腰椎间盘突出最佳的手术治疗方法仍具有挑战性。

以临床最常见的 L4~L5 及 L5~S1 腰椎间盘切除术为例，其简要的手术步骤如下：对于单侧突出的病例，宜采取侧卧位，患侧在上，并保持脊柱、髋、膝屈曲体位，以利于展开椎板间隙;对于双侧椎间盘突出、中心型突出和合并椎管、根管狭窄者,应采用俯卧位,以便作两侧探查与切除。手术自第4腰椎棘突至第1骶椎棘突的中线作一直切口,切开深筋膜,剥离骶棘肌,用拉钩拉开切口,即可清晰显露患侧椎板及黄韧带。L5~S1的椎板间隙较大,多数无需扩大,但L4~L5多需切除部分椎板,才可达到足够的显露。随后切除黄韧带,即可显露硬脊膜及其外侧的神经根,分离硬脊膜和硬膜外脂肪,找到神经根,用神经钩轻轻拉开以显露突出的椎间盘,接着切除髓核及游离的纤维环组织,最后止血缝合。

对于物理治疗师来说必须充分与手术医师沟通,了解清楚手术的方式,尤其是手术会对患者脊柱的稳定性产生什么样的影响。椎间盘具有传递载荷和稳定腰椎的能力。髓核在承受载荷时传递液压静力,并使纤维环产生张应力。与完整椎间盘相比,切除髓核的椎间盘几乎丧失了传递液压静力的能力,而纤维环上的切口减弱了其产生张应力的能力,因而使手术节段腰椎刚度降低。Goel等发现,椎间盘切除后,节段的旋转、侧弯、前屈的运动范围都有显著增加,而且与髓核切除的量及纤维环损伤的位置有关。传统腰椎间盘后路手术包括全椎板切除、半椎板切除及椎板开窗髓核摘除术等。手术常引起上述一种以上结构的破坏,故对腰椎稳定性产生不同程度的影响。有研究对不同术式的髓核摘除病例进行回顾性研究,随访5~11年,对手术脊柱节段进行活动度测量,结果发现全椎板切除组异常活动最大,椎板间开窗组异常活动最小,半椎板切除组介于两者之间;另一研究结果发现,单节段的腰椎间盘髓核摘除术有造成术后矢状面腰椎不稳的倾向,不稳程度在一定的生理负荷范围内与椎间盘内容物摘除量无关。但随着负荷的增加,过多摘除椎间盘组织,会影响腰椎在矢状面的稳定性;还有研究者将羊的椎间盘纤维环部分切除后,观察纤维环修复后椎间盘的强度变化。他们发现,椎间盘切除后6周,椎间盘的强度为对照组的60%~75%。

(二)康复评估

1. 主观资料 包括患者的病史、主诉、期望目标;同时了解手术有关的事项,如手术术式、手术过程、手术医师交待的注意事项、术后随访事宜等。

2. Oswestry功能障碍指数(ODI) ODI被广泛用于椎间盘摘除术后的疗效评价,其在评价与下背痛有关的功能障碍程度方面具有较高的信度。

3. Roland Morris功能障碍问卷(RMDQ) RMDQ广泛应用于脊柱疾患的功能评价。下背痛患者进行自我功能障碍评价时,使用该量表是一种可靠和有效的方法。

4. SF-36生活质量评估量表 SF-36量表是美国医学局研究组开发的一项普适性量表,包含躯体功能、躯体角色、疼痛、总健康状况、活力、社会功能、情绪角色和心理卫生,共八项内容。

5. 视觉疼痛评估(VAS)

(三)康复治疗方案

根据相关康复指南和临床实践经验,我们将腰椎间盘切除术后的康复流程总结为表2-1-2。

表2-1-2 腰椎间盘切除术后的康复流程

时间	康复治疗方案
术前阶段	治疗目的: 通过康复宣教,让患者简单了解腰椎间盘的解剖和生物力学及损伤机制;掌握正确的坐姿以及在日常生活中保持腰椎前凸的正确姿势;让患者了解手术的基本情况和术后第一阶段的康复计划;教会患者术后正确的移动身体的方法

续表

时间	康复治疗方案
术前阶段	治疗方法： 1. 滚圆木床上翻身、转移及下床的方法　床上仰卧位，保持腰部与躯干上部及下肢在同一条直线上，翻身时整体协调一致，无偏移及扭转，像一根圆木一样翻转变成俯卧位。下床时，先下一侧腿，之后上肢支撑床面，保持腰部直立，逐渐站起来 2. 如果患者在负荷体位下疼痛加重的话，需要卧床休息 3. 物理因子治疗（超声、经皮电神经刺激、冰敷等） 注意事项： 1. 避免长时间坐姿、开车（时间不能超过 20min） 2. 避免抬举和搬运重物（重量不能大于 4.5kg） 3. 避免对脊柱反复增加负荷的运动和腰椎负荷下反复屈曲
术后 1 周	治疗目的： 控制疼痛，预防神经粘连，恢复日常生活基本活动，达到出院标准。一般微创手术后可以 12~48h 出院。椎板切除加髓核摘除术（一般为半椎板切除）术后需卧床 3 天。3 天后在腰围保护下，保持腰部伸直位，可下床站立，走路 出院标准： 患者能够完成仰卧位起坐；简单了解身体力学原理以及日常生活中如何避免腰椎前屈；可以不借助辅助装置独立步行，并且能够独立穿戴并脱下腰围 治疗方法： 1. 相对卧床休息，以踝泵的方式促进下肢远端的循环 2. 以滚圆木的方法完成床上翻身、床上转移或下床 3. 物理因子治疗（经皮电神经刺激、冰敷等） 4. 坐骨神经和股神经松动技术，以防止神经根粘连（图 2-1-3） 5. 配戴腰围保护下，站立及室内平地行走（练习时间为 5~10min），每天 1~3 次 6. 保护性姿势下，端坐位训练（时间小于 10min）及如厕训练 7. 康复宣教及心理疏导，帮助患者克服对活动的恐惧 8. 药物止痛 注意事项： 1. 避免长时间坐姿、开车（时间不能超过 10min） 2. 避免抬举和搬运重物（重量不能大于 4.5kg） 3. 避免对脊柱反复增加负荷的运动，如腰椎的反复屈曲运动 4. 保护切口
术后 2~4 周	治疗目的： 在第一阶段基础上，进一步控制疼痛，预防神经粘连，适应家庭日常生活起居 治疗方法： 1. 相对卧床休息，以踝泵的运动方式促进下肢远端的循环 2. 以滚圆木的方法转移或下床 3. 物理因子治疗（经皮电神经刺激、冰敷等） 4. 非负重体位下，坐骨神经和股神经松动技术，以防止神经根粘连 5. 配戴腰围保护下，站立及室内行走（逐步延长时间至 20min） 6. 腰后垫卷，向后靠在座椅靠背上，保持坐位时腰椎的生理前凸（逐步延长时间至 20min）

续表

时间	康复治疗方案
术后 2~4 周	注意事项： 1. 避免长时间坐姿、开车(时间不能超过 20min) 2. 避免抬举和搬运重物(重量不能大于 4.5kg) 3. 避免对脊柱反复增加负荷的运动和腰椎负荷下反复屈曲
术后 5~6 周	治疗目的： 非负重体位下，通过主动训练，增强腰椎稳定性，改善神经滑动能力 治疗方法： 1. 仰卧位，屈髋腹肌等张收缩训练(图 2-1-18)。 2. 俯卧位，伸髋背肌等张收缩训练(图 2-1-19) 3. 仰卧位，蹬康复踏车训练 4. 仰卧位，应用 Thera-Bang 弹力带进行双上肢上举训练 5. 仰卧位，应用 Thera-Bang 弹力带进行双上肢下拉训练 6. 其余训练同术后第二阶段 注意事项： 1. 避免长时间坐姿、开车(时间不能超过 20min) 2. 避免抬举和搬运重物(重量不能大于 4.5kg) 3. 避免对脊柱反复增加负荷的运动和腰椎负荷下反复屈曲 4. 避免任何体育运动
术后 7~10 周	治疗目的： 1. 增强患者对负荷体位(坐位、站立和行走)的耐受力 2. 逐步恢复腰椎正常活动度 3. 提高肌力 4. 在非负荷腰椎稳定训练中，达到很好的腰椎节段控制和本体感觉 5. 掌握正确的弯腰和半蹲姿势 6. 独立生活，为回归工作岗位作准备 治疗方法： 1. 手 - 膝四点跪位，尝试进行骨盆前倾 - 中立位 - 后倾的控制练习，增加髋部、腰部的灵活性和本体感觉(图 2-1-8) 2. 逐步进行以下练习，以恢复腰椎正常活动度： (1) 仰卧位，单侧膝抱胸练习 (2) 仰卧位，双侧膝抱胸练习 (3) 坐位，向前弯腰 (4) 站立位，向前弯腰 3. 在每次进行弯腰练习之后，应进行相应的伸展腰部的练习，以抵消弯腰带来的潜在风险 4. 仰卧，保持腰椎中立位，进行腹肌练习，如双腿空中自行车练习(图 2-1-9) 5. 仰卧，保持腰椎中立位，进行伸髋练习，如桥式运动 6. 侧卧位髋外展，保持腹肌紧张，锻炼臀中肌 如果以上非负重的训练没有引起外周化症状，则可以过渡到以下负重体位下的训练 7. 坐位伸膝，保持腰椎伸展，锻炼腘绳肌的延展性和坐骨神经的活动度

续表

时间	康复治疗方案
术后 7~10 周	8. 站立位(半蹲),应用 Thera-Bang 弹力带进行双侧肩胛骨回缩练习,以增强腰椎矢状面上的稳定性(图 2-1-5) 9. 站立位(半蹲),应用 Thera-Bang 弹力带进行双侧肩关节前屈练习,以增强腰椎矢状面上的稳定性(图 2-1-6) 10. 站立位,应用 Thera-Bang 弹力带进行上肢或下肢冠状面上的等张力量训练,以增强腰椎的稳定性(图 2-1-7) 11. 有氧运动,如保持腰椎中立位,坐位进行功率自行车训练。 注意事项: 1. 避免长时间坐位或弯腰的姿势 2. 避免反复增加脊柱负荷的运动(如慢跑)
术后 11~14 周	治疗目的: 1. 无痛完成负重体位下各个方向的腰椎活动(包括对角线方向的活动) 2. 肌力完全正常 3. 可以在保持腰椎中立位时,完成举重物、推拉等功能性活动 4. 重返工作岗位 5. 恢复部分不加重症状的体育运动 治疗方法: 1. 继续上一阶段的训练,尤其是负重体位下的训练,逐渐增加训练的负荷 2. 平衡垫上坐或站,进行矢状面、额状面、水平面及对角线方向的动态稳定训练(图 2-1-17) 3. 进一步进行有氧运动,比如游泳运动 注意事项: 避免引发外周化症状的动作

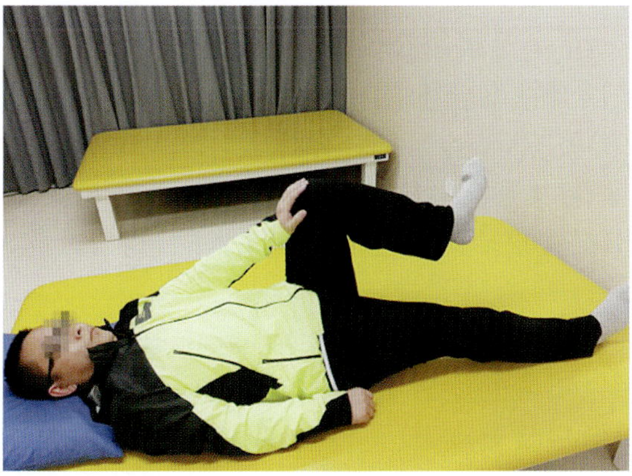

图 2-1-18 屈髋腹肌等张收缩训练

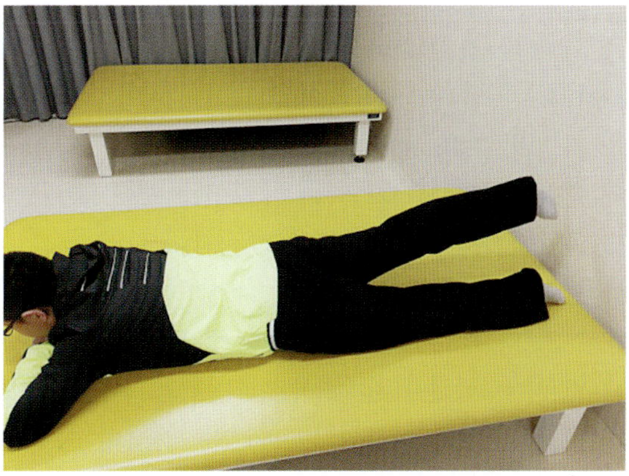

图 2-1-19 伸髋背肌等张收缩训练

对于腰椎间盘切除术患者的康复，应在术前就对患者进行一系列的宣教，患者首先要了解腰椎间盘的解剖、生物力学及损伤机制，掌握正确的坐姿以及理解在日常生活中保持腰椎生理前凸的重要性。其次，让患者掌握滚圆木的移动方式上下床，因为在术后6周内都要应用此移动方式。这些措施都是为了尽量降低术后再突出的风险。据文献报道，椎间盘切除术后再突出的发生率在3%~19%之间，76%的椎间盘再突出发生在术后3~48个月内。

至于术后何时开始进行腰椎的稳定性训练，有研究回顾了一系列随机对照试验来评估腰椎间盘切除术后物理治疗的效果，一共有13个符合纳入标准的试验被统计，结果发现术后4~6周开展运动训练能够有效地增强患者的功能状态，使他们更早地恢复工作。因此，我们的康复治疗方案是从第4周开始进行针对腰椎的稳定性训练，先从非负荷体位开始，再逐步进阶到负荷体位。而在此之前的第一、二阶段（术后1个月）主要是围腰保护下进行的活动（如坐、站及行走），以满足术后患者的日常生活。

另一个制约康复方案实施的因素是疼痛。患者术后疼痛的程度和部位在很大程度上取决于术前症状，大部分腰椎间盘突出患者术后疼痛较术前轻，也有一部分患者疼痛没有改善甚至加重。术后疼痛的原因很可能是手术时软组织损伤带来的炎症反应，神经根周围的炎症可能导致或加重神经根症状。通常，大多数术后疼痛会随着时间、止疼治疗（如物理因子治疗和抗炎药物）以及恢复正常活动而缓解。有些症状严重或治疗后持续疼痛不缓解的患者应转回手术医生处进一步检查。另外，患者在术后刚开始康复训练时可能对活动非常恐惧，一些患者术前长时间都不能正常活动。这些患者不愿意再做之前可引起疼痛的动作。治疗师应当让患者知道，这些运动是在安全的范围内开展，且对患者的愈合过程非常有益。在恢复的中后期（术后6周以后），由于软组织紧张和术后瘢痕的形成，也可能产生与McKenzie力学诊疗体系中描述的功能不良综合征（dysfunction syndrome）相似的疼痛，此类疼痛往往在腰椎活动到终末点时出现。所以，在开始腰椎活动度练习前，可以应用热敷或超声波治疗增加软组织的延展性。在此阶段之前所做的神经滑动练习，也能预防神经粘连，减少由此产生的疼痛。

二、椎体融合术后康复

（一）概述

脊柱融合术的发展有近百年的历史，1911年Albee等采用脊柱融合术治疗脊柱结核，以达到阻止结核感染播散的目的，同年，Hibbs等采用脊柱融合术控制脊柱侧凸患者畸形的发展，1959年Boucher等做了第一例椎弓根螺钉腰椎关节固定。目前，脊柱融合术的适应证为椎管狭窄、椎体滑脱、退行性椎间盘疾病且切除一半以上椎板造成节段性失稳者、各种类型的骨肉瘤术后等。临床上，应用最多的是因为腰椎椎管狭窄而实施椎板切除术的患者，因此，本节重点围绕腰椎椎体融合术后的康复展开。

腰椎退行性疾病是老年人的常见病多发病，严重影响老年人的健康。腰椎退行性疾病伴椎间不稳是引起顽固性腰背痛的主要原因，对老年人的生活质量影响较大。症状较轻微的腰椎退行性疾病可以通过保守治疗得到控制，但症状较重，反复发作，保守治疗无效的脊柱不稳、脊柱畸形等脊柱疾病需要手术。腰椎融合术是治疗腰椎退行性疾病主要的方法之一，是以受损腰椎为中心，从损伤区上位的正常脊椎到下位的正常脊椎作植骨术，使多个节段发生骨性连接，融合成一片，在力学上形成一个整体，从而达到治疗脊柱损伤、消除疼痛、防止畸形、重建脊柱稳定性和保护脊髓神经等目的。

(二)临床手术方案

腰椎融合手术主要包括后外侧(横突间)融合术(PLF)和椎间融合术,后者又可分为后路椎间融合术(PLIF)、前路椎间融合术(ALIF)及经椎间孔椎间融合术(TLIF)。不同术式的优缺点如表2-1-3所示。

表2-1-3 腰椎融合手术不同术式的优缺点比较

手术术式名称	优点	缺点
后外侧融合术(PLF)	手术入路简单,易暴露,并发症发生率较低	不符合脊柱生物力学,不能恢复前柱及中柱的稳定;后外侧植骨较易吸收,易形成假关节,为充分显露植骨床,加重了多裂肌的损伤,对椎间盘源性的腰背痛患者效果差
后路椎间融合术(PLIF)	经后路椎管完成椎间融合,以获得腰椎前中柱的稳定;可以同时完成椎管减压及椎间盘的切除,解决了可能的疼痛源(椎间盘),恢复了椎间高度,保持了脊柱的生理曲度,扩大椎间孔减压,椎间融合率高	手术仅适用于下腰椎水平。易发生植骨块移位;全椎板切除还可导致相邻节段不稳;手术对硬膜和神经根有牵拉,因此增加了神经根损伤、硬膜破裂和硬膜外瘢痕纤维化的风险
前路椎间融合术(ALIF)	避免了后路手术对脊柱后柱结构的破坏,从而避免了椎旁肌肉损伤和失神经支配带来的腰背痛问题,避免了硬膜和神经根周围的瘢痕形成;易恢复脊柱生理前曲	易损伤大血管及交感神经丛,导致逆行性射精及小便障碍等并发症;存在融合器下沉、松动、脱出及椎间高度丢失等并发症
经椎间孔椎间融合术(TLIF)	有效减少对椎管内结构的干扰,将对神经根和硬膜的刺激和损伤程度降至最低;保留对侧椎板和关节突关节结构,有利于将来可能的翻修手术,有助于术后稳定性的恢复和防止内固定断裂;更适合于高位椎间盘突出症患者和腰椎返修术患者	在入路侧需要切除的结构较多,在椎间隙对称置入融合物困难

生物力学显示脊柱的前柱和中柱承受人体80%的负荷,而后柱结构仅分担20%。理论上,椎体间植骨效果最好。因此,椎间融合较后外侧融合具有更多优势,临床上更多采用后路椎间融合术(PLIF)。以后路椎间融合术L5~S1节段手术为例,其简要的手术步骤如下:

腰部后正中切口,显露L5~S1双侧椎板及小关节;切除L5~S1椎体的上下椎板各1/2左右,向两侧切除小关节内侧1/2部分,切除椎板间黄韧带,显露硬膜囊及神经根;用神经拉钩将硬膜囊及神经根轻轻牵开,显露出椎间盘,切开纤维环并切除椎间盘,用环状刮匙刮除椎间盘上下软骨板,显露出椎体终板;用椎间融合器试体确定合适型号的椎间融合器,将切除的椎板用咬骨钳咬碎填入椎体间隙前部,将填入碎骨的融合器植入椎体间隙内,或取合适高度的自体骨块植入椎体间隙;于L5~S1椎体拧入椎弓根螺钉,并于椎弓根螺钉间进行加压固定。

除了上述的几种传统术式外,临床上还常采用360°环形融合术(CF)以及近年来取得较大进展的微创融合术。所谓360°环形融合术主要指联合应用前述几种融合方法达到脊柱三柱融合的目的,该术式适用于重度腰椎滑脱症及多节段的椎体滑脱,因为L5~S1节段存在较大的生物力学剪切力作用，所以360°环形融合术也更适合拟行腰骶椎融合的患者。360°环形融合术有利于神经根充分减压，有利于椎体复位与融合，是目前融合率最高的术式，但相对于其他融合方式，存在手术时间长、失血量多、住院时间长及花费较高等缺点；微创腰椎融合术兴起于20世纪90年代，较之传统开放腰椎融合手术，避免了广泛的肌肉剥离及长时间的牵拉，术中出血少，可减少术后疼痛，缩短住院时间，易于被患者接受，但是由于手术视野以及操作空间的限制，延长了手术时间，增加了手术风险，而且对术者的技术要求较高，学习曲线较长。

目前，腰椎融合术的适应证以及手术方式的选择仍没有一个明确的标准，也缺乏科学性较强的长期随访资料，导致临床应用有一定的盲目性。理想的腰椎融合术应该尽量达到以下要求：入路简单，术野显露好；融合率高，易于恢复椎间高度，保持脊柱生理曲度；内固定方便，稳定可靠；手术效果好及兼顾经济因素。

（三）康复治疗方案

尽管，椎体融合术的手术方式有多种，植入物和植入方式也不尽相同，但是对于椎体融合术后的康复，其基本原则是一致的。作为治疗师必须考虑在骨性融合之前，为愈合中的融合部位提供最佳的保护。对于椎体融合的时间来说，一般单节段手术，椎体融合发生在术后4个月内；复杂的后节段脊柱融合术，融合部位的生物学愈合在1年时达到高峰，但要达到成熟阶段需要1~2年。

良好的脊椎融合是维持减压效果和腰椎稳定的根本。椎间盘切除使已失稳的脊柱节段进一步失稳，因此，无论植骨块或椎间融合器从前方或后方置入，都应常规行椎弓根系统内固定。因为骨性融合需要较长的过程，如无内固定可能使畸形进一步加重。目前，腰椎椎体间融合器(Cage)和椎弓根钉棒固定系统逐渐取代了单纯植骨融合技术和单纯钉板固定系统。内固定脊椎融合可降低内固定松动、断钉、断棒的发生率，使椎间融合率大幅提高。但是，任何器械固定所起的作用均是临时性的，只有植骨获得坚强融合，才能达到重建和保持脊柱长期稳定的目的。骨性融合能否成功受诸多因素的影响，包括吸烟、手术技巧等，其中一个很重要的因素是愈合过程中融合节段两端所受的机械应力的大小。所以，治疗师在制订和实施康复治疗方案时，必须充分考虑上下肢运动对腰椎融合部位产生的作用力。Rohlmann等的研究表明，与大多数腰椎稳定性训练相比，仰卧位抬起双腿对腰椎融合部位内固定产生的负荷最大。另外，对于老年患者来说，还要考虑骨质疏松对融合部位愈合的影响。对于骨质疏松症患者，可能需要配戴支具。

根据相关康复指南和临床实践经验，我们将腰椎椎体间融合术后的康复流程总结为表2-1-4。

表2-1-4 腰椎椎体间融合术后的康复流程

时间	康复治疗方案
术前阶段	治疗目的： 1. 通过康复宣教，让患者了解脊柱的解剖和生物力学，强调术后避免腰部运动和过多负荷的重要性，掌握日常生活中保持腰椎中立位的正确姿势 2. 让患者了解手术的基本情况和术后第一阶段的康复计划 3. 教会患者术后正确的移动身体的方法 4. 尽可能增强上下肢力量及肌肉耐力

续表

时间	康复治疗方案
术前阶段	治疗方法： 1. 滚圆木床上翻身、转移及下床的方法　床上仰卧位，保持腰部与躯干上部及下肢在同一条直线上，翻身时整体协调一致，无偏移及扭转，像一根圆木一样翻转变成俯卧位。下床时，先下一侧腿，之后上肢支撑床面，保持腰部直立，逐渐站起来 2. 肌力训练 (1) 股四头肌训练：仰卧位，直腿绷劲练习 (2) 臀大肌训练：仰卧位，两侧交替伸直腿向床面用力下压 (3) 臀中肌训练：仰卧位，弹力环抗阻外展练习 (4) 脊柱保持中立位，上肢推墙俯卧撑 (5) 脊柱保持中立位，靠墙半蹲 3. 耐力训练　固定的功率自行车练习或卧位康复踏车练习。 4. 正确弯腰模式的训练　以更多的屈髋替代腰椎前屈进行下腰的动作，强调术后避免腰部负荷加重运动的重要性 5. 物理因子治疗，以减轻疼痛 注意事项： 1. 如存在神经刺激体征，避免刺激神经组织的训练和体位 2. 避免加重疼痛的运动 3. 避免负重体位和姿势
术后 1~2 周	治疗目的： 控制术后疼痛，为愈合中的融合部位提供最佳的保护性环境，恢复日常生活基本活动，达到出院标准 出院标准包括： 1. 无辅助下，能通过正确的移动方式上下床 2. 如有支具，在医生允许的情况下，能自己穿脱支具 3. 能独立离床活动 4. 坐位下能耐受 20min 5. 能上下带有栏杆的楼梯 治疗方法： 1. 相对卧床休息，以踝泵的方式促进下肢远端的循环，同时通过踝背屈滑动神经，防止神经粘连 2. 以滚圆木的方法完成床上翻身、床上转移或下床 3. 物理因子治疗(经皮电神经刺激、冰敷等) 4. 肌力训练 (1) 股四头肌训练：仰卧位，直腿绷劲练习 (2) 臀大肌训练：仰卧位，两侧交替伸直腿向床面用力下压 (3) 臀中肌训练：仰卧位，直腿外展练习 5. 配戴腰围或支具保护下，使用助行器站立及室内平地行走 5~10min，再逐渐过渡到扶拐行走，再到不用辅助移动装置行走，每天 2~3 次 6. 保持脊柱中立位下，尝试坐位并逐渐延长时间到 30min 7. 更换易穿脱的衣物和鞋，应用必要的辅助具(如长柄鞋拔等)，避免腰部活动 8. 使用坐便器，如厕时强调保持脊柱中立位 9. 康复宣教及心理疏导，帮助患者克服对活动的恐惧 10. 药物止痛

续表

时间	康复治疗方案
术后 1~2 周	注意事项： 1. 避免所有的腰部运动，严禁腰部前屈、伸展、侧弯或旋转 2. 避免久坐，时间不可超过 30min 3. 避免举起超过 2.3kg 重量的物体 4. 根据外科医生的意见，决定是否穿戴支具
术后 3~6 周	治疗目的： 在第一阶段基础上，进一步控制术后疼痛，提高对日常活动的耐力和适应性，第 6 周达到独立进行日常生活活动，并能开展室外活动 治疗方法： 1. 以滚圆木的方法完成床上翻身、床上转移或下床 2. 物理因子治疗（经皮电神经刺激、冰敷等） 3. 仰卧位，腹肌练习：将手指放在腹部的两侧或中间，绷紧腹部肌肉 3~5s，将手指向外顶开，注意练习时保持呼吸正常的节奏，不要憋气 4. 仰卧位，保持脊柱中立位，绷紧腹部的同时，慢慢屈髋屈膝，足跟贴着床面向上滑动到最大屈膝角度，再向下滑动伸直 5. 仰卧位，保持脊柱中立位，绷紧腹部的同时，将一侧腿屈髋屈膝，做外展、内收练习 6. 仰卧位，保持脊柱中立位，伸直双腿同时向下压床面，保持 3~5s，做背部伸肌的等长收缩，注意不要憋气 7. 继续第一阶段的肌力训练 8. 功率自行车踏车训练 9. 坐位适应性训练，坐位时长 30~40min 10. 配戴腰围或支具保护下，室内外行走（逐步过渡到不使用助行器或拐棍） 11. 踝背屈神经滑动练习 注意事项： 1. 避免所有的腰部运动，严禁腰部前屈、伸展、侧弯或旋转 2. 逐步使坐位时间达到 30~45min 3. 避免举起超过 2.3kg 的重量 4. 避免进行渐进抗阻肌力练习 5. 根据外科医生的意见，决定是否穿戴支具
术后 7~10 周	治疗目的： 1. 非负重体位下，通过主动训练，增强腰椎稳定性 2. 提高对日常生活活动的耐力和耐受性 3. 逐步开展适量的户外活动 治疗方法： 1. 继续上一阶段的训练，尤其是非负重体位下的腰椎稳定训练，逐渐增加训练的负荷（阻力） (1) 仰卧位，腹肌练习，将手指放在腹部的两侧或中间，绷紧腹部肌肉 5~6s，将手指向外顶开，注意练习时保持呼吸正常的节奏，不要憋气 (2) 仰卧位，保持脊柱中立位，绷紧腹部的同时，慢慢屈髋屈膝，用同一侧的手向下施加一定的阻力，足跟贴着床面向上滑动到最大屈膝角度，再向下滑动伸直（图 2-1-20） (3) 仰卧位，保持脊柱中立位，绷紧腹部的同时，一侧腿屈髋屈膝，将弹力环套在双膝处，做适度的抗阻外展练习

续表

时间	康复治疗方案
术后 7~10 周	(4) 仰卧位，保持脊柱中立位，伸直双腿同时向下压床面，保持 3~5s，做背部伸肌的等长收缩，注意不要憋气 2. 腰椎稳定性进阶练习（以下练习依次进阶完成，在前面一项练习几天、有一定的基础后，再进行下一项） (1) 俯卧位，腹部下面垫枕头，以保持腰椎中立位，做髋部伸展练习 (2) 进行手 - 膝四点跪位练习：患者在此体位下，要充分掌握如何控制好骨盆和腰椎处于安全的中立位，增加腰部的本体感觉 (3) 尽量保持骨盆和腰椎中立位，同时尽量向前伸展上肢，保持手足始终接触地面，从髋部开始屈曲，而不要通过腰椎屈曲，完成从四点跪位到坐在脚后跟上的动作（图 2-1-21）。这一动作对日常生活中的体位转换很有意义 (4) 仰卧位，屈髋屈膝，保持脊柱中立位，利用弹力带的阻力，进行腹肌训练（图 2-1-22）。 3. 仰卧位，利用悬吊带或他人辅助，抬高下肢，以进行腘绳肌的牵伸练习，同时进行坐骨神经的滑动 4. 耐力训练　蹬功率自行车 5. 坐位适应性训练，坐位时长 30~45min 6. 配戴腰围或支具保护下，室内外行走（不使用助行器或拐棍） 7. 疼痛的治疗　包括物理因子治疗和药物治疗 注意事项： 1. 避免所有的腰部运动，严禁腰部前屈、伸展、侧弯或旋转 2. 提高坐位的耐受性，逐步使坐位时间达到 45min 3. 避免举起超过 2.3kg 的重量 4. 根据外科医生的意见，决定是否穿戴支具
术后 11~14 周	治疗目的： 1. 增强患者对各种负荷体位（坐位、站立和行走）的耐力和耐受力 2. 在负重体位下，通过主动训练，增强腰椎稳定性 3. 提高对户外活动的适应性 4. 为回归工作岗位作准备，部分患者在此阶段后期可以尝试恢复部分时间的工作 治疗方法： 1. 手 - 膝四点跪位，慢慢抬起一侧的腿，做髋部伸展练习（图 2-1-23） 2. 脊柱保持直立位，靠墙半蹲 3. 脊柱保持直立位，弓步前冲练习（图 2-1-24） 4. 脊柱保持直立位，进行站起、下蹲训练，同时可以拿起、放下较轻的物体（物体重量控制不超过 2.3kg） 5. 坐位伸膝，保持腰椎稳定在中立位，锻炼腘绳肌的延展性和坐骨神经的活动度（图 2-1-25） 6. 站立位（半蹲），应用 Thera-Bang 弹力带进行双侧肩胛骨回缩练习，以增强腰椎矢状面上的稳定性（图 2-1-5） 7. 站立位（半蹲），应用 Thera-Bang 弹力带进行双侧肩关节前屈练习，以增强腰椎矢状面上的稳定性（图 2-1-6） 8. 有氧运动　保持腰椎中立位，坐位进行功率自行车训练 30min 注意事项： 1. 避免所有的腰部运动，严禁腰部前屈、伸展、侧弯或旋转 2. 提高坐位的耐受性，使坐位时间达到 45min，以适应重返工作岗位 3. 避免举起超过 2.3kg 的重量 4. 根据外科医生的意见，决定是否穿戴支具

续表

时间	康复治疗方案
术后 15~22 周	治疗目的： 1. 进一步增强患者对各种负荷体位（坐位、双足站立、单足站立和行走）的耐力和耐受力 2. 在负重体位下，通过主动抗阻进阶训练，增强腰椎对来自各方向外力（前后、左右、对角线）的稳定性 3. 提高患者对户外活动和室外环境的适应性 4. 使功能最大化，大部分患者在此阶段已经能够恢复正常的日常生活，但仍需对提举重物保持谨慎
	治疗方法： 1. 手 - 膝四点跪位，保持脊柱中立位，应用 Thera-Bang 弹力带加适量的阻力，慢慢抬起一侧的腿，做髋部伸展练习（图 2-1-26） 2. 站立位，保持腰椎直立，应用 Thera-Bang 弹力带进行一侧上肢对角线抗阻练习（PNF D1 屈型），以增强腰椎对旋转的稳定性（图 2-1-11） 3. 站立位，保持腰椎直立，应用 Thera-Bang 弹力带进行一侧上肢对角线抗阻练习（PNF D2 屈型），以增强腰椎对旋转的稳定性（图 2-1-12） 4. 站立位，保持腰椎直立，应用 Thera-Bang 弹力带进行一侧上肢对角线抗阻练习（PNF D1 伸型），以增强腰椎对旋转的稳定性（图 2-1-13） 5. 站立位，保持腰椎直立，应用 Thera-Bang 弹力带进行一侧上肢对角线抗阻练习（PNF D2 伸型），以增强腰椎对旋转的稳定性（图 2-1-14） 6. 站立位，保持腰椎直立，单脚站立下，应用 Thera-Bang 弹力带，从腰部的高度出发，进行双侧上肢抗阻前伸练习，以增强腰椎矢状面上的稳定性（图 2-1-15） 7. 站立位，保持腰椎直立，单脚站立下，应用 Thera-Bang 弹力带，从腰部的高度出发，进行双侧上肢抗阻后拉练习，以增强腰椎矢状面上的稳定性（图 2-1-16） 注意事项： 1. 避免所有的腰部运动，严禁腰部前屈、伸展、侧弯或旋转 2. 提高坐位的耐受性，使坐位时间达到 45min，以适应重返工作岗位 3. 虽然此阶段可以举起更重的物体，但仍要限制过大的重量，并且举物时，要尽量将物体靠近身体，多利用屈肘和伸髋的力量去分散腰椎处的负荷 4. 根据外科医生的意见，决定是否摘掉支具

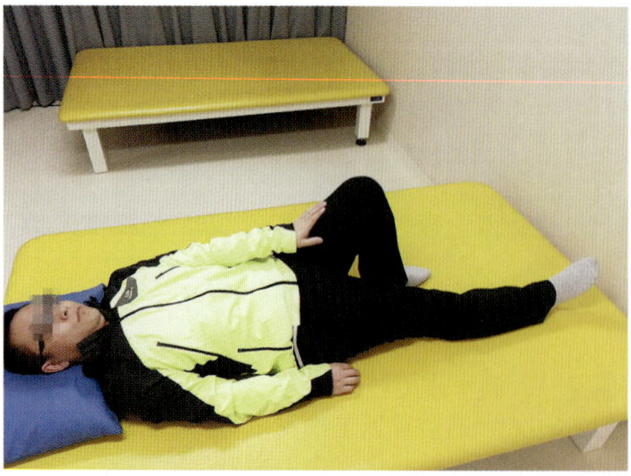

图 2-1-20 髋、膝关节屈伸往返运动

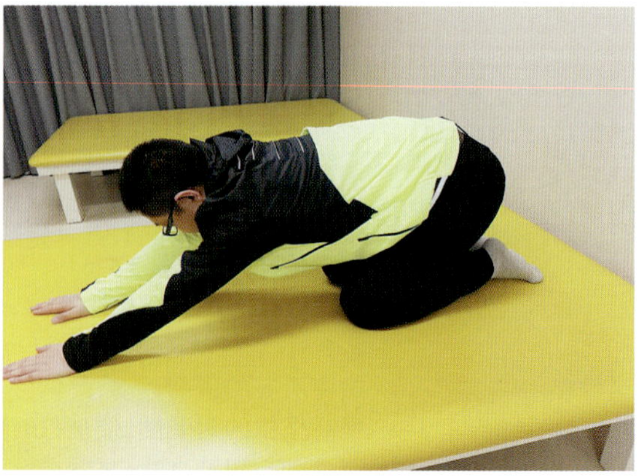

图 2-1-21 跪位髋关节闭链运动

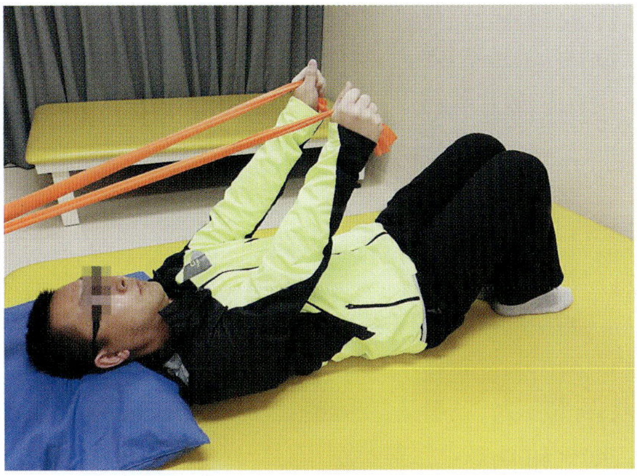

图 2-1-22 弹力带抗阻腹肌训练

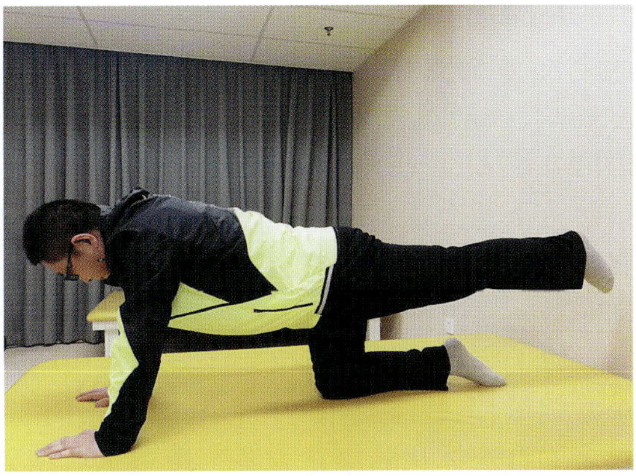

图 2-1-23 手膝四点跪位单腿伸展练习

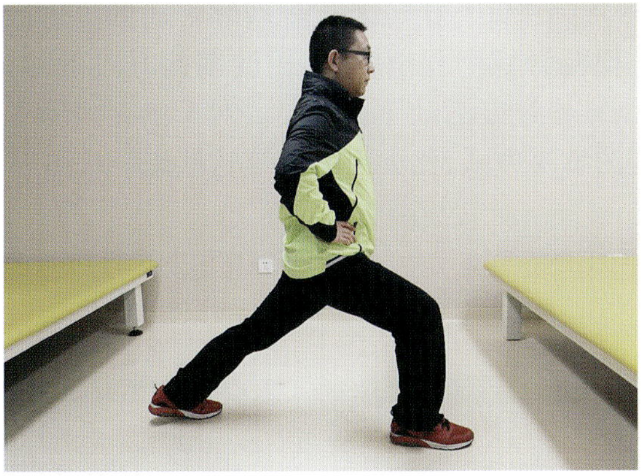

图 2-1-24 弓步前冲练习

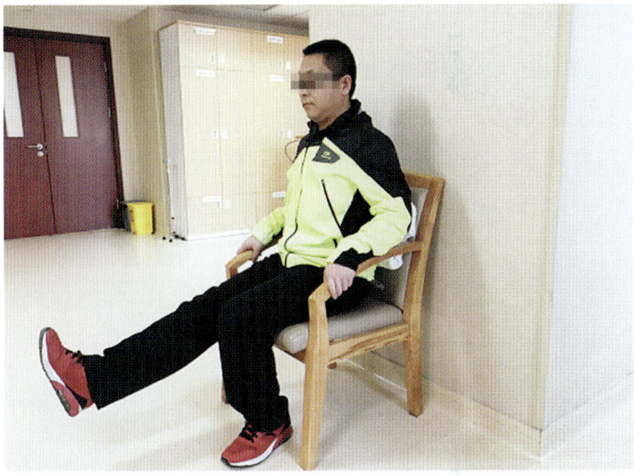

图 2-1-25 腘绳肌的延展性和坐骨神经的活动度练习

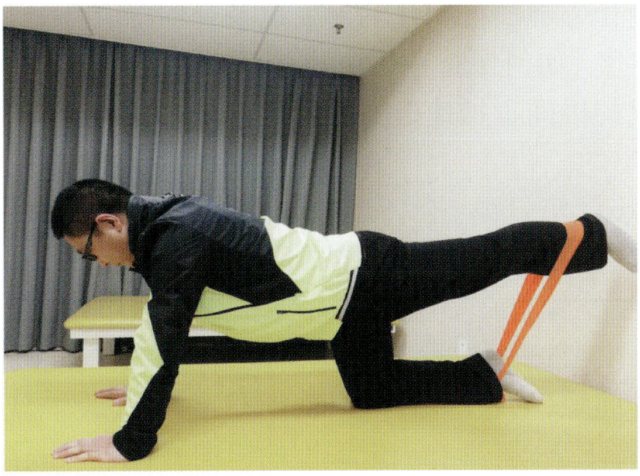

图 2-1-26 手膝四点跪位 Thera-Bang 弹力带抗阻单腿伸展练习

椎间盘摘除术与椎体融合术后为了伤口愈合及骨痂的生长、减轻疼痛，避免脊柱活动过大对手术效果产生不良影响，一般在术后前3个月需佩戴硬性的脊柱矫形器（图2-1-27）。配置原则是矫形器的上下端必须跨过受伤椎体上下两个正常的椎体。术后3个月后建议把硬性的脊柱矫形器换成柔性的腰围，尤其是在进行适当体育活动时。

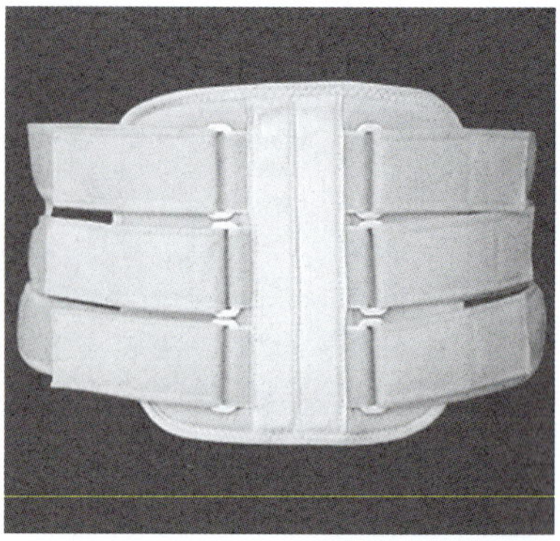

图2-1-27 脊柱矫形器

以上表格总结的仅仅是腰椎椎体融合术后康复的一个常规流程，临床应用时可以根据实际问题加以调整，为患者制订个体化的康复方案。患者术后恢复的速度和功能的预后很大程度上与其术前腰椎的功能状况相关。例如，一个腰椎椎管狭窄的患者，其术前的步行能力小于500m，那么该患者就不可能进展到术后第四阶段和第五阶段的康复水平，给患者制订康复目标时，要充分考虑到这一点。另外，对患者的康复宣教应该从术前一直贯穿到术后的每个阶段，让患者充分理解康复方案的目的，才能更好地依从和执行方案。例如，如何在保持脊柱中立位时，采用屈髋的方式下蹲。良好的髋关节活动度对于在日常生活活动时限制腰椎过度活动至关重要。对于伴有髋部病变的患者来说，治疗师需要进行评估并提出合理的解决方式，比如可以建议这些患者把脚放在凳子上系鞋带或采用长柄鞋拔穿脱鞋。

（郭京伟 解 益）

第三节 人工椎间盘置换术后康复

一、概述

脊柱融合术是治疗退行性椎间盘病的传统方法，虽然其近期效果可以肯定，但它改变了正常脊椎的生理形态和生物力学机制，远期存在椎间隙高度丢失，假关节形成，相邻节段应力集中等问题，将会加速相邻节段椎间盘的退变以及脊椎融合部分丧失椎间活动度等情况，故手术疗效并不十分理想。如何保持节段脊椎的活动度与稳定性，恢复正常椎间盘的生物力学特性，防止相邻节段的椎间盘加速退变等为脊柱外科工作者所关注的问题，人工椎间盘正是基于上述目的被推出的。

（一）人工椎间盘的设计与分类

椎间盘假体是模拟正常椎间盘的形态结构，采用硬度不同的超高分子聚乙烯的圆形滑动核。滑动核的上下由钴铬钼合金盖板组成，盖板的表面是纯钛（第一层，厚75~300μm）和羟基磷灰石（第二层，厚10~25μm）喷涂的微孔面。这种手术首先去除了病变的椎间盘及其周围的炎性组织，撑高椎间隙，彻底解除神经根、硬膜囊压迫，缓解盘源性疼痛；其次，这种结构允许滑动核在盖板夹持下活动，具有一定程度的纵向弹性、前屈、后伸、左右侧弯及旋转功能，避免相邻椎间盘过度负荷。多微孔面可以促进椎体终板的骨长入假体终板，使骨组织和假体的结合率明显提高；此外，多微孔面与终板接触面有六个突齿，防止假体滑脱，稳定上下椎体，有利于维持节段椎体的稳定性。体外生物力学试验表明：滑动核在生理载荷范围内发生蠕变,超过生理载荷范围一定限度后才发生不可逆的变性,假体设计寿命为1亿次载荷周期,具有正常椎间盘相似的生物学特性,但比椎间盘切除融合术后具有更强大的刚性。不同型号的盖板和不同高度的滑动核可以满足不同大小椎间盘和不同高度椎间隙的需要,适宜不同个体。在滑动核的周围缚有一金属环,以备X线确定假体位置。人工椎间盘从设计方面分为人工全椎间盘和人工髓核两类。人工全椎间盘适用于髓核和纤维环完全摘除的病例,这类假体大致分为以下几类:低摩擦滑动表面设计;弹簧系统假体;充满液体的髓核;橡胶和其他弹性材料组成的假体等。人工髓核假体是由高分子聚乙烯外套和处于其内的半流动性水凝胶(聚丙烯腈-聚丙烯酰胺共聚体)组成,适用于单纯摘除髓核或早期椎间盘退变的病例,为提高手术疗效,须选择纤维环比较完好病例,避免术后退变。

(二)人工椎间盘置换术的适应证与禁忌证、手术操作要点及并发症等

1. 适应证　目前,人工椎间盘的适应证及禁忌证还存在许多争议,仍无统一标准。荷兰的Zeegers提出的手术适应证有:反复发作的腰背痛明显大于腿痛;明显腰部活动受限;无明显的放射性疼痛;已接受了规范的非手术治疗;腰痛病史超过1年;椎间盘造影证实为椎间盘源性腰痛。Hochschuler在美国骨科医师年会(AAOS)上将人工椎间盘置换术的适应证总结为以下几点:有症状的椎间盘破裂;有症状的椎间盘退变;脊柱融合所致的邻近节段退变不稳等。此外,相对的适应证有:单节段或多节段的退行性椎间盘病变;退行性椎间盘疾病所致的脊柱节段不稳;轻度的脊椎滑脱,邻近融合节段的退变;椎间盘切除术后腰背痛综合征;孤立性椎间盘吸收综合征等。

2. 禁忌证　包括局部感染;局部肿瘤;手术节段的脊柱畸形;严重的骨质疏松或代谢性骨病者;Ⅱ度以上椎体滑脱;骨性椎管狭窄;手术瘢痕粘连引起的腰痛;神经功能缺失及放射性腿痛者等。此外,不适合前路手术者亦不适合行人工椎间盘置换术。

3. 手术操作要点　满意的疗效不仅需严格掌握手术适应证,同时还需熟练的脊椎前路手术经验和配套的仪器设备。其主要操作要点可归结如下,即"三个充分"和"三个准确"。暴露病变椎间盘要充分,切除病变椎间盘要充分,扩张椎间隙要充分;病变椎间盘定位要准确,假体大小选择要准确,假体放置要准确。切除病变椎间盘要充分,应仔细地切除所有的髓核组织、椎间盘及软骨板,但要保留前纤维环和前纵韧带,保护好骨性终板。软骨刮除不彻底可影响假体与椎体接触面的骨质长入,导致假体的移位或松动。若术中过多地切除了骨质,导致椎体关节面的不平整,置入假体时容易产生假体的倾斜或假体陷入骨质内;扩张椎间隙要充分,原则上要撑开到正常椎间隙高度,一方面可使钙化增生的后纵韧带撕裂,解除对神经脊髓压迫;另一方面,又可扩大椎间隙为假体植入提供方便。在牵开椎间隙过程中不可过急过猛,应缓慢牵开以免对神经根造成牵拉损伤;病变椎间盘定位要准确,首先是病变间隙的定位,然后是假体的中心定位。后者难度较大,金属标记物的放置可有助于确定假体位置,尽量将假体安放于理想位置,但不宜反复拆装假体,否则可加重硬终板的损害,并易造成术后假体下沉。假体位置稍许偏差是可以接受的,不应追求X线完美而不顾手术远期效果。假体大小选择要准确,选择大小合适的假体盖板,选择假体盖板的型号以其在横断面和前后径覆盖椎体终板70%~80%的面积为佳,既要避免假体过大导致假体向前脱位,又要避免假体过小,假体向椎体的内陷。在椎体前后留空2mm的基础上,原则上选择较大号的假体,以防假体塌陷下沉。放置上下盖板时,要以正中线为基点,以中齿突为中点,垂直植入时后盖板缘距后缘2mm为佳,行"C"形臂X线透视确认假体位置是否适合,避免经验主义。椎间盘假体的位置用假体中心相对于椎间隙中心的位置来表示,单位是毫米,任何方向测量

大于 2mm 认为有意义。在放置假体前要冲洗干净，以防破碎椎间盘组织残留，假体植入后会压迫脊髓。

4. 并发症　随着国外临床应用的增多，越来越多的并发症被发现，手术并发症分为与前路手术有关的并发症、假体相关的并发症、植入技术相关并发症。与前路手术有关并发症有：腹膜撕裂、硬膜破裂、静脉损伤、伤口裂开出血、浅表伤口感染、泌尿系统感染、精液回流、下肢的交感神经障碍等，上述并发症均可影响患者的术后康复和（或）生活质量，一般在 6 个月后将逐渐消退；与假体有关的并发症主要是由于假体选择不当而出现假体移位，Cinotti G 等报道 46 例行假体置换随访 2 年的结果，假体偏前者 12 例，偏后者 9 例。在假体移位而没有其他并发症或血管损伤时，必须行假体取出，并作椎间融合；置入技术相关并发症有：椎间盘组织切除不彻底或软骨终板部分残留，可导致术后遗留神经症状；假体的位置偏离脊柱的运动轴心，如偏外侧、偏前或偏后、假体倾斜等，这可导致手术阶段的运动范围减少或丧失；假体盖板选择过大或过小，过大置入困难或假体脱位，过小可能出现假体下沉；滑动核过大或过小，过大导致运动消失或前脱位；此外还有术中发生骨折。

5. 人工椎间盘目前存在的问题及未来展望　从 1956 年 Van Steenbrugghe 首次提出椎间盘假体的概念以来，经过 50 多年的研究，仍处于临床试用阶段。这是由于脊椎的结构以及椎间盘的组织结构、成分、理化性质、生物力学复杂，而材料科学、椎间盘设计及运动学等发展与研究尚待完善，因此设计完全符合正常椎间盘的生物力学性能又具有一定刚度的椎间盘假体（特别是正常椎间盘的三维活动和其限制异常的椎间活动，抵御剪力、有足够的耐损伤和耐疲劳的特性）尚有一定的难度，而且，还存在假体生物相容性、假体实际机械寿命、晚期假体间自然融合、假体本身费用昂贵等一系列问题。此外，人工椎间盘毕竟是一项新技术，目前尚缺乏其 30 年以上远期疗效的资料。

二、颈椎间盘置换术后的康复治疗

（一）术前康复

1. 呼吸功能训练　颈椎病手术均为全身麻醉，对肺功能要求较高。因此术前指导患者练习深呼吸、主动咳嗽、禁烟，以增加肺活量，减少气管及肺内分泌物，增加肺通气功能。

2. 气管推移训练　手术切口均采用颈前右侧入路，术中为了暴露颈椎椎体前方，需将气管向左侧牵拉，可能造成周围组织水肿，尤其是气管和食管，导致术后呼吸困难和吞咽困难。因此，术前需进行气管推移训练，以有效防止或缓解手术对气管食管的牵拉损伤。训练方法：术前 3~7 天指导患者用手将气管向左推移 1~2cm，每次持续 30~60s，5~10 次 /d，并视其耐受程度适当增加次数。

3. 心理康复　对患者术前应激心理的调整，可以改善其心理状态和应对能力，术前细致的心理疏导能够起到促进术后恢复和预防并发症的作用。术前患者常表现为恐惧、焦虑、烦躁、悲观、失望等，应主动为患者介绍疾病病因、病程、预后、手术治疗的必要过程，介绍本院技术力量及成功手术病例，增加患者信心；争取让对患者有影响力的亲友来陪伴，从细节上体现亲情、爱护与鼓励；评估患者心理需求，建立良好医患关系，术前为患者及家属进行相关知识教育，使患者及家属主动参与，积极配合手术治疗。

（二）术后康复

1. 颈托的佩戴　术后软颈托保护 1 周。卧位对术后恢复非常重要，仰卧时枕既不能过高也不能悬空颈部，用沙袋固定颈两侧，侧卧时枕与肩宽同高，使颈部与躯干保持在同一水平线。

2. 早期下床活动　早期下床活动有助于全身情况恢复、伤口愈合、肺部并发症的预防，有助于患者术后自信心恢复和情绪稳定，所以应鼓励患早期恢复颈椎活动。术后第 2 天指导患者练习精细动作，如穿针、系衣扣、拿筷子，并练习四肢活动，如上肢的上举、股四头肌力量锻炼及踢腿等运动。根据患者恢复情况，适时进行双足滚动器训练及步行训练。嘱患者出院后自觉坚持功能训练，锻炼要循序渐进，根据自身情况适度锻炼。应特别注意保护患者，避免跌倒等意外发生。

3. 功能康复训练　患者在常规护理的基础上，进行增强肌力的训练，以提高其活动能力及协调性。功能康复训练内容包括：

(1) 拇指对指训练：左右手同时进行，每组 30 次，每组间隔 5min 以上，每小时 3 组，每天不少于 25 组。

(2) 分指训练：刚开始可以用另一只手辅助展合，每组 20 次，每组间隔 5min 以上，每小时 2 组，每天不少于 15 组。

(3) 握拳张手训练：手先握拳，然后用力快速张开，每组 20 次，每组间隔 5min 以上，每小时 3 组，每天不少于 25 组。

(4) 灵活性训练：用手揉转钢球或核桃，不限次数。

(5) 握力训练：利用握力器进行握力训练，每组 10 次，每组间隔 5min 以上，每小时 1 组，每天不少于 6 组。

(6) 伸屈膝、髋关节运动：每天 3 次，每次 15min。

(7) 股四头肌等长舒缩运动：每天 3 次，每次 10min。

(8) 踝关节跖屈、背伸训练：每天 3 次，每次 15min。

(9) 直腿抬高训练：每天 2 次，每次 15min。

三、腰椎间盘置换术后的康复

(一) 术前康复

腰椎间盘置换术的术前心理康复同颈椎间盘置换。手术创伤较大，患者都会存在不同程度的紧张、恐惧等负性心理，医务人员应耐心与患者交流，对症施治。

(二) 术后康复

1. 床上活动　鼓励患者早期功能锻炼和深呼吸。术后 24 小时指导患者做踝关节屈伸运动，2 组 /d，10min/ 组，20 次 /min，以促进下肢血液循环；术后 2 天开始做股四头肌等长收缩运动，即绷紧大腿可见到髌骨上移和大腿肌肉隆起，放松时可见髌骨下移和大腿肌肉隆起消失，3 组 /d，10~15min/ 组，40 次 /min；术后 3 天开始做直腿抬高运动练习(以主动运动为主，被动运动为辅)，3 组 /d，10min/ 组，30 次 /min(以增加肌肉力量，预防肌肉萎缩为主)。

2. 早期下床活动　一般行单个人工椎间盘置换术的患者，可在锻炼前带上腰部护具，术后 1 周即可在治疗师的指导下下床活动；多个人工椎间盘置换术患者，可带上腰部护具，卧床锻炼 1 个月左右，下床适当活动。注意保护措施，活动范围及强度应循序渐进。

3. 出院指导　指导患者出院后早期不做上身屈曲及左右过度扭转的动作，尽量减少脊柱活动，以便逐渐恢复正常生活；增强机体免疫力，防止局部及全身感染，预防感冒及泌尿系炎症等。

(王文清)

第四节 骨盆骨折术后康复

一、概述

骨盆骨折是一种严重外伤，占骨折总数的1%~3%，多由高能外伤所致，半数以上伴有并发症或多发伤，致残率高达50%~60%，最严重的并发症是创伤性失血性休克及盆腔脏器损伤，救治不当死亡率很高，可达10.2%。据统计，骨盆骨折50%~60%由汽车车祸造成，10%~20%是由于行人被撞，10%~20%为摩托车外伤，8%~10%为高处坠落伤，3%~6%为严重挤压伤。

（一）分类

低能创伤所造成的骨盆骨折多为稳定性骨折，多发生于老年人跌倒及低速车祸，或未成年人及运动员髂前上棘或坐骨结节撕脱骨折，前者因缝匠肌，后者因腘绳肌猛力收缩所致，而高能外力所造成的骨折多为不稳定骨折。目前国际上常用的骨盆骨折分类为：

1. Young&Burgess分类

（1）分离型（APC）：由前后挤压伤所致，常见耻骨联合分离，严重时造成骶髂前后韧带损伤占骨盆骨折的21%。根据骨折严重程度不同又分为Ⅰ、Ⅱ、Ⅲ三个亚型。

（2）压缩型（LC）：由侧方挤压伤所致，常造成骶骨骨折（侧后方挤压）及半侧骨盆内旋（侧前方挤压），占骨盆骨折的49%。根据骨折严重程度不同又分为Ⅰ、Ⅱ、Ⅲ三个亚型。

（3）垂直型（VS）：由剪切外力损伤所致，由垂直或斜行外力所致，常导致垂直或旋转方向不稳定，占骨盆骨折的6%。

（4）混合外力（CM）：由侧方挤压伤及剪切外力损伤所致，导致骨盆前环及前后韧带的损伤，占骨盆骨折的14%。

该分类的优点是有助于损伤程度的判断及对不同情况的骨折给予恰当的处理并判断预后。根据文献统计，分离型骨折合并损伤最严重，死亡率也最高，压缩型次之，垂直型较低。而在出血量上的排序依次是分离型、垂直型、混合型、压缩型。

2. Tile's/AO分类

（1）A型：稳定的骨盆环损伤，骨折轻度移位。

A1型：骨盆边缘骨折、不累及骨盆环。

A2型：骨盆环有骨折或轻度移位。

A3型：不累及骨盆环，骶骨或尾骨骨折无移位。

（2）B型：纵向稳定、旋转不稳定的骨盆环损伤，损伤的骨盆后方及盆底结构完整，其可分为以下几型。

B1型：骨盆前后挤压伤，骨盆外旋损伤。耻骨联合分离小于2.5cm者为联合韧带损伤；大于2.5cm者存在骶髂前韧带伴骶棘韧带损伤。

B2型：骨盆侧方挤压伤或髋骨内旋损伤。

B2.1型：骨盆侧方挤压伤，同侧型骨折。

B2.2型：骨盆侧方挤压伤，对侧型骨折。

B3型：双侧B型损伤。

(3) C 型:骨盆旋转及纵向均不稳定的骨盆纵向剪力伤如下。

C1 型:骨盆单侧不稳定。

C1.1 型:髂骨骨折。

C1.2 型:骶髂关节脱位。

C1.3 型:骶骨骨折。

C2 型:骨盆双侧不稳定。

C3 型:骨盆双侧伤合并髋臼骨折。

(二) 临床表现

1. 患者有严重外伤史,尤其是骨盆受挤压的外伤史。

2. 疼痛广泛,活动下肢或坐位时加重。局部压痛、淤血,下肢旋转、短缩畸形,可见尿道口出血,会阴部肿胀。

3. 脐棘距可见增大(分离型骨折)或减小(压缩型骨折);髂后上棘可有增高(压缩型骨折)、降低(分离型骨折)、上移(垂直型骨折)。

4. 骨盆分离挤压试验、“4”字征、扭转试验为阳性,但禁用于检查严重骨折患者。

(三) 检查

对于大多数骨盆骨折来说,通过正位 X 线片就可以判断骨折的损伤机制,决定最初的急救方案,其他的影像学检查则有助于骨折分类及指导最终的治疗方式。

1. X 线检查

(1) 骨盆正位片:常规、必需的基本检查,90% 的骨盆骨折可经正位片检查发现。

(2) 骨盆入口位片:拍摄时球管向头端倾斜 40°,可以更好地观察骶骨翼骨折、骶髂关节脱位、骨盆前后及旋转移位、耻骨支骨折、耻骨联合分离等。

(3) 骨盆出口位片:拍摄时球管向尾端倾斜 40°,可以观察骶骨、骶孔是否有骨折,骨盆是否有垂直移位。

2. CT 检查 CT 是骨盆骨折最准确的检查方法。一旦患者的病情平稳,应尽早行 CT 检查。对于骨盆后方的损伤尤其是骶骨骨折和骶髂关节损伤,CT 检查更为准确,伴有髋臼骨折时也应行 CT 检查,CT 三维重建可以更真实的显示骨盆的解剖结构及骨折之间的位置关系,形成清晰逼真的三维立体图像,对于判断骨盆骨折的类型和决定其治疗方案均有较高价值。CT 还可以同时显示腹膜后及腹腔内出血的情况。

3. 血管造影 用于诊断和治疗大血管出血,可以通过造影发现破裂的大血管并通过栓塞血管来控制出血。

(四) 诊断

诊断要点:伤后骨盆处疼痛、肿胀,有皮下瘀斑及压痛,不能站立行走;骨盆挤压分离试验阳性;X 线片可确诊骨折情况。

(五) 并发症

1. 出血性休克 骨折断端的出血及后方结构损伤造成骶前静脉丛破裂为休克的主要原因,大血管破裂较少,其他原因为开放伤口、血气胸、腹腔内出血、长骨骨折等。

2. 腹膜后血肿 骨盆各骨主要为松质骨,盆壁肌肉多,邻近又有许多动脉丛和静脉丛,血液供应丰富,盆腔与后膜的间隙由疏松结缔组织构成,有巨大空隙可容纳出血,因此骨折后可引起广泛出血。巨大腹膜后血肿可蔓延到肾区、膈下或肠系膜。患者常有休克,并可有腹痛、腹胀、肠鸣减弱及腹肌紧张等腹膜刺激的症状。为了与腹腔内出血鉴别,可进行腹腔诊断性穿刺，但穿刺不宜过深，以免进入腹膜后发生血肿，误认为是腹腔内出血。故必须严密细致观察，反复检查。

3. 尿道或膀胱损伤　对骨盆骨折的患者应经常考虑下尿路损伤的可能性，尿道损伤远较膀胱损伤多见。患者可出现排尿困难、尿道口溢血现象。双侧耻骨支骨折及耻骨联合分离时，尿道膜部损伤的发生率较高。

4. 直肠损伤　除非骨盆骨折伴有阴部开放性损伤，否则直肠损伤并不是常见的并发症。直肠破裂如发生在腹膜反折以上，可引起弥漫性腹膜炎；如发生在腹膜反折以下，则可发生直肠周围感染，常为厌氧菌感染。

5. 神经损伤　多在骶骨骨折时发生，组成腰骶神经干的 S1 及 S2 最易受损伤，可出现臀肌、腘绳肌和小腿腓肠肌群的肌力减弱，小腿后方及足外侧部分感觉丧失。骶神经损伤严重时可出现跟腱反射消失，但很少出现括约肌功能障碍。其预后与神经损伤程度有关，轻度损伤预后好，一般一年内可望恢复。

（六）治疗

1. 急救　主要是对休克及各种危及生命的并发症进行处理。骨盆骨折合并多发伤占 33%~72.7%，休克的发生率高达 30%~60%。严重骨盆骨折的死亡率为 25%~39%，都是由直接或间接骨盆骨折出血所引起。因此骨盆骨折的早期处理一定要的遵循高级创伤生命支持的基本原则，首先抢救生命，稳定生命体征后再对骨盆骨折进行相应的检查及处理。一旦确定休克是骨盆骨折出血所导致，就应根据骨盆骨折的抢救流程来进行救治。早期外固定对骨盆骨折引起的失血性休克的抢救十分有意义，有效的外固定方式有外固定架 - 固定前环，C 形钳（C-clamp）- 固定后环，如果缺乏固定器械，简单地用床单、胸腹带等包裹及固定骨盆也能起到一定的稳定骨盆及止血的作用，如仍不能维持血压，则应采用开腹填塞压迫止血或血管造影动脉栓塞等方法。

2. 手术治疗

(1) 手术时机：最好在伤后 7 天以内进行，最晚不超过 14 天，否则复位难度将增加，畸形愈合及不愈合的发生率也将明显增高。

(2) 根据骨折分类选择治疗方式：AO 分类中的 A 型骨盆骨折属于稳定性骨折，一般予以保守治疗，卧床休息 4~6 周，早期下地行走锻炼；B 型骨折为前环损伤，仅须行前方固定；C 型骨折为后环或前后联合损伤，需要行骨盆环前后联合固定。

(3) 手术指征：①闭合复位失败；②外固定术后残存移位；③耻骨联合分离大于 2.5cm 或耻骨联合交锁；④垂直不稳定骨折；⑤合并髋臼骨折；⑥骨盆严重旋转畸形导致下肢旋转功能障碍；⑦骨盆后环结构损伤移位 >1cm，或耻骨移位合并骨盆后方不稳，患肢短缩 >1.5cm；⑧无会阴污染的开放性后方损伤；⑨耻骨支骨折合并股神经、血管损伤；⑩开放骨折。

(4) 手术方式

1) 前方固定：用于固定前环不稳定，常用于耻骨联合分离及耻骨支骨折，手术指征为：耻骨联合分离大于 2.5cm；耻骨联合交锁；耻骨支骨折合并股神经、血管损伤；开放耻骨支骨折；合并骨盆后方不稳等。其主要固定方式为外固定架、耻骨重建钢板、空心拉力螺钉。

2) 后方固定：用于固定后环不稳定，常用于骶髂关节分离、骶骨骨折等。手术指征为垂直不稳定骨折；骨盆后环结构损伤移位 >1cm；无会阴污染的开放性后方损伤；合并髋臼骨折等。其主要固定方式为：C 形钳（C-clamp）、骶前钢板固定、骶后骶骨螺栓、骶骨钢板、骶骨拉力螺钉固定等。

(5) 术后处理

1) 预防下肢深静脉血栓：骨盆骨折 DVT 发生率较高，为 35%~50%，PE 发生率为 2%~10%，如患者无明显的出血倾向，可给予低分子肝素皮下注射，可用弹力袜、下肢血运仪防止血栓发生。

2) 预防伤口感染：常规应用静脉广谱抗生素，使用 48~72 小时。骶后切开固定的伤口较易发生感染及皮肤坏死，应注意观察。

3) 术后拍片：常规正位、入口位及出口位 X 线平片，骶骨钉固定则需要行 CT 检查以了解螺钉是否进入骶管。

4) 功能锻炼：术后应尽早开始肺部通气和换气的功能训练及患肢不负重情况下的功能锻炼。

5) 负重锻炼：健侧肢体术后 3 天开始负重锻炼，B 型骨折术后 6 周开始部分负重，C 型骨折术后 8~10 周开始部分负重，完全负重一般在术后 12 周以后。双侧骨盆不稳定损伤患者术后 12 周损伤较轻的一侧开始部分负重。

6) 内固定拆除：耻骨联合及骶髂关节的内固定可于 6~12 个月拆除，但不是必须。其他部位内固定一般不需拆除。

7) 复查：术后 1 个月、3 个月、6 个月、12 个月复查，了解骨折愈合情况及功能恢复情况。

(6) 手术并发症

1) 术后感染：发生率在 0~25%。剪切外力作用在皮肤上导致骨盆周围皮肤的潜行剥脱，使术后感染率明显增加，骶后切开复位内固定手术也可增加感染的危险因素。

2) 深静脉血栓：盆腔静脉的损伤及制动是导致血栓发生的主要危险因素，国外报道的发生率为 35%~50%。可发生在骨盆或下肢，严重者可导致肺栓塞，症状性肺栓塞的发生率为 2%~10%，致死率为 0.5%~2%。

3) 神经损伤：骶髂关节脱位时骶神经受牵拉或骶骨骨折时嵌压损伤所致。也可能是手法复位、手术显露、内固定物等医源性原因造成。骨盆骨折神经损伤造成的发生率为 10%~15%。

4) 畸形愈合：早期治疗不当造成。表现为慢性疼痛、下肢不等长和坐姿不正、跛行、腰痛等。垂直移位大于 2.5cm 需要手术治疗。

5) 不愈合：发生率 3% 左右，多发生在 35 岁以下的年轻患者，需要重新固定并植骨。

3. 矫形器的治疗与选择　骨盆骨折多发生于车祸、跌倒等。骨盆骨折的类型也很多，一般低能创伤造成的骨折多为稳定性骨折，多见于老年人，对于这部分的老年人，建议佩戴骨盆带或柔性可包裹住骨盆的腰围。而对于高能外力所造成的骨折多为不稳定骨折，按照目前国际上常用的 Young & Burgess 分类分为分离型、压缩型、垂直型、混合外力，这些类型的骨折基本都需要手术治疗。矫形器的配置一般根据患者手术的具体情况，按照主管医生的要求看是否需要佩戴矫形器或佩戴何种类型的骨盆固定矫形器。

二、康复治疗

骨盆骨折除了要积极治疗之外，其康复训练也很重要，积极的康复锻炼可以帮助患者尽快恢复，减少并发症的发生。训练项目如下：

(一) 扩胸锻炼

骨盆骨折患者长期卧床，肺活量减少，肺呼吸功能障碍，易发生坠积性肺炎。故要指导患者每日行上肢扩胸运动，鼓励患者深呼吸咳嗽咳痰，定时给患者翻身叩背，可有效避免肺部感染。

（二）肠功能训练

对于采用腹带进行包裹式治疗的较轻患者，应指导其进行腹式深呼吸，并做提肛运动，用手在腹部脐周围进行环行按摩，以促进肠蠕动，同时鼓励患者多饮水，多食富含纤维素的蔬菜水果。

（三）排尿排便指导

骨盆骨折急性期时疼痛较明显，患者多不敢排尿排便，放置便盆较困难。故每次放置便盆时，应指导家属将床头稍摇高，将臀部平托再放置便盆，可减轻患者排便排尿疼痛，且患者易接受。

（四）下肢功能锻炼

1. 稳定性骨盆骨折康复方案

(1) 卧床休息期间：注意髋关节微屈位下活动双下肢膝、踝关节，以不引起疼痛或致微痛为度。另应尽量避免同侧髋关节过度前屈、外展、外旋引起疼痛。

(2) 伤后 2~3 周：患者需卧床休息，同时进行功能训练。①踝泵练习，用力、缓慢、全范围反复屈伸踝关节，5min/ 组，1~2 组 /h。②股四头肌（大腿前侧肌群）等长收缩练习，在不增加疼痛的前提下尽可能多做，大于 500~1000 次 /d，可尽量避免肌肉萎缩，同时促进下肢血液循环。③腘绳肌（大腿后侧肌群）等长收缩练习，在不增加疼痛的前提下尽可能多做，大于 500~1000 次 /d。可尽量避免肌肉萎缩，同时促进下肢血液循环。④床外股四头肌肌力练习，将坐位改为仰卧位。于双膝下垫枕以使髋微屈，双小腿悬于床外，踝部以沙袋、皮筋等作为负荷，踢腿至膝伸直位，缓慢落下，20~30 次 / 组，组间休息 30 秒，4~6 组 / 大组，2~3 大组 /d。⑤同时强化上肢肌力，以维持基本身体素质，为体位转移和下地扶拐行走等做准备。训练必须在床上进行，必须确保练习时骨盆无受力和移动。

(3) 伤后 3~4 周：必须由专业医生确定骨折开始愈合后，方可开始练习。①开始轻柔的髋关节活动度练习，在床上仰卧位进行，同时轻柔缓慢地主动运动，不可勉强进行，更不能由非专业人员帮助暴力推拿。整个练习过程控制在无痛或微痛范围内。10~15 次 / 组，2~3 组 /d。先练习髋关节屈伸，再练习内外旋，最后练习外展内收。②开始直抬腿练习；尽量伸直膝关节后直腿抬高至足跟离床 15cm 处，保持至力竭为 1 次，5~10 次 / 组，2~3 组 /d。③开始后抬腿练习，尽量伸直膝关节后直腿抬高至足尖离床 5cm 处，保持至力竭为 1 次，5~10 次 / 组，2~3 组 /d。

(4) 伤后 6~8 周：①骨折愈合程度至牢固可侧卧时，开始侧抬腿练习。尽量伸直膝关节后直腿抬高至无痛角度，保持至力竭为 1 次，5~10 次 / 组，2~3 组 /d。②经专业医生复查许可后，开始负重和平衡练习。随骨折愈合的牢固程度，负重由 1/4 体重到 1/3 体重到 1/2 体重到 2/3 体重到 4/5 体重到 100% 体重逐渐过渡。可先在平板健康秤上让患腿负重，以明确部分体重负重的感觉，逐渐至可达到患侧单腿完全负重站立。5min/ 次，2 次 /d。③开始前后、侧向跨步练习。要求动作缓慢、有控制、上身不晃动。力量增强后可双手提重物为负荷或在踝关节处加沙袋为负荷。20 次 / 组，组间间隔 30 秒，2~4 组连续为一大组，2~3 大组 /d。④恢复髋关节周围肌肉力量练习。要求动作缓慢、有控制，无或微痛，逐渐增加力度和运动量。20 次 / 组，组间间隔 30 秒，2~4 组连续为一大组，2~3 大组 /d。

注意：如果患者是髂前上、下棘或髂嵴的撕脱骨折，手术内固定后，患者 3~4 周即可下床活动，康复治疗可以直接进行后期的训练。

2. 不稳定性骨盆骨折的康复方案 康复治疗方法同稳定性骨折，但是卧床时间及何时可以开始主动训练，需要手术医生根据手术方式来确定。

（五）心理康复

骨盆骨折的患者心理压力大，害怕自己不能恢复正常，医务人员应关心体贴患者，多与之沟通，使其在短时间内尽早接受康复指导，积极配合治疗。

（六）皮肤护理

由于患者长期卧床，或进行骨盆兜悬吊牵引，使局部受压后血液循环不畅，易出现褥疮。对此可采用褥疮气垫减轻压强，给予局部按摩促进血液循环。医务人员应亲自指导并教会患者家属进行局部按摩，并定时督促检查。

（王文清 解 益）

第五节 脊柱侧凸矫形术后康复

一、概述

脊柱侧凸（scoliosis）是指脊柱结构性三维畸形，有的有明确致病原因，如先天性脊柱侧凸，继发于骨骼、肌肉、神经系统疾患的侧凸；但更多的是原因不明的脊柱侧凸，即青少年特发性脊柱侧凸（adolescent idiopathic scoliosis，AIS），约占整个脊柱侧凸发病率的80%，严重危害青少年的健康。AIS发病机制和发展过程非常复杂，表现形式多种多样：Cobb角<20°应密切观察；轻至中度畸形（Cobb角20°~40°）可以通过矫形器、运动疗法等保守方法治疗；Cobb角在40°~50°间要结合患者自身情况综合决定保守治疗还是手术治疗；对于畸形较重（Cobb角>50°）、畸形发展较快或矫形器治疗不能控制的患者，必须针对脊柱畸形的特点采用相应的手术治疗。

脊柱侧凸手术是脊柱外科手术中最复杂、风险最高且并发症较多的手术之一。如何在尽可能保留脊柱生理功能的前提下，进行脊柱矫形，减少并发症，避免失代偿，一直是广大学者追求的目标和争论的热点。临床实践证实，成功的脊柱侧凸矫形手术，除患者的病情外，还与术者对畸形的认识、治疗策略、矫形内固定器械的正确选择、合理的手术方式及恰当的手术入路有关。近年来，脊柱侧凸的基础研究与临床研究均有了飞速发展，特别是材料科学、生物力学、3D打印等研究的迅速发展，手术器械、内固定系统不断改进，新技术、新的治疗方法不断涌现，AIS的治疗正处于一个不断进步的阶段。

“三分手术、七分康复”，脊柱侧凸矫形手术的进步，康复治疗也必须与时俱进。脊柱侧凸矫形术是一种创伤大、风险高的术式，积极的康复尤其是围手术期康复介入可以让患者快速适应住院生活，了解围手术期康复内容，降低术后并发症的发生概率，缩短住院时间，有利于功能的快速恢复，提高生活质量。

二、临床手术方案

脊柱侧凸矫形手术包括脊柱后路手术、脊柱前路手术、微创手术、非融合内固定术等。手术的指征要综合考虑畸形程度和特点、患者年龄、发育情况，一般情况下Cobb角>50°的骨龄未成熟患儿以及 Cobb 角 >60° 的骨龄成熟患者应考虑手术干预；严重的脊柱侧凸矫形器治疗无效或患者不能耐受矫形器治疗以及保守治疗不能控制侧凸进展的，也应考虑手术治疗。当手术是矫形的最佳选择时，医生应考虑：需要融合的弧度；脊柱融合的节段和数量；内固定器械类型；手术入路等。

脊柱侧凸矫形手术所需融合的弧度和节段要考虑是原发弧还是继发弧，以及侧凸的严重程度；同时必须明确主弧的上下端椎体，其间的椎体需全部加以融合。为获得脊柱旋转中立，一般融合节段必须向上越过弧度延长一个节段，同时向下延长一个节段以获得稳定状态。脊柱矫形内固定融合手术是治疗脊柱侧凸畸形的标准方法，其疗效也得到了广泛肯定。但对 AIS 患者椎体融合手术会影响脊柱的继续发育，造成脊柱高度的丢失，继而可能会出现曲轴现象、脊柱失代偿等，特别是长节段融合可造成脊柱运动功能的丢失，因而对患者的体态、心肺功能和生活质量都有一定的影响。

脊柱侧凸矫形手术入路包括脊柱后路融合、脊柱前路融合和前后联合入路。脊柱后路内固定器械矫形与融合术是常用的手术方法。患者全麻后，常规骨膜下显露，切除上下关节突关节并取自体髂骨或肋骨融合，融合区域应用内固定器械进行固定以维持矫形；对于单纯胸弯或腰弯患者，一般采用前入路手术，前入路手术融合的节段从上端椎体至下端椎体，从侧凸侧暴露手术视野，切除融合节段内的椎间盘，取自体肋骨植入椎间隙，并且使用前路内固定器械加压矫形；对侧凸角度大、弧度比较僵硬的脊柱侧凸，和（或）仍处于生长发育阶段的、伴旋转畸形的进展性脊柱侧凸的患儿应考虑前后入路联合手术。

最早的矫形内固定系统 Harrington 系统始于 20 世纪 60 年代，开创了脊柱侧凸手术治疗的新纪元，Harrington 系统由双棒组成，分别是凸侧的加压棒和凹侧的撑开棒。随着脊柱三柱理论的完善和椎弓根内固定技术的进步，第二、第三代矫形内固定系统不断问世，固定系统也由最初的全钩结构逐步发展成为钉钩混合结构，到目前广泛应用的全钉结构。辅以内固定支撑的脊柱融合一般术后 6~12 个月完全愈合。绝大多数患者无需取出内固定器械。

三、康复功能评定

（一）术前康复评估

术前评估参见第三篇第一章第四节“脊柱侧凸”保守治疗的康复功能评估部分。

（二）术后康复评估

1. 脊髓神经功能的评估　脊柱侧凸矫形手术可能因为术中脊髓神经牵引或缺血导致神经功能障碍，术后应密切观察双下肢感觉、运动情况，重视患者主诉，观察踝泵运动，牵拉尿管的反应等。

2. 伤口的评估　伤口的评估包括伤口的大小、愈合情况，有无发红、肿胀、发热，有无分泌物等。

3. 疼痛的评估　疼痛的性质评估包括局部有无压痛、牵扯痛、放射痛，疼痛的程度评估常用视觉模拟评分法（visual analogue scale，VAS）。

4. 肺功能评估　侧弯患者因脊柱侧弯畸形造成胸腔容积改变，术后，因卧床、疼痛、手术刺激，气管分泌物增多，肺部并发症也增多，使肺容积和气体流速减少，肺活量和最大呼气量也相应减少。因此，有必要对患者的呼吸模式和肺功能进行评估。

5. X 线检查评估　脊柱侧凸矫形术后进行 X 线片检查，可观察手术内固定情况，比较手术前后的 Cobb 角变化。定期复查 X 线片，可早期发现曲轴现象、脊柱失代偿等并发问题。

6. 简体中文版 SRS-22 量表评估　简体中文版脊柱侧凸研究学会 22 项患者问卷量表(SRS-22)是针对中国内地 AIS 患者的多维量表(表 2-1-5),是一种简单、实用、脊柱侧凸专用的健康相关的生存质量测评工具,拥有良好的信度和效度,适用于脊柱侧凸矫正术前术后患者评估临床疗效。简体中文版 SRS-22 量表包括 22 个问题和 5 个维度(疼痛、功能、自我形象,心理和满意度),由患者主观作答。每个维度得分范围为 1~5 分,评分越高表明越满意。

表 2-1-5　简体中文版 SRS-22 患者量表

姓名:　　出生日期:　　年　月　日　　填表日期:　　年　月　日
年龄:　　岁　月　　病历号:
提示:我们正在仔细评估你背部的情况,因此问卷上的每一个问题必须你亲自回答。
请在每一条问题所提供的选项中,圈出你认为最正确的一个答案。

1. 以下哪一项能够最准确描述你在过去 6 个月所感受到疼痛的程度?
(1) 无疼痛;
(2) 轻微;
(3) 中等;
(4) 中等至严重;
(5) 严重

2. 以下哪一项能够最准确描述你在过去 1 个月所感受到疼痛的的程度?
(1) 无疼痛;
(2) 轻微;
(3) 中等;
(4) 中等至严重;
(5) 严重

3. 总体来说,在过去 6 个月期间你感到十分焦虑吗?
(1) 完全没有;
(2) 小部分时间;
(3) 有时;
(4) 大部分时间;
(5) 全部时间

4. 如果你必须在背部维持现状不变的情况下继续生活,你会有什么感受?
(1) 十分愉快;
(2) 某种程度上愉快;
(3) 没有愉快或不愉快;
(4) 某种程度上不愉快;
(5) 十分不愉快

5. 你现在的活动能力如何?
(1) 只限于床上;
(2) 基本上不能活动;
(3) 轻度的运动及劳动,如家务活;
(4) 中度的运动及劳动,如骑车;
(5) 活动不受限制

6. 你在穿上衣服后的外观如何?
(1) 很好;
(2) 好;
(3) 可以接受;
(4) 差劲;
(5) 十分差劲

7. 在过去 6 个月期间你曾感到十分沮丧以至于任何事物也不能让你开心吗?
(1) 总是;
(2) 经常;
(3) 有时;
(4) 很少时间;
(5) 完全没有

8. 你在休息时背部感到疼痛吗?
(1) 总是有;
(2) 经常有;
(3) 有时有;
(4) 很少数时间有;
(5) 完全没有

9. 你现阶段在单位 / 学校的活动能力为多少?
(1) 正常的 100%;
(2) 正常的 75%;
(3) 正常的 50%;
(4) 正常的 25%;
(5) 正常的 0%

10. 以下哪一项最能够描述你躯干的外观?(躯干的定义为人的身体,除去头部及四肢)
(1) 很好;
(2) 好;
(3) 可以接受;
(4) 差劲;
(5) 十分差劲

续表

11. 下列哪一项最能准确地描述你因背部疼痛而需要服用的药物？ (1) 无； (2) 一般止痛药(每星期服用一次或更少)； (3) 一般止痛药(每天服用)； (4) 特效止痛药(每星期服用一次或更少)； (5) 特效止痛药(每天服用);其他:药物名称;使用程度(每星期或更少或每天) 12. 你的背部疼痛是否影响你做家务的能力？ (1) 没有影响； (2) 少许影响； (3) 有时有影响； (4) 经常有影响； (5) 总是有影响 13. 总体来说，你在过去 6 个月期间感到安宁和平静吗？ (1) 一直； (2) 大多数时间； (3) 有时； (4) 很少数时间； (5) 完全没有 14. 你是否感到你背部的状况对你的人际关系构成影响？ (1) 没有影响； (2) 少许影响； (3) 某种程度上有影响； (4) 很大程度上有影响； (5) 非常有影响 15. 你以及 / 或你的家人是否因为你背部的问题而在经济上遇困难？ (1) 极有； (2) 很大程度上有； (3) 某种程度上有； (4) 少许； (5) 没有 16. 总体来说，在过去 6 个月期间你是否感到失落和灰心？ (1) 完全没有； (2) 很少数时间； (3) 有时； (4) 经常； (5) 绝大多数时间	17. 在过去 3 个月期间你是否因背痛而向学校 / 公司请假？如有，共有多少天？ (1) 0 天； (2) 1 天； (3) 2 天； (4) 3 天； (5) 4 天或以上 18. 你背部的状况是否阻碍你和家人 / 朋友外出？ (1) 从来没有； (2) 很少数时间； (3) 有时； (4) 经常； (5) 总是 19. 你现在背部的状况是否让你觉得自己仍有吸引力？ (1) 是，很有吸引力； (2) 是，某种程度上有吸引力； (3) 可能有，也可能没有； (4) 否，没有什么吸引力； (5) 否，完全没有吸引力 20. 总体来说，你在过去的 6 个月里感到快乐吗？ (1) 完全没有； (2) 很少数时间； (3) 有时； (4) 大多数时间； (5) 所有时间 21. 你对你背部治疗的效果感到满意吗？ (1) 十分满意； (2) 满意； (3) 满意，也可能不满意； (4) 不满意； (5) 非常不满意 22. 如果你的背部再次遇到同样的情况你是否会接受同样的治疗？ (1) 一定会； (2) 可能会； (3) 不清楚； (4) 可能不会； (5) 一定不 谢谢你的合作，如果有任何问题，请写在下面的空白位置。问卷完。

四、康复治疗方案

脊柱侧凸矫形手术创伤大、风险高，且大多数患者是不经意间被发现脊柱有侧凸，患者一般无无临床症状，且对疾病的认识不足，因此，康复干预从术前即要开始。

（一）术前康复

1. 康复教育与心理支持 入院的常规教育，讲解术前如何进行锻炼以配合手术，尽快消除患者的恐惧心理。指导患者及照护者明确术后脊柱活动的注意事项，包括术后6个月内、胸段和腰段脊柱不能屈曲和旋转、不能提过重的物体（物品重量 <3.6kg）。6个月的期限具有普遍性，但不绝对，不同患者会有个体差异，患者在进行功能活动时应维持正确的姿势并与机体生物力学机制相符。

2. 牵引 牵引常作为脊柱侧凸的术前准备，使术中达到最大限度的矫正而不致产生神经损伤。牵引的方法包括颈牵引、卧位反悬吊牵引及 Cotrel 牵引等多种方法。临床上脊柱侧凸反向悬吊牵引应用较多，其装置由牵引带、滑车、绳索及重锤组成。患者侧卧于牵引带中，侧凸的凸侧向下，牵引重量10~40kg，每次牵引30min，每天2~3次。牵引时应将凸侧顶点牵离床面5~10cm。若作为术前准备，一般牵引时间为两星期左右。通过牵引使凹侧组织松解，使脊柱得到有效的伸展，有利于手术达到良好效果。

3. 脊柱柔韧性训练（医疗体操） 术前脊柱柔韧性训练可增强凸侧肌力水平，牵拉凹侧挛缩肌群，平衡双侧椎旁肌力，提高脊柱的整体耐力水平，增加柔韧性，为手术做好准备。同时训练正确的呼吸技巧常用的训练方法有脊柱伸展训练、脊柱屈曲训练、脊柱旋转训练、脊柱侧屈训练等。

4. 体位训练 指导患者术前体位转移与注意事项，如：离床和卧床采用滚动的方式，转身时不要只转动腰部以上的躯干，应整体转动；胸腹部支具的佩戴方法与注意事项；术后第一次站立方法与注意事项等。

5. 其他训练 唤醒试验训练。术中唤醒试验可检测脊髓功能，降低术后截瘫的发生率。通过训练，患者术中即使在半醒状态下也能随医护人员的指令活动其双足及足趾。如果患者听口令双足及足趾活动自如，表明脊髓无损伤，可缝合伤口。训练方法：患者俯卧于床上，闭目，听口令活动双足及足趾，10次/组，2组/d。

（二）术后康复

1. 术后第1~3天

(1) 呼吸训练：如深呼吸，鼓励咳嗽，提高肺活量。

(2) 疼痛管理：术后疼痛影响患者早期活动，影响康复，可给予外周静脉止痛泵治疗，疼痛剧烈且止痛泵不能完全缓解者，可采用肌注或静脉输注止痛药等方式缓解症状。

(3) 功能锻炼：指导患者双下肢交替进行直腿抬高训练，可预防术后神经根粘连并锻炼髂腰肌、股四头肌肌力；交替屈髋伸膝、踝泵运动，每小时10次；指导患者在他人帮助下，通过圆木样滚动方式从仰卧位坐起，鼓励患者在床边进行悬垂摆动下肢，每次保持1~2min。训练期间，注意监测疼痛以及体位性低血压的有关指征，如恶心、头昏加重等。

2. 术后第4~7天 经拍片确认内固定良好，可在佩戴脊柱支具前提下，指导患者由坐位转为站立位，如能耐受，可在治疗师指导下借助轮式助行器行走，同时逐渐减少步行中对助行器的依赖，直至在他人陪同下适当独立行走；鼓励患者每天单次在椅子上坐20min，增加每小时下肢关节主动活动的次数，为离床活动做好准备。

3. 术后第 2 周　继续关节活动和肌力训练，患者开始借助手扶物体行走，尝试上下楼梯；训练独立或在治疗师帮助下佩戴或脱掉支具；继续训练滚动方式回床和离床；训练患者坐位下活动直至可坐于椅子上用餐无不适。2 周内患者除锻炼、清洁卫生等应以卧床为主。

4. 术后 3~6 周　继续明确术后脊柱活动的注意事项；复习圆木样滚动动作、床上移动动作、休息和睡眠体位；强化正确的坐姿和站姿；训练利用腹肌使脊柱保持中立，如指导患者在瑞士球上的坐姿，注意收拢下颌和腹部练习，可借助镜子的视觉反馈保持姿势（图 2-1-28）；增加肩胛部的活动，如耸肩、旋转、肩胛骨回缩等；躯干及肩周软组织主被动牵伸，手法松解拉长缩短的组织结构，纠正躯干的不对称；加强耐力和身体整体性训练，如踏车，原地自行车练习。

5. 术后 7~12 周　练习通过屈髋蹲伏取物；训练肩胛骨回缩、肩部前屈活动，加强维持肩胛骨稳定性维持力量（图 2-1-29）；利用瑞士球训练中轴稳定性，如患者坐于球上，上肢在空间内活动，以达到姿势肌肉的再训练（图 2-1-30）。提高下肢柔韧性，如通过腹部活动对下肢产生轻柔的拉伸；进行软组织、筋膜的松解；继续提高耐力练习等。

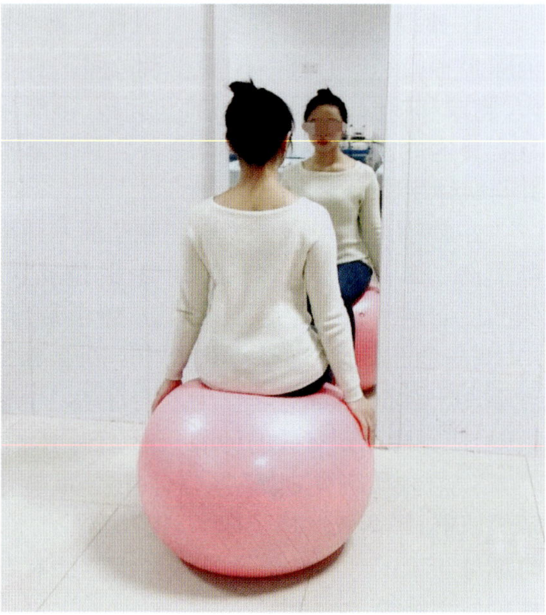

图 2-1-28　患者镜像练习在瑞士球上的坐姿

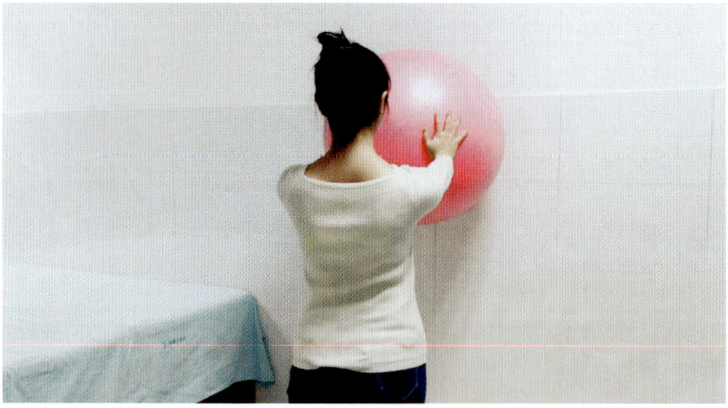

图 2-1-29　肩胛骨稳定性练习

（三）矫形器的治疗与选择

脊柱侧弯矫形器治疗一般适用于 40° 以下的脊柱侧弯患者。有文献报道：20° 以内的特发性脊柱侧凸一般可先不予治疗，进行严密观察，如果每年加重超过 5°，则应进行矫形治疗。初次发现的 30°~40° 青少年特发性脊柱侧弯应立即进行矫形治疗，因为这一组患者 60% 以上会发展加重。青少年特发性脊柱侧凸患者胸弯大于 40°、胸腰弯 / 腰弯大于 35° 者；侧弯快

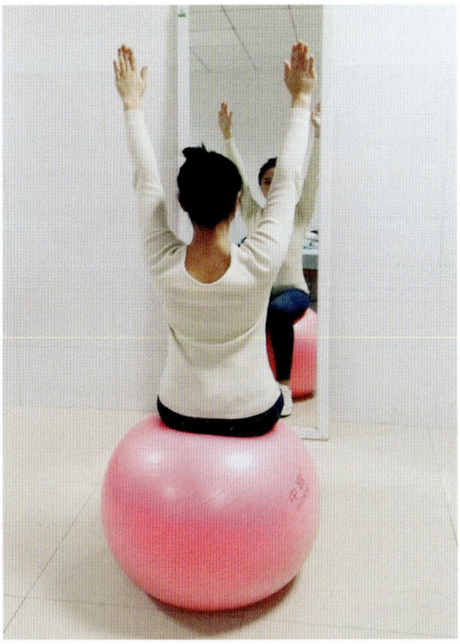

图 2-1-30 患者坐于瑞士球上镜像上肢活动练习

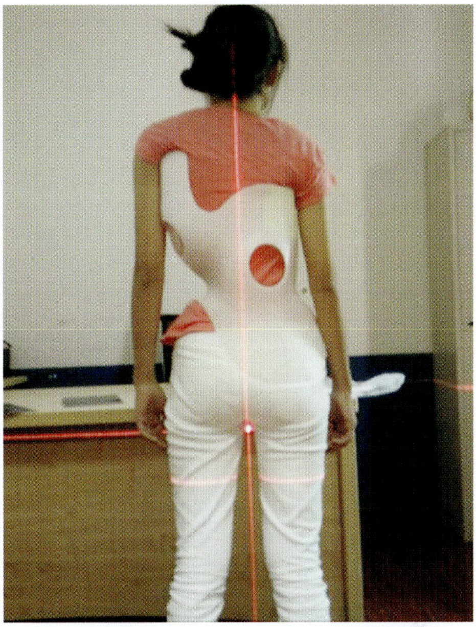

图 2-1-31 脊柱侧弯矫形器

速进展者，腰背疼痛明显或者有神经压迫症状者，采用矫形器治疗困难较大，建议尽快考虑手术治疗，手术后同时装配保护性的脊柱矫形器（图 2-1-31）。

（四）注意事项

每一个脊柱侧凸患者的康复都应遵循个体化的原则，在家庭康复和日常生活中，应注意观察患者双肩是否等高，头部是否位于中央等，并注意纠正其不良的姿势，嘱咐患者不能坐低沙发、矮板凳和睡硬板床，尽量减少脊柱活动（前、后、左右弯腰），避免做上半身过度屈曲的动作和碰撞。患者随康复的时间选择合适的运动：3 个月后可游泳，但不能跳水，半年内不参加接触性体育活动（如各种球类），9 个月内不骑车，1 年后可参加非竞技性体育活动（慢跑、骑自行车），1 年半至 2 年后可恢复正常人的生活，但终身避免冒险性的体育活动，终身避免从事重体力或过度增加脊柱负荷的劳动。

脊柱侧凸矫形术后的整个康复过程中，需不断提醒患者有关的脊柱活动注意事项，强调脊柱保护的重要性，使每一个患者都能发挥最大的潜能，确保康复训练的持续进行，达到其最佳的康复目标。

（李 彦 解 益）

第二章

上　肢

第一节　人工肩关节置换术后康复

一、临床评估

（一）病史

肩关节骨关节炎晚期的患者最常见肩关节疼痛，特点为夜间痛，无法向患侧卧。一般发病初期疼痛较轻微，偶有患者因急性疼痛发作，检查出严重的盂肱关节骨关节炎。医务人员需要清楚患者的既往外伤史与手术史，如患者是否接受过肩关节稳定手术治疗。在接受过关节囊紧缩术的患者中，某些个案术后长期后关节盂可能出现磨损，特别是后部。此外，对于人工肩关节置换术，保持肩袖的完整性是肩关节术后功能恢复的必要条件。

（二）体格检查

术前关节活动度是判断术后疗效最重要的指标。因此医生要记录患者在各个方向的肩关节活动度，并分析活动度下降对总体治疗结果的影响。必须检查肩袖的完整性，如果对于患者的肩袖功能有怀疑，则辅以 MRI 检查。

二、手术指征与注意事项

对于顽固性肩关节疼痛与活动障碍患者，若经保守治疗无效（如理疗、非甾体消炎药、改变运动方式、避免诱发因素和关节内激素注射），可以考虑进行肩关节置换。对于年龄远小于 65 岁或实际活动量与年龄不相符的患者，应该慎重考虑关节置换术（部分患者可考虑关节融合术）。

三、手术步骤

麻醉方式根据外科医生与麻醉师的经验选择。采用长效麻醉剂（布比卡因）进行超前镇痛和肌间沟神经阻滞麻醉都有助于患者术后恢复。

术前的准备包括：患者取半卧位，通过垫高肩胛骨来稳定关节盂，以便于在术中使其充分暴露；麻醉下评估并记录肩关节各个方向的活动度；确保患肢可以适度的伸展及旋转，以便术中肱骨头的处理。

术中需要通过复杂的松解确保肱骨头可以完全脱出以便切除，同时关节盂充分暴露以便必要时进行表面置换。一旦显露完成，便可选择适当的方式切除肱骨头。合适大小的肱骨头假体，能使肩关节在肩胛下肌肌腱缝合前获得最佳的关节被动活动度以及正常稳定性。逐层缝合后无菌敷料覆盖，部分患者需要留置引流管。最后在不引起肩胛下肌肌腱撕裂和关节不稳定的前提下，测试患者上肢的总体被动活动度，用于指导第一阶段康复训练。通常术后即刻进行 X 线摄片，以确定假体位置，排除包括肱骨骨折在内的术中并发症。

此外，肩胛下肌对肩关节稳定性及肩胛带力量十分重要，再断裂的早期诊断也很困难，所以术后的前 6 周，需要密切关注其修复后情况。

四、人工肩关节置换术后康复

（一）概述

人工肩关节置换术后成功的康复有赖于外科医生和治疗师间的合作。康复介入前需要了解患者既往史、术前损伤程度、手术方式、假体类型以及术后组织修补的状况。康复需要早期介入，康复中既要保护正在愈合的组织，又要保证关节活动度，以避免肩关节僵硬。此外长时间的固定还会增加三角肌和旋转肌群挛缩的风险。治疗师需要综合多方面的因素，针对个案制订个性化康复方案。

（二）术后初步评估

1. 评估时间　手术当天或者术后第一天。

2. 物理检查

(1) 体态评估：仰卧位、坐位、站位下健患侧肢体的评估。针对患侧的评估时应先明确患者的病史和术后限制。

(2) 神经筛查：应在术后允许的范围内完成，包括肌节测试、皮节测试、深层肌腱反射测试。

(3) 主动关节活动：颈椎、胸椎、肘、腕和手指的活动度检查。

(4) 肩部被动关节活动度：患者处在仰卧位，测量结果应该和健侧做比较。

(5) 功能性活动：独立完成由仰卧位至坐位至立位，反之亦然。一旦能站立即可进行类似单脚站立的平衡测试。手术当天或者术后第一天，通常只能使用健侧上肢支撑。

3. 注意事项　注意观察术后补液的管线、血液引流、术后敷料、佩戴悬吊带的舒适度。应当关注以下内容：

(1) 敷料或管线是否造成活动限制。

(2) 观察前胸和后背是否有瘀青。

(3) 佩戴悬吊带是否舒适等。

（三）康复治疗方案

治疗师要解决关节活动度、肢体力线以及肌力、平衡等问题。此外，功能性量表（simple shoulder test，SST），可作为肩部负重的指引。全肩关节置换术后康复治疗方案见表 2-2-1。

表 2-2-1 全肩关节置换术后康复方案

时间	康复计划
术后 2~6 天	入阶标准： 术后即可 治疗目的： 保护愈合中的组织；控制疼痛；独立完成功能性活动；宣教；制订术后限制范围内的居家练习 治疗目标： 1. 改善独立从床边坐起 2. 改善独立从坐到站 3. 睡姿指导 4. 独立完成居家练习 5. 疼痛控制 治疗原理： 1. 维持手术部位邻近关节的活动度 2. 调动躯干活动 3. 持续渐进练习 可能存在的问题： 水肿、疼痛、关节活动度减少等 治疗方法： 1. 手术部位邻近关节的活动　肩肘腕指等关节以及颈椎和胸椎在其相应运动平面的主动运动，其强度主要根据患者运动时的舒适度或外科医生的建议 2. 被动关节活动　常在手术当天或术后第一天开始，渐进到关节主动助力运动，包含钟摆运动或桌面活动 (1) 钟摆运动：静态姿势下，躯干向前屈曲，利用髋部和躯干的动作带出上肢在不同自由度的摇摆。它能牵引关节、牵伸关节囊，避免肩关节周围肌群的主动收缩 (2) 桌面活动：患者站在桌边，将双上肢置于舒适的位置。双手在桌面上保持不动，双下肢向不同方向迈出以改变上肢的关节活动范围，患者可以通过缩短跨步来降低肩关节的活动范围 3. 躯干平衡活动 4. 居家练习　家庭生活中进行闭链和开链运动，每天短时多次，每次运动不多于五分钟，要求家属或照看者清楚所有术后限制，以便协助患者完成指定范围的被动关节活动。如果患者在仰卧位时肘部屈曲，肱骨下需要毛巾支撑，以减少肱二头肌肌腱连接处被拉伤 5. 睡姿的宣教　夜间利用枕头或固定的装置来支撑保护愈合中的组织
术后 6 周	进阶至此阶段标准： 伤口愈合 治疗目的： 保护愈合中的组织；控制疼痛；保障睡眠；双上肢围度正常；瘢痕松动；完成正常姿势和增加关节活动度 治疗目标： 1. 保护愈合组织 2. 控制疼痛 3. 保障睡眠

续表

时间	康复计划
术后6周	4. 规范测量双上肢围度 5. 瘢痕软解 6. 姿势正常化 7. 改善肩关节活动度 治疗原理： 1. 保持邻近关节活动度 2. 激活躯干核心肌群 3. 预防关节挛缩 4. 加强本体感觉训练 5. 利用仪器控制疼痛 6. 淋巴按摩促回流 7. 缓解肩周组织粘连 可能存在的问题： 肿胀、疼痛、关节活动度减少 治疗方法： 1. 手术部位邻近关节的活动 除阶段Ⅰ(术后2~6天)邻近关节活动外，需加上肘关节和手部的日常活动，以减少肢体失用性肌萎缩。术后使用悬吊带的保护性姿势使肩胛骨处于一个外展和下回旋的失能位置，也影响肩关节的活动度，需要对其进行内收、上回旋及上提的动作诱发训练 2. 关节松动术 治疗师对患者动态关节松动术和肩胛骨松动。因为处在失能位置，肩胛骨和胸壁之间没有真正的关节囊，所以对肩胛骨的松动主要放在和它相连的筋膜组织上，为良好的肩关节活动做准备 3. 松解软组织 对后侧肩袖和三角肌进行软组织松解术可以促进肌肉初长度的恢复。此外，术后瘢痕可能存在高敏感性，所以要注意处理瘢痕处或其周围，主要包括肩胛下肌，肩袖后侧，肱二头肌肌腱等 4. 被动关节活动 无论是治疗师，患者自己还是看护者，在进行被动关节活动时，都要在外科医生所给的限制范围内并警惕注意事项。在消除重力的仰卧位下，家属帮助患者进行被动关节活动或者借助桌面支撑来消除重力是这个阶段增加关节活动度的主要方法，而且关节活动度的增加要在不引起疼痛反应的范围内 5. 维持获得的关节活动度 主动助动的关节活动方式可因方向、运动平面和患者位置的改变而变通。这种类型的运动训练可让患肢在相对固定的位置，通过使躯干在不同方向上移动远离上肢，从而改善上肢在不同方向的活动。在进阶的自主助动运动里，患侧坐于有滑轮的椅子上，上肢可以放在一个稳定的球上，患者在冠状面上通过移动椅子远离球，从而促进患侧肢体的外展运动。患者也可以进阶到抗重阶段，利用墙壁做支撑，通过躯干移动来诱发多个平面的运动。此外，在早期内，推荐在肱骨下使用枕头或枕垫作为支撑的睡姿，逐渐移除悬吊带，改善关节活动度 6. 平衡训练 7. 闭链运动 8. 淋巴按摩 9. 本体感觉神经肌肉促进术 10. 棍棒练习、科德曼练习和猫 - 驼运动 11. 仪器 冰疗和电疗，控制疼痛

续表

时间	康复计划
术后 6 周	注意事项： 1. 8~12 周前关节活动度需大幅度提升 2. 避免术肩过度外旋 3. 防止肢体远端肿胀超过 4 周 4. 预防肱二头肌肌腱炎 5. 疼痛渐进增加 6. 软组织愈合良好方行松解术 7. 可以使用自我评估量表，比如简易肩部评估量表(simple shoulder test，SST)和肩部失能状况评估表(disability assessment of shoulder and hand，DASH)，可以量化介入康复后的功能性变化
术后 7~12 周	进阶至此阶段标准： 无感染、疼痛增加或活动度减退，康复医生允许进入此阶段进行康复训练 治疗目的： 回归日常活动；增加关节活动度；提高肌肉柔韧性；提高神经肌肉控制；增加力量；保护愈合中组织 治疗目标： 1. 回归肩屈曲 90°内日常活动 2. 改善主动关节活动度 3. 改善肌肉柔韧性 4. 提高神经肌肉控制 5. 增强力量 6. 保护愈合中的组织 治疗原理： 1. 瘢痕组织和胶原纤维重新排列 2. 减少肩胛周围粘连 3. 减少痛觉传入 4. 促进目标肌肉收缩 5. 闭链训练有益 6. 渐进到抗重、离心训练 7. 准备进阶 可能存在的问题： 运动模式失调、力量不足、关节活动度不足 治疗方法： 1. 软组织按摩　为了保护前方关节囊和肩胛下肌，既要在肩部 0°外展位下限制其外旋，又要在休息或训练时的仰卧位下限制肩部的后伸。旋转肌群、三角肌和肩胛稳定肌群的柔韧性训练应继续 2. 关节松动术　Ⅰ~Ⅱ级手法对降低盂肱关节关节囊粘连和改变痛觉输入可能有用 3. 肌力训练　早期使用等长训练，特别是对于缺少足够力量来完成关节活动的患者。早期三角肌和肩袖的等长训练会促进肩部活动时的协同收缩和力偶关系需求。本阶段的重点是在已有关节活动度或是在将获取的更大活动范围内进行肌力训练 4. 肩肱节律的恢复　当身体从限制性活动和肌肉抑制状态中解放出来，患者很可能会养成错误运动模式，以至于影响后面的抗重状态下的主动关节活动度的进步。治疗师在指导患者术肩过头活动时应促进其正确的肩肱节律

续表

时间	康复计划
术后 7~12 周	5. 仪器的使用　没有神经损伤的情况下进行靶肌肉的主动收缩训练有显著困难，可以使用神经肌肉电刺激(NMES)，推荐使用双通道，对肩部活动大于 90° 占必要地位的三角肌和肩胛骨旋转肌进行刺激 6. 渐进式闭链、闭链 - 开链训练
术后 12 周后	进阶至此阶段标准： 无疼痛增加、关节活动度减小，康复医生允许进入此阶段进行康复训练 治疗目的： 回归正常活动包括过头；增加关节活动度；改善神经肌肉控制和肌力；6~12 个月间达成完全的功能恢复 治疗目标： 1. 完成功能活动如术肩过头活动 2. 改善活动度 3. 增强力量 4. 改善神经肌肉控制 治疗原理： 1. 瘢痕组织和胶原纤维重新排列 2. 降低肩胛粘连 3. 增强力量 4. 提高耐力 5. 改善功能 6. 衔接家居康复 可能存在的问题： 运动模式不协调，力量、活动度不足等 治疗方法： 1. 软组织按摩 2. 肌力训练　肌力训练应着重于肩部动态稳定系统。进行靶肌肉的向心和离心肌力训练时，肩部力偶肌群要包含在内。针对下斜方肌的肌力训练，重点在于加强下斜方肌在上回旋中等长收缩的作用以及肩胛骨下降时向心收缩的力量。例如利用棍棒操进行肌力训练：患者取坐位或立位，棍棒被举到最高点时，患肢放手并且慢慢地将肢体放到背后，此类训练可以改善屈曲、外展大于 120° 时出现肩部的功能紊乱或是徒手肌力检查时发现肌力减退的情况 3. 改善关节活动度　盂肱关节的松动术旨在改善关节囊粘连僵硬和双侧肩关节活动不对称性的情况。三角肌和旋转肌群之间的力偶关系是功能受限的重点。如果患者在仰卧位下的主动关节活动度可达到治疗目标，而在坐位下却不能够达到时，就要考虑运动模式和(或)局部肌力薄弱的因素，要在适当的时间引导肩胛骨的运动 4. 制订增加肌力居家练习计划　开始评估时就要把回归休闲活动作为目标，仔细分析患者所选的休闲活动对运动的基本需求，并制订个性化方案，成功回归的时间一般在早期的 6 个月 注意事项： 1. 避免患侧过度外旋 2. 防止肢体远端持续肿胀 3. 加强肩部活动范围

以上总结仅仅是肩关节置换术后康复的常规流程，临床应用时应根据个案情况适当调整。

（四）康复治疗注意事项

1. 疼痛控制措施　疼痛控制作为康复的组成部分，对评估和进阶有重要意义，以下是对全肩关节置换术后疼痛控制的主要措施：

(1) 阶段Ⅱ（术后6周）：借助处方药和恰当的姿势摆放来控制疼痛、通过对炎症和水肿的管理来控制疼痛、改善双上肢功能。

(2) 阶段Ⅱ（术后6周）：对肩胛下肌进行慢且深层的按摩可促进肩关节外旋角度的增加、疼痛的控制、过头动作的恢复。

(3) 阶段Ⅱ（术后6周）：增加关节活动度要在疼痛耐受范围内。

(4) 阶段Ⅲ（术后6~12周）：让上肢在肩胛平面活动可以提高患肢活动时的疼痛耐受能力。

(5) 成功进阶一般会抑制或者减轻疼痛，否则会引起更多的肌肉疲劳或肌肉酸痛。

(6) 盂肱关节的松动术能够减轻疼痛。

(7) 阶段Ⅳ（术后12周后）：逐渐撤掉针对疼痛控制和肿胀的介入。

2. 肌力训练要求　治疗师通过观察患者的恢复进展，对患者进行肌力训练时需要逐渐增加肩部负荷。大约在12周，骨组织明显愈合时即可加入较大的负荷或是较高的剪切力。肩肱关节的移位和负重力学的改变可能因为肌肉长度或是局部力量的改变而造成肌肉力量失衡以及关节囊的活动度改变。

肩部外在力矩的研究可以帮助我们制订治疗方案。通过日常生活中几个作用于肩部的外在力矩，包括拿起5公斤的箱子、移动10公斤的行李箱、从坐到站的转移，测出肩部相应的负重情况。完成这些活动的力量可代表大部分正常男性和女性的上肢力量。全肩关节置换术的患者整个康复过程中的肌力会低于正常，因此治疗师在给予肩部负重练习时，外在力矩的给予要适量。

3. 主动关节活动度进阶标准　日常生活功能受限的解除和特定关节活动度的达标是进阶的指导标准。主动关节活动度目标列在表2-2-2。

表2-2-2　可进行下一阶段康复治疗的关节活动度标准

肩关节活动	阶段Ⅰ（PROM）	阶段Ⅱ（PROM）	阶段Ⅲ（AROM）	阶段Ⅳ（AROM）
屈曲	仰卧140°	仰卧140°	仰卧正常PROM； 仰卧140°； 坐位120°	仰卧正常PROM； 坐位145°~150°
外展	无	仰卧110°	仰卧120°	无
肩0°外展外旋	仰卧40°	仰卧30°~45°	仰卧45°	坐位45°~60°
肩90°外展外旋	无	无	仰卧45°	无
肩0°外展内旋	无	仰卧>70°	仰卧>70°	仰卧>70°
肩90°外展内旋	无	仰卧>30°	仰卧>70°	仰卧>70°

4. 矫形器的治疗与选择　为了预防术后肩关节假体松动、肩关节不稳定及移位等，在术后早期和中期，患者不做运动治疗的情况下，需佩戴三角巾或者是肩部矫形器加以保护

(图 2-2-1)。

5. 其他

(1) 要避免在体位转移时直接牵拉、推患肢。

(2) 为防止低血压出现，进行体位转移和步态评估时要监测生命体征和定向能力。

(3) 被动关节活动需持续 6 周。

(4) 佩戴外展枕头需持续 8 周。

(5) 术后肩外展 0°下外旋需限制在 30°内。

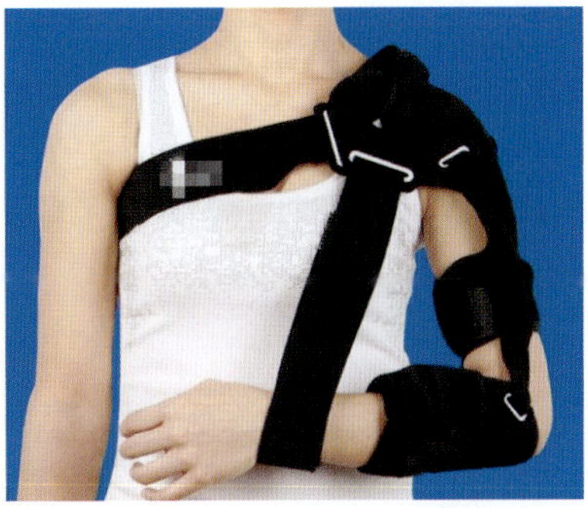

图 2-2-1 肩部矫形器

（方仲毅 解 益）

第二节 肩袖损伤修复术后康复

一、概述

通常认为肩袖病变是多因素造成的，包括创伤、盂肱不稳定、肩胛胸壁功能障碍、先天性不稳定以及肩袖退行性改变。原发性肌腱退变的内源性因素和外源性机械因素已被广泛讨论，被认为是导致肩袖病理改变的重要因素。邻近肱骨止点区域的冈上肌内存在稀疏血管区域，稀疏血管区域的相对缺血被认为伴随衰老而发生，并引起肌腱细胞结构退化以及邻近骨骼止点处肩袖的最终撕裂，且由于冈上肌从喙弓根下经过，肩峰与肱骨头之间的压力会引起肩袖磨损，Neer 推测 95% 的肩袖撕裂源于肩峰下撞击。

目前临床针对于肩袖病变(肌腱炎、部分或全层肩袖撕裂)最初通常采用非手术治疗方式。治疗包括采用非甾体消炎镇痛药物(NSAIDs)、热疗、冷疗、休息、激素注射以及康复锻炼。治疗最初目标在于恢复正常的 ROM，继而进行肩袖力量训练，肩袖肌群在能够耐受非负重情况后采用橡皮拉力器进行抗阻力训练。为避免加重肩袖损伤，所有力量训练最初均应在肩关节平面以下进行。训练过程中应注重外旋肌群，外旋力量训练能降低肩峰下压力和疼痛，同时可提高肩袖压迫限制肱骨头上移的能力。

但有许多患者在经过非手术治疗 3~6 个月后仍无效或因疼痛无法耐受治疗或症状有改善但进入停滞阶段，此类患者可以进行早期手术治疗。此外，全层肩袖撕裂伴随明显肌力降低和肩袖后部受累的急性创伤患者、急性肩袖撕裂或慢性肩袖撕裂突然加重的患者均能在早期手术治疗中获益。目前临床上肩袖修复术主要包括关节镜肩袖修复术、小切口开放肩袖修复术以及开放肩袖修补术。进行了手术修复的患者，即使选择了适合的手术方案，康复的进程也不会因此而加速，所以应该在术后应立即进行康复训练，被动活动需要马上实施，而主动协助活动与手部高于腰部的活动则是在术后第 1 天开始。主动活动与等张肌力训练在术后 6~8 周开始。肌力训练进展的时间依每个人不同，完整的物理治疗疗程需要 6~8 个月，而功能会在术后 1 年持续的进步。

二、康复功能评定

旋转袖肌修复术后肩关节评估可参考表 2-2-3。此表可用于术后进行康复治疗时使用。治疗师在评估时需确保手术修复组织的安全，所以一些测试会需要延迟到治疗过程的后期才执行。

表 2-2-3 旋转袖肌修复术后肩关节评估

康复评估内容	具体项目
背景资料	1. 关节囊的状态 2. 旋转肌袖的状态 3. 关节软骨的状态 4. 先前的治疗或手术 5. 会影响康复疗程的其他疾病(如心血管问题，糖尿病等) 6. 因工作所负的伤 7. 保险状况 8. 患者理解能力
主观资料	1. 先前功能程度 2. 目前功能程度 3. 患者的目标与期待 4. 疼痛的程度 5. 疼痛的位置 6. 疼痛的频率 7. 患者心理烦躁程度 8. 有无夜间疼痛 9. 晚上睡眠时长 10. 患者在家有无协助 11. 患者到康复机构的方便性 12. 患者用药情况(剂量、药效、耐药性、顺从性)
视诊	1. 肌肉是否萎缩 2. 肌肉是否痉挛 3. 患者的休息姿势 4. 有无使用吊带 5. 伤口的状态 6. 有无肿胀 7. 患部颜色
肩被动关节活动度(PROM)	1. 在可忍受范围内肩屈曲活动度 2. 在可忍受范围内肩外展活动度 3. 在可忍受范围内肩后伸活动度 4. 肩胛胸廓关节活动度
触诊	1. 肱二头肌肌腱 2. 斜方肌 3. 颈部肌肉 4. 上胸椎 5. 胸锁关节 6. 肩峰锁骨关节(注意观察术后 2 周的状态，如是否存在活动度下降)

三、康复治疗方案

以下叙述的康复治疗指引是针对旋转袖肌撕裂第二型(中到大的旋转袖肌撕裂,大于 1cm 但小于 5cm),同时也可用作旋转袖肌大撕裂伤治疗的指引。康复治疗计划是设计给日常工作、生活处于较动态的患者(休闲运动员,劳动者)。比较年长或日常生活、工作处于较静态的患者在治疗的进程上会比较慢,而且这些患者亦不适合比较激烈的运动。康复目标是制订在肌袖的完全愈合的情况下,若早期给予太多关节活动度运动或应力施加在刚修复的组织上可能会造成瘢痕组织的增生,进而使瘢痕组织的细胞内组织的质量较差。

根据临床实践经验,将肩袖撕裂的旋转肌修复康复过程总结为表 2-2-4。

表 2-2-4 肩袖撕裂术后康复治疗方案

时间	康复治疗方案
术后 1~4 周	治疗目的: 使患者舒适,保持修复组织的完整性,减少疼痛与发炎情况,保护手术伤口,在可接受的范围增加关节活动度,降低颈椎的僵硬程度,保持肘与腕关节的完整关节活动度 进阶至此阶段标准: 术后即可开始 可能存在的问题: 1. AROM、PROM 受限 2. 肌力不足 3. 患上肢需用固定吊带固定 治疗方法: 1. 冷疗 2. 矫形器的治疗与选择　肩袖损伤后肩部矫形器的配置特别重要,正常情况是术后 4 周内必须使用肩部矫形器(图 2-2-2)。正确的佩戴方法是使患侧前臂处于躯干的侧方,而不是前部。睡觉时一定要戴支具,清醒时可以只戴腰枕,适当放松肘关节 3. 电刺激 4. 被动活动　术后 2~3 周开始钟摆运动,开始肩胛面上做肩屈曲,外转与外展运动 5. 主动活动　进行肘关节屈伸运动、手的抓握运动训练。后者可利用黏土进行运动训练 6. 肩关节关节松动术　注意关节松动范围以治疗师手中感觉到阻力前结束 注意: 在此阶段要避免水平内收、伸直与内旋的动作。同时也建议 12 周内不要执行以下动作:将身体重量靠在术上肢手肘上,睡在患侧边;快速突然的动作,如拉或推,抬起或拿重物等
术后 5~8 周	治疗目的: 保护手术部位,减轻疼痛与发炎,提高肌力,增进关节活动度,保持肘与腕关节活动度以及减轻颈部僵硬程度 进阶至此阶段标准: 1. 手术切口已良好愈合 2. 疼痛减到最低 3. ROM 进步

续表

时间	康复治疗方案
术后 5~8 周	4. 睡姿有改善 可能存在的问题: 1. 关节活动度受限 2. 肌力不足 3. 上肢相对较依赖 治疗方法: 1. 持续阶段Ⅰ(术后 1~4 周)的运动 2. 术后 6 周开始由仰卧位下被动、主动活动,进展到主动活动 3. 术后 6 周开始上肢 PNFD1 与 D2 模式的被动、主动活动,在仰卧下先由肘与腕关节执行,再进展到主动运动 4. 肩屈曲、外旋、外展,在肩胛骨平面内做肩关节屈曲的被动、主动运动 5. 手术部位愈合后,依所需做软组织松动 6. 心肺耐力的训练,如骑单车,行走训练等 7. 开始肩屈曲,外旋与外展的长棍运动 注意: 1. 在阶段Ⅱ(术后 5~8 周)时应避免过度牵拉修复的肩袖肌群 2. 术后 8 周前不得实施阻力运动,在 6~12 周之间术侧上肢可做同腰高度的活动,而且术后 4~6 个月内不能提重物
术后 9~12 周	治疗目的: 缓解疼痛,增加关节活动度,避免关节活动受限,达到接近完整的关节角度。增加肌力,提高肩部运动功能以及减少软组织的瘢痕增生 进阶至此阶段标准: 1. 稳定进步的关节活动度 2. 肌力 >3 级 可能存在的问题: 1. 主动运动受限 2. 上肢使用受限 3. 伸手受限 4. 抬举受限 治疗方法: 1. 持续阶段Ⅰ(术后 1~4 周)与Ⅱ(术后 5~8 周)的运动 2. 长棍运动逐渐进展到独力使用长棍 3. 主动运动进展到等张运动 4. 开始用腋下卷练习肩外旋,阶段末期再用弹力带 5. 术后 10 周开始在肩胛平面内做肩屈曲与外展的等张运动 6. 肩胛骨运动 7. 仰卧垂臂肩屈伸训练 8. 水平外展训练 9. 俯卧肩外展 90°外旋训练 10. 俯卧下肩后伸训练

续表

时间	康复治疗方案
术后 13~16 周	治疗目的： 维持完整的关节活动度，增进肌力与耐力，增进功能 进阶至此阶段标准： 1. 完整或接近完整的关节活动度 2. 控制住疼痛并自我管理 3. 在阶段Ⅲ(术后 8~12 周)训练基础上没有肌力的减弱 4. 夜间疼痛没有增加 可能存在的问题： 1. 高举过头活动的耐受度受限 2. 过度使用上肢的活动会导致疼痛 3. 旋转肩袖肌力受限 治疗方法： 1. 持续阶段Ⅲ的运动 2. 牵拉训练　包括借助墙角牵拉、后侧关节囊的牵拉、手置于背后自我牵拉等 3. 俯卧位，在肩外展 90°与外旋下水平外展训练 4. 闭链运动　开始于墙上做前锯肌俯卧撑动作进展到桌上俯卧撑动作，最后再过渡到地面上 5. 阶段末期开始增强式训练 6. 躯干与下肢肌力加强训练 7. 依需求牵拉或松动颈与胸椎 注意： 1. 投掷运动员的前关节运动囊不需要太多的牵拉 2. 有前侧关节囊不稳定的患者不应该在外展与外转的末端角度运动，而后侧不稳定的患者要避免极度的内收与内旋
术后 17~21 周	治疗目的： 维持完整关节活动度，增强肌力与耐力，增进神经肌肉控制，恢复功能性活动，开始特定运动的活动 进阶至此阶段标准： 1. 没有肌力减弱或疼痛增加的情况下完成阶段Ⅳ 2. 有潜能恢复到上肢高功能状态的活动(如竞技运动) 可能存在的问题： 1. 旋转肩袖肌力与耐力受限 2. 高举过头的活动时有持续可忍受的疼痛 治疗方法： 1. 持续阶段Ⅳ(术后 13~16 周)的运动 2. 适当的关节松动 3. 俯卧位下进行适当的抗阻水平外展 4. 用弹力带在肩外展与屈肘 90°下做 ER(只有运动员可以) 5. 开始依据特定运动做肌力训练 6. 开始等速肌力运动 7. 增强式训练 8. 开始适时的进行投掷训练

续表

时间	康复治疗方案
术后 17~21 周	注意： 患者在投掷时要使用正确的身体机制，不正确的投掷技巧，软组织会承受过度的张力，最后可能会再导致旋转肌袖的问题
术后 22 周及以后	治疗目的： 回到正常活动，维持完整的关节活动度，持续肌力与耐力训练，渐渐回到以前的活动。运动员通常可以在术后 6~12 个月回到运动场上 治疗方法： 可以保持肌力训练与持续渐进式阻力训练，增加手持重物的重量等

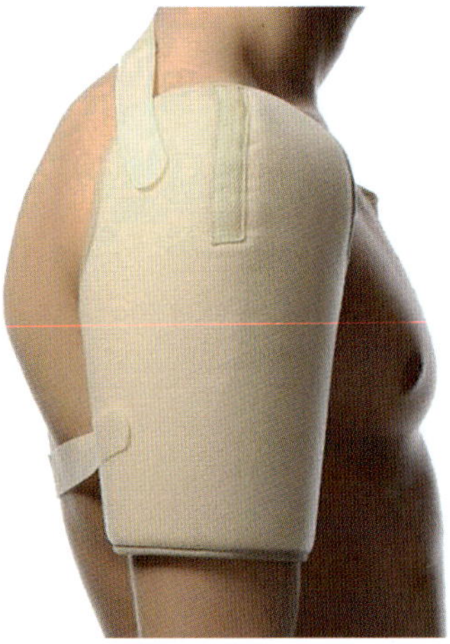

图 2-2-2 肩袖损伤矫形器

四、术后居家训练建议

以下为给轻到中度撕裂术后患者的居家康复的建议。若为巨大的撕裂则稍微修改即可适用。居家康复的表格提供了旋转肌袖修复术术后患者可执行的康复大纲。因为患者是需要符合患者本人的需求与能力的治疗计划，治疗师可以依据居家康复表格设计个体化的治疗计划。一般治疗方案方案见表 2-2-5。

表 2-2-5 肩袖损伤修复术后居家康复训练

时间	居家训练项目
术后 1~4 周	此阶段的目标： 控制住疼痛与炎症，患者可接受的范围内增加关节活动度，促进肌肉收缩 训练方法： 1. 颈椎主动旋转训练 2. 上斜方肌的牵拉训练 3. 钟摆运动 4. 长棍运动或滑轮运动以增进被动关节活动度，于 2~3 周后开始；进行肩关节屈曲、肩胛骨平面内外展与外旋训练，每次做 3 组，1 组 10 下，1 天执行 2 次 5. 冷敷控制疼痛与炎症 6. 教导患者正确使用枕头，在仰躺，坐姿，半仰卧或侧卧都能将肩膀摆在休息位置

续表

时间	居家训练项目
术后 5~8 周	此阶段的目标： 减轻疼痛与发炎，持续增加关节活动度，增加肌力 训练方法： 1. 依据所需使用冰敷 2. 持续先前的运动 3. 在术后 6 周开始主动协助的长棍运动。每次做 4 组，每组 10 下，1 天 3 次 4. 手术医师许可下，可加入在仰卧位下做肩屈曲运动（通常术后 6~8 周）。运动初期为手肘屈曲 90°下执行 5. 当手术伤口愈合后，可以开始按摩瘢痕组织
术后 9~12 周	此阶段的目标： 增加至最大关节活动度并持续增加肌力。用上肢执行较轻松的日常生活活动 训练方法： 1. 持续长棍运动来增加关节活动度 2. 依患者所需进行颈椎关节主动活动以及上斜方肌的牵拉训练 3. 教导患者使用滚轮或网球执行胸椎的自我松动（不适合年长或脊柱后凸的患者） 4. 面对镜子在功能性平面上做肩屈曲与外展并主动维持肱骨头下压（避免耸肩）。运动初期在手肘屈曲 90°下执行。每次做 3 组，每组 10 下，1 天执行 3 次 5. 手臂贴于身旁做抗阻屈肘练习 6. 术后 11 周在安全的关节活动度内开始等张运动，注意不能有代偿动作。三角肌、冈上肌等张训练依据撕裂伤情况于术后 10~12 周开始，肩胛骨运动同样依据撕裂伤情况于术后 10~12 周开始。以上所列运动，每次做 3 组，每组 10 下，1 天执行 3 次 7. 运用弹力带或弹力条在术后 8 周开始抗阻内旋，术后 11~12 周加上抗阻外旋（需用腋下卷）与外展运动 8. 运用弹力带或弹力条站姿下做仰卧悬垂臂屈伸训练 9. 站姿下于墙上做前锯肌俯卧撑训练 10. 若有需要，借助抗力球做抗阻肩下沉运动 11. 术后 10~11 周如果可行的话，运动员可开始在中立位下做俯卧水平外展
术后 13~16 周	此阶段的目标： 增加关节活动度，肌力与耐力，并开始转换到较高阶的活动 训练方法： 1. 持续进行长棍运动 2. 持续进行颈椎关节主动活动，上斜方肌的牵拉与胸椎的松动 3. 如果需要可利用墙角牵拉胸肌与前侧关节囊 4. 通过水平内收肩关节来牵拉后关节囊 5. 将手放置于背后并牵拉前侧关节囊，可用毛巾协助 6. 持续进行并加强等张运动，增大肌力与耐力训练 7. 持续并增加弹力带与弹力条的阻力运动 8. 若患者能力更强可考虑坐姿下做前锯肌俯卧撑 9. 进行俯卧位水平外展运动，如果允许可在手提较轻物品下进行

续表

时间	居家训练项目
术后 17~21 周	训练方法： 1. 持续进行先前的牵拉运动 2. 持续进行渐进式抗阻运动 3. 持续进行仰卧悬垂臂下肩关节抗阻（弹力带或弹力条）屈伸运动 4. 借助弹力带提供阻力下完成本体感觉神经肌肉促进技术的动作模式 5. 开始衔接到竞技运动的计划，如投掷动
术后 22~26 周	训练方法： 1. 持续进行牵拉运动 2. 持续进行渐进式阻力运动 3. 持续进行竞技运动训练

五、问题解析

治疗时考虑除了盂肱关节以外的影响因素可以帮助治疗师在治疗患者时更有效率。以下为盂肱关节以外应考虑的区域：

（一）颈椎

挛缩的肌肉起始点或终止点连至颈椎会导致颈椎症状，因此患者可能会合并颈椎或肩膀的症状。治疗颈椎关节可以减轻部分症状，进而减少疼痛并提高盂肱关节功能的能力。

（二）胸椎

胸椎的活动度会影响肩关节的活动度。做单侧肩屈曲时，对侧的脊椎会产生侧屈的动作；当双肩同做屈曲时，胸椎会产生伸直的动作。所以胸椎活动度的下降或脊柱前屈越多会抑制肩关节的关节活动度。

（三）不正常的神经张力

神经组织的粘连会影响肩关节的活动度与肩部肌群的肌力，进而影响到对患者康复的进展。适合患者的神经松动术可以有效地减轻症状并增加关节活动度与肌力。神经张力的问题应在修复组织已愈合，肩关节活动不因安全问题而受限时，也就是较后期时处理。

（四）肩锁关节

骨性关节炎在肩锁关节很常见。肩峰锁骨关节骨性关节炎之后可能导致盂肱关节异常（如旋转肌袖的退化与撕裂）而使肱骨头向上半脱位，许多有修复或无修复的旋转肌袖撕裂伤的部分症状来自于肩峰锁骨关节。

（五）胸锁关节

胸骨锁骨关节水平屈曲与胸骨锁骨关节进行附属动作时会诱发疼痛。从而影响盂肱关节的活动。

（六）肩胛胸廓关节

若肩胛肌肉无力被过度牵拉，在抬手过程中可能会造成肩胛过多的向外侧滑动。肩胛肌群不正常的的收缩型态、无力或受伤会导至肩关节运作的效率降低并提高受伤的概率。

（方仲毅　解　益）

第三节 上盂唇前后部损伤术后康复

一、概述

上盂唇前后部损伤(superior labral anterior posterior,SLAP)分为四种基本的损伤类型:Ⅰ~Ⅳ型。治疗SLAP损伤的两种主要方法是清创术和修复术。关节镜工具、锚钉和缝合技术的不断改进使得手术治疗更加有效并易于开展。治疗方法需要依据损伤类型进行选择。通常,Ⅰ型和Ⅲ型损伤可采用清创术,而Ⅱ型和Ⅳ型则需修复手术。

SLAP损伤可在不稳定或撞击征的患者中发生,康复方案的选择取决于患者的病因。SLAP损伤修复后康复成为影响患者疗效的重要部分。非手术治疗对于大部分存在不稳定SLAP损伤的患者是无效的。

(一) 病因

上盂唇是肱二头肌长头的附着部分。二头肌长头作为前方稳定结构,将肱骨头压在关节中。引起SLAP损伤的机制可能是将肱骨头向上推移的暴力,或者将肱骨头牵拉出上盂唇之外的暴力。此外投掷运动员在投掷运动的减速期时,二头肌发力阻止肘关节过伸的过程中引发上盂唇处受力,这种反复运动也会引起投掷运动员的SLAP损伤。

(二) 临床评估

治疗师应了解引起肱骨头向上对盂唇产生剪切应力的损伤病史,如上肢举过头或摔倒时肘关节过伸位手掌撑地,部分SLAP损伤患者无明确的发病原因。在寻求病因时,应重点询问是否有上肢反复过头上举运动或投掷运动。患者主诉都有肩关节不稳定或者模糊的疼痛。许多患者表现为撞击征,而部分患者表现为绞锁、弹响或活动受限。体格检查有助于SLAP损伤的诊断,最常见的两种检查方法为Speed试验和O'Brien试验。诊断SLAP损伤困难在于它通常合并有撞击征或不稳定。临床医生需要鉴别SLAP损伤伴随的其他病变,如腱鞘囊肿、肩袖撕裂、后方关节不稳定以及肩锁关节炎等。

(三) 诊断性试验

诊断SLAP损伤时平片几乎没有价值,磁共振成像(MRI)或许是观察SLAP损伤的最佳方法,计算机断层摄影(CT)和三维(3-D)重建也可用于观察盂唇撕裂,但同样也会过度敏感。在MRI和CT中均可发现盂唇囊肿,其通常是由SLAP损伤引起的。

二、手术操作

SLAP损伤的治疗在关节镜下完成,开放手术治疗非常困难。大部分SLAP损伤往往是在诊断性关节镜检查中发现的,因此外科医师必须在术中做好治疗SLAP损伤的准备。

(一) Ⅰ型损伤

该型损伤仅是上盂唇磨损,没有上盂唇的撕裂和分离。磨损区域通常包括上盂唇的一部分,但不存在盂唇组织整体不稳定。这种损伤通常见于撞击征或肩袖撕裂的患者,很少见于不稳定的患者,不会引起关节囊松弛。该型损伤通常采用关节镜下刨削器对上盂唇附着区域的单纯清创。

(二) Ⅱ型损伤

该型损伤存在上盂唇的不稳定分离。盂唇的基底处自肩胛盂上方牵拉分离且明显游离。如果二头肌腱牵引盂唇使其撕裂分离超过 3~4mm，即被认定不稳定撕裂。盂唇复位后，关节囊体积也将得到恢复，并且前盂唇和后盂唇的位置发生改变至更加接近于垂直的位置。Ⅱ型损伤需要手术复位，通过一个后侧入路和两个前侧入路完成手术。带线锚钉可用于撕裂的修复，将分离的盂唇重新固定在关节盂的解剖位置。

(三) Ⅲ型损伤

该型损伤可认为盂唇的桶柄状撕裂。不稳定的桶柄区域漂浮在盂肱关节内，在肩关节活动中卡在肱骨头和肩胛盂之间，牵拉盂唇和关节囊组织造成肩关节疼痛。撕裂区域未受累的盂唇部分通常与肩胛盂紧密相连，因此产生症状的部位在桶柄状撕裂区域，可单纯采用清创手术清除撕裂区域至稳定的基底部，如同膝关节术中处理撕裂的半月板一样。

(四) Ⅳ型损伤

该型损伤包括盂唇桶柄状撕裂，延伸至肱二头肌肌腱内。治疗方法取决于撕裂的范围、患者的年龄和活动量大小。如果肱二头肌至少 30% 保留而且残留的盂唇部分是稳定的，可清理撕裂的区域至稳定组织。若肱二头肌超过 30% 撕裂，手术选择则更加复杂。对于活动量较少的患者，清理撕裂区域加肱二头肌肌腱固定术是个好的选择。对于投掷运动员，最好选择是按照Ⅱ型损伤那样固定盂唇撕裂并修复二头肌肌腱，修复手术有助于稳定肩关节。

(五) 复合损伤

SLAP 损伤可合并前和后盂唇撕裂，并伴随撞击征和肩袖撕裂。在 SLAP 修复的同时可治疗其他损伤。治疗师将面对经过多种手术方式的患者进行康复治疗。肩袖修复时是否应进行 SLAP 的修复术存在争论。一项文献综述提示对于中年患者最好不要进行 SLAP 手术修复，因为这将导致术后关节僵硬更严重。相反，Levy 与其同事研究显示对于年龄小于 50 岁且合并肩袖撕裂的患者行Ⅱ型 SLAP 损伤修复治疗的短期手术疗效不错，患者能够恢复预期运动。

三、疗效

手术治疗和非手术治疗 SLAP 损伤的总体疗效已有报道。仅接受简单清创手术治疗的患者其短期疗效有所提高，但长期随访失败率较高。失败很可能和未处理的潜在的不稳定因素有关系。采用骨钉的早期治疗效果满意率达 80%。使用缝合锚钉修复的首篇报道有 100% 的成功率。后续综述研究报道采用不同的固定技术成功率约为 85%。Stetson 与其同事报道行 SLAP 损伤修复且未进行其他手术的患者，手术成功率为 82%。近期，更长时间的随访研究提示Ⅱ型 SLAP 损伤修复治疗效果更好，特别针对创伤性损伤的运动员而言。针对不同类型的 SLAP 损伤选择合适治疗方式能获得可靠疗效的。

四、康复治疗

(一) 阶段Ⅰ初期保护阶段

时间：术后第一天到第四周。

目标：保护手术部位，按照程序教导患者进行进阶性治疗，控制疼痛与炎症，进行外旋肌群与肩胛胸廓肌群的神经 - 肌肉训练。

内容：门诊物理治疗可以在 SLAP 修复术后 3 天开始。这时期重点是胸锁关节，肩锁关节和肩胛胸廓的关节活动度，可适当进行关节松动术治疗。应注意避免在两周内有肱二头肌收缩（主动肘屈曲）。任何肩关节不稳定或盂唇病变的测试在此时间点皆不适合。此外，患者 3 周内外旋不能超过医生设置的活动范围，6 周内不做肩外展 90° 肘屈曲 90° 姿势下外旋动作，避免盂唇剥离，4 周内不进行肱二头肌主动收缩。在此阶段，除了训练和洗澡时，患者始终要佩戴肩部矫形器（图 2-2-3），加强固定和保护，以免肩关节受到重力和外力的牵拉，而再次损伤肩关节。临床上常用肩部矫形器的种类也比较多，如三角巾、肩托、肩枕、肩外展支架等，一般根据患者的损伤程度和临床需要选择不同功能的矫形器。

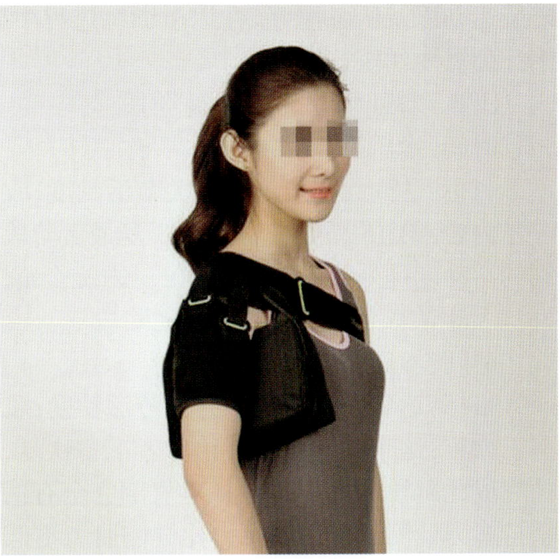

图 2-2-3　盂唇损伤肩部矫形器

（二）阶段Ⅱ中间阶段

时间：术后第 5~8 周。

目标：关节内活动正常化，获得较好的神经肌肉控制能力，肩关节后侧柔软度正常化。

内容：在第 5~8 周，每周复诊 3 次，强调恢复肩胛稳定度与盂肱关节活动度。此阶段后期，开始肩袖肌群等张肌力训练。患者在此时期可移除吊带并开始更积极的辅助主动关节活动训练。

有过度关节松弛的患者必须在监督下进行康复。术后患者过早在肩外展 90°、肘屈曲 90° 下做肩外旋动作可能会影响最后康复情况。肩部后侧结构过紧与内旋活动度丧失有关，因此需强调牵伸和松动后方关节囊。后方关节囊太紧被认为是导致肩部做向前屈曲时，肱骨头向上 - 向前位移造成 SLAP 撕裂。如果发现后方肩部过紧且内旋活动度减少，则必须进行仔细评估。Tyler 测试可决定是否存在后方肩部过紧。

肩关节被动外旋和外展应限制在 65° 和 70° 内，以避免对愈合中的二头肌 - 盂唇复合体造成压力。初期活动度目标应达到内旋 <10°，肩胛骨平面内肩关节被动屈曲 150°~160°。此目标是为维持足够的活动度与避免瘢痕粘连。此阶段的康复运动鼓励进行肩胛骨的运动以促进肩胛肱骨的协调活动以及主动活动时提供稳定的支撑。

在此康复阶段的后期，患者应进阶具有挑战性的肩胛骨开链与闭链运动。肌力训练运动应该进阶为内旋、外旋、外展和后伸的弹力带阻力训练。

（三）阶段Ⅲ术后肌力强化阶段

时间：术后第 9~14 周。

目标：ROM 正常化；肌力增强；肩胛胸壁动作正常化，上肢举高过头活动无疼痛。

内容：继续加强盂肱关节全范围的活动度训练以及盂肱关节稳定性训练。一旦患者肩关节处于肩胛平面时可达到 70°~80° 的外旋，可开始外展 90° 姿势下的外旋活动。

针对肩胛稳定与广泛性无力，已经发展了俯卧运动计划。若运动没有产生疼痛，俯卧运动计划能在此阶段开始。俯卧运动计划包括俯卧下盂肱水平外展合并盂肱内旋（拇指朝下）运动、俯卧下划船运动、俯卧肩胛平面上的肩部屈曲运动、俯卧下肩外展 90° 肘屈曲 90° 下肩外旋运动以及俯卧撑等。在以上训练过程中患者容易产生不良习惯或使用不正确姿势运动，治疗师需要纠正这些错误。

（四）阶段Ⅳ高阶肌力训练阶段

时间：术后第 15~24 周。

目标：达到无痛全范围的关节活动度；改善肌肉耐力；增强肩关节动态稳定性。

内容：第 15 周后患者进入康复最后阶段。在此阶段需达到全关节主动活动度。唯一限制的活动度是外旋不能超过 90°。内旋全范围活动度未达到时，需进行后方关节囊牵拉。

（五）阶段Ⅴ恢复活动和运动阶段

时间：术后第 4~6 个月。

目标：达到无痛全范围的关节活动度；肌力正常化；恢复正常运动或活动计划。

内容：这个阶段是设计给患者准备恢复，没有疑虑的参与各项活动的最后康复阶段。成功完成此阶段的里程碑包括对肩部完全有信心；达到无痛全范围的活动度；等速肌力测试或手持握力计测试时患侧肌力比健侧肌力不低于 10%。

此阶段的运动持续强调功能性动作，包含在 90° 外展位下进行等速肌力强化训练。患者的信心可建立在其有能力执行无痛范围内的功能性运动。国外经验显示投掷运动员需要一个额外 1~2 个月的时间允许肩膀去调整动作。由研究报导患者在 SLAP 修补后 1 年时间才会感到肩膀变“正常”。临床一般使用美国肩肘外科医师标准肩评估量表来标准化疼痛，动作，力量，稳定度和功能的评估。虽然仍难取得足够的数据去决定恢复运动的标准分数，一旦 6 个月过去和达成临床里程碑，运动员可开始全投掷动作。

五、问题解析

（一）盂肱关节的活动度

SLAP 术后要恢复患者正常活动度是有困难的。对于这些活动度低的患者早期开始松动和牵拉是需要的，使用第三级和第四级松动可帮助增加关节囊的柔韧性，尤其是后下方的关节囊。

（二）不良的肩胛稳定性

不良肩胛肱骨节律是患者和治疗师在 SLAP 修补手术中常遇到的问题。此时需要训练菱形肌，中下斜方肌和前锯肌的耐力来建立一个稳定基础。翼状肩导致肱骨头向前的力增加，因此在进行投掷动作时会增加肱二头肌长头的拉力。避免在肩胛肱骨动作正常化之前进行肩袖肌群在肩外展 90°、肘屈曲 90°姿势的肌力训练是很重要的。

（三）后侧肩部软组织延展性

投掷运动员一直以来被认为肩外旋关节活动度过多且肩内旋关节活动度有下降，这会导致 SLAP 撕裂。导致内旋关节活动度不足的原因可能来自后侧关节囊和肌肉过紧。很多时候肩部后侧关节囊紧绷需要治疗师的术后治疗来缓解。

（四）恢复活动阶段的症状

在 SLAP 术后，有时候进行正常活动的患者会感觉有肩部疼痛。这在运动员忘记居家运动计划或没有完成完整康复的运动员身上是常见的。运动员通常抱怨肩部有机械性挤压症状。若是此类状况，密切评估肩外展 90°、肘屈曲 90°姿势下的外旋力量，后侧肩部力量与肩胛肱骨节律是有帮助的。

（方仲毅　解　益）

第四节 肩峰下减压术与肩峰成形术后康复

一、概述

1972年，Neer将肩峰下撞击描述为一种独特的临床现象。他对肩峰下间隙的解剖结构与骨和软组织的关系进行相关性研究，并描述了撞击发生的区域。任何破坏肩峰下间隙内正常关系的异常因素均可引起撞击，包括内源性因素和外源性因素。研究证实，肩袖肌肉力量薄弱可引起张力负荷过大、肱骨头上移以及冈上肌腱退变，在高强度、反复过顶运动中最为常见。间隙内肌腱退行性变也被认为是肩峰下撞击综合征的内源性因素之一。

外源性或肌腱外致病因素构成了撞击综合征的第二大类原因。主要的外源性因素与相应的解剖关系是术前需首要考量的因素。肩锁关节退变是肩峰撞击的重要外源性因素，许多学者赞同Neer最初关于肩锁关节退变疾病引起撞击的论点；肩峰小骨、未融合的肩峰远端骨骺，也被认为是引发撞击的独立而且潜在的致病因素；盂肱关节不稳定是次要的外源性因素，存在引发撞击的可能。虽然目前尚缺乏两者相关性的研究，但有助于解释在年轻、从事竞技体育、过顶投掷类运动员患者中，肩峰成形术失败的原因。

对于非手术治疗无效的肩峰下撞击综合征应考虑行肩峰下减压术和肩峰成形术。追溯历史发现，开放性肩峰成形术取得了良好疗效并仍然在手术治疗中发挥着显著作用。Ellman被认为是第一位重要的关节镜下肩峰成形术技术的研发者，很多外科医生和研究人员在此基础上进行了改进，并将其使用于肩峰下撞击综合征的手术治疗中。肩峰下撞击综合征的手术指征包括保守治疗无效的持续性疼痛和功能障碍。

关于手术指征最具争议的话题在于非手术治疗被认定失败、需进行手术治疗前的保守治疗时间长短的问题。大多数外科医生和研究人员推荐大约6个月的保守治疗。然而，这取决于患者的个体情况和病理学状态，应按照具体情况区别对待。例如，患者，42岁，肩部疼痛数月，呈持续加重趋势，在工作或娱乐活动中需要高要求、重复性过头运动，无肩关节不稳，钩状肩峰（Ⅲ型）且MRI显示部分肩袖撕裂，那么该患者不需要忍受6个月的保守治疗以满足手术指征。相反，对于依从性不好的患者，又和工伤赔偿有关，其肩峰形态扁平且临床体征模棱两可，可能无法满足手术指征。

手术失败最常见的原因是骨赘切除不完全以及未重视肩锁关节的病变。这些常见的原因可以通过完美的手术技术、或进行（如果必要）锁骨远端切除、或联合开放手术加以消除；关节镜下肩峰下减压术失败的另一常见原因在于诊断不恰当。另外，术前进行仔细评估，特别是对肩关节不稳、潜在损伤加以鉴别诊断，这些失败将大幅度减少。

二、康复功能评定

每一个康复计划的制订前，需进行初次物理治疗的全面评估。肩峰成形术后康复评定见表2-2-6，此评估是为制订治疗计划提供相关信息。患者在治疗过程中，评估也应继续进行。那些会对患者损伤部位造成较大应力刺激的活动，需要进行新的评估。

表 2-2-6　肩峰成形术后康复评定

背景信息	主观信息	客观信息
1. 关节囊状态 2. 肩袖状态 3. 关节软骨状态 4. 先前过程 5. 会影响康复的相关医疗问题（如心血管问题，糖尿病） 6. 工伤 7. 保险状况 8. 动机 9. 理解能力	1. 先前的功能程度 2. 现在功能程度 3. 患者目标和期望 4. 疼痛强度 5. 疼痛位置 6. 疼痛频率 7. 夜间疼痛是否存在 8. 家中的协助状况 9. 康复设施的情况 10. 药物（剂量、影响、耐受力、适应性）	1. 观察 (1) 肌肉萎缩 (2) 休息姿势 (3) 吊带使用 (4) 伤口状态 (5) 肿胀情况 (6) 颜色 2. 关节活动度（主动 / 被动） (1) 盂肱关节 (2) 上胸椎关节 (3) 肩胛胸廓关节 (4) 胸锁关节 (5) 肩峰锁骨（肩锁）关节 (6) 肩胛胸壁关节 3. 肌力 (1) 肩袖肌肉群 (2) 肩胛上回旋肌肉群 (3) 肩胛后缩肌肉群 (4) 肩胛前突肌肉群 (5) 三角肌 (6) 肱二头肌

注意：肌力测试须等到安全与合适阶段才能进行。肱二头肌肌力测试可比三角肌肌力测试先执行。过程当中须小心，防止连累受损组织。

三、康复治疗指引

肩峰下减压术与肩峰成形术后，运动治疗计划的目标是通过增加锁骨下方空间来增强手术减压的效果。对肩胛上回旋肌群与肱骨下压肌群的肌力训练，可以增加锁骨下方的空间。术后康复计划分成三个阶段：阶段Ⅰ着重恢复关节活动度；阶段Ⅱ强调重拾肌肉力量；阶段Ⅲ强调提高耐力、改善功能。

此三阶段并非各自独立，而是互相重叠。这些阶段训练为患者康复提供了简单的参考，可根据患者个体情况进行相应调整。标准运动方案是针对无盂肱关节不稳定以及肩袖肌腱完整的患者使用，如患者有严重的肩袖损伤、关节软骨缺陷、术前严重的角度或肌力的缺失、术前或术后的并发症、盂肱关节不稳定的情况，可不必严格按照康复治疗指引的进程来执行。

在运动过程中出现下列症状时，提示当前的运动方案过于激进：三角肌部位疼痛感有所增加；夜间疼痛；运动后疼痛持续超过 2 小时；因疼痛而改变活动或运动。

（一）康复流程

1. 阶段Ⅰ　具体康复治疗方案见表 2-2-7。

时间：术后第 1~2 周

目标：着重在于控制术后发炎与疼痛，保护恢复中的软组织，减少制动影响与活动限制。

表 2-2-7　阶段Ⅰ康复治疗方案

时间	康复计划
术后 1~2 天	治疗目的： 降低疼痛；避免感染；最大限度地减少因为肌肉失用而造成手腕与手的无力 治疗方法： 1. 冷敷治疗 20~30min 2. 抓握运动（如有肿胀则手臂必须抬高） 注意： 1. 避免在愈合过程中产生并发症 2. 促进血液循环，防止失用性肌萎缩 3. 观察防护切口部位
术后 3~10 天	治疗目的： 改善被动关节活动度；避免刺激手术部位，减轻疼痛；促进肩袖旋转肌群产生 3~4 级肌力；维持肩胛骨正常活动 治疗方法： 持续上述阶段的康复训练并加入下列内容： 1. 肩关节被动活动 2. 等长收缩　在吊带或被支撑下的正中休息位置进行最大内旋与外旋的等长收缩 3. 主动关节活动　正中休息位下肩胛骨的前突、后缩运动 注意： 1. 使肩袖肌群的紧张反射最小化 2. 防止肩胛稳定肌群失用性肌萎缩 3. 开始使用低等级的关节松动，逐渐增加至可忍受的等级以维持关节面动作
术后 11~14 天	治疗目的： 1. 肩关节被动屈曲活动至 150° 2. 肩关节被动内、外旋活动至功能角度（或全范围活动角度） 3. 肩胛胸壁被动活动正常 4. 仰卧位下肩关节主动屈曲至 120° 5. 双侧肩锁、胸锁关节活动度一致 6. 水中肩关节主动屈曲活动至 100° 7. 最小化心血管的去适应作用 8. 改善整体肌肉力量与耐力 治疗方法： 持续上述阶段的康复训练并加入下列内容： 1. 关节主动运动　包括肩关节屈曲，外旋（肩关节外展 60°~90° 位下），肩胛骨前突、后缩等 2. 水疗　可在泳池内进行主动活动训练，若切口处未完全密合则使用合适防水敷料 3. 心血管运动　包括脚踏车训练、步行训练等 注意： 1. 肩关节屈曲、上提和旋转运动以增加关节囊延展性 2. 在肩袖运动中给予腋下支撑，以支持血管的供应 3. 鼓励肩锁、胸锁关节运动促进完整肩部关节活动 4. 下肢体能训练能促进愈合以及改善心血管适应 5. 限制上肢前伸与举起的活动

2. 阶段Ⅱ 具体康复治疗方案见表 2-2-8。

时间：术后第 3~8 周。

目标：着重肌肉肌力训练，并持续进行肩袖肌群与肩胛稳定的肌力训练。

表 2-2-8 阶段Ⅱ康复治疗方案

时间	康复计划
术后 3~6 周	治疗目的： 肩关节双侧对称性主动屈曲；站立下无代偿肩关节主动屈曲至肩膀高度；肩胛稳定肌群与肩旋转肌群肌力协调 治疗方法： 持续上述阶段的康复训练并加入下列内容： 1. 渐进性阻力运动 2. 侧卧位下抗阻外旋（腋下支撑，并能对抗 0.23~0.45kg 重量的物品） 3. 站立下肩胛平面内肩外旋 4. 站立下肩抗阻屈曲（能对抗 0.23~0.45kg 重量物品） 5. 手肘与手腕渐进性阻力运动并能对抗适当重量物品 6. 肩胛向外滑动训练 注意： 1. 恢复上肢关节活动度以及术前正常功能 2. 加强力量训练 3. 开始肩胛后缩，只要力臂的力量最小化即可（相对前突） 4. 在可忍受范围内下进行肩外旋与肩胛前突的进阶运动 5. 上肢肌肉力量的强化
术后 7~8 周	治疗目的： 恢复正常双侧手臂力量比率；恢复肌力和耐力；恢复术前正常活动及运动功能；避免不良的投掷动作；上肢准备开始高阶活动 治疗方法： 接续先前阶段的运动，并加入下列运动维持肩袖力量： 1. 关节主动渐进性运动 2. 俯卧位或弯腰时肩关节水平外展至 100° 3. 由非阻力运动过渡至抗阻运动，起始阻力为 0.23kg 4. 开始增强式训练 注意： 1. 恢复关节活动度与上肢肌肉力量 2. 以冈上肌为主要肌做肌力训练 3. 加强肩胛稳定肌群的肌力训练 4. 肌力训练时在保守基础上渐进增加阻力 5. 循序渐进的增进活动

3. 阶段Ⅲ 具体康复治疗方案见表 2-2-9。

时间：术后第 9~12 周。

目的：强调增加运动觉（kinesthesia）、关节位置觉（joint position sense），增加耐力，强化肩胛稳定肌肉，完成特定工作与运动任务。

表 2-2-9 阶段Ⅲ康复治疗方案

时间	康复计划
术后 9~12 周	治疗目的： 恢复高举过头类型的工作与运动 治疗方法： 正式恢复投掷与高举过头活动，设计具体的训练计划帮助患者恢复期望的活动程度 注意： 1. 防止运动耐力下降 2. 维持双侧关节活动度与双侧肌群肌力的对称性训练

（二）术后居家训练建议

术后居家训练建议见表 2-2-10。

表 2-2-10 术后居家训练建议

时间	术后居家训练建议
术后 1 周	周目标： 控制疼痛与肿胀，开始恢复各关节活动度 训练方法： 第 1~2 天练习抓握力量运动。若有肿胀需提高手臂 第 3~7 天练习钟摆运动，每次 2min，每天 3~4 次；练习手肘、手腕与手部主动关节活动运动。各方向 3 组，每组 15 次，每天 3~4 组；练习内旋与外旋等长收缩，每次收缩 10s，每组重复 10 次，每天 10 组；运动结束后冰敷
术后 2 周	周目标： 避免失用性萎缩 训练方法： 第 8~10 天继续术后第 3~7 天计划，并加入下列运动：仰卧位下进行可忍受范围内的肩主动协助屈曲活动。每天 2 次，每次 3 组，每组 15 下；仰卧，肩关节 90°屈曲位下进行肩胛后缩训练。每天 2 次，每次 3 组，每组 15 下；侧卧位下进行外旋训练直至前臂与躯干长轴平行。每天 2 次，每次 3 组，每组 15 下 第 11~14 天停止第 3~7 天的运动，只练习第 8~10 天的运动。运动结束后仍需冰敷
术后 3 周	周目标： 避免关节囊粘连以及最大限度地减少失用性萎缩 训练方法： 1. 若被动关节角度未在正常范围内且不对称，则进行关节松动等门诊治疗，每周 3 次 2. 开始进行弹力带抗阻肩内旋训练。每天 2 次，每次 3 回，每回 15 下 3. 开始进行弹力带抗阻下肩胛骨后缩运动。每天 2 次，每次 3 回，每回 15 下 4. 开始侧卧位外旋运动，患侧手臂在支撑下可抗 0.23~0.45kg 阻力。每天 2 次，每次 3 回，每回 15 下 5. 开始渐进性阻力运动（PREs） 肘屈曲与伸直训练 6. 肩胛外侧滑动训练 注意事项： 此阶段需对患者进行一次回访

续表

时间	术后居家训练建议
术后 4~6 周	阶段目标： 增加阻力以提升肩胛稳定肌的肌力 训练方法： 1. 弹力带抗阻下外旋训练。每天 2 次，每次 3 回，每回 15 下 2. 在站立下进行无阻力肩关节全范围的屈曲与外展运动 3. 继续之前的内旋训练，但减少至每天 1 次，接着每隔一天 1 次 4. 在抗重力体位下肩胛骨平面内肩上举伴随无阻力肩外旋训练。每天 2 次，每次 3 回，每回 15 下 5. 弹力带抗阻下肩胛骨前突训练。每天 2 次，每次 3 回，每回 30 下 6. 继续先前的肩胛后缩运动 7. 增加心血管活动，包括使用上肢进行训练，比如使用爬梯机，划船机，上肢手摇测功仪等 注意事项： 此阶段需对患者进行 1~2 次回访，回访间隔时间为 3 周
术后 7~8 周	阶段目标： 回归正常工作或运动（依状况限制活动）以及惯用手与非惯用手肌力比率正常化 训练方法： 1. 肩胛平面方向做小于 70° 的肩外展合并内旋训练（使用空罐子）。一开始零阻力下运动，随后进行抗阻训练，阻力从 0.23kg 渐进至 0.45kg。每天 2 次，每次 3 回，每回 15 下 2. 开始恢复投掷方案计划 3. 开始缓和性增强式运动
术后 9~12 周	阶段目标： 取得正常的关节活动度与足够的肌肉力量以符合较激烈的职场与运动需求 训练方法： 正式投掷与高举过头活动 注意事项： 此阶段需对患者进行 1~2 次回访，回访间隔时间为 4 周

以上总结的仅仅是肩峰形成术后康复的一个常规流程，物理治疗师可依照此大纲制订适合患者的个体化疗程，临床应用时可以根据实际问题加以调整。

四、问题解析

1. 注意肩胛胸廓关节活动　假使患者无法在抗重力下进行无肩胛上抬代偿动作的屈曲或外展运动，则应先致力于肩关节在未代偿的关节活动度内训练。观察肩胛向外滑动测试中的肩胛动态稳定度。当连接肩胛胸廓的肌肉功能失调时，可以在抗重力、慢速且受控制的离心屈曲和外展动作下明显观察到异常。

2. 合适的运动剂量　训练时应在恰当时机给予关节一定程度的负荷量而不超出组织的耐受负荷，当功能改善时，则改变治疗的运动剂量。若有严重肩胛胸廓失能（胸长神经神经病变），可使用肩胛胸廓贴布贴扎或八字形绑带增加稳定度。

3. 监测并发症　肩峰下减压术术后并发症几乎很少发生，但必须避免反射性交感神经营养不良（RSD）的发生。对于有不同程度疼痛的患者，应首先考虑 RSD 问题，直到排除症状非 RSD 造成。

4. 预防 预防早期原发性夹挤症状变成慢性症状也许能避免手术。缓解发炎、肌力强化（特别是外旋肌、外展肌与肩胛稳定肌），保持软组织柔软度（特别是肩内旋肌与内收肌）、体能状态、教育程度等都是预防慢性夹挤综合征的关键因素。

（方仲毅）

第五节 肱骨近端骨折术后康复

一、概述

肱骨近端骨折分为四个节段：肱骨头的关节段、肱骨大结节、肱骨小结节以及肱骨上端。当主要节段中的任何一个移位超过 1cm 或成角超 45°，该骨折即为移位。如果无节段移位，则骨折为部分骨折，80% 的肱骨近端骨折为该类骨折。

肱骨外科颈是肱骨近端最易发生骨折的部位。此处位于解剖颈下 2~3cm，相当于大小结节移行于肱骨干的交界处，即肱骨大结节之下、胸大肌止点之上，也是肱骨干皮质骨与肱骨头松质骨交界处。紧靠外科颈内侧有腋神经向后进入三角肌内，臂丛神经、腋动静脉通过腋窝，骨折严重移位时合并神经血管损伤。肱骨外科颈骨折以老年人多见，亦可见于儿童与成人。

二、肱骨近端骨折的诊断

（一）症状

外伤史、肩部疼痛、活动受限、皮下淤血等。

（二）体征

患肢触痛、肿胀、瘀斑、肩关节活动受限，患肢也可有短缩、骨擦音、骨擦感，合并臂丛神经损伤时可出现相应体征，主要表现为神经根型分布处的运动、感觉障碍。肱骨干骨折可出现成角或短缩畸形、异常活动，有时合并桡神经损伤，表现如腕下垂等。

（三）损伤机制

跌倒时肘关节着地或用手支撑着地，特别是老年人，或由肩部外侧的创伤造成。癫痫发作也可以导致肩部骨折、脱位。

（四）影像学检查

正侧位 X 线片、可疑骨折最好行 CT、MRI 检查。

（五）鉴别诊断

肱骨近端骨折的骨折端有嵌插时，需要和肩关节脱位鉴别。

（六）肱骨近端骨折的常用临床分型（Neer 分型法）及其特点

1. Ⅰ型 轻度移位骨折。肱骨上端可为一处骨折（如单一肱骨近端骨折、单一大结节骨折或单一小结节骨折等），也可是多处骨折，即同时有两处或两处以上部位的骨折（如外科颈骨折合并大结节骨折等），但任何一处的移位都不大于 1cm，骨折端成角不大于 45°。从病理损伤考虑，这种骨折软组织损伤较轻，或断端间有紧密的嵌插，骨折比较稳定，一般骨折愈合比较快。这种类型骨折占肱骨上端骨折的绝大多数。这种没有明显移位的骨折由于仍有软组织将骨折块连为一体,因此称为"一部分骨折"。

2. Ⅱ型　关节段移位骨折,按解剖部位命名即为肱骨解剖颈骨折,且断端间移位大于1cm或成角大于45°。此种骨折肱骨头的血液循环受到破坏,常发生肱骨头缺血坏死。这种一处骨折因有明显的移位(或同时有轻度移位的大、小结节骨折),从而使肱骨头与肱骨干上端形成分离的两部分,因此属于"二部分骨折"。

3. Ⅲ型　骨干移位骨折,从解剖部位命名即为外科颈骨折。骨折移位大于1cm或成角畸形大于45°。单一骨干移位,肱骨上端分成两个分离的部分,因此也属于"二部分骨折"。如同时合并一个结节骨折且移位也大于1cm以上时,因为肱骨上端形成各自分离的三部分,因此应属于"三部分骨折"。如同时合并两个结节的骨折,且均有大于1cm的移位,肱骨上端则分成四个各自分离的骨块,即肱骨头、大结节、小结节和肱骨干上端。这种骨折属于"四部分骨折"。

4. Ⅳ型　大结节骨折且移位大于1cm以上。大结节有三个面作为冈上肌、冈下肌和小圆肌的附着点。外伤时可造成整个大结节骨折移位,也可为大结节的一个面撕脱骨折。如为部分撕脱骨折且有明显移位时,则说明肩袖有纵行撕裂。如大结节移位骨折同时有外科颈的移位骨折,则关节段骨块由于受附着于小结节的肩胛下肌的牵拉而发生内旋。

5. Ⅴ型　小结节移位骨折。可为单独小结节撕脱骨折,移位大于1cm以上,即属"二部分骨折"。如同时合并有外科颈骨折且有明显移位,则属于"三部分骨折"。此时关节段由于只受附着于大结节的肩袖牵拉,因此可发生外展、外旋移位。

6. Ⅵ型　肱骨上端骨折合并肩肱关节脱位。肱骨上端骨折脱位是指肱骨上端骨折同时合并盂肱关节的真正完全脱位,而不是指肱骨头的旋转移位或关节内的半脱位现象。在"二部分"或"三部分"骨折脱位的病例,肱骨头仍可能有一定的血液循环。如发生"四部分"骨折脱位时,肱骨头血液循环遭受破坏,易造成肱骨头缺血坏死。

三、临床治疗

(一) 肱骨近端骨折的临床治疗目标

1. 对线　保持肱骨头与关节盂之间的正常关系,复位肱骨大小结节以维持肩袖功能,保持头干角度在130°~150°,后倾角度在30°。

2. 稳定性　保护骨折端,加强骨折后患肢稳定性。

(二) 肱骨近端骨折的临床治疗

1. 保守治疗

(1) 适应证:对于无明显移位的骨折,外展型或嵌入型等稳定性、无合并重要神经血管损伤的骨折,或年龄过大、全身情况差(如合并有严重心、肺、肾、肝等功能障碍)而不能耐受手术的患者,多数采用保守治疗的方法。

(2) 优缺点:保守治疗可避免进一步加重骨折端的血液循环损伤。但骨折有可能需要固定一段比较长的时间。

(3) 注意事项:肱骨近端骨折手法复位后,患者可屈肘90°,用三角巾悬吊上肢于胸前至骨折临床愈合。患肢可使用U形石膏、U形夹板或者悬垂石膏,2~3周后换用肱骨功能支具。

2. 外固定　由于解剖关系,较少使用外固定治疗肱骨近端骨折。但在肱骨干骨折中,外固定治疗适用于开放性骨折伴有广泛的软组织挫伤的病例,也适用于骨折部位已发生感染的患者。使用外固定架后，应定期行 X 线检查，及时调整骨折端的对位对线，要注意避免针道感染。

3. 切开复位内固定术　骨科医生使用接骨板和（或）髓内钉为患者进行骨折固定，使骨折恢复解剖对线对位，手术中要注意保护血管神经及重要的韧带组织。手术适应证为：骨折移位严重、骨折端不稳定并有软组织嵌入其间；体形肥胖或无法合作（如严重帕金森患者）而不能接受手法复位的患者；手法复位失败，或手法复位后骨折畸形愈合严重影响患者功能；外固定不可靠或青壮年的陈旧骨折不愈合；骨折合并重要的韧带、神经或血管损伤等。

4. 人工肩关节置换术　包括人工肱骨头置换术和人工全肩关节置换术。对于肱骨颈粉碎性骨折合并盂肱关节脱位、肱骨头缺血性坏死等不适宜进行手术内固定的患者，可考虑进行此项手术。

四、康复治疗

（一）肱骨近端骨折康复目标

1. 活动度　恢复肩关节在各方向的全范围活动度。

2. 肌肉力量　通过相应的肌肉力量练习，最大抗阻尝试达到完全肌力恢复。

3. 功能目标　促进和恢复肩关节在自我照顾，穿衣和洗漱等方面功能；恢复肩关节的力量和运动。

（二）肱骨近端骨折的康复治疗

1. 外科治疗后的急性期的康复　患者接受保守治疗或手术治疗后，康复的目的是保护已固定的骨折，在不影响骨折稳定性的情况下，为患者减轻疼痛，促进水肿和炎症的减退，促进组织愈合。骨科康复团队为患者进行评估后，要制订康复治疗计划协助患者保持或加强健肢的活动能力。肱骨近端骨折手术后，早期可以选用静态稳定肩部矫形器（图 2-2-4）和三角巾一同使用。穿戴矫形器时要将肩关节固定在中立位。矫形器上端应包容胸大肌、肩峰、肩胛骨；下端塑性时应超过肱骨 2/3。其作用主要是通过肩背部、肩峰、胸大肌的软组织液压制动和三角巾的运用，限制肩关节的活动和减少骨折部位因上肢重力而受到的牵拉。

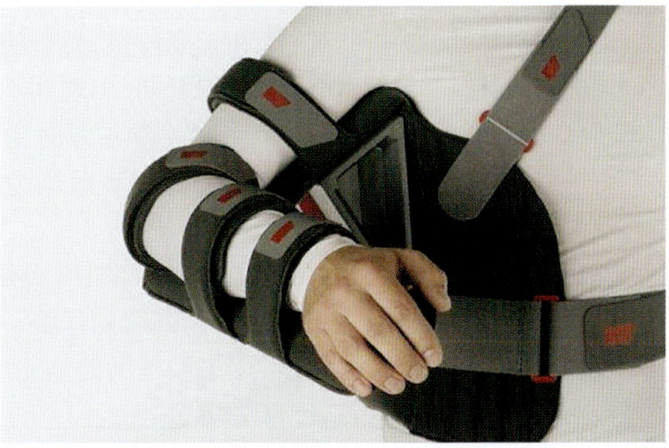

图 2-2-4　肱骨近端骨折肩部矫形器

除了骨折部位邻近关节处，应尽快对患肢进行肌力训练和其余未受伤关节活动度训练，防止肌肉萎缩、关节僵硬等并发症发生。骨科康复团队在治疗中要定期检查患者患肢血管和神经功能状况，如果出现疼痛肿胀持续加重及血管神经损伤等症状要考虑是否与骨折移位有关，需尽快找出原因并积极处理。

2. 住院康复　患者度过手术急性期后，会转到康复病房或康复医院中进行康复治疗。这个时期的康复目标是维持骨折固定稳固、促进骨折愈合、预防并发症、防止肩关节和肘关节的挛缩，逐渐增加患肢活动功能。骨科康复团队在治疗过程中也要不断对患者进行评定并调整其治疗计划。具体康复治疗方案见表 2-2-11。

表 2-2-11 肱骨近端骨折术后的康复治疗方案

时间	康复计划
术后 1 周内	骨折状况:无连接 骨折愈合情况:炎症期,骨折处被血肿和炎性组织包围 关节活动:不活动肩关节及肘关节,进行腕关节及指关节屈伸练习,勿做旋转手臂动作 肌肉力量:进行不涉及肩、肘关节上肢肌群的肌力训练。7 天后可开始屈腕伸腕肌肌力训练。可进行等长锻炼,也可以健侧手辅助固定前臂,练习腕及手指的主动屈伸,以保持肌力 日常生活:用健侧手 负重:患侧肢体不应负重 注意事项:勿活动肩关节,并注意检查可能伴随损伤的神经功能,包括感觉和运动
术后 2~4 周	骨折状况:无或极少连接 骨折愈合情况:修复期,开始出现软骨痂 关节活动:活动肘关节及以下各关节,如骨折为保守治疗,通常在伤后 3 周可在不引起疼痛前提下开始肩关节垂臂钟摆练习;合并肩袖肌撕伤手术修复者,4 周内不要做主动活动,以防牵拉修复部位 肌肉力量:继续腕及手指屈伸肌肌力训练 日常生活:用健侧手 负重:伤侧肢体不应负重 注意事项:避免肩关节旋转动作;注意合并神经血管损伤的相关症状及体征;注意反射性交感神经营养不良综合征(RSDS),即以四肢远端严重疼痛伴自主神经功能紊乱为特征的临床综合征
术后 5~6 周	骨折状况:骨性骨痂连接,骨折稳定 骨折愈合状况:修复期,出现并不断增加骨痂 关节活动:加大肩关节各方向主动及被动幅度,慎做肩关节旋转动作。合并肩袖肌撕裂伤手术修复者,以被动锻炼为主,继续肘关节及以下关节活动。肘部增加旋前及旋后动作 肌肉力量:开始肩、肘部肌肉力量的练习,但手术骨折固定者如经三角肌手术,慎做三角肌力量的练习。继续加强腕、手部肌群肌力训练 日常生活:可用患肢辅助健侧完成一些轻负重动作 负重:适度部分负重 注意事项:注意是否出现关节囊粘连
术后 7~12 周	骨折状况:骨痂连接,骨折稳定 骨折愈合状况:塑形期,骨性骨痂开始塑型 关节活动:肩关节助动、主动活动,鼓励做外展运动 肌肉力量:肩关节等长、等张肌力训练,耐力训练 功能活动:自我照顾和功能活动 负重:全负重

3. 社区康复 有效的社区康复是协助患者全面回归社会、预防并发症及再次损伤的重要阶段。这个阶段中患者离开医院,回到社区,骨科康复团队需要定期对患者进行评估并调整社区康复计划,促进骨折愈合,争取患肢恢复最大的活动范围及功能,使患者在社区依照指导进行训练以最大限度地恢复患肢功能,并定期到医院或社区康复中心进行复

诊，调整训练计划。

（方仲毅 解 益）

第六节 肱骨干骨折术后康复

一、概述

肱骨干骨折是指在肱骨外科颈以下1cm至肱骨髁以上2cm之间发生的骨折。肱骨干骨折是较为常见的骨折，在全身骨折中占3%~5%，多见于成年人，肱骨中、上1/3骨折多由于直接暴力引起，下1/3骨折多由间接暴力引起。不同平面骨折表现不同方向的移位：肱骨上1/3段骨折多为横行骨折或粉碎性骨折，远折端多向上错位；肱骨中1/3骨折多为横行骨折或粉碎性骨折，亦可见斜形骨折或螺旋形骨折，远折端向上错位；肱骨下1/3骨折多为斜形或螺旋形骨折，错位方向因暴力方向、前臂、肘关节的位置不同而不同，多有成角畸形。中、下1/3骨折并发桡神经损伤者约占2%。简单的肱骨干骨折通过非手术治疗患者会获得较好的效果，但是，一些复杂的骨折类型必须进行手术治疗才能获得最佳的治疗效果。

对于肱骨干骨折术后康复评判只要肩、肘关节活动度达到最大，患肢缩短的影响最小，即使是X线片显示较大的畸形愈合，也可以达到无功能障碍。目前，对于这个领域的研究主要集中于减少骨折的发生率、优化处理这种损伤所需要的医疗卫生资源、改进手术的适应证、通过改进植入物和改善手术方法以提高手术成功率以及缩短预后功能恢复时间。对肱骨干骨折的成功处理并不是以骨折两端的愈合连接为目的，而是强调患者机体的整体性康复。参与诊治的医务人员对患者的处理应以提高和改善患者生活质量为目的，而不是传统意义上的机械化“接骨续筋”。如果骨折是因为骨质疏松引起的，应该立即治疗以改善骨质疏松的状态。同样，如果是因为酒精或药物成瘾引起的骨折，则需要治疗其原发病因。同其他创伤外科一样，对肱骨干骨折成功的治疗需要掌握一定的解剖知识、手术适应证、操作技术、选择合适的内植物和术后康复的跟进以及了解患者自身状态及期望与要求等内容。

Tytherleigh-Strong等的一篇综述提供了关于英国肱骨干骨折患者极好的流行病学资料。他们发现，骨折的发生呈双峰分布，一个高峰主要为21~30岁的年轻男性患者；另一个高峰主要是60~80岁的老年女性患者。该综述指出，大多数年轻患者的损伤由高能量创伤引起，并且大多数矫形外科文献所关注的是年轻患者；老年女性患者是由跌倒所致骨折，这类骨折不同于大多数报道中所描述的高能量、开放性骨折，而是不合并开放性创伤的简单骨折。

肱骨干骨折分型从两个方面进行分型，即骨骼情况分型和软组织情况分型。

骨骼分型主要为AO分型，被分为3种类型。①A型简单骨折：A1型为简单螺旋骨折；A2型为简单斜行骨折；A3型为简单横断骨折。②B型楔状骨折：在骨折处有一片或多片碎骨块，B型楔状骨折分为B1型螺旋楔型骨折；B2型弯曲楔型骨折；B3型粉碎楔型骨折。③C型复杂骨折：如复杂螺旋骨折、双骨折或粉碎性骨折，C型复杂骨折可分为C1型螺旋形复杂骨折；C2型多段复杂骨折；C3型不规则复杂骨折。

依据软组织损伤情况主要有 2 种分类方法。①Gustilio 分类(流行于北美):Ⅰ型,伤口小于 1cm;Ⅱ型,由外部暴力作用引起,伤口大于 1cm;Ⅲ型,由外部暴力作用引起,伤口大于 10cm 甚至更大,常伴有大面积的软组织和(或)骨膜的剥脱。依据剥脱的严重程度,Ⅲ型可以分为 A、B、C 三种亚型,C 型为软组织损伤伴随需要手术修复的动脉损伤。②Tscherne 分类(流行于欧洲)的特点是包括不同程度的软组织挫伤和肌间膈综合征。0 型:骨折由间接暴力引起,没有明显的软组织挫伤;Ⅰ型:浅表挫伤或内部挫伤;Ⅱ型:皮肤和(或)肌肉有较深的挫伤;Ⅲ型:广泛的皮肤和肌肉挫伤,皮下剥离,血管损伤,肌间隔综合征。

二、临床手术方案

肱骨干骨折的手术方式有很多,比如前外侧入路、后侧入路、侧方入路和前内侧入路等方式。但在临床上最为常用的以及在大多数论文中经常被用到的有两种标准手术方式:前外侧入路和后侧入路。

在临床治疗中,具体选择何种手术入路要根据患者骨折局部情况、能否同时做某些附加手术及患者个人健康状况等来决定的。常用各种手术入路的优缺点见表 2-2-12,常用固定方法的优缺点见表 2-2-13。

表 2-2-12 肱骨干骨折不同手术入路优缺点

手术入路	优点	缺点
前外侧入路	多数肱骨干骨折手术方式的首选; 良好的体位(特别对于多发伤),可以向近端延长切口以处理肩部病变或近端的骨折; 可清楚地显露桡神经,避免术中误伤	在沿肱骨外上髁放置钢板技术难度系数大; 对于肱骨中远端骨折的病变不适用; 恢复后有明显的手术瘢痕
后侧入路	可同时暴露肱骨中段和远端 1/3 部分,便于骨折远端的固定; 肱骨远端背面光滑,是放置钢板的理想部位; 可以良好地暴露桡神经	离桡神经太近,易于损伤桡神经; 肱骨中段钢板放于桡神经下方,导致桡神经直接走行于钢板上方; 对于多发伤患者来说,俯卧位或者侧卧位不利于麻醉; 不能安全地暴露肱骨头和肱骨近端
侧方入路	手术切口可以向两端延长; 可以很好地暴露肱骨远端 2/3 部分和桡神经; 切口可向上延展到前外侧,向下延长至 Kocher 间隙远端,便于处理肘部病变; 患者可以采取仰卧位	不能暴露肱骨近端; 不能暴露肱骨干后面; 切口视野范围小,可操作部位有限,只适于肱骨远端骨折
前内侧入路	很好地暴露肱骨内侧的血管、神经结构; 适于血管修复的患者; 手术瘢痕隐蔽	此入路局部结构复杂,易于导致血管神经损伤; 切口向近端的延长十分困难,因为腋前线褶皱导致不易判断切口的延长范围

表 2-2-13　肱骨干骨折的手术常用固定方法的优缺点

手术固定方法	优点	缺点
钢板固定	为肱骨干骨折固定的“金标准”； 治愈率高； 并发症发生率低； 功能恢复快； 对肩、肘关节活动度没有影响； 对于上肢早期承重有帮助作用	花费高； 容易造成桡神经损伤； 需进行二次手术取钢板； 手术创伤大
髓内钉固定	手术时间短； 骨折愈合率比较高； 属于微创技术类手术； 感染风险小； 患者接受度高	稳定性差； 容易脱钉； 不适于肩部存在病变或需上肢负重（偏瘫或下肢瘫痪）的患者； 再次手术率和肩部患病率较高； 手术时的扩髓对术后康复影响较大
外固定架固定	适于广泛污染或感染的骨折； 软组织损伤严重（如烧伤）的骨折	使用率低； 畸形愈合率高； 再次手术率高； 并发症的发生率较高

在肱骨干骨折临床处理的各种方法中，切开复位加压钢板固定有着较高的愈合率、较低的并发症发生率、迅速恢复功能等优点，因此是目前骨科处理方法中首选的手术方法。对于特定的骨折类型和临床情况，髓内钉内固定是一种很好的选择。与植入技术或移植物有关的更进一步的改良，均需要进行严格地、前瞻性的随机研究，才能得以普遍的接受和推广。无论选择何种手术方式和固定方法，这只是成功治疗的第一步，要想做到真正意义上的康复，就必须尽早进行康复治疗，这样才能加快恢复进程，达到真正意义上的全面康复。

三、康复功能评定

（一）形态学评定

测量双上肢肘关节上下 10cm 位置的围度并加以比较，明确患侧肢体有无肿胀以及肿胀的程度。

（二）视觉观察

密切观察伤口周围情况，包括红肿、渗出等基本情况。

（三）疼痛评估

使用视觉模拟评分法、面部表情量表法、压力测痛法、疼痛日记评分法等任意一种方法评估患者在不同体位，不同活动状态下，不同时间段有无疼痛及疼痛的剧烈程度。

（四）感觉评估

钢板固定手术容易损伤桡神经。

（五）关节活动范围测量

在保证患者安全的前提下，在允许限度内，测量肩、肘关节各个方向的主动和被动活动范围。

（六）肌力评定

采用徒手肌力测量法测量肩前屈肌群、肩后伸肌群、肩内收肌群、肩外展肌群、肩内外旋肌群、伸肘肌群、屈肘肌群。

（七）心肺功能评定

常用心功能评定方法包括对体力活动的主观感觉分级（如心脏功能分级）、超声、心电图、心脏负荷实验等；常用肺功能评定方法包括呼吸困难分级、肺容积与肺通气功能测定等。

（八）手功能评定

采用 Carroll 手功能评定、Jebsen 手功能测试量表评估患者手的精细功能。

（九）ADL 评定

常用的基本 ADL 评定量表有 Barthel 指数、Katz 指数、PULSES、修订的 Kenny 自理评定等。常用的工具性 ADL 评定量表有功能活动问卷、快速残疾评定量表等。

（十）心理评估

焦虑自评量表、抑郁自评量表等。

四、康复治疗方案

骨科早期康复目前在各大医院康复科已经得到广泛开展，而且也取得了明显的临床效果，得到骨科同道和患者的广泛认可。及时进行术后精准的康复治疗，能达到预防术后并发症、改善患肢整体功能的目的，从而获得最理想的治疗效果。而要做到术后精准康复治疗要求治疗师充分掌握患者的病情资料，对病情进行个体化的分析，制订出个性化的治疗方案。

（一）肱骨干骨折术后的康复流程

肱骨干骨折术后的康复时间可分为三个阶段：第一阶段：保护期（术后 2 周内）；第二阶段：纤维形成期或骨折稳定期（术后第 2~8 周）；第三阶段：骨折愈合期（术后第 8 周 ~6 个月）。根据相关康复指南和临床实践经验，将肱骨干骨折术后的康复流程总结为表 2-2-14。

表 2-2-14 肱骨干骨折术后康复治疗方案

时间	康复计划
术后 3 天内	治疗目的： 保持患侧上肢处于安全的体位，保护修复后或受损的结构，保护伤口，减少感染风险，预防并发症 治疗方法： 1. 密切观察患者伤口，患肢被固定后，肿胀及疼痛明显，建议患者卧床休息 2. 保护患肢，减轻负重。术后早期需行外固定固定患部进行保护，患肢下垫垫子以抬高患肢，同时可以做向心性按摩患侧上肢远端，促进血液循环，减轻患肢肿胀 3. 鼓励患者做伸指握拳运动。缓慢匀速最大限度地张开手指，保持 2~3s，然后用力握拳，达到最大限度，保持 2~3s 4. 术后 3 天内疼痛反应比较明显，在患者无痛情况下可以由单纯的手腕部的主动活动逐渐过渡到前臂旋前旋后活动（图 2-2-5、图 2-2-6），同时辅以消肿的 PRICE 原则 5. 冷疗 术后 3 周内每次做完运动治疗后进行 15~20min 的冷敷治疗 注意事项： 1. 观察患肢末端血运及感觉，防止骨筋膜间室高压及神经损伤 2. 肿胀明显者可采用骨折治疗理疗进行对症处理 3. 以不引起疼痛为原则的前提下，尽可能地多做患肢远端主动运动 4. 严禁做上臂的旋转运动
术后 3 天 ~1 周	治疗目的： 缓解患侧肢体的肿胀和疼痛；维持肩、肘关节被动活动度，防止关节粘连；增加患肢肌力治疗方法： 1. 继续加强伸指握拳训练

续表

时间	康复计划
术后3天~1周	2. 肿胀未缓解者可局部进行肌内效贴（爪形贴）进行对症处理 3. 增加肩肘关节周围的挤压、分离刺激，恢复本体觉 4. 下地活动时用颈横吊带将前臂悬吊于胸前中立位 5. 肿胀及疼痛反应减轻，此时可以在仰卧位下健侧肢体的帮助下开始肩关节和肘关节的主、被动关节活动训练，10~20次/组，2组/d（图2-2-7、图2-2-8） 6. 逐渐过渡到上臂肱二头肌和肱三头肌主动等长收缩，10~20次/组，2组/d 注意事项： 1. 应用肌内效贴技术时进行贴布过敏试验，无过敏者方可使用，贴布必须和伤口保持一定的距离，严禁接触伤口 2. 50岁以上的老年人鼓励早期全方位活动肩关节
术后2周	治疗目的： 保证肩、肘关节全范围主动活动度；强化患肢及肩周的整体肌力；独立完成家庭锻炼计划 治疗方法： 1. 继续肱二头、肱三头肌的力量协调训练 2. 站立位，主动耸肩练习10~20次，肩关节放松自然下垂，10次为一组，持续30s 3. 三角肌保护性的无阻力收缩练习，维持时间和剂量由治疗师依患者耐受情况决定，以无痛和疲劳度为参考依据 4. 肩部的摆动次数练习，10次为一组，每次2~3组，具体剂量依据患者耐受为度 5. 前臂内外旋活动度训练，10次为一组，每次2~3组，具体剂量依据患者耐受为度 6. 肘关节可开始进行屈伸功能训练，以主动收缩为主，暂时不予阻力或少量阻力，以患者疼痛和疲劳为度 7. 要求患肢参与部分ADL方面的训练，如饮食、穿衣等 注意事项： 1. 下地后注意患肢肿胀情况 2. 只能在指定的安全范围内活动 3. 避免过度活动或疲劳活动，否则会引发肿胀和疼痛
术后3~6周	治疗目的： 肩、肘关节全范围活动的基础上强化上肢的整体功能；强化患侧上肢肩、肘、碗多关节三维复合运动功能，提升患肢灵敏性；减少瘢痕粘连；强化ADL 治疗方法： 1. 所有肌群进行PRE（渐进性的抗阻力训练） 此阶段可借助一些设备辅助下综合治疗，比如悬吊系统、等速肌力训练系统、MOTOmed、上肢智能反馈训练系统等设备结合患者具体情况，设置匹配患者情况的参数给予综合性的治疗 (1) 悬吊系统辅助下的力量强化训练：患者取坐位，将患肢前屈90°悬吊起来，以肩关节的正上方为悬挂点（hanging point HP，即悬挂固定的位置），以肩关节为运动轴心（motion axis MA，即运动的相应关节中心），以肘关节和腕关节为支撑点（suspension point SP，即悬吊在肢体上的位置），通过对HP的调整和选择不同负荷系数的弹力绳来达到提高患者肌力的目的。在悬吊基础上结合PNF技术对于上肢力量的优化效果很明显，比如在以上的体位下无论是用等长收缩强化一块肌肉（主动肌）还是利用动态反转强化一组肌肉（主动肌和拮抗肌），对于治疗师的训练来说都更有利（图2-2-9） (2) 等速肌力训练系统和MOTOmed训练肌力和耐力是被公认的训练方法，阻力的大小和转速的快慢结合患者具体情况设置，时间为20min/次，也可以根据患者情况调整

续表

时间	康复计划
术后 3~6 周	(3) 在提高整个上肢多关节联合运动灵敏性上，上肢智能反馈训练系统中的三维模式有独特的优越性。经过系统软件评估完患者患肢的整体情况以后，根据所采集的数据会有一个综合分析，包括肩关节、肘关节、前臂、腕关节 ROM，肌力，张力等，自动生成适合此阶段该患者训练强度的参数，结合 VR 技术随机变换方向和高低远近度，要求患者主动调整自己的控制能力，去提高上肢手的协调功能 2. 此阶段应该介入瘢痕松解术，预防瘢痕增生。具体方法为治疗师先将患者置于舒适体位，在拆除缝合线并切口完全闭合的伤口处进行瘢痕手法松解，为了减轻患者疼痛和保护伤口，可先涂抹润滑剂。治疗时分三个步骤。 (1) 治疗师先在伤口的一侧沿着肌纤维走行顺肌肉纹理进行手法松解，治疗时间为 5~10min，治疗手法轻柔缓慢，由浅入深，在无痛状态下进行 (2) 在伤口另一侧进行同样的治疗，治疗时间为 5~10min，治疗手法轻柔缓慢，要求全程无痛 (3) 在以上两个操作完成后，根据患者情况在允许的情况下，双手拇指分别置于伤口两侧，相对的进行垂直于肌纤维的 Z 形松解手法，治疗时间为 5~10min，治疗手法轻柔缓慢，起到调整肌纤维排序，减少瘢痕堆积，预防瘢痕粘连的作用。此阶段要求患肢完全参与日常生活，要求 ADL 基本正常 注意事项： 1. 复查 X 线片，密切观察骨折愈合情况，发现异常请及时门诊复查 2. 治疗过程中全程要求无痛或微痛，出现明显不适请及时与专科医师沟通，以免出现治疗性损伤 3. 禁忌患肢超负荷负重和暴力性动作 4. 大剂量训练完给予安全冷敷，防止渗出
术后 7~8 周	治疗目的： 强化患肢肌力、优化患肢灵敏度；控制瘢痕增生；ADL 完全正常；加大家庭自我训练方法剂量 治疗方法： 1. 此阶段基本治疗方法和术后 3~6 周的方法相似，但考虑到多数患者没有条件能够一直坚持来医院进行专业治疗，所以重点应该放到以家庭康复为主的训练方法上，可以借助弹力带进行 PRE（渐进性的抗阻力训练），力量强度可以加大，尝试大负荷多重复性的肌力耐力提升训练 2. 瘢痕松解手法治疗结束后可以佩戴压力袖，控制瘢痕增生 3. 此阶段应该达到患肢 ADL 完全正常 4. 保质保量完成家庭训练计划，适当接触与自己工作有关的工作性动作，为即将步入工作岗位做好衔接工作 注意事项： 1. 复查 X 线片，密切观察骨折愈合情况，发现异常请及时门诊复查 2. 治疗过程中全程要求无痛或微痛，出现明显不适请及时与治疗师沟通，以免出现治疗性损伤 3. 禁忌患肢超负荷负重和暴力性动作

续表

时间	康复计划
术后 9 周 ~6 个月	治疗目的： 继续强化患肢肌力；保证肩、肘关节全功能活动范围；保证患者全功能肌力、耐力；保证完成所有功能活动、工作和休闲活动 治疗方法： 1. 保质完成第二阶段（术后 7~8 周）训练任务的基础上，加强家庭训练剂量，利用大负荷系数弹力带给予患肢肩、肘关节全范围全方向的抗组训练，剂量大小根据患者耐受情况制订 2. 利用拉力器、弹力带等进行小剂量重复进行患肢的耐力提升训练 3. 直接介入全面正常生活能力层面，结合工作性质，达到正常化模式，完全融入社会 注意事项： 1. 定期复查 X 线片，密切观察骨折愈合情况，发现异常及时与术者联系 2. 治疗过程中全程要求无痛或微痛，出现明显不适请及时与治疗师沟通，以免出现治疗性损伤 3. 复评患者心理状态，必要时给予心理指导

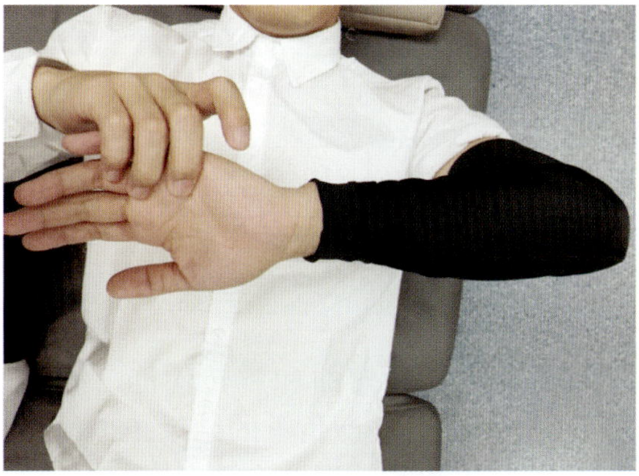

图 2-2-5 前臂旋前活动

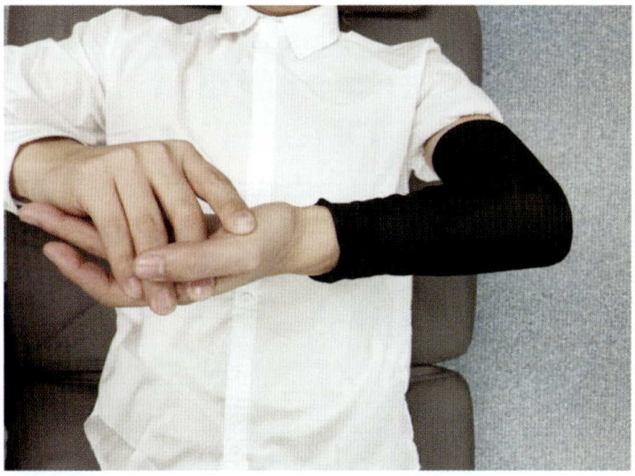

图 2-2-6 前臂旋后活动

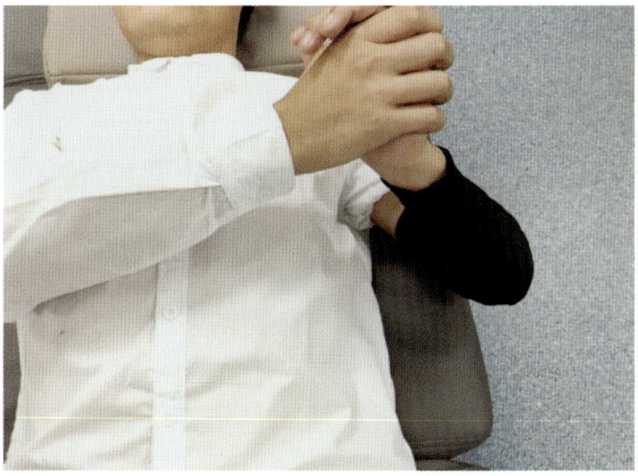

图 2-2-7 肩、肘关节的主被动屈曲训练

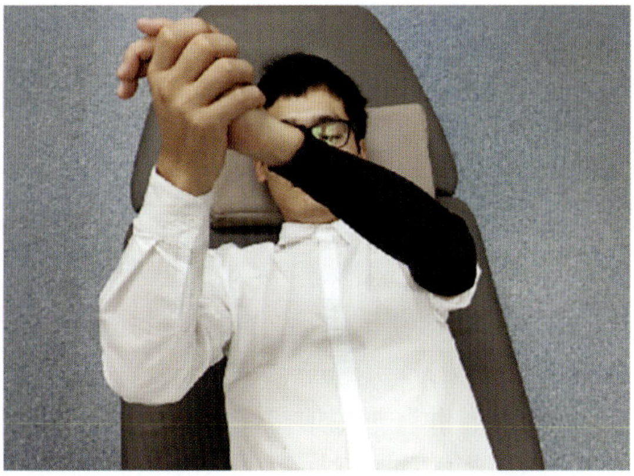

图 2-2-8 肩、肘关节的主被动伸展训练

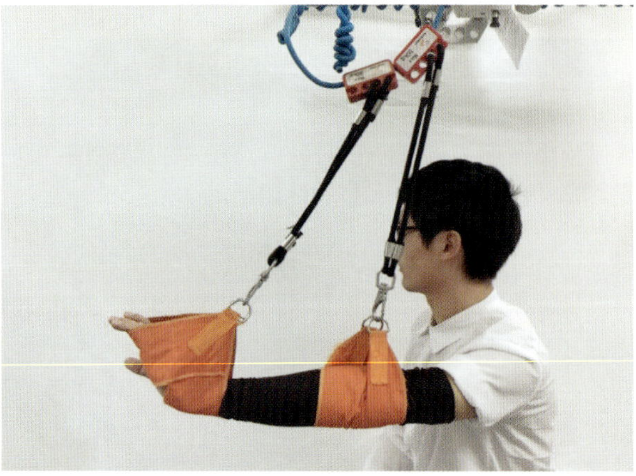

图 2-2-9 悬吊辅助下的肌力训练

以上总结的仅仅是肱骨干术后康复的一个常规流程，临床应用时可以结合每位个案的实际情况，给患者制订出个体化的康复方案。

肱骨干骨折会合并不同类型的伤病，常见的合并伤及并发症有以下几种：桡神经麻痹、臂麻痹、骨的病理性改变、感染、骨不连等，针对不同合并伤的处理措施，其康复方法也有所不同，康复介入的时间点也不同。

指导患者进行康复训练之前，治疗师应该充分考虑的内容有：患者的年龄、性别、术后全身状况以及是否有并发症；手术情况，内固定稳定性，术中有无特殊处理（如截骨、自体骨或异体骨植入，或者植入内固定时有无造成新的骨折或者骨损伤等）；周围软组织损伤情况，术后的肌力和邻近关节的活动度；心理等情况。对适合的患者可以进行术后早期的康复治疗，对不适合的患者仍要按照骨科常规进行处理，延迟负重以及进行相应的康复治疗。

（二）患肢负重的需求

生物力学研究清楚地表明，钢板可以良好地恢复肱骨的弯曲和旋转性能。另外，Tingstad 等进行临床研究发现，检查肱骨干骨折经钢板固定后立即负重的结果，94% 的骨折基本愈合，迅速的上肢负重与肱骨干骨折的愈合、固定失败和畸形愈合没有影响。因此说，术后在患者没有特殊合并症或者并发症的时候，应该鼓励早期进行康复介入，促进康复进程。

（三）康复过程中对术后异常情况的分析和处理方案

1. 康复训练过程中若出现疼痛，则应立即停止训练，观察 2~3 天。如果疼痛随着训练的停止而消失，则可以原强度继续进行康复训练；如果疼痛未随着训练的停止而消失，则需要及时就医查找原因（锁定髓内钉术后会出现植入部位的疼痛，这种现象属于正常情况）。

2. 术后康复治疗过程中需定期进行 X 线复查，如发现检查结果不符合骨折愈合周期，及时请专科医生确诊，避免对病情有所延误。

3. 肱骨干骨折术后发生的深部感染，采用常规的治疗原则，但一定要留意由于患者基础病（如糖尿病）引起的感染。

4. 术后肿胀通常在 3~5 天自行消退，给予抬高患肢、冷疗、加压处理基本都会减退。如果肿胀持续不退甚至加重则需要慎重对待。

5. 术后如若发现骨折部位有异常活动，立即进行专科检查，以防内固定失败。

6. 术后骨不连、内固定松动或脱落者，需及时联系手术医生进行专科处理。

（四）肱骨干骨折术后保护技术

在整个康复治疗期间，除了进行康复治疗以外，早期需要进行保护。在康复过程中必须注意如下几点：

1. 术后当天将患肢于中立位放置于胸侧并高于胸廓，患肢下垫垫子以抬高患肢促进远端回血。

2. 术后可选用静态稳定肱骨矫形器（图 2-2-10）和三角巾一同使用。手术复位内固定患者也可以使用这种矫形器。固定体位为上臂固定在体侧矢状面的正中位，并沿着肱骨纵轴固定，上端尽可能不要影响肩关节活动，下端尽可能不要影响肘关节活动。其作用主要通过对软组织液压制动保护骨折、防止骨折移位、促进骨折愈合。需要注意的是，矫形器应全天穿戴，在骨折的早期进行肩关节和肘关节活动时运动幅度应柔和，以免影响骨折愈合。

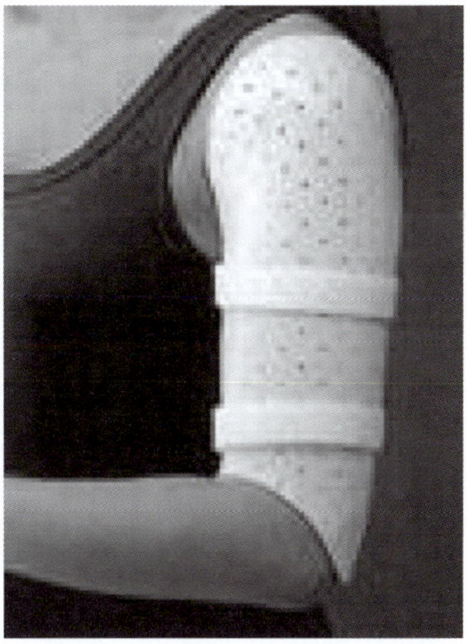

图 2-2-10　肱骨干骨折肩部矫形器

3. 早期下地活动时用颈横吊带进行患肢减重保护。

4. 肱骨干骨折术后发生的深部感染，采用常规的治疗原则，但一定要留意由于患者基础病（如糖尿病）引起的感染。

5. 术后 6 周前避免患者进行可引起肱骨体扭转的动作。

6. 功能训练中以不引起患侧手术部位疼痛或明显不适为度。训练量由小到大，循序渐进，避免过度疲劳。

（马　奔　解　益）

第七节　肘关节骨折术后康复

一、概述

肘关节由肱骨远端、尺骨鹰嘴、桡骨小头形成三个关节（肱尺关节、肱桡关节、桡尺近侧关节）共同包在一个关节囊内构成，是一个复合关节。关节囊前、后薄而松弛，两侧有韧带加强，内侧为尺侧副韧带，外侧为桡侧副韧带。肘关节的主要运动方式为屈、伸。尺桡骨近侧关节和尺桡骨远侧关节可参与前臂旋前和旋后运动。正常肘关节最大屈曲可达 160°、旋前 85° 以及旋后 80°。肘关节的屈伸运动轴位于肱骨中线前面，和肱骨干构成 40° 的夹角。

肘关节活动是灵活性与稳定性的统一，在矢状位表现为高度的灵活性，而在冠状位表现为较好的稳定性。与肩关节和腕关节的运动互为补充，在肩关节和腕关节的协同下也能完成一定范围的活动，肘关节为上肢的力量运动提供了保证。

肘部损伤可以导致单一骨的单纯骨折或者多发的骨折或脱位。这些损伤因受累的骨骼和结构不同而导致损伤的严重程度不同。肘部损伤可以是单纯的骨折，也可以是骨折合并脱位，但无论是骨折还是脱位都会合并软组织损伤，包括韧带、肌肉、神经和血管。肘关节骨折分为肱骨远端骨折和尺桡骨近端骨折。

(一) 肱骨远端骨折

肱骨远端骨折占全身骨折的2%~3%,好发于3~10岁的儿童群体,分为关节内骨折和关节外骨折。关节内骨折主要有肱骨髁间骨折、肱骨小头骨折、肱骨外髁骨折及肱骨内髁骨折;关节外骨折分为肱骨髁上骨折和肱骨内上髁骨折。

1. 肱骨髁间骨折 多为直接暴力所致,即肘关节屈曲位肘后部直接着地时,肱骨远端被尺骨鹰嘴撞击两髁之间,而导致两髁间劈裂骨折;间接暴力所致较少见,为肘关节伸直状态下手掌着地,暴力上传,肱骨远端被尺骨冠状突撞击导致骨折。主要临床表现为肘关节明显肿胀、疼痛、有骨擦感,甚者会出现肘后三角变形,呈假关节状,自主活动受限,并伴有神经血管损伤。损伤程度按照Radin的分型法分为以下四型,Ⅰ型:骨折线累及髁间,但未造成错位;Ⅱ型:内外髁间有分离,但无明显旋转;Ⅲ型:内外髁分离,并有旋转;Ⅳ型:关节面严重粉碎骨折,且骨块有较大分离,关节面严重损坏。

2. 肱骨小头骨折 肱骨小头骨折又分为冠状面骨折和矢状面骨折。

(1) 肱骨小头冠状面骨折:当肘关节伸直或过伸位时,手掌着地,暴力上传,由于肘关节的携带角和前倾角的存在,暴力在肘部形成使向前突出的肱骨小头受到桡骨向上或者偏内的剪切力,形成肱骨小头冠状面骨折。损伤程度可分为以下四型。Ⅰ型,肱骨小头软骨挫伤;Ⅱ型,肱骨小头软骨下剥脱伤;Ⅲ型,肱骨小头前半部骨折;Ⅳ型,肱骨小头-滑车骨折。

(2) 肱骨小头矢状面骨折:当肘关节伸直外翻位时,手掌着地,由于携带角的存在,暴力上传,桡骨头的外缘撞击肱骨小头的外侧部,而导致肱骨小头矢状面骨折。

3. 肱骨外髁骨折 由直接暴力或间接暴力造成。直接暴力:肘关节屈曲肩内收跌倒,肱骨远端后外侧着地,外髁受地面撞击而发生近似纵向的劈裂骨折;间接暴力:肘关节伸直前臂旋后跌倒时,如兼有肘内翻力,尺骨喙突由髁间向外上方撞击导致。主要临床表现为外髁部可触及活动骨块,肘外翻活动度加大且有肘不稳现象,可分为稳定型和不稳定型。

4. 肱骨内髁骨折 由直接暴力或间接暴力造成。直接暴力:肘关节屈曲,肩外展,肘后内侧着地,尺骨鹰嘴内侧面,与滑车内侧面直接撞击所致;间接暴力:肘关节伸直并内翻位,手掌着地,暴力上传,尺骨喙突将内髁纵向劈裂。主要临床表现为肿胀、疼痛,内髁部可触及活动骨块,肘内翻活动度加大且有肘不稳现象。

5. 肱骨髁上骨折 即肱骨干与肱骨远端骨松质骨的交界处,肱骨内外科上方2~3cm处的骨折。常见的有以下三种原因:

(1) 肘关节伸直或微屈位手掌着地,肱骨下端被前臂向后上撞击,远折端向后上错位。

(2) 肘关节屈曲位跌倒,外力作用于后方鹰嘴部,远折端向前上错位。

(3) 除纵向暴力挤压伤外,尚有合并在伸直兼内收外力作用下导致的复杂骨折。可分为伸展型、屈曲型和粉碎性。

6. 肱骨内上髁骨折 由直接暴力或间接暴力造成。直接暴力造成的骨折较少见,当肘关节过度屈曲位,肩外展而肘内侧着地,可造成内上髁骨折;间接暴力造成的肱骨内上髁骨折较为多见,当肘关节伸直跌倒时,由于携带角因素,在张力作用下,肘内侧屈肌肌群韧带过度紧张牵拉可导致内上髁撕脱骨折。

(二) 尺桡骨近端骨折

1. 桡骨头骨折 当肘关节伸直位前臂旋前跌倒时,由于肘部携带角的存在,暴力上传,桡骨头被肱骨小头撞击所致。临床主要表现为肘部呈微屈外翻状，外侧肿胀压痛，前臂旋后受限明显。按照损伤类型可分为六型，Ⅰ型：桡骨头裂纹骨折，但无错位；Ⅱ型：桡骨头骨折，骨折块虽有分离，但关节面无上下错位；Ⅲ型：桡骨头骨折，明显错位，关节面不平；Ⅳ型：桡骨头纵形劈裂骨折，且错位大于 1mm；Ⅴ型：桡骨头粉碎性骨折；Ⅵ型：桡骨头骨折合并肘关节脱位。

2. Essex-Lopresti 骨折　即桡骨头粉碎骨折合并下尺桡关节脱位，以遭受纵向暴力为主或兼肘外翻所致。主要临床表现为肘外侧及前臂骨间与腕部有较广泛的肿痛及压痛，肘外翻活动加大，前臂旋转功能受限。

3. 桡骨颈骨折　损伤机制基本和桡骨头相似，其骨折根据桡骨头关节面向外下倾斜的程度分为三型，Ⅰ型：关节面向外下倾斜成角小于 30°；Ⅱ型：倾斜成角在 30°~60°；Ⅲ型：倾斜角大于 60°。

4. 尺骨鹰嘴骨折　多见于直接暴力所致，肘屈曲位后伸跌倒，鹰嘴撞击地面而发生。亦可见于暴力直接撞击肘后，或肘部过伸位损伤所致。临床主要表现为局部肿胀，压痛明显，可出现肘关节积液征，可触及骨折线，伸肘困难，肘三角失常。可分为四型，Ⅰ型：尺骨鹰嘴撕脱骨折；Ⅱ型：尺骨鹰嘴横断骨折；Ⅲ型：尺骨鹰嘴粉碎骨折；Ⅳ型：尺骨鹰嘴骨折合并肘关节脱位，合并上尺桡关节脱位时称为 Hume 骨折。

5. 尺骨冠状突骨折　当肘关节伸直或微屈位跌倒时，暴力沿前臂纵轴向肘的后上方传递，使尺骨冠状突撞击肱骨滑车而骨折。损伤可分为三型，Ⅰ型：冠状突尖骨折；Ⅱ型：冠状突中部骨折，伴肱尺关节不稳；Ⅲ型：冠状突基底骨折伴肘关节后脱位。

对于肘关节骨折后的处理方法大致分为两种：手法复位外固定和切开复位内固定。在所有肘关节骨折中，并不强求解剖复位，以对线为准则。简单骨折大多都采取手法复位外固定的方法处理，对于相对复杂的骨折类型，必须进行切开复位内固定的方法进行处理。无论是哪种方法处理，康复治疗应该早期介入，避免发生肘关节功能障碍。

二、临床手术方案

肘关节骨折的手术入路主要有以下四种，包括后侧入路、前侧入路、外侧入路、内侧入路。有许多外科医生在临床工作当中根据病情需要又进行了一些术式改良，以增加手术效果和减少并发症。每一位肘关节骨折的患者手术方法都不一样，具体选择哪一种手术方式需要结合损伤情况决定，有的时候可能一种损伤需要两种或两种以上的手术方式同时进行才能达到最佳的复位效果。常用各种手术入路的优缺点见表 2-2-15。

表 2-2-15　肘关节骨折不同手术入路优缺点

手术入路	优点	缺点
后侧入路	为大多数肘关节手术的选择入路方式； 肘部后外侧皮神经比内、外侧更少、更细，后侧入路在深筋膜水平游离形成全层筋膜皮瓣，可避免损伤内、外侧皮神经和血管； 手术部位暴露良好，便于手术操作，易于修复，避免损伤周围的神经血管； 关节功能恢复较好	多数情况下要对肱三头肌肌腱进行切开； 对伸肘装置的干扰导致术后肱三头肌肌力下降，导致伸肘无力； 肌瓣血供破坏会造成术后感染率增加

续表

手术入路	优点	缺点
前侧入路	为冠状突骨折的首选手术入路； 手术部位显露直接、便于复位固定； 减少软组织剥离范围，减少了术中出血； 选择内固定的方式比较多	所有肘关节手术入路方式中使用率最少； 前侧部位有重要的血管神经，如正中神经、桡神经、肱动脉及分支等，在操作时可能容易引起血管神经损伤
外侧入路	为复杂的肘关节骨折脱位常选择的手术方式； 可以同时显露桡骨和尺骨近端； 更有利于保护桡神经深支	对于肘后肌群的部分肌腱需要切断破坏； 容易损伤内、外侧皮神经
内侧入路	手术显露面积大，可充分地显露肘关节内侧结构，便于手术操作，不易造成周围神经、血管的损伤； 尺神经损伤和卡压、僵硬肘关节的关节囊松解、损伤的肘关节内侧副韧带重建方面为首选手术入路	对肌腱的剥离损伤较大； 容易引起肘关节异位骨化； 容易损伤内、外侧皮神经

在所有肘部损伤的并发症中，关节僵硬是发生率最高的一种。除了简单的损伤外，所有的损伤都可能使肘部运动永久的丧失，严重的运动功能丧失通常伴随异位骨化、关节不匹配、尺神经病变和骨关节病。为了避免术后并发症的发生，术后早期康复的介入是非常必要的预防手段。

康复的总目标是恢复运动和力量实现最佳功能，同时保护受损组织和修复结构并预防关节僵硬。最新的指南提出术后康复趋向于早期活动，减少固定。但这样对于康复治疗师和骨科医师之间的平衡关系又是一个挑战，也就是关节活动度和骨折稳定性的平衡问题。骨科医生的考虑偏重于骨折后的稳定性和舒适性，康复治疗师考虑的多是术后的关节活动度和功能的问题。事实上，关节活动度和术后关节稳定性是同等重要的，不能顾此失彼所以就要对病案进行全面评估，总结病案的特性，制订精准安全的治疗方案，重建肘关节丧失的运动和功能。

三、康复功能评定

（一）形态学评定

测量双肘关节周围的围度并加以比较，明确患侧肢体有无肿胀以及肿胀的程度。

（二）视觉观察

密切观察伤口周围情况，包括红肿、渗出等基本情况。

（三）疼痛评估

使用视觉模拟评分法、面部表情量表法、压力测痛法、疼痛日记评分法等任意一种方法评估患者在不同体位，不同活动状态下，不同时间段有无疼痛及疼痛的剧烈程度。

（四）感觉评估

内固定手术容易损伤尺、桡神经，需要对尺、桡神经感觉区域进行评估。

（五）关节活动范围测量

在保证患者安全的前提下，在允许限度内，测量肘关节各个方向的主动和被动活动范围。

（六）肌力评定

采用徒手肌力测量法测量屈肘肌群、伸肘肌群、前臂旋前肌群、前臂旋后肌群等。

（七）心肺功能评定

常用心功能评定方法包括对体力活动的主观感觉分级(如心脏功能分级)、超声、心电图、心脏负荷实验等;常用肺功能评定方法包括呼吸困难分级、肺容积与肺通气功能测定等。

（八）手功能评定

采用 Carroll 手功能评定、Jebsen 手功能测试量表评估患者手的精细功能。

（九）ADL 评定

常用的基本 ADL 评定量表有 Barthel 指数、Katz 指数、PULSES、修订的 Kenny 自理评定等。常用的工具性 ADL 评定量表有功能活动问卷、快速残疾评定量表等。

（十）心理评估

焦虑自评量表、抑郁自评量表等。

（十一）肘关节功能评定

使用美国特种外科医院(hospital for special surgery,HSS)肘关节功能量表进行评分。

四、康复治疗方案

肘关节骨折后治疗的指导原则就是重建关节运动和功能,同时避免对修复后或受损组织的损伤。一切治疗都应与骨折愈合情况、伤口愈合情况相关联,所有早期干预技术都应该在安全范围内进行,以达到安全有效的治疗效果。

（一）肘关节骨折术后的康复流程

肘关节骨折术后康复时间也可分为三个阶段:第一阶段:保护期(术后 2 周内);第二阶段:纤维形成期或骨折稳定期(术后第 2~8 周);第三阶段:骨折愈合期(术后第 8 周 ~6 个月)。根据相关康复指南和临床实践经验,我们将肘关节骨折术后的康复流程总结为表 2-2-16。

表 2-2-16 肘关节骨折术后康复治疗方案

时间	康复计划
术后 3 天内	治疗目的: 保护性制动;控制水肿和疼痛;保护修复后或受损的结构;保护伤口;避免减少感染风险;预防并发症 治疗方法: 1. 密切观察患者伤口,患肢被固定后,因肿胀及疼痛明显,建议患者卧床休息 2. 保护患肢,夹板固定 夹板固定的位置和角度由骨折类型而定,肱骨远端骨折固定在 90°,前臂取中立位。尺骨鹰嘴和尺骨近端骨折固定在屈曲 60°~75°,前臂取中立位而腕关节轻度背伸。下床活动时用三角巾将患肢于中立位悬吊于胸前,卧床时患肢下垫垫子以抬高患肢促通远端回血,肘部夹板是可以取下的,保证在安全或患者能忍受的范围内保证每天活动 3~4 次患肢,同时在不影响复位稳定性的情况下做向心性按摩患肢,促进血液循环,减轻患肢肿胀 3. 鼓励患者做伸指握拳运动 缓慢匀速最大限度张开手指,保持 2~3s,然后用力握拳,达到最大限度,保持 2~3s 4. 适量活动骨折未累及的肩关节、腕关节,保证全范围关节活动度 5. 术后 3 天内疼痛反应比较明显,在患者无痛或微痛情况下可以由单纯手腕部的主动活动逐渐过渡到前臂活动,同时辅以消肿的 PRICE 原则

续表

时间	康复计划
术后3天内	注意事项： 1. 密切观察患肢末端血运及感觉，防止骨筋膜间室高压及神经损伤。注意肘关节后方长期受压的区域 2. 肿胀明显者可采用消肿理疗进行对症处理 3. 以不引起疼痛为原则的前提下尽可能地多做患肢主动运动或主动辅助运动 4. 切记对于肘关节骨折术后的患者，治疗时严格把握肘关节屈曲角度，超过90°是不恰当的方法 5. 不能被动推拿或牵拉 切勿过度活动，以免引起炎症或疼痛
术后3天~1周	治疗目的： 缓解患侧肢体的肿胀和疼痛；维持肩、腕关节被动活动度；防止肌肉萎缩、关节粘连 治疗方法： 1. 继续加强伸指握拳训练，坚持保护性的患肢主动或主动辅助性活动 2. 肿胀停止后可局部进行肌内效贴“爪形”导引贴进行对症处理 3. 保持未受累关节的正常活动，保持本体觉 4. 术后前12天内指导患者在安全范围内进行肘关节ROM小范围活动 5. 如果内固定稳定，在肿胀及疼痛反应减轻时可以指导患者在安全和可以忍受的情况下，进行肘关节的主/被动关节活动训练，10~20次/组，2组/d。如内固定不稳定，这个过程就得推迟进行 6. 逐渐过渡到前臂旋转关节活动训练，10~20次/组，2组/d 7. 术后3周内每次做完运动治疗后进行15~20min的冷敷治疗 注意事项： 1. 应用肌内效贴技术前进行贴布过敏试验，无过敏者方可使用，贴布必须和伤口保持一定的距离，严禁接触伤口 2. 患者肩关节活动时需带着夹板保护的前提下进行 3. 仅在指定安全范围内活动 4. 避免神经血管损伤
术后2周	治疗目的：保证肩、腕关节全范围关节主动活动度；在安全范围内达到肘关节主动活动最大角度，强化前臂旋转关节活动训练；独立完成家庭锻炼计划 治疗方法： 1. 肩关节在仰卧位戴着夹板进行各方向的主动辅助关节活动锻炼，同时腕关节与手指进行屈、伸、分指训练 2. 安全范围内进行肘关节屈、伸主动活动练习，10~20次/组，每次活动到最大角度保持5s，2组/d 3. 肘关节、前臂安全范围内进行保护性主动或助动运动，包括保护性前臂旋前和旋后锻炼，保护性肘关节屈曲和伸展锻炼，20次/组，2组/d。以上所有治疗剂量依据患者耐受度为参考标准 4. 要求患肢参与部分ADL方面的训练，如饮食、穿衣等 注意事项： 1. 下地后注意患肢肿胀情况 2. 此阶段只能在指定的安全范围内活动 3. 避免过度活动或疲劳活动，否则会引发炎症和疼痛 4. 以上活动仅在指定的安全范围内活动，在消除重力或重力辅助体位下进行

续表

时间	康复计划
术后 3~8 周	治疗目的: 在无痛范围内肘关节和前臂达到最大限度主 / 被动活动范围;控制水肿和炎症;减少瘢痕粘连;增加远端肌力和近端稳定肌力,恢复肌肉肌腱初长度;恢复用患肢完成轻度功能活动;独立完成家庭锻炼计划 治疗方法: 1. 在行走、睡觉或进行有风险的活动时使用夹板进行保护 2. 治疗前给予热敷治疗 3. 治疗师帮助下进行患肢主动辅助活动和被动活动练习。患者坐位,将患肢置于治疗台上,固定患肢近端,无重力状态下进行关节活动度训练,伸展 / 屈曲患肢远端至最大障碍点,保持 5~10s,在此过程中,活动至最大角度时可以根据患者耐受度予以一、二级手法的牵伸技术。也可结合收缩 / 放松的训练方法进行增加关节活动度的治疗。10~20 次 / 组,2 组 /d。如果以上动作主动完成不了可改成主动辅助下或被动活动的形式完成(图 2-2-11、图 2-2-12) 4. 对于患肢的水肿处理 根据患者情况临床通常有多种处理方法:冷敷、淋巴引流术、压力袖、肌内效贴、抬高患肢等方法 5. 缝合线拆除后伤口处给予瘢痕松解术,避免造成瘢痕粘连。具体方法见本章第六节瘢痕处理的部分 6. 肘关节无抗阻的情况下,进行患肢远端的肌力训练 7. 肘关节无抗阻的情况下给予患肢近端的滞空训练,以此来达到增加近端稳定性的作用 8. 恢复正常日常生活,鼓励患者可在关节无痛范围内进行小剂量的功能活动 9. 安全范围内自主完成家庭锻炼计划 注意事项: 1. 复查 X 线片,密切观察骨折愈合情况,发现异常请及时联系手术医生 2. 以上治疗均在专科医生允许的情况下进行 3. 紧密观察治疗中患者的反应,有异常情况时立即停止,查明原因 4. 做终末端的关节牵伸和松动时,禁止进行二级以上的手法治疗 5. 此阶段不做抗组训练
术后 9 周 ~6 个月	治疗目的: 达到最大的关节活动度;增加肌力和耐力;恢复正常的一切活动 治疗方法: 1. 继续以增加肘关节关节活动度为重点任务。此阶段完全可以应用关节松动术对受限的关节进行治疗,手法治疗前给予热敷治疗 2. 继续第二阶段的增加关节活动度的训练方案,如若关节活动进展比较慢的患者给予三、四级关节松动术的治疗。进行松动手法治疗时,通常先进行周围软组织的松解手法,直接松动骨性关节的治疗基本都在最后短时间内完成。整个松动时间基本维持在 20~30min,2 次 /d 3. 上肢整个肌群进行 PRE(渐进性的抗组力训练)。 此阶段可借助滑轮、弹力带、重力砝码、悬吊系统等在无负重状态下进行肌力和耐力的训练 4. 开始进行日常生活活动、工作和娱乐活动 5. 保质保量完成家庭训练计划

续表

时间	康复计划
术后9周~6个月	注意事项： 1. 定期复查X线片，密切观察骨折愈合情况，发现异常请及时门诊复查 2. 此阶段夹板固定以功能性夹板佩戴为主 3. 治疗过程中全程要求无痛或微痛，出现明显不适请及时与治疗师沟通，以免出现治疗性损伤 4. 在做治疗过程中如有硬物抵触感提示有骨性抵触或固定器抵挡，应告知专科医生 5. 复评患者心理状态，必要时给予心理指导

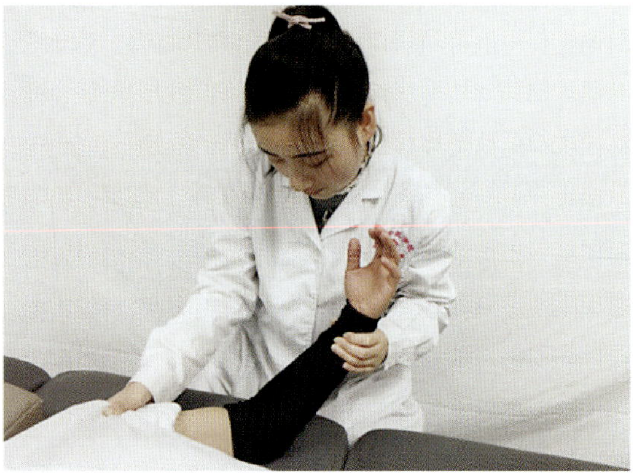

图 2-2-11 主动辅助下肘关节伸展训练

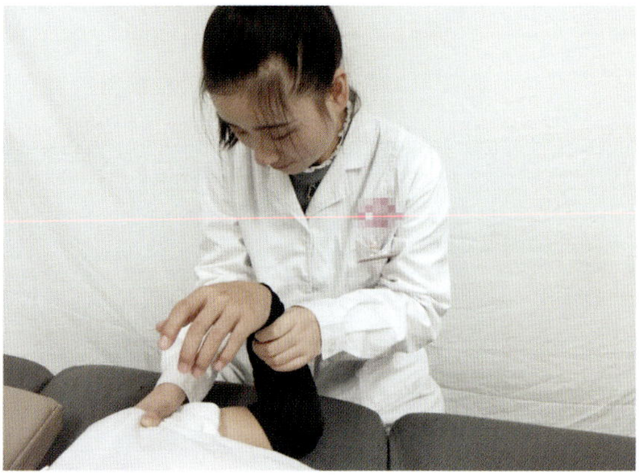

图 2-2-12 主动辅助下肘关节屈曲训练

以上总结的仅仅是对肘关节术后康复的一个常规流程，临床应用时可以结合每位个案的实际情况，为患者制订个体化的精准康复方案。

肘关节是人体全身比较复杂的一个关节，骨折后稍不谨慎就会造成肘关节功能障碍。因肘关节骨折会合并不同类型的伤病，所以术后的康复治疗方法和进程有所不同。常见的合并伤及并发症有以下几种：肘关节僵硬和异位骨化、尺神经病变、不稳定、骨不连、感染、伤口问题、骨关节病等，针对不同合并伤的处理措施、康复方法和康复介入的时间点也不同。

指导患者进行康复训练之前，治疗师应该充分考虑患者的年龄、性别、术后全身状况以及是否有并发症；手术情况、内固定稳定性、术中有无特殊处理（如截骨、自体骨或异体骨植入、或者植入内固定时有无造成新的骨折或者骨损伤等）；评估骨折周围软组织损伤情况，以及术后的肌力和邻近关节活动度等情况。对适合的患者可以进行术后早期的康复治疗，对不适合的患者仍要按照骨科常规处理，延迟负重以及进行相应的康复治疗。

（二）康复过程中对术后异常情况的分析和处理方案

1. 康复训练过程中若出现疼痛，则应立即停止训练，观察1~2天。如果疼痛随着训练的停止而消失，则可以原强度继续进行康复训练；如果疼痛未随着训练的停止而消失，则需要及时就医（术后早期会出现植入部位的疼痛，这种现象属于正常情况）。

2. 术后肿胀通常在3~5天自行消退，给予抬高患肢、冷疗、加压处理基本都会减退。如果肿胀持续不退甚至加重则需要慎重对待，需要排除前臂筋膜室综合征。

3. 术后康复治疗过程中需定期进行 X 线复查，如发现检查结果不符合骨折愈合周期，请及时请专科医生确诊，避免出现对病情的延误。

4. 术后一定要留意由于患者基础病（如糖尿病）引起的感染。

5. 术后前 3 周避免牵拉修复的肌腱，主动伸肘和主动或被动屈肘超过 90°都是不恰当的。

6. 术后如若发现骨折部位有异常活动，立即进行专科检查，以防内固定失败。

7. 术后骨不连、内固定松动或脱落者，需及时联系专科医生进行二次手术处理。

（三）肘关节保护技术

在整个康复治疗期间，尤其是术后早期康复阶段需要加强肘关节的保护，防止内固定松动或者脱落。在康复过程中必须注意如下几点：

1. 术后 1 周内患肢严禁负重。

2. 肘部骨折术后应根据患者骨折的类型选择相应功能的矫形器 例如伸展型肱骨髁上骨折复位后应选用静态后侧肘关节固定矫形器（图 2-2-13）；屈曲型肱骨髁上骨折应选用前侧渐进式伸展矫形器。肱骨髁上骨折后矫形器的应用要点如下：伸展型骨折肘关节固定在屈曲 90°，静态后侧固定轴关节矫形器上端超过肱骨 2/3，矫形器下端应超过前臂 2/3；屈曲型骨折肘关节尽可能地固定在伸直位，前侧渐进式伸展矫形器的上端和下端应分别超过上臂和前臂的 2/3。肱骨髁上骨折后矫形器的作用如下：伸展型骨折矫形器主要是支撑和保持肘关节在休息位，减轻疼痛、防止肘关节活动，利于骨折愈合、防止肘关节伸展；屈曲型骨折矫形器主要是预防矫正因骨折后导致肘关节的屈曲挛缩、防止肘关节屈曲活动。需要注意的是，无论穿戴哪种类型的矫形器，长时间固定都容易导致肘关节挛缩，所以在使用矫形器的过程中要积极进行康复治疗，以免导致关节僵硬和肌肉萎缩。

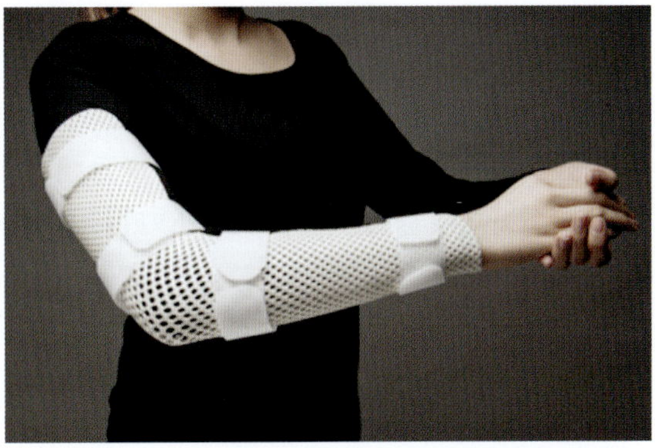

图 2-2-13 静态后侧肘关节固定矫形器

3. 在尺骨鹰嘴、肱骨内外髁和尺骨茎突部位放置足够的衬垫。

4. 术后 2~8 周内肘关节不做抗阻练习。

5. 在睡觉或在复杂环境中活动时使用热塑夹板固定保护。

6. 所有肌群进行 PRE（渐进性抗阻力练习）时，剂量由小到大依照患者耐受情况调整。

7. 患肢进行 ADL 训练时，如需护具保护，建议佩戴护具保证安全。

（马 奔 解 益）

第八节 前臂骨折术后康复

一、概述

前臂由并行的尺桡两根长骨组成，尺骨上端膨大，下端细小，桡骨则上端细小，而下端膨大。尺桡骨上端互相构成上尺桡关节，并与肱骨下端构成肱桡关节和肱尺关节；尺桡骨下端互相构成下尺桡关节；桡侧下端与腕骨构成桡腕关节；上下尺桡关节主前臂旋转活动，前臂的旋转活动包括桡骨的自转和桡骨围绕尺骨的公转活动。前臂旋转的轴线位于自桡骨头中心到尺骨下端中心的连线上。从前臂掌侧正面观，见尺骨较直，桡骨中部约有 9°左右的弧度凸向背侧，尺桡骨的弧度均有利于前臂旋转活动。前臂旋转活动是桡骨围绕着尺骨活动，两骨之间有骨间膜紧密相连，可以任意做旋前或旋后活动。

前臂骨折应作为关节内骨折，因为桡骨和尺骨矢状位方向微小的偏差将造成前臂旋转范围显著降低，继而损害手的定位和功能。应特别重视前臂骨折及合并损伤的治疗，而不应按一般的骨干骨折来处理。前臂骨折治疗不当将导致运动功能丧失、肌力不平衡和手功能障碍。

前臂骨折的受伤机制中多以直接的撞击最常见，其次就是与交通事故有关的损伤，多数前臂骨折多合并软组织损伤，包括韧带、肌肉、神经和血管。前臂骨折按照损伤性质可分为开放性骨折和闭合性骨折；以损伤部位可分为尺桡骨骨干双骨折、尺骨干骨折、桡骨干骨折、Monteggia 骨折和 Galeazzi 骨折。

（一）尺桡骨骨干双骨折

较为多见的一种骨折，约占全身骨折的 6%，在前臂所有骨折中位于第二，仅次于桡骨远端骨折。以直接暴力损伤多见，外力直接作用于前臂所致。主要表现为局部肿胀、畸形、压痛，活动受限。可有骨擦音及异常活动，有时会合并正中神经或尺神经、桡神经损害。按照尺桡骨骨折位置分为：骨折线在同一水平线；尺骨骨折线高于桡骨骨折线；尺骨骨折线低于桡骨骨折线。一般情况下，尺桡骨骨折线在同一水平面，骨折线多为横形或粉碎性；尺骨骨折线低于桡骨骨折线时，桡骨骨折线多为锯齿状，尺骨骨折线呈短斜形；尺桡骨呈螺旋形双骨折时，多数由尺骨内上斜向桡骨外下，骨折线方向一致。

（二）尺骨干骨折

单纯尺骨干骨折由直接暴力所致，极少见。主要表现为局部疼痛、肿胀、骨擦音，旋转功能受限。多数发生在尺骨下 1/3，骨折线为横形或斜形。诊断尺骨干骨折时需仔细排除有无关节脱位。

（三）桡骨干骨折

较为少见的一种骨折类型，多由间接暴力所致。主要表现为局部疼痛、肿胀、骨擦音、旋转功能受限。骨折部位完全由受外力的大小情况所决定，无规律可循。

（四）Monteggia 骨折

即尺骨上 1/3 骨折，合并桡骨头脱位，1814 年意大利外科医生 Monteggia 最早报道了这类型骨折，故称 Monteggia 骨折。根据其不同的受伤机制，损伤类型也有所不同。Ⅰ型：当肘关节伸直，前臂中立位手掌着地跌倒时造成尺骨中段或上 1/3 骨折，并向前或前外成角，桡骨头向前或前外侧脱位，儿童较为多见；Ⅱ型：当肘关节微屈前臂旋后腕背着地，造成尺骨中上端骨折，并向后成角，桡骨头向后或后外侧脱位，成年人较多见；Ⅲ型：当肘关节伸直前臂内收，造成尺骨高位或中上段骨折，并向外成角，桡骨头向外脱位。后又将 Monteggia 骨折依据桡骨头脱位的方向将其分为四种类型：Ⅰ型桡骨头前脱位；Ⅱ型桡骨头后脱位；Ⅲ型桡骨头侧方脱位；Ⅳ型桡骨头脱位合并尺桡骨双骨折。据统计 Monteggia 骨折脱位Ⅰ型 65%，Ⅱ型 15%，Ⅲ型、Ⅳ型各占 10%。Monteggia 骨折主要表现为前臂上端疼痛、肿胀、叩击痛、异常活动及骨擦音，甚至会出现肘关节功能障碍。损伤类型可分为伸直型、屈曲型、内收型、外展型。

（五）Galeazzi 骨折

即桡骨中下 1/3 骨折，合并下尺桡关节脱位，1934 年 Galeazzi 详细描述了这种损伤，故称 Galeazzi 骨折。多数在跌倒时，前臂旋后，腕部背侧着地所致。主要表现患肢疼痛、肿胀及压痛，前臂旋转活动受限。骨折错位明显者，桡侧出现短缩与成角畸形，下尺桡关节处压痛，尺骨头膨出。按照损伤类型可分为三型，Ⅰ型：桡骨远端青枝骨折合并尺骨头骨骺分离，儿童多发；Ⅱ型：桡骨下 1/3 骨折，有明显的短缩及尺桡关节脱位，骨折线多为横形、斜形，桡骨远折段向背侧或掌侧移位，临床以后者多见；Ⅲ型：尺桡骨下 1/3 骨折，下尺桡关节脱位，多为开放伤伴粉碎性骨折。

前臂骨折后的处理方法大致分为两种：手法复位外固定和切开复位内固定。前臂的旋转功能取决于桡骨围绕尺骨旋转的能力。桡骨力线上的错位很容易影响前臂的旋转，因此轴线上的精准旋转复位是必要的。简单骨折大多都采取手法复位外固定的方法处理，对于相对复杂的骨折类型，必须进行切开复位内固定的方法进行处理。无论是哪种方法处理，康复治疗应该早期介入，避免发生前臂旋转功能障碍。

二、临床手术方案

在前臂骨折治疗过程中，固有的困难已经被认识很久了，随着现代医学的发展，加压接骨板的问世对其治疗效果产生了显著的扭转作用。多项研究证实，接骨板是一种具有非常好的可预见结果的前臂骨折手术治疗的选择。当然，对患者的评估、治疗及骨折所采取的手术类型对治疗效果起着决定性作用。手术类型包括前方入路、背外侧手术入路、尺骨入路。对于一些较为特殊的骨折需要外科医生在临床工作当中根据病情进行术式改良，以提高手术疗效和减少并发症。常用各种手术入路的优缺点见表 2-2-17。

表 2-2-17 前臂骨折不同手术入路优缺点

手术入路	优点	缺点
前方入路	前放入路可向两侧延伸，可广泛显露桡骨全长； 前臂旋后可避免损伤骨间背侧神经； 近侧分离需在二头肌肌腱的外侧	易损伤肱桡肌下方的桡动脉和桡神经； 近端分离时容易损伤骨间背神经； 容易损伤到桡神经浅支造成疼痛性神经瘤
背外侧入路	最适合前臂中 1/3 部位的骨折，便于骨折的固定； 可完全显露桡骨背侧； 25% 的患者骨间背侧神经位于骨膜外区域	背外侧入路不能伸展，远近端显露困难； 此入路应用在近端骨折时必须暴露骨间背神经； 切口延伸面积太大； 容易损伤桡神经浅支造成疼痛性神经瘤
尺骨入路	可显露尺骨全长； 前臂手术中最简单的手术入路	远端分离时易损伤尺神经； 手术分离时容易损伤尺动脉

近年来随着医学的迅速发展，前臂骨折的治疗方法也不断增多。对于尺、桡骨骨折来说，虽然有些患者适合非手术治疗，但大多数前臂骨折还是选择比较可靠的手术内固定方法，可以使骨折部位达到最精准的复位，因为结构与功能的关系非常密切，结构决定功能，功能影响结构。从理论上讲，能够提供最精准骨性解剖复位的方法可获得最好的功能复位，然而功能复位也取决于合并伤如何处理，软组织损伤的治疗和康复如何实现等。因此，选择最恰当的治疗方法时，必须考虑到损伤的所有方面。表 2-2-18 是对前臂骨折不同治疗方法的优缺点比较，可供大家参考。

表 2-2-18 前臂骨折不同治疗方法优缺点

治疗方法	优缺点
非手术治疗法	无法固定碎骨块； 再移位发生率高； 骨愈合时间不确定； 大多数病例功能恢复差； 畸形愈合和骨不愈合的发生率较高； 对合并神经、血管损伤的患者无法进行探查
髓内钉治疗法	无法固定碎骨块； 解剖复位困难； 骨不愈合发生率较高； 不满意结果发生率较高； 探查神经血管组织困难
切开复位钢板固定治疗法	碎骨块能良好的固定； 精确解剖复位率最高； 可对合并伤同步进行处理； 畸形愈合和骨不愈合的发生率很低； 能够探查损伤的神经血管组织； 良好的功能恢复结果； 术后结果可预见

由此看来，前臂骨折临床处理的各种方法中，切开钢板内固定有着较高的愈合率、较低的并发症发生率、迅速的功能恢复等优势，是目前骨科处理方法中首选的治疗方法。不过无论选择何种治疗方式和固定方法，这只是成功治疗的第一步，要想做到真正意义上的康复，就必须尽早进行康复治疗，这样才能加快恢复进程，还原前臂在日常生活中的实用性功能。

三、康复功能评定

（一）形态学评定

测量双上肢肘关节上下 10cm 位置的围度并加以比较，明确患侧肢体有无肿胀以及肿胀的程度。

（二）视觉观察

密切观察伤口周围情况，包括红肿、渗出等基本情况。

（三）疼痛评估

使用视觉模拟评分法、面部表情量表法、压力测痛法、疼痛日记评分法等任意一种方法评估患者在不同体位，不同活动状态下，不同时间段有无疼痛及疼痛的剧烈程度。

（四）感觉评估

钢板固定手术容易损伤前臂神经，需要测试前臂神经感觉区域。

（五）关节活动范围测量

在保证患者安全的前提下，在允许限度内，测量肩、肘关节各个方向的主动和被动活动范围。

（六）肌力评定

采用徒手肌力测量法测量肩前屈肌群、肩后伸肌群、肩内收肌群、肩外展肌群、肩内外旋肌群、伸肘肌群、屈肘肌群。

（七）心肺功能评定

常用心功能评定方法包括对体力活动的主观感觉分级(如心脏功能分级)、超声、心电图、心脏负荷实验等;常用肺功能评定方法包括呼吸困难分级、肺容积与肺通气功能测定等。

（八）手功能评定

采用 Carroll 手功能评定、Jebsen 手功能测试量表评估患者手的精细功能。

（九）ADL 评定

常用的基本 ADL 评定量表有 Barthel 指数、Katz 指数、PULSES、修订的 Kenny 自理评定等。常用的工具性 ADL 评定量表有功能活动问卷、快速残疾评定量表等。

（十）心理评估

焦虑自评量表、抑郁自评量表等

四、康复治疗方案

前臂骨折后治疗的指导原则就是实现骨折部位的解剖复位,实现前臂及邻近关节的实用性功能。一切治疗都应与骨折愈合、伤口愈合等具体情况相关联,所有早期干预技术都应该在安全范围内进行,达到安全有效的治疗效果。

（一）前臂骨折术后的康复流程

前臂骨折术后康复时间分为三个阶段:第一阶段:保护期(术后 2 周内);第二阶段:纤维形成期或骨折稳定期(术后第 2~8 周);第三阶段:骨折愈合期(术后第 8~12 周)。根据相关康复指南和临床实践经验,我们将前臂骨折术后的康复流程总结为表 2-2-19。

表 2-2-19　前臂骨折术后康复治疗方案

时间	康复计划
术后 3 天内	治疗目的: 保持患侧上肢处于安全体位;保护修复后或受损的结构;保护伤口,避免减少感染风险,预防并发症 治疗方法: 1. 密切观察患者伤口,患肢被固定后,因肿胀及疼痛明显,建议患者卧床休息 2. 保护患肢,减轻负重。术后一般会辅以石膏固定或热塑性夹板给予外固定,患肢下垫垫子以抬高患肢促进远端回血,减轻患肢肿胀。密切观察肢体肿胀程度、感觉、运动功能及血液循环情况,以防发生骨筋膜室综合征 3. 外固定后即可鼓励患者做伸指握拳运动　缓慢匀速最大限度张开手指,保持 2~3s,然后用力握拳,达到最大限度,保持 2~3s 4. 术后 3 天内疼痛肿胀反应比较明显,在患者无痛情况下可以由单纯的伸指握拳运动主动活动逐渐过渡到由健侧手辅助患侧上肢做肩关节的内收、外展、前屈、后伸活动(图 2-2-14~ 图 2-2-17)以及无痛下的肘关节小范围屈、伸活动,同时辅以消肿的 PRICE 原则 5. 冷疗　术后每次做完运动治疗后进行 15~20min 的冷敷治疗 注意事项: 1. 抬高患肢,切观察患肢末端血运及感觉,防止骨筋膜间室高压及神经损伤 2. 肿胀明显者及时告知专科医师,结合临床对症处理 3. 鼓励患者主动训练患肢远端手、腕关节的自主训练,加强肌肉收缩,有利于前臂消肿 4. 严禁做前臂的旋转运动 5. 注意查看外固定和前臂接触的骨突部位,防治压疮的发生

续表

时间	康复计划
术后 3 天 ~1 周	治疗目的： 减轻患侧肢体的肿胀和疼痛；维持肩、肘、腕关节充分活动范围，防止关节粘连；增加患肢肌力 治疗方法： 1. 继续加强伸指握拳训练 2. 肿胀未缓解者可局部进行肌内效贴“爪形”导引贴进行对症处理 3. 增加肘、腕关节周围的挤压、分离刺激，保持本体觉。下地活动时用颈横吊带将前臂悬吊于胸前中立位 4. 肿胀及疼痛反应减轻，此时可以在健侧肢体的帮助下开始肘关节和腕关节的主、被动 ROM 训练，10~20 次 / 组，2 组 /d 5. 加大肘、腕关节活动度，可借助健手的力量配合患肢肘、腕关节的屈、伸训练，10~20 次 / 组，2 组 /d 6. 单纯前臂骨折的患者肩关节是不会受到影响的，如合并肩部的损伤，依照损伤程度给予相应的处理 7. 此阶段对肘关节的活动应根据骨折情况酌情给予干预，鼓励患者做小范围的自主屈伸训练，活动度以不引起骨折部位疼痛为参考依据 8. 术后前 1 周不主张做前臂的旋前旋后活动 注意事项： 1. 应用肌内效贴技术时进行贴布过敏试验，无过敏者方可使用，贴布必须和伤口保持一定的距离，严禁接触伤口 2. 50 岁以上的老年人鼓励早期全方位活动肩关节 3. 继续密切观察患肢末端肿胀、血运及感觉情况，防止骨筋膜间室高压及神经损伤 4. 鼓励患者进行肘、腕关节的屈伸训练
术后 2 周	治疗目的：保证肩关节全范围主动活动度，肘、腕关节无痛范围内最大活动度；逐渐进行前臂的旋前、旋后运动；独立完成家庭锻炼计划 治疗方法： 1. 无痛范围内进行患肢肩、肘、腕关节活动度训练 2. 保持肌腱的滑动训练，防治肌腱粘连在骨折部位 3. 强化肘、腕关节的抗阻训练，10 次为一组，每天 2~3 组，具体剂量依据患者耐受度为参考标准 4. 逐渐加强前臂旋转的主动辅助活动范围练习，10 次为一组，每天 2~3 组，注意此动作在患者无痛或微痛范围内进行（图 2-2-18、图 2-2-19） 5. 此阶段可要求患肢参与部分 ADL 方面的训练，如饮食、穿衣等 注意事项： 1. 下地后注意患肢肿胀情况 2. 只能在指定的安全范围内活动 3. 避免过度活动或疲劳活动，否则会引发炎症和疼痛 4. 注意复查 X 线检查，判断内固定的稳定性和骨折愈合情况，如有异常，及时报告专科医师
术后 3~6 周	治疗目的： 保证腕关节和前臂在无痛范围内达到最大活动度；强化患侧上肢肩、肘、碗多关节三维复合运动功能，提升患肢灵敏性；减少瘢痕粘连；强化 ADL

续表

时间	康复计划
术后 3~6 周	治疗方法： 1. 此阶段腕关节和前臂活动度恢复最为重要　尽管在第三阶段可应用大剂量的被动的活动范围和夹板固定术来进一步增进活动度，但是获得活动度的最佳时机是第二阶段。治疗干预重点是恢复活动度以及增进功能。几项研究确定的前臂功能活动度为：旋前 50°、旋后 50°、腕背伸 30°~40° 2. 在屈肘 90°且上臂贴近身体时进行前臂旋转练习，以防止肩关节代偿前臂旋转。此动作前期以主动练习为主，等适应训练强度以后可以应用 PNF 技术里的动态反转技术或者等张组合进行无痛范围内的抗阻训练，加强前臂旋转力量 3. 提高整个上肢多关节联合运动灵敏性，利用上肢智能反馈训练系统中的三维模式，经过系统软件评估患者患肢的整体情况以后，根据所采集的数据会有一个综合分析，包括肩关节、肘关节、前臂、腕关节的关节活动度、肌力，张力等，自动生成适合此阶段该患者训练强度的参数，结合 VR 技术随机变换活动方向和高低远近度，要求患者主动调整上肢的控制能力，去提高整个上肢的协调功能 4. 此阶段应该介入瘢痕松解术，预防瘢痕增生，具体方法见本章第六节瘢痕处理的部分。有研究表明，贴硅凝胶片，可防止和改善肥大型瘢痕和瘤状瘢痕。也有文献认为，通过按压和水合作用可以使瘢痕变软变柔韧 5. 此阶段要求患肢完全参与日常生活，要求 ADL 基本正常 注意事项： 1. 复查 X 线片，密切观察骨折愈合情况，发现异常请及时门诊复查 2. 治疗过程中全程要求无痛或微痛，出现明显不适请及时与治疗师沟通，以免出现治疗性损伤 3. 禁忌患肢超负荷负重和暴力性动作 4. 大剂量训练完给予安全冷敷，防止渗出
术后 7~8 周	治疗目的： 保证肘、腕关节以及前臂的正常活动度。强化患肢肌力、优化患肢灵敏度；控制瘢痕增生；ADL 完全正常；加大家庭自我训练方法剂量 治疗方法： 1. 此阶段基本治疗方法和术后 2~6 周的方法相似，但考虑到多数患者没有条件一直坚持来医院进行专业治疗，所以重点应该放到以家庭康复为主的训练方法上，可以借助弹力带进行 PRE（渐进性的抗阻力训练），力量强度可以加大，尝试小负荷多重复性的肌力耐力提升训练 2. 瘢痕松解手法治疗结束后可以佩戴压力袖，控制瘢痕增生 3. 前臂旋前、旋后活动度力争恢复正常。如有活动障碍，给予关节松动术，增加活动度 4. 此阶段应该达到患肢 ADL 完全正常 5. 保质保量完成家庭训练计划，适当接触与自己工作有关的工作性动作，为即将步入工作岗位做好衔接工作 注意事项： 1. 复查 X 线片，密切观察骨折愈合情况，发现异常请及时门诊复查 2. 治疗过程中全程要求无痛或微痛，出现明显不适请及时与治疗师沟通，以免出现治疗性损伤 3. 禁忌患肢超负荷负重和暴力性动作

续表

时间	康复计划
术后 9~12 周	治疗目的： 继续强化患肢肌力；保证受累关节全功能活动范围；保证患肢的肌力、耐力，完成所有功能活动、工作和休闲活动 治疗方法： 1. 保质完成第二阶段（术后 6~8 周）训练任务的基础上，加大家庭训练剂量，利用大负荷系数弹力带给予患肢肩、肘关节全范围全方向的抗组训练，剂量大小根据患者耐受制订 2. 利用拉力器、弹力带等进行小剂量多重复的患肢耐力提升训练 3. 直接介入全面正常生活能力层面，结合工作性质，达到正常化模式，完全融入社会 注意事项： 1. 定期复查 X 线片，密切观察骨折愈合情况 2. 治疗过程中全程要求无痛或微痛，出现明显不适请及时与专科医师沟通，以免出现治疗性损伤 3. 理论上来说，前臂骨折内固定术后一般在 1 年以后才考虑拆除内固定，具体要结合 X 线复查结果确定拆除内固定的时间 4. 复评患者心理状态，必要时给予心理指导

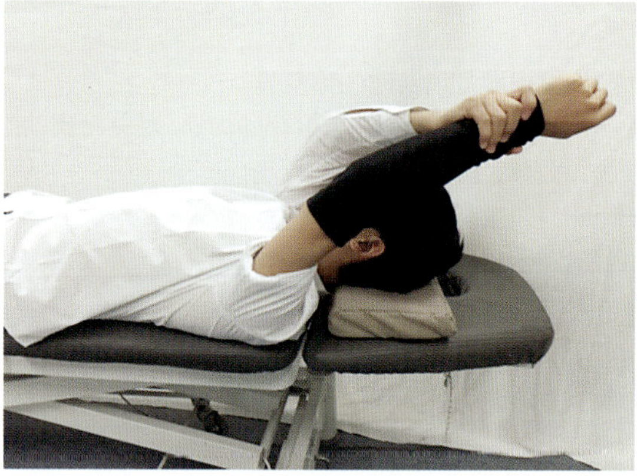

图 2-2-14 健侧辅助下的肩关节前屈

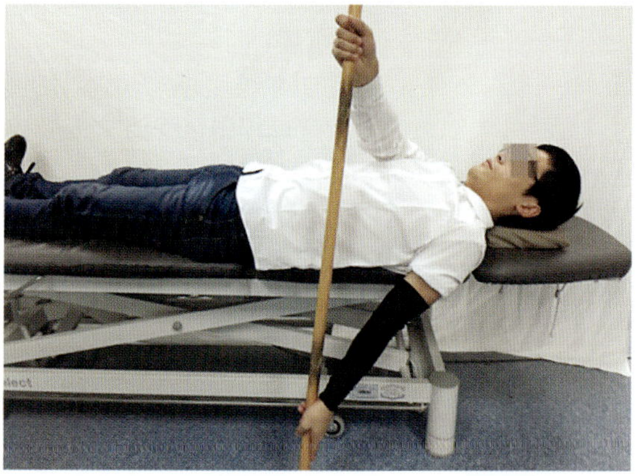

图 2-2-15 健侧辅助下的肩关节后伸

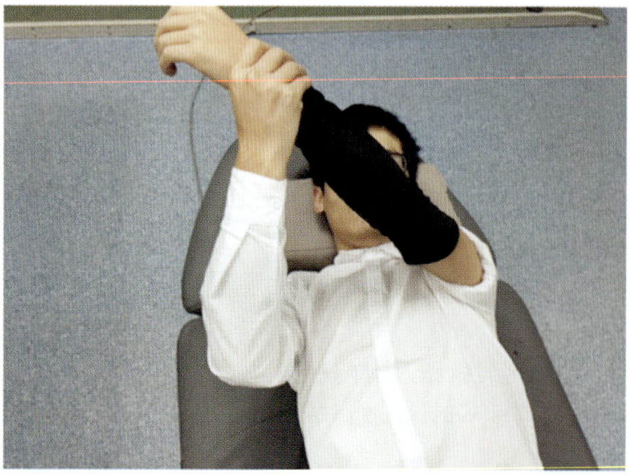

图 2-2-16 健侧辅助下的肩关节内收

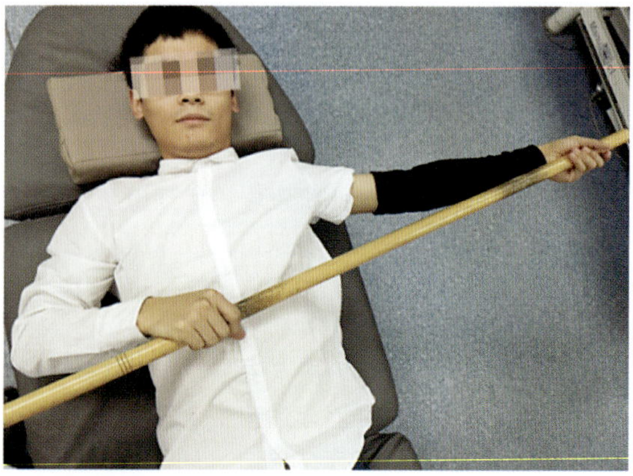

图 2-2-17 健侧辅助下的肩关节外展

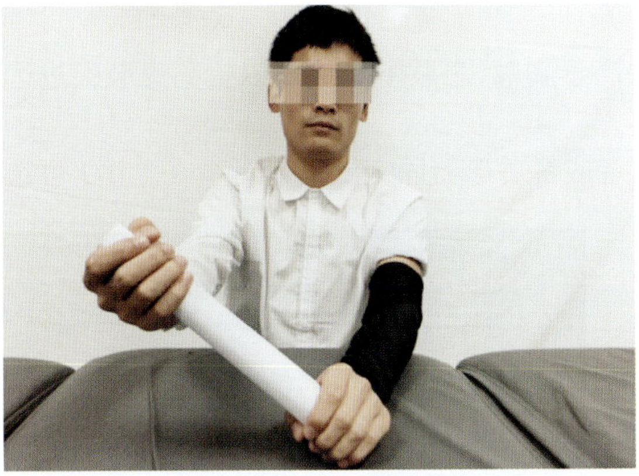

图 2-2-18 主动辅助下的前臂旋前训练

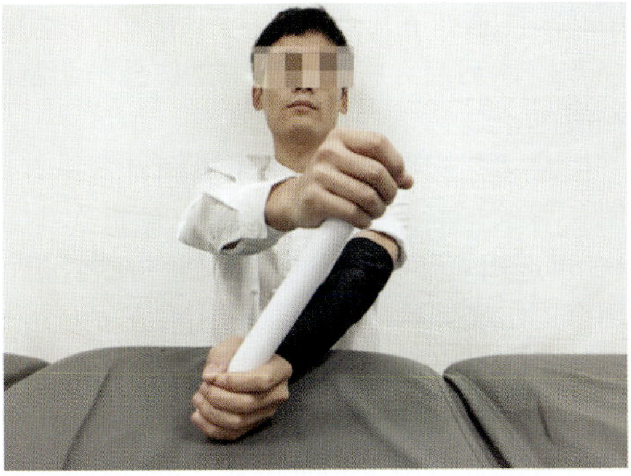

图 2-2-19 主动辅助下的前臂旋后训练

以上总结的仅仅是前臂骨折术后康复的一个常规流程，临床应用时可以结合每位个案的实际情况，灵活调整治疗计划和治疗方法，给患者制订出个体化的康复方案。

前臂骨折会合并不同类型的伤病，常见的合并伤及并发症有以下几种：骨筋膜间隔综合征、畸形愈合、感染、骨不愈合、钢板取出再骨折、桡 - 尺骨融合、神经血管并发症等，针对不同合并伤的处理措施，其康复方法也有所不同，康复介入的时间点也不同。

指导患者进行康复训练之前，治疗师应该充分考虑患者的年龄、性别、术后全身状况以及是否有并发症出现；患者手术情况，内固定稳定性，术中有无特殊处理（如截骨、自体骨或异体骨植入，或者植入内固定时有无造成新的骨折或者骨损伤等）；评估周围软组织损伤情况，术后患肢的肌力和邻近关节的活动度，以及患者的心理等情况。对情况稳定的患者可以进行术后早期的康复治疗，对有特殊情况的患者仍要按照骨科常规处理，延迟负重以及进行相应的康复治疗。

（二）康复过程中对术后异常情况的分析和处理方案

1. 康复训练过程中若出现疼痛，则应立即停止训练，观察 2~3 天。如果疼痛随着训练的停止而消失，则可以原强度继续进行康复训练；如果疼痛未随着训练的停止而消失，则需要及时就医（锁定髓内钉术后会出现植入部位的疼痛，这种现象属于正常情况）。

2. 前臂骨折最容易引发骨筋膜室综合征，术后早期应该高度重视前臂的异常情况。一旦出现疼痛持续加重、肿胀持续性加重应立即进行前臂减压，严重者必须进行手术切开减压治疗。

3. 术后康复治疗过程中需定期进行 X 线复查，如发现检查结果不符合骨折愈合周期，请及时请专科医生确诊，避免出现对病情的延误。

4. 前臂骨折术后发生的深部感染，采用常规的治疗原则，但一定要留意由于患者基础病（如糖尿病）引起的感染。

5. 术后肿胀通常在 3~5 天自行消退，给予抬高患肢、冷疗、加压处理基本都会减退。如果肿胀持续不退甚至加重则需要慎重对待。

6. 术后如若发现骨折部位有异常活动，立即进行专科检查，以防内固定失败。

7. 术后骨不连、内固定松动或脱落者，需及时联系专科医生进行二次手术处理。

（三）前臂骨折术后保护技术

在整个康复治疗期间，除了进行康复治疗以外，早期需要对患者进行保护。在康复过程中必须注意如下几点：

1. 术后当天将患肢于中立位悬吊于胸侧并高于胸廓，患肢下垫垫子以抬高患肢促进远端回血。

2. 术后根据骨折的部位不同可选择石膏固定或者矫形器固定。一般骨折在上 1/3 可选用长臂筒形矫形器(图 2-2-20)；骨折在中或远 1/3 可选用短臂筒形矫形器；尺骨中断骨折可选用全固定尺骨矫形器。不同肘关节矫形器的固定体位：长臂筒形矫形器早期可允许肘关节和腕关节有节制运动，若要把肘关节固定在 90°，则需要配合肩吊带和矫形器一起使用，至于矫形器前臂需要固定的位置则应视骨折的情况而定，例如近端骨折前臂应固定于旋前位，中段骨折前臂固定于正中位；短臂筒形矫形器：在应用短臂筒形矫形器时，要考虑骨折裂纹的方向，以决定金属铰链的类别，手腕的活动幅度及腕关节的侧偏角；尺骨矫形器：前臂处于中立位，沿着桡尺骨纵轴方向加压固定。肘关节矫形器的作用如下：长臂筒形矫形器：限制或维持肘关节有节制的活动、防止前臂旋转，保护和维持骨折的正确对位；短臂筒形矫形器：限制或维持腕关节有节制的活动、防止手尺偏或桡偏、保护和维持骨折的正确对位；尺骨矫形器：保护骨折和维持骨折的正确对位。需要注意的是，患者在装配带铰链的矫形器时，尤其注意在骨折早期一定在医生和治疗师的指导下进行活动，切忌做不正确的自主活动。同时检查矫形器佩戴过程中是否造成软组织压迫。

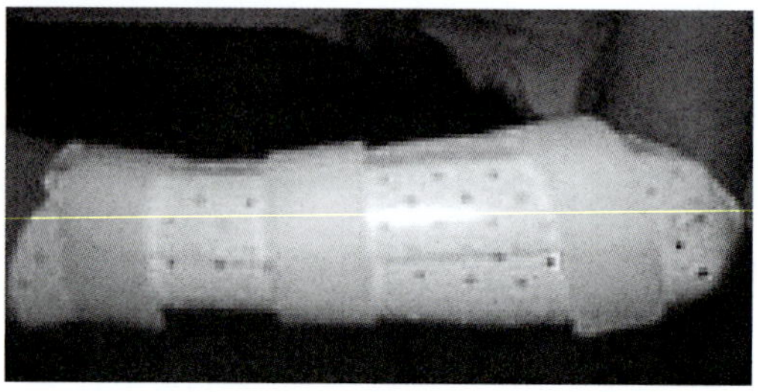

图 2-2-20 长臂筒形矫形器

3. 早期下地活动时用颈横吊带进行患肢减重保护。

4. 前臂骨折术后发生的深部感染，采用常规的治疗原则，但一定要留意由于患者基础病(如糖尿病)引起的感染。

5. 术后 6 周前避免患者进行可引起肱骨体扭转的动作。

6. 功能训练中以不引起患侧手术部位疼痛或明显不适为度。训练量由小到大，循序渐进，避免过度疲劳。

(马 奔 解 益)

第三章

下　肢

第一节　髋关节置换术后康复

一、概述

髋臼和股骨头构成的髋关节连接着骨盆和双下肢，是人体重力传递和直立行走的重要结构，在日常生活中发挥着至关重要的作用。由于股骨头供血较差，髋关节易于受累等原因，髋关节的疼痛和功能受限十分常见。针对某些较为严重的髋关节病变，如股骨头缺血性坏死、股骨颈骨折后股骨头缺血性坏死、股骨头骨骺滑脱症、髋关节发育不良、原发性髋关节骨关节炎、创伤性髋关节炎、类风湿关节炎、感染后髋关节炎和累及髋关节的强直性脊柱炎等，人工髋关节置换手术是首选的治疗方案。通过手术，可以达到缓解关节疼痛、矫正畸形、恢复和改善关节的运动功能的目的。研究表明，国内进行人工全髋关节置换术者的主要病因是缺血性股骨头坏死（激素和酒精性）、原发性髋关节骨关节炎和股骨颈骨折后股骨头坏死，此三种病因占据所有病因中的 93%。

人工髋关节置换手术（THA），顾名思义，就是用人工制造的髋关节置换所有或部分的髋关节，以重建关节运动功能的一种修复手术。其置换范围包括全髋关节置换、股骨头置换和髋关节表面置换。最早的人工关节是 Peterson 于 1958 年用钴 - 铬 - 钼合金制成的，此后，经过长期的探索，英国医生 Charnley 于 1962 年设计了金属股骨头与高分子聚乙烯髋臼组合的髋关节假体，从而创建了低摩擦人工关节置换术。由于其具有低摩擦、低松动率和高稳定性等优点，使人工髋关节置换在此基础上得到了巨大的发展。

人工关节置换在国外始于 20 世纪 40 年代，我国在 20 世纪 60 年代以后逐步开展。经过三十多年的临床实践，人工关节设计与手术入路都出现了日新月异的变化，人工髋关节置换术的 15 年成功率已超过 90%，15~20 年的优良率仍达 85% 以上，且使用年限往往超过 10 年以上。

即便拥有诸多优势，但是髋关节松弛、易于脱臼的问题在人工髋关节置换手术后仍未完全解决，术后极易发生假体周围骨折、脱位、松动、感染以及下肢深静脉血栓等并发症。术后关节松脱和某些并发症固然与手术方式、人工髋关节种类及大小、髋臼与股骨柄假体的定位及患者个人健康水平等因素有关，但是髋关节周围肌肉力量的大小、软组织的强度以及早期床上活动更是功能恢复的关键性因素。为了避免关节脱臼并延长髋关节的使用年限，术后康复训练和健康宣教是必不可少的。

二、临床手术方案

人工髋关节置换手术入路可分四类，即前方入路、侧方入路、后方入路和某些特殊入路。直接前入路（DAA）是 Heuter 医生于 19 世纪 30 年代开创的。此后，Heuter 间隙（缝匠肌 / 股直肌 - 阔筋膜张肌）这一真正的无神经血管的肌间界面经过 Smith-Petersen、Judet 和 Matta 等人的改良后，最终用于髋关节置换手术。

临床治疗中，具体选择何种手术入路要根据患者髋关节局部情况、能否同时做某些附加手术以及患者个人健康状况等来决定。各种手术入路的优缺点总结见表 2-3-1。

表 2-3-1 髋关节置换术不同手术入路优缺点

手术入路	优点	缺点
前方入路	几乎所有的髋关节手术都可采用此入路来完成； 显露髋关节同时可以显露骨盆； 可以原位行股骨颈离断； 切口可以延伸； 脱臼率低； 易于翻修	如果不广泛剥离肌肉，对于髋臼的显露不如其他入路； 髋臼后壁显露不良； 常见术后下肢乏力； 易导致神经损伤； 肌肉止点的撕脱等导致外展肌无力概率为 4%~20%
侧方入路	术后脱位发生率要少于后方入路； 翻修率较后方入路低； 适用于大部分髋部手术； 切口远端可延伸；可进行大转子截骨	对髋臼后方组织暴露效果不佳； 需要切断上、下孖肌、闭孔内肌、梨状肌股骨止点； 容易出现髋关节外展乏力（直接损伤肌肉附着处或损伤臀上神经导致）； 较后方入路更易出现跛行步态和 Trendelenburg 征； 容易出现大转子疼痛或压痛； 血肿发生率较高
后方入路	采用最为广泛，可以做从初次到翻修的所有髋关节手术； 不影响外展功能； 暴露有效，便于植入假体； 不必切断肌腱，关节周围软组织损伤小； 操作方便，出血少，异位骨化少，术后康复较快	术后脱位率相对较高； 需要切断部分前外侧臀中肌止点和前外侧关节囊； 存在后关节囊和短外旋肌挛缩者，不宜采用； 假体方向容易改变
直接前入路	神经、肌肉间隙入路，软组织干扰小； 易于暴露与操作，假体安放精确，关节稳定性强； 创伤小、出血少、疼痛轻、康复快； 术中便于检查和调整双下肢长度； 术后假体脱落率低，早期活动限制低	较长的学习曲线； 对手术器械和医生素质要求很高； 股外侧皮神经损伤； 转子并发症难以处理； 常使用短柄易松动； 不能做一些复杂的髋关节手术，比如 DDH（发育性髋关节发育不良）及翻修手术

临床上,全髋关节置换(THA)最常采用后方和外方两种手术入路,瑞典的 Lindgren 教授对两种入路术后效果进行了为期 6 年的中长期随访发现,两种手术入路均能取得较好的临床效果,但全髋后方入路患者术后生活质量、疼痛缓解、满意度要优于外方入路,且中长期随访优势仍存在。

初次全髋关节置换(THA)术后的稳定性由手术入路、假体类型、假体位置、软组织平衡、患者依从性等多种因素共同决定。人工髋关节置换手术所用的假体可以分为骨水泥假体和非骨水泥假体两种。据报道,采用骨水泥假体和非骨水泥假体的人群中,假体周围骨折的发生率分别为 1%~3.6% 和 3%~20.9%,另外在进行翻修的过程中,假体周围骨折的发生率分别为骨水泥假体 6.3%,非骨水泥假体 17.6%。两种假体的优缺点见表 2-3-2。

表 2-3-2 骨水泥假体与非骨水泥假体优缺点

假体类型	优点	缺点
骨水泥型	主要应用于高龄患者、严重骨质疏松患者; 长达 50 年的临床经验; 随访 20 年超过 90% 的生存率; 适用于各种股骨形状和大小; 手术导致的骨折率低; 早期即可达到假体稳定,可以早期负重; 快速固定; 经济	长期生存曲线不如非骨水泥型; 术中诱发心肺疾患的危险性高; 翻修耗时长、难度大、风险高,可能会造成严重骨缺损; 假体周围感染率高; 骨水泥有可能引起过敏
非骨水泥型	适用于较年轻及股骨粗隆情况较好的患者; 固定持久,不易松动; 生物相容性好; 更多地保留骨量; 股骨柄易于植入; 易于翻修; 不会出现骨水泥型假体诱发的反应; 大部分患者可早期负重、行走	假体植入易诱发骨折(股骨粗隆劈裂); 术后骨折率增加; 价格昂贵; 假体和股骨干难以匹配; 骨质疏松、骨关节感染性疾病被视为禁忌

脱位是人工髋关节置换(THA)最常见的并发症,其发生率在 0~50%,约 50% 发生在术后 3 个月内,75% 以上发生在术后 1 年内。为了提高 THA 术后稳定性,减少术后脱位,1978 年 Lewinnek 提出髋臼安全区定义:外展 40° ± 10°,前倾 15° ± 10°,并得到广泛临床论证与应用。

三、康复功能评定

(一) 形态学评定

测量双下肢膝关节上下 10cm 位置的围度并加以比较,明确患侧肢体有无肿胀以及肿胀的程度。测量双下肢的长度,检查患侧下肢是否出现了短缩畸形。

(二) 视觉观察

密切观察有无股青肿和股白肿的出现,观察患侧下肢有无畸形。

(三) Autar 量表

评估出现下肢深静脉血栓的风险水平。

(四) 测量股骨偏心距

即测量股骨头旋转中心与股骨干纵轴的垂直距离,也是髋部外展肌群的杠杆臂。术后需要恢复正常的股骨偏心距,从而减少假体磨损。

(五) 疼痛评估

使用视觉模拟评分法、面部表情量表法、压力测痛法、疼痛日记评分法等任意一种方法评估患者在不同体位、不同活动状态下、不同时间段有无疼痛及疼痛的剧烈程度。

(六) 感觉评估

前方入路和直接前入路的手术容易损伤神经,需进行神经皮节测试来检查神经有无受损。

(七) 关节活动范围测量

在保证患者安全的前提下,在允许限度内,测量髋关节各个方向的主动和被动活动范围。

(八) 肌力评定

采用徒手肌力测量法测量屈髋肌群、伸髋肌群、髋内收肌群、髋外展肌群、股四头肌等的肌力。锻炼上肢力量的过程中可以相应地评估双上肢的肌力。注意每个时段的运动禁忌,如早期不能进行髋内、外旋运动。

(九) 平衡功能评定

在患者可以坐起、站立、步行等时段,分别进行相应的平衡功能评定、步态评估等。

(十) 心肺功能评定

常用心功能评定方法包括对体力活动的主观感觉分级(如心脏功能分级)、超声、心电图、心脏负荷实验等;常用肺功能评定方法包括呼吸困难分级、肺容积与肺通气功能测定等。

(十一) Harris 髋关节功能评分

Harris髋关节评分量表中文版具有较好的信度和效度,适用于髋关节患者的功能评估。

(十二) Charnley 髋关节功能评分

Charnley 评分多在欧洲应用,主要内容包括疼痛、运动和行走。每项 6 分,总计 18 分。改进版 Charnley 评分在评分前将患者按行走能力分为三类:A 类仅一侧髋关节受累,无其他影响患者行走能力的伴发病;B 类患者双侧髋关节均受累;C 类患者有其他影响行走的疾患。

(十三) ADL 评定

常用的基本 ADL 评定量表有 Barthel 指数、Katz 指数、PULSES、修订的 Kenny 自理评定等。常用的工具性 ADL 评定量表有功能活动问卷、快速残疾评定量表等。

(十四) 精神状态评定

焦虑自评量表、抑郁自评量表。

四、康复治疗方案

人工髋关节置换术目前已成为治疗髋关节毁损病变的重要手段,精湛的手术技术只有结合完美的术后康复治疗,才能达到预防术后并发症、改善髋关节活动范围和恢复步行能力的目的,从而获得最理想的治疗效果。

(一) 物理治疗

1. 人工髋关节置换术后的康复流程　根据相关康复指南和临床实践经验,我们将人工髋关节置换术后的康复流程总结为表 2-3-3。

表 2-3-3 人工髋关节置换术后康复治疗方案

时间	康复计划
术后当天	治疗目的： 保持患髋处于安全的体位，防止髋关节脱位，预防术后并发症 治疗方法： 1. 仰卧位，使用箱型足夹板或穿丁字鞋，维持踝关节处于中立位，防止髋关节内外旋 2. 两腿之间放置楔型枕以保持患髋外展 20°~30°，患肢下加垫，使髋膝稍屈曲 3. 向心性按摩患侧下肢，促进血液循环，防止出现下肢深静脉血栓 4. 进行踝泵运动和踝关节环绕运动，预防小腿肌肉萎缩和踝关节僵硬，并促进血液回流 5. 健侧下肢主动活动 注意： 髋关节屈曲不能超过 90° 髋关节内收不能超过中线 髋关节内旋不能超过中立位
术后第 1 天	治疗目的： 减轻患侧下肢的肿胀，保持肌肉张力，防止肌肉萎缩，增强双上肢力量和心肺耐力 治疗方法： 1. 仰卧位，使用箱型足夹板或穿丁字鞋，放置楔型枕于两腿之间 2. 撤除患肢下的软垫，防止髋关节屈曲畸形 3. 预防下肢静脉血栓　患肢肿胀持续存在者，除了进行向心性按摩以外，还可以利用足底静脉泵、空气波压力治疗仪（IPC）、梯度等级弹力袜等促进下肢血液循环 4. 股四头肌静力性收缩 5. 臀大肌、臀中肌等长收缩训练 6. 下肢外展训练 7. 深呼吸训练 8. 上身及臀部做引体向上运动
术后第 2 天	治疗目的： 缓解患侧肢体的肿胀和疼痛，维持髋膝关节被动活动范围，防止关节粘连，增强上肢肌力以便早期拄拐步行 治疗方法： 1. 仰卧位时，仍然穿丁字鞋，使用楔形枕 2. 坐位训练　手术取侧方入路的患者，可以摇高床头或背后垫枕头至半坐位（30°~45°），坐位时间由 5min 逐渐增加至 15~25min。而采取后方入路切口的患者不宜过早坐起 3. 理疗　使用冰疗、蜡疗、中频电疗以缓解肿胀和疼痛 4. 股四头肌的等长收缩和等张收缩训练 5. 进行膝部按摩，加强对髌骨的滑动和挤压，防止关节粘连 6. 上肢肌力训练　拉吊环、引体向上（3~4 次 /h） 7. 髋、膝关节被动活动（CPM）　对侧方入路切口的患者被动屈髋度数由小到大（15°~30°），后方入路切口屈髋度数在 10°以内 注意： 所有床上活动都在下肢外展中立位的状态下完成

续表

时间	康复计划
术后第 3 天	治疗目的： 提高患肢关节活动度，促进股四头肌收缩，加强上肢肌力，预防体位性低血压 治疗方法： 1. 股四头肌等张收缩训练　在膝下垫枕，以膝部为支点，让患者将小腿抬离床面做伸膝动作，并在空中保持 10s，缓慢放下，重复 10~20 次 2. 髋膝关节屈伸训练　利用 CPM，健侧肢体或绳带辅助进行，开始时髋关节屈曲 25°，膝关节屈曲 40°，之后逐渐增大活动幅度，髋关节最大活动范围 <60° 3. 在膝下垫枕，使髋、膝处于屈曲状态（度数同上）保持 30min。每天重复 2~3 次为宜 4. 贴床屈膝运动 5. 抬高床头，使患者处于半卧位。侧方入路切口的患者，半坐时间逐渐延长(30~60min)，为站立做好准备。测量患者的血压、脉率，观察患者有无头晕、恶心、呕吐、大汗等症状。如果出现上述症状或出现测量前后脉压差大、脉率明显增快时，可让患者做深呼吸运动，同时用力快速活动双足踝部，半分钟后再观察，如以上症状减轻，可让患者继续半坐位 5min，如症状加重，可让患者平卧休息 6. 通过双肘支撑，在他人帮助下或双手握住床上方的吊环挺起上半身，同时臀部抬离床面，保持 10~15s，重复 5~10 次 7. 深呼吸训练 注意： 所有活动均在无痛范围内完成
术后第 4~7 天	治疗目的： 恢复关节活动度，进一步提高患肢肌力 治疗方法： 1. 术后第 4~5 天开始，由他人将患者身体向患侧外移至床边，让小腿自然垂挂于床边，使膝关节弯曲达到 90°。移动中注意避免髋旋转 2. 抬臀动作　术后第 5 天，在膝下垫枕使髋弯曲 10°~20°，以膝部为支点做伸髋动作，充分伸展屈髋肌和关节囊前部 3. 仰卧位直腿抬高训练，抬高小于 30° 4. 膝关节训练　放一个小圆枕头（或纸卷）在膝关节下，膝部用力往下压，小腿往上抬使膝关节伸直，维持 5s 5. 使用骨水泥固定型假体，初次髋关节置换，术中无植骨、骨折等情况，可以下地训练 6. 站立位训练　后伸患侧下肢，拉伸髋关节囊和屈髋肌群；外展患侧下肢，拉伸髋关节内收肌群 7. 呼吸训练预防心肺系统的并发症
术后第 2 周	治疗目的： 加强患侧下肢不负重下的主动运动，提高站立位的稳定性，在助行器的帮助下独立部分负重行走，髋关节主动屈曲达到 90° 治疗方法： 1. 假体为骨水泥固定型，一周后可以下地。助行器辅助步行，患腿外展位，髋关节屈曲 <45° 2. 仰卧位移臀训练　仰卧位，双手支撑坐起，健侧屈腿，患侧伸直，依靠双手和健侧的力量，向健侧移动臀部

续表

时间	康复计划
术后第 2 周	3. 半坐 - 躺转换练习　利用双上肢和健腿支撑力向侧方移动身体，并与床边成一定角度。患侧下肢抬离床面与身体同时移动，使得双小腿能自然垂于床边。然后双上肢及健腿用力支撑半坐起。要求身体重量尽量落在患侧，患髋弯曲不要超过 70°（后方入路切口）或 90°（侧方入路切口），并保持两腿分开 4. 卧站体位转换　将助行器放在患腿旁边，向床边移动身体；将患腿移至床下，避免髋外旋；健侧腿移至床下，将身体转正，扶助行器站立 5. 坐站转换练习　患者在高床边坐位下，健腿着地患腿朝前放置（防止内收及旋转），利用健腿的蹬力和双上肢在身体两侧的支撑力下挺起臀并借助他人的拉力站起。站立位下，健腿完全负重，患腿可不负重触地 6. 四脚助行器内进行健腿支撑三点式步行　将助行器摆放于身体前 20cm 处，先迈患腿，再将健腿跟上。开始时，每天 3~4 次，每次行走 5~10min；逐渐适应后，每天 2~3 次，每次 20~30min；完全康复后，每天 3~4 次，每次 20~30min 7. 在无痛范围下进行主动的患侧髋膝屈伸能力训练，屈髋度数为 45°~60°（侧方入路切口）或小于 30°（后方入路切口），可在患肢下方放置一滑板，患侧足跟置于空心圆垫上在滑板上做下肢屈伸活动 8. 股四头肌训练　身体向患侧移动或向下移至床边，让小腿自然垂挂于床边，膝弯曲 90°。然后做主动伸膝运动，保持 10s，重复 20~30 次，可能的情况下进行渐进性抗阻练习 9. 逐渐抬高床头高度，直至患者能在床上半坐位　侧方入路切口的患者，上半身抬高 45°~60°，后方入路切口为 30° 以内。每天重复多次，以克服体位性低血压的影响。有条件时可用直立床训练患者 10. 克服体位性低血压后，在床边（或平行杠内）练习健腿支撑站立平衡，保持健腿能单独支撑 5~10min，此时患腿不触地负重 11. 坐位练习每天 4~6 次，每次 20min。若手术稳定性欠佳，则应减少或放弃坐位训练。坐位训练屈髋不能超过 90°
术后第 3 周	治疗目的： 康复的重点是继续巩固以往的训练效果，提高日常生活自理能力，逐渐恢复患腿负重能力，加强步行训练 治疗方法： 1. 在仰卧位下做双下肢空踩自行车活动 20~30 次，患髋屈曲度数在 90° 以内（侧方入路切口）。每 10 次为 1 组，中间休息 1min 2. 髋屈、伸、外展肌力渐进抗阻锻炼，以外展肌的锻炼为重点 3. 做四点支撑半桥运动，即在双肘及双下肢屈曲位支撑下抬臀并在空中保持 10s，重复进行 10~20 次，动作要求缓慢进行 4. 在平行杠内将步行周期中的摆动期和支撑期分解，进行前后交替迈步训练。待患腿的前后摆动符合步行要求后，可让患者完成一个步行周期，并逐渐增加步数和距离 5. 一旦患者在平行杠内的步行（单髋置换为三点式，双髋置换为四点式）平稳顺利，应过渡到持拐杖步行，训练的方式与平行杠内一样 6. 教患者借助一些辅助设备独立完成日常的穿裤、穿鞋袜、洗澡、移动、取物等，以减少患者患髋的屈曲度数

续表

时间	康复计划
术后第4~12周	治疗目的： 进一步改善和提高第3周的治疗效果，逐渐改善患髋的活动范围，增加患髋的负重能力，使人工置换的髋关节功能逐渐接近正常水平，达到全面康复的目的 治疗方法： 1. 双拐步行训练　双拐前移一足的距离，患侧腿落地，重心移至双拐前面，健侧足向前越过双拐连线20~30cm 2. 从扶拐杖步行逐渐到扶手杖步行，但要求具备下面两个条件：①患者能在手杖的帮助下，有足够的支撑力完成步行中支撑期患肢的负重；②患侧股四头肌能完成渐进抗阻的阻力至少8kg以上 3. 上下楼梯活动，要求健腿先上，患腿先下，减少患髋的屈曲和负重，患腿从不负重到部分负重 4. 在运动平板上进一步改善步态、步速和步行的距离，提高患者实际步行能力(上下坡、过障碍、过马路等)。最后过渡到弃杖步行。 5. 重心转移训练　在平衡器上训练身体重心转移，逐渐增加患腿的负重量(从身体重量的1/3开始，过渡到全部重量) 6. 多孔表面骨长入型假体，术后6周开始步行训练 7. 侧卧位抬腿练习　健侧卧位，患腿外展45°，再后伸维持10s，放松10s后继续训练。每天两组，每组10~20次 注意： 3个月内持拐步行、过障碍时患腿仅为触地式部分负重

以上总结的仅仅是髋关节置换术后康复的一个常规流程，临床应用时可以根据实际问题加以调整，给患者制订出个体化的康复方案。

大多数临床工作者认为骨水泥假体可以早期负重，生物型多孔表面骨长入型假体需要限制负重至术后6~8周。然而，这一要求并不是绝对的。Woolson和Adler进行了一项研究发现，生物型多孔表面骨长入型假体尽早负重与传统负重(置入一定时间后方可开始进行负重)相比并没有显著差别，而且骨骼生长令人满意。近些年来，越来越多人认为，非骨水泥型(生物型)假体置换后，术后2~4天患肢开始部分负重，根据耐受情况，大约1~2周后完全负重(渐进性负重)。国外很多研究表明，术后立即负重，中长期随访患者都有良好的骨长入，即术后立即(早期)负重是安全的。但是，并非所有患者均能够早期负重。指导患者负重运动之前，治疗师应该充分考虑患者的年龄、性别、术后全身状况以及是否有并发症；了解置入假体的初始稳定性(术中假体的安放是否合理、假体与髓腔的匹配程度等)；术中有无特殊处理(如截骨、自体骨或异体骨置入，或者导致股骨干骨裂或骨折等)；评估髋关节周围软组织平衡情况，以及术后的肌力和关节活动度等情况。对适合的患者可以进行早期负重的康复治疗，对不适合的患者仍要按照骨科常规处理，延迟负重以及进行相应的康复治疗。以下是患肢负重与步行方案的选择：负荷1/3体重，可双杠内进行步行练习；负荷1/2体重，可扶双拐行走；负荷2/3体重，可用单拐；承受全部体重，可以用T形拐杖练习。

2. 康复过程中疼痛的分析和处理方案

(1) 康复训练过程中若出现疼痛，则应立即停止训练，观察2~3天。如果疼痛随着训练的停止而消失，则可以按原强度继续进行康复训练；如果疼痛未随着训练的停止而消失，则需要及时就医。

(2) 术后 3 个月内，若出现“走一下骨头就顶着疼”的感觉，为正常现象，是由于髋关节周围肌肉力量较差，运动时缺乏保护，股骨头和髋臼骨性接触引发的。

(3) 术后 6 周以后，若因为训练情况不佳或走路时间稍长，出现髋关节酸疼或髋关节外侧臀部附近酸疼，可以通过外展肌训练加以缓解。

(4) 术后 6 周以后，若出现突发疼痛或关节绞锁现象，需要考虑是否出现了关节脱位，或者因外伤导致的骨折，需要及时就医治疗。

(5) 患者若出现静息痛、负重痛、夜间痛，则怀疑出现了慢性感染，应立即就医检查以明确诊断。其中，类风湿关节炎和强直性脊柱炎患者进行髋关节置换后的术后感染率是股骨颈骨折、股骨头坏死患者的 2.7 倍。

(二) 髋关节保护技术

在整个康复治疗期间，除了进行康复治疗以外，还需要加强人工置换关节的保护，防止置换关节的脱位。在康复过程中必须注意如下几点：

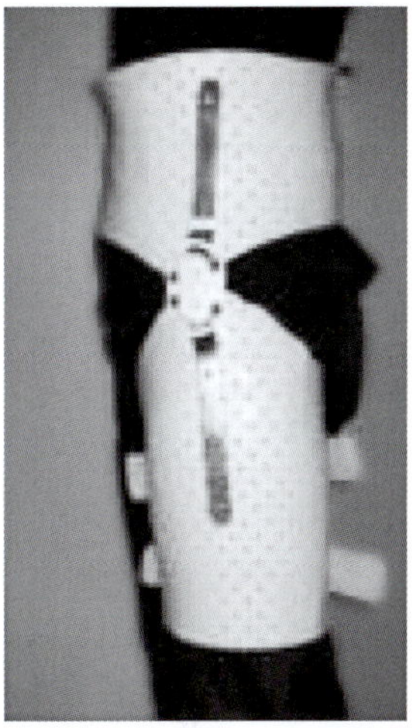

图 2-3-1 髋关节矫形器

1. 髋关节置换术后早期应该为患者选择装配具有髋关节功能的髋关节矫形器(图 2-3-1)。佩戴髋部矫形器的固定体位为平卧下患髋外展 20° ~30°，踝关节中立位。通过髋部矫形器，保持置换的髋关节正确对线、对位，减少髋关节疼痛，限制髋关节早期活动，达到固定和保护髋关节，促进髋关节间的愈合以及中后期髋关节功能位的保持作用。

2. 手术后 6 个月禁止髋关节内收(向内收拢)、内旋(向内旋转)，不要把患肢架在另一条腿上(即翘腿动作)，尽量避免患侧卧位。

3. 术后 3 个月防止髋关节屈曲超过 90°，要禁止下蹲取物和坐在能使髋部弯曲超过 90°的低椅或低床上。

4. 术后 1~2 周内禁止患髋关节过早负重，术后第 3 周可部分负重(触地式负重)，3 个月以后过渡到完全负重。

5. 步行训练遵循平行杠 - 助行器 - 扶双拐杖 - 扶单拐杖 - 多脚拐杖 - 扶手杖(臂杖)- 弃杖过程循序渐进，直至最后完成步行、快走、游泳、骑车等活动。应该避免在不平滑不平整路面行走。

6. 为防止人工关节的松动，应禁止跑步、跳跃和举重物等活动，禁止从高处跳落，防止体重过重以加重髋部负担。术后 6~8 周内避免性生活。

7. 上楼时健肢先上，拐随其后或同时跟进，下楼时拐先下，患肢随后，健肢最后。

8. 术后早期，为防止出血造成髋关节感染，临时可预防用抗生素。当伴有外周性感染时(如全身性疾病、扁桃体炎)，用抗生素防止全身感染。

9. 术后 3 周争取达到日常生活自理。但 6 个月内一些与下肢有关的日常活动应按规定要求操作。

10. 如果患者是因为饮酒而出现的股骨头坏死，术后继续饮酒可能导致对侧股骨头坏死，肝肾损伤，应建议患者戒酒或减少饮酒。

11. 功能训练中以不引起患侧髋部疼痛或明显不适为度。训练量由小到大，循序渐进，避免过度疲劳。

12. 日常活动中，采用能量保存技术以减少患者过多能量消耗，保存体力，防止继发损伤和劳损。这些包括利用推车移动物体，尽量避免自己搬动物体；制订合理的日常活动程序，尽量避免不必要的重复动作；尽量采用高脚椅凳坐位下操作，避免长时间的站立等。

13. 日常生活活动训练 髋关节置换术后患者不仅要避免进行髋关节内收、内旋和屈曲超过90°的活动，还要学习安全、有效完成日常生活和使用辅助器具的技巧，其最佳训练时间在置换术前。如指导患者正确的姿势摆放，卧坐和坐站之间的体位转移，穿裤子和鞋子、洗澡、下蹲如厕、下蹲拾物等基本日常生活技巧的安全使用。患者如有性生活需求时，要指导患者进行性生活的安全体位(术后大于6~8周)。术后早期，患者更多时间要学会有效使用各类辅助器具帮助完成日常活动，如穿裤、袜子和鞋子的辅助器具、洗澡椅、冲凉椅、拾物器、助行架等。选择高度合适和硬度舒适，有扶手的椅子，能帮助患者更安全完成坐站转移。髋关节置换术后3~6个月可参加一些低撞击强度的休闲娱乐活动。美国髋关节学会推荐的运动项目有散步、双人乒乓球、游泳、射击、高尔夫球、固定自行车等。

(朱 毅 黎景波 解 益)

第二节 股骨颈骨折术后康复

一、概述

股骨颈骨折为股骨头下至股骨颈基底部之间的骨折，是比较常见的骨折。在各个年龄阶段都有发生，但以老年人为主。随着社会日益老龄化，老年人骨质疏松及各项功能退化，容易跌倒后造成髋部骨折，股骨颈骨折是第二位常见的髋部骨折。青壮年股骨颈骨折主要是高能量暴力所致，例如车祸、高空坠落等。老年人在股骨颈骨折患者中占90%以上，其中又以老年女性为主。股骨颈骨折主要有骨折不愈合(15%左右)和股骨头坏死(20%~30%)两大并发症，预后不良，给患者带来巨大的痛苦，并且有一定的死亡率。

股骨颈呈管状，连接股骨头与股骨干，横断面略呈圆形，内下方骨皮质最坚厚。股骨颈与股骨干连接形成两个重要的角度：颈干角和前倾角。颈干角是股骨颈与股骨干之间所形成的角度，刚出生这一角度为135°，在婴儿时可达150°；成人正常范围可在110°~140°之间，但大多数在125°~135°之间。由于股骨颈和颈干角的存在，使股骨粗隆部及股骨干远离髋臼，适应了髋关节大幅度活动的功能需要。颈干角正常时，股骨头的负荷与股骨颈所承受的应力之间达到生理平衡；当颈干角减少即髋内翻(<120°)，股骨头负荷减少，而股骨颈所承受的应力则增大；相反的，颈干角增大即髋外翻(>135°)，股骨头负荷增加，而股骨颈的应力相应减少，剪切应力转变为压缩力。无论髋内翻还是外翻，均会引起股骨近端负荷和应力的改变，结构异常引发功能障碍，因此治疗时应注意保持正常的颈干角。股骨头和股骨颈相对于股骨髁前倾，形成前倾角，从出生到成年该角度一直在变化。出生时为25°~30°，成年时为10°~15°。如果角度显著增加，称为过度前倾，可能导致更大程度的足趾向内，髋关节内旋增加，外旋减少，常见于儿童。当股骨头后部对着髋臼，前倾也可以出现膝内翻和(或)踝足外翻。如果前倾角度显著减小，无论髋关节处于0°位或屈髋90°位，后倾都可以导致更大程度的足趾向外。前倾和后倾既影响髋关节的运动模式，也会影响关节的活动范围。从股骨干后面粗线上端内侧的骨密质起，由很多骨小梁结合成相当致密的一片骨板，向上通过小粗隆前方，向外发散至大粗隆，向上与股骨颈后面皮质融合，向内侧与股骨头后内方骨质融合，以加强颈干之间连接和支持力,称之为股骨距。大粗隆下方股骨干外侧皮质薄,向下逐渐增厚,故股骨颈骨折的内固定物所处的部位与固定强度有密切关系。如果内固定物正好位于股骨颈中的WARD三角区,且尾端位于在大粗隆下股骨干皮质最薄弱处,就不能起到良好的固定作用。如果内固定物从大粗隆下方沿骨皮质后处,与股骨干纵轴呈30°左右的方向,紧贴于股骨距处钉入,该内固定物正在牢固致密的内侧骨小梁系统中与髋关节负重力线平行。此位置剪切力小,内固定物尾端处于较厚的骨皮质中,可以起到较强的固定作用,因此有人称股骨距为“真性股骨颈”。由于股骨距的存在,不仅增强了颈干连接部位对应力的承受能力,而且加强了抗压力和抗张力,两组骨小梁最大受力处的连接,在股骨上端形成了一个完整合理的负重系统。因此股骨距在股骨颈发病机制和治疗中,以及股骨头假体的置换手术方面都有着重要的意义。

髋关节及关节囊的神经支配来自L2~S1节段,主要来自L3节段。淋巴回流主要依靠深层腹股沟淋巴管,尤其是上、中淋巴结(位于股管内及股环的后面)及髂外淋巴结,可以使用淋巴手法治疗从而改善患肢的循环。股骨头、颈部的血供主要来自三条路径。①关节囊小动脉:是股骨头颈血供的主要来源,从旋股内动脉、旋股外动脉和闭孔动脉的吻合部到关节囊的附着部,分为上下两组进入股骨颈。上组称为上干骺端动脉,在滑膜与骨膜之间走行,进入股骨颈基底部的上外侧,其分支为外骺动脉,供应股骨头的外上部分;下组称为下干骺端动脉,进入股骨颈基底部的下内侧,供应股骨颈内下部;②股骨干滋养动脉:此路血供仅到达股骨颈基底部,小部分与关节囊的小动脉有吻合支;③原韧带小动脉:由闭孔动脉发出的一只小动脉,比较细,称为内骺动脉,仅能供给股骨头内下部分的血运,与外骺动脉之间有吻合支。股骨头颈部血供来源在股骨颈骨折后常受到破坏,导致血供减少或者中断。股骨颈骨折头下型血供减少最多,其次是经颈型,血运破坏最少的是基底型。骨折后股骨头坏死主要与残存的血供和代偿能力有关,因此股骨颈骨折应早期行复位和固定手术,以便于受压扭曲和痉挛的血管得到及时恢复。所选内固定物也应选对血供损害小,固定结实的类型。

髋关节是人体最大且最稳定的关节,能在三个平面上运动:矢状面屈伸运动,额状面的外展内收运动,横切面的内旋外旋运动。髋关节又是下肢最近端的连接,往往被拿来与肩关节比较。相对而言肩关节以活动为主,而髋关节则以承重稳定为主。在步行和日常涉及下肢的活动中,来自下肢的力量经髋关节上传至骨盆及躯干;同时髋关节也支撑着头部、躯干和双上肢的重量,因此腰椎、骨盆和髋关节功能会影响到整个下肢生物力学和功能。基于区域相互依存的理论,髋关节应该是灵活性关节,因此髋关节既要保持相应灵活度也要具有对应的稳定性。当股骨颈骨折或者其他疾病导致髋关节活动度受限或者功能障碍时,邻近的腰椎、骨盆和膝关节会发生代偿,失去稳定性而容易损伤,通过链式反应进而影响到整个人体的正常功能。描述髋关节的动力学可以用股骨在髋臼内的动作或骨盆在股骨上的动作描述:①股骨的动作:基于凹凸法则,股骨头凸面朝股骨生理动作的相反方向滑动,因此髋关节屈曲和内旋时,关节面会向后滑动,伸展和外旋时会向前滑动,外展时会向下滑动,而内收时会向上滑动;②骨盆的动作:当下肢固定不动时,如在站立或步态站立期,髋臼的凹面在股骨头的凸面上运动,因此髋臼滑动方向与骨盆动作方向相同。骨盆在闭链运动中作为一个连接,当骨盆移动时,髋关节及腰椎也会产生动作。髋关节内富含机械感受器,感受到姿势、压力及动作变化采取相应策略去控制姿势、平衡及动作。例如在站立平衡受到干扰时,整个运动链中的肌肉依次按照可预测的次序收缩,也称为平衡策略。当髋关节受损伤后使得平衡及姿势控制也出现功能障碍。因此髋关节在术后进行功能康复是非常重要的。

二、临床诊断与治疗

（一）临床表现和诊断

老年人跌倒后主诉髋部疼痛，不敢站立走路，需要考虑股骨颈骨折问题。移位骨折的患者在伤后就不能坐起或站立，但是部分无移位的线状骨折或嵌插骨折患者，在伤后仍能步行或骑车。对于这类的患者要避免漏诊，导致无移位的稳定骨折变成移位的不稳定骨折。骨折后，患侧髋部剧烈疼痛，患肢多有轻度屈髋屈膝及外旋畸形。股骨颈骨折多为关节囊内骨折，骨折后出血不多，又被关节外强有力的肌群所包围，因此在局部不容易看到肿胀。髋部除了有自发疼痛以外，在移动患肢时疼痛程度将会加剧。在患肢足跟部或大粗隆叩击时，髋部也感到疼痛。此外在腹股沟韧带中点下方常有压痛。部分患者骨折后可以闻及骨擦音。测量可发现双下肢不等长，患侧缩短。在移位骨折中，远端受肌群牵拉向上发生移位，患侧大粗隆升高，患肢缩短。大粗隆位置的测量方法有三种：Nelaton 线、Bryant 线和 Shoemaker 线。

股骨颈骨折的确诊需要进行髋正侧位 X 线检查，可以明确骨折的类型和移位的情况，尤其对线状骨折或嵌插骨折更为重要，X 线检查在骨折分类和治疗上必不可缺。部分无移位骨折的患者伤后即刻拍摄 X 线片可能看不见骨折线，所以在临床上怀疑股骨颈骨折时可行 CT、MRI 检查。CT 能清晰显示骨折碎片的数目及骨折面的情况，CT 三维重建图像逼真，可以任意角度旋转图像获得最佳暴露部位以便更好指导患者的治疗及预后。MRI 能够清晰显示骨折断端以及确定外伤后有无髋关节周围软组织损伤，如韧带、血管及神经的损伤。如果条件有限无法行 CT 或者 MRI 检查，临床上又怀疑股骨颈骨折，可以按照嵌插骨折处理，三周后拍 X 线片复查。在骨折 2~3 周后，骨折处部分骨质发生吸收现象后，骨折线才清晰显现出来。青年在发生交通事故或高处坠落等高能量暴力造成多发损伤时，由于股骨干骨折等一些明显损伤掩盖了股骨颈骨折，容易漏诊，所以对此类患者需同时检查髋部。

（二）分类

国际上常用的分类是 Garden 分型法，还有 Pauwels 分型和 AO 分型等。

1. Garden 分型法　根据骨折移位程度分为Ⅰ~Ⅳ型。

Ⅰ型：不完全骨折，或股骨头呈外展嵌插骨折

Ⅱ型：无移位的完全骨折

Ⅲ型：部分移位的完全骨折

Ⅳ型：完全移位的完全骨折，两骨折端完全分离

Ⅰ型和Ⅱ型骨折断端无移位或者移位程度轻微，骨折损伤程度较小，是稳定性骨折。Ⅲ型和Ⅳ型骨折断端移位比较多，骨折损伤比较大，是不稳定性骨折。

2. Pauwels 分型　根据骨折线和水平面形成的角度，以及所受暴力的机制把骨折分为三种类型。

Ⅰ型：骨折线与水平面成 0°~30°，轴向压缩应力是主要暴力。

Ⅱ型：骨折线与水平面成 30°~50°，损伤过程中有剪切暴力作用，可能对骨折愈合有不良影响。

Ⅲ型：骨折线走行更加接近垂直，超过水平面 50°，损伤过程中剪切暴力起主要作用，并且合并明显的内翻暴力，致骨折明显移位和内翻畸形。这个分型是有意义的，最佳治疗可能取决于 Pauwels 角。

3. AO 分型　分型如下：

B1：头下型股骨颈骨折，轻度移位。分为①嵌插并有 ≥15° 外翻；②嵌插并有 <15° 外翻；

③无嵌插。

B2:经颈型股骨颈骨折。分为①基底部;②颈中部并内收;③颈中部并剪切。

B3:有移位无嵌插的股骨颈骨折。分为①内收、外旋的中度移位;②垂直、外旋位的中度移位;③有明显移位。

4. 根据X线片骨折线的位置,可分为头下型、经颈型和基底型;后者由于血供损伤比较轻,出现骨折不愈合和股骨头坏死的概率较低,但因不能描述移位程度应用比较少。

(三) 临床治疗

1. 非手术治疗 对于身体状况差、无移位的GardenⅠ或Ⅱ骨折可以非手术治疗,卧床皮牵引配合使用丁字防旋鞋,8~12周后摄片骨折愈合良好后,拄双拐下地免负重直到骨折完全愈合。非手术治疗需定期摄片,如有移位,按照移位处理。非手术治疗虽然避免了手术风险,可以减少患者的疼痛,但容易发生再移位、骨不连、股骨头坏死、下肢短缩等,其中发生再移位风险高达50%以上。非手术治疗卧床制动时间比较长,尤其对老年人来说易发生肺炎、压疮及血栓等并发症,造成患者死亡率升高。因此除了伴有严重的基础性疾病或无法耐受手术的患者外,均需手术治疗。

2. 手术治疗 股骨颈骨折最佳治疗方法是手法复位后内固定,可使骨折引起的血管扭曲、受压及痉挛得到迅速恢复,也能让血管的连续性得到尽快重建。只要成功复位,大多数内固定方法均可获得80%~90%的愈合率。股骨颈骨折治疗原则应该是早期无创复位,合理内固定,早期康复。精准良好的复位是内固定成功、骨折愈合与减少并发症的先决条件。手术治疗股骨颈骨折可以分为三种类型:闭合复位内固定、切开复位内固定和髋关节置换。目前越来越多的学者推荐对老年股骨颈骨折行髋关节置换术,髋关节置换适用于年龄较大、骨质疏松严重且移位明显的股骨颈骨折患者。虽然髋关节置换术手术时间长、创伤大,但较少出现骨不连、股骨头坏死等并发症,且患者可早期负重,及早进行功能锻炼,避免长期卧床产生的并发症,并且几乎可避免二次手术,详细请参见髋关节置换术后康复。

(1) 闭合复位内固定。闭合复位内固定是股骨颈骨折治疗的首选方法,如复位和内固定得当,80%的骨折可以获得愈合。闭合复位内固定适用于各种类型骨折,包括无移位或有移位的类型。准确良好的复位是内固定成功的关键,骨折内固定后,75%的应力由骨骼自身承受,内固定只承受25%的应力。复位方法主要有三种:①Whitman法,牵引患肢,同时在大腿根部加反牵引,待肢体原长度恢复后,行内旋外展复位;②Leadbetter改良了Whitman法,主要是在屈髋屈膝90°位牵引;③Flymn法则是在屈髋屈膝超过90°位牵引。三种复位方法疗效并无差别,在C形臂X线机监视下进行,各种手法只要操作得当(足够的牵引及内旋),绝大部分骨折可以达到良好复位,复位的好坏与预后密切相关。复位成功与否多使用Garden对线指数作为判断标准,Garden对线指数判断标准是根据正侧位X线片把复位结果分为四级。正常正位片上股骨干内缘与股骨头内侧压力骨小梁成160°交角,侧位片上股骨头轴线与股骨颈轴线呈一直线(180°)。一般情况下,复位后侧位像上Garden指数允许在20°范围内变化,超过这一角度表示有骨折不稳定的非解剖复位,需要重新复位。如果髋正位像上角度小于160°表明存在不可接受的髋内翻;而角度大于180°表明存在严重的髋外翻。髋关节对线不良,将导致股骨头坏死率和骨性关节炎发生率增高。股骨颈骨折闭合复位内固定方法简单,对血供破坏少,能够抗剪切力、抗剪曲力,同时负重时能够承受一定张力和抗压缩力,符合局部生物力学特征,临床上常采用空心加压螺钉固定。

(2) 切开复位内固定。切开复位内固定适用于闭合复位失败者(闭合复位失败可能是近侧骨折端插入关节囊，或者有撕裂的关节囊碎片嵌插在骨折线之间，此类情况见于青壮年患者)；陈旧性股骨颈骨折不愈合者；无床旁X线拍摄系统和C形臂X线监视系统的情况。

(3) 常用内固定方式

1) 空心加压螺钉内固定：是将3或4枚空心加压螺钉以等腰三角形位置打入股骨颈，形成品字形或钻石形支撑，其抗剪、抗扭效果较好。该术式适用于移位小、关节无明显退变的骨折，目的在于尽可能保留患者的髋关节。空心螺钉内固定可经皮操作，手术创伤小，对股骨头血运破坏少，且保留了自身股骨头，逐渐成为内固定主流选择。但该术式缺陷在于骨折愈合时间较长、术后可能需禁止负重、可能出现股骨头坏死及内固定松动等。对于股骨颈骨折，空心螺钉内固定术后翻修率明显高于髋关节置换术。

2) 滑动螺钉加侧方钢板：以动力髋螺钉(DHS)为代表，其设计符合股骨近端的生物学特点，具有手术创伤小、手术时间短、动力加压等优点，同时其静力固定的稳态作用可减少术后内固定失败等并发症。DHS内固定与空心螺钉内固定在术中失血量、手术时间等方面无显著性差异，但DHS内固定术后并发症发生率远低于空心螺钉内固定。尽管采用抗旋螺钉可改变DHS大直径螺钉插入股骨头时可能造成股骨头坏死的缺陷，但由于DHS的钉板结构，股骨侧承受压力较大，主钉易发生切割断裂，导致内固定失败。此外，滑动螺钉加侧方钢板内固定术中所需术野较大也是其缺陷之一。因此，目前该术式在老年股骨颈治疗中的应用逐渐减少。

3) 股骨近端锁定钢板治疗Pauwels Ⅲ骨折：在生物力学方面优于空心钉和加压髋螺钉，有很好的角稳定性，可以维持股骨颈长度并防止短缩。然而，锁定钢板固定后骨折块无滑动加压，一旦骨折端骨质吸收出现骨折间隙，骨折愈合将受到影响，也存在引起周围骨折的情况。

三、康复治疗

(一) 康复评定

1. 骨折类型、手术方式、骨折术后对位对线、骨质疏松状况以及手术医生建议评估。

2. 肢体长度的评估。

3. 感觉与疼痛的评估　髋部骨折有合并坐骨神经和(或)股神经损伤的可能，因此感觉检查十分重要，可以根据不同区域感觉评估确定。

4. 关节活动度与肌力评估　对患侧下肢各关节活动度及下肢关键肌肌力进行评估。

5. 关节功能评估　常用的评估有Harris髋关节评分系统、JOA髋关节评分系统和Charnley髋关节评分系统。

6. 功能性动作系统评估　FMS和SFMA评估。

(二) 康复治疗

1. 非手术治疗康复　牵引术后患者置于仰卧位，患肢处于中立位或者外展10°~15°，穿丁字鞋防止肢体旋转。牵引期间，进行股四头肌等长收缩、踝泵运动，保持5秒/次，15~30次/组，3组/天。健肢可使用沙袋或弹力带进行抗阻运动，保持关节活动度，增强肌肉力量，为使用助行器或者拄双拐步行做好准备。躯干进行不影响患髋的方法进行呼吸训练和核心肌群训练，重建脊椎稳定系统。牵引8周后复查X线片评估骨折的位置和愈合情况，如愈合良好且无并发症可去除牵引，进行髋关节周围肌群的等长收缩，逐渐坐起。在确保髋关节安全稳定的前提下，膝关节主动屈伸活动，例如使用膝关节多角度训练装置。在床旁使用助行器站立，患肢从无负重逐渐过渡到部分负重，直至骨折愈合。3个月后根据X线复查愈合情况开始拄双拐步行，6 个月后弃拐步行。

2. 手术治疗康复　术后康复可以参见表 2-3-4。

表 2-3-4 股骨颈骨折术后康复治疗方案

时间	康复治疗方案
术后当天	康复目标： 避免患肢旋转，预防术后并发症 治疗方法： 1. 仰卧位，维持患肢外展 10°~15°位，避免旋转，可用毛巾卷或枕头固定，也可将患肢置于有软性内衬的布朗架上 2. 淋巴导流手法，促进淋巴循环 3. 进行踝泵运动预防小腿肌肉萎缩和踝关节僵硬，促进血液回流。踝背屈保持 5s，然后跖屈保持 5s 为一次，20~30 次 / 组，3 组 /d
术后第 1 天	康复目标： 减轻患侧下肢的肿胀，保持肌肉张力，防止肌肉萎缩，增强双上肢力量和心肺功能 治疗方法： 1. 仰卧位，维持患肢外展 10° ~15°，避免患肢旋转，可用毛巾卷或枕头固定 2. 患肢继续进行淋巴导流，向心按摩，运用踝泵运动，压力袜促进下肢血液循环 3. 股四头肌等长收缩，每次收缩保持 5s，20~30 次 / 组，3 组 /d 4. 呼吸训练，引导患者学习正常呼吸模式 5. 健肢主动活动，双上肢主动全范围活动
术后第 2 天	康复目标： 缓解患侧肢体的肿胀和疼痛，维持踝、膝关节被动活动范围，防止关节粘连，增强健肢肌力以便早期拄拐步行 治疗方法： 1. 继续第一天的治疗 2. 开始髌骨松动，双手轻轻按住髌骨上下两端，向下推动保持 5s，自然回缩为一次，30 次 / 组，2~3 组 /d。双手轻轻按住髌骨内外侧，反复内外推动髌骨 20~30 次，最后使髌骨偏离中线 2~3cm，30 次 / 组，2~3 组 /d 3. 继续股四头肌等长收缩的同时增加臀大肌等长收缩，训练量与股四头肌相同 4. 上肢肌力训练，使用弹力带进行渐进抗阻训练 5. 理疗　使用冰疗和中频电疗以缓解肿胀和疼痛 注意：所有床上活动都在下肢外展、足中立位的状态下完成
术后第 3~7 天	康复目标： 减少肿胀和疼痛，增加关节活动度，提高患肢肌力 治疗方法： 1. 继续第 2 天治疗 2. 治疗师被动活动髋关节的屈伸和外展运动 3. 治疗师自髋关节起始端开始小范围被动活动髋关节，在确定无痛范围后使用 CPM 持续髋、膝关节被动活动，每天增加 5° ~10°，30min/ 次，2 次 /d 4. 鼓励患者在无痛范围内练习髋膝的主动屈伸和髋内收外展等长收缩 5. 使用床将患者躯干摇起开始坐位训练，在此过程中保证患者无痛，髋关节不发生旋转 6. 鼓励患者借助床旁双侧扶手起身坐起

续表

时间	康复治疗方案
术后第 2~4 周	康复目标： 以主动活动为主，增加关节活动度，提高肌力，无负重站立行走到部分负重 治疗方法： 1. 在床上或者站立位主动进行髋关节屈伸和外展训练，屈髋小于 90°，保持膝和踝的正常活动范围 2. 在无痛前提下，逐渐从床上主动坐起 3. 助行器下无负重站立训练 4. 应用本体感觉平衡评估训练系统在站立位双手扶设备扶手，进行踝、膝的本体感觉训练，刚开始时由健侧完全负重，逐渐控制增加负重，训练系统会直观显示负重值 5. 开始下地拄双拐练习步行，采用四点步态，足尖点地开始，患肢从无负重逐渐到部分负重，负重值参考本体感觉平衡评估训练系统检测结果 注意： 治疗均在无痛范围内进行，在没有不适的情况下逐渐增加训练量和难度
术后第 5~12 周	康复目标： 关节活动度恢复正常，主要相关肌力达到三级或以上，进一步增加负重 治疗方法： 1. 脊柱核心稳定系统与健肢肌力强化 2. 患髋关节主动活动范围恢复，髋屈曲、后伸及外展达到三级以上 3. 患肢由双拐过渡到单拐部分负重步行 4. 坐位主动进行髋的内旋与外旋训练，动作轻柔
术后第 13~16 周	康复目标： 在肌力训练基础上，强化运动感知觉训练，负重能力由部分负重过渡到完全负重 治疗方法： 1. 髋关节周围肌群的渐进抗阻训练 2. 运动感知觉训练，患肢部分负重下控球训练 3. 扶单拐步行，遵循循序渐进负重原则，从足尖着地开始，逐渐过渡到前脚掌着地，再逐渐过渡到大部分脚掌至全脚掌，最后全负重 注意： 训练都必须在骨折临床良好愈合的前提下进行
术后第 16 周后	康复目标： 完全负重行走，全面恢复身体各项功能 治疗方法： 1. 影像学证实骨折完全愈合，独立全负重行走 2. 进行功能动作系统评估，建立良好动作模式，功能康复 3. 评估下肢缩短长度，必要时装配支具，如鞋垫

股骨颈骨折后患肢常出现内收、外旋和短缩畸形，大粗隆向上移位等，无论手术治疗还是非手术治疗，患者都应使用髋关节矫形器。非手术复位应选用静态髋关节固定矫形器（图 2-3-2），手术复位应选用带有铰链式的髋关节矫形器。矫形器的应用要点如下：①固定体位，髋关节应固定在外展，内旋位。②矫形器上端应超过髋关节包住整个骨盆，下端应超过大腿的 2/3。矫形器的作用为固定和保护股骨骨折，保持骨折正确的对位，减少疼痛，限

制髋关节活动，促进骨折愈合；骨折术后功能位的保持。股骨骨折后的固定用矫形器的样式很多，应该根据股骨骨折的严重程度及是否采用手术复位等情况量身定制或者选用合适的成品矫形器。生物力学原理属于全接触型固定矫形器，通过对软组织的液压制动和三点力的作用原理，对骨折部位起到固定和保护，防止或减少髋关节的屈伸和旋转活动；同时对下腰段的屈伸、侧屈、旋转有较好控制作用，利于骨折的愈合。注意事项：矫形师在制作此类矫形器前应该充分了解患者的病情及骨折的愈合程度，最好在相关医生的配合下进行。患者在佩戴矫形器后的一周内定期复查矫形器是否起到了充分的固定作用和矫形器是否对肢体造成压迫。

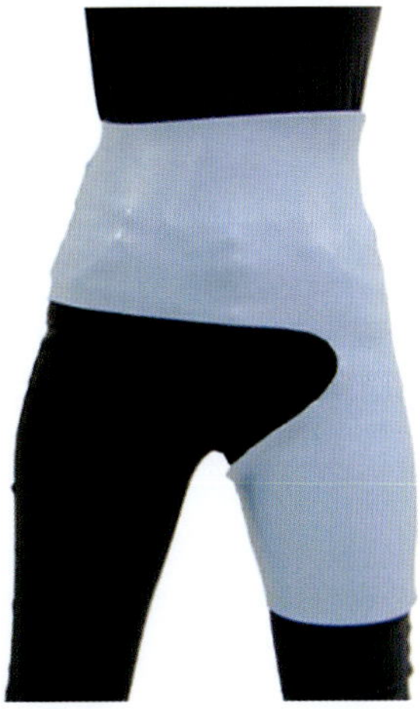

图 2-3-2 静态髋关节固定矫形器

3. 髋部功能康复 髋关节是人体最大的承重关节，具有三维的生理活动度，在姿势控制和平衡方面有着重要意义。步行与日常生活活动要求髋关节既灵活又稳定。髋关节灵活度障碍后，腰骶关节产生代偿受损引起下背痛，在 Mcgill 腰部疾病的治疗训练中恢复髋关节的灵活度和功能是维护脊柱健康的基本原则。因此股骨颈骨折后患者虽然能够独立步行，但仍要进行髋关节功能全面康复。在患者独立步行来复诊时除了 X 线检测股骨头与颈的变化外，建议由物理治疗师进行 FMS（功能性动作系统）评估。FMS 是为无痛个体设计的评定动作模式和识别、强调变化的模式。如果 FMS 评估导致疼痛，就需要给患者实施 SFMA（选择性功能动作系统）彻底评估，确定疼痛的原因并为治疗师制订治疗方案提供指导。针对股骨颈骨折康复患者可以从多部位屈曲、多部位伸展、多部位旋转、高居深蹲和单腿站姿开始评估。如果确定髋关节的障碍，进一步确定是灵活性问题还是稳定性和(或)动作控制功能障碍。处理灵活性问题时，如果是软组织问题可以使用 MET（肌肉能量技术）、软组织松动技术及牵伸等技术；如果是关节问题可以使用关节技术，如动态关节松动技术。稳定性和（或）动作控制功能障碍与灵活性处置后的患者，可进行 4×4 矩阵训练重载，并将正确的动作模式整合到日常生活活动中去。

（李长江 解 益）

第三节 股骨粗隆间骨折术后康复

一、概述

股骨粗隆间骨折，又称股骨转子间骨折，是老年人常见损伤。随着社会老龄化和人的平均寿命延长，股骨粗隆间骨折的概率呈上升趋势。髋部是老年人骨质疏松的好发部位，股骨粗隆间骨折发生率高于股骨颈骨折。股骨粗隆间骨折患者的平均年龄比股骨颈骨折患者高 5~6 岁，90% 发生在 65 岁以上老人，70 岁以上发病率急剧增加。

股骨粗隆间指的是股骨颈基底至小粗隆之间的部分。大粗隆呈长方形，位置表浅，可触及，是人体体表重要骨性标志。大粗隆上有梨状肌、臀中小肌、闭孔内肌、股外侧肌和腰方肌附着。小粗隆呈锥状突起，位于股骨干的上端后内侧，髂腰肌附着其上。关节囊附着于粗隆间线。股骨粗隆部主要是松质骨构成，旋股外侧动脉和旋股内侧动脉在股骨粗隆间关节囊除附着处之外，股骨颈基底形成动脉环，发出四组支持带动脉，供应股骨粗隆部及股骨头。

Ward 最早描述了股骨颈和股骨粗隆间骨小梁的支撑结构，有助于理解骨折复位以及内固定放置。压力骨小梁起于股骨头，扇形分开止于股骨颈内侧，是股骨颈近端最致密的骨松质系统，也是重力传导的区域，因此内固定放置在这里，将增加固定的把持力，避免内固定切割股骨颈和松动脱出。张力骨小梁起于股骨头凹，弧形止于大粗隆远端。次级压力骨小梁和大粗隆骨小梁分布于股骨颈外侧皮质，Ward 三角位于骨小梁结构相对缺乏的区域，随着年龄增加，该区域逐渐增加，脂肪组织填塞。

老年人原发性骨质疏松分为两个型，绝经后骨质疏松和老年性骨质疏松，因此粗隆间骨折多为女性，男女比例为 1∶(4~6)。老年人的视觉、听觉、运动感知觉与运动功能下降，全身各个系统的综合反应能力下降，发生意外创伤的概率增加，同时粗隆间以松质骨为主，即使低能量的轻微暴力即可造成不同类型股骨粗隆间骨折，高龄患者由于制动引发并发症多，死亡率为 15%~20%。虽然转子区血运丰富，骨折很少不愈合，但是容易发生髋内翻畸形。这个年龄阶段的患者，多数存在着不同程度的内科系统疾病，例如心脑血管疾病、高血压和糖尿病等，在治疗过程中，除了要选择创伤小，骨折能良好复位固定，患者能早期活动的方法外，还需要考虑这些内科系统和其他疾病的治疗，并防止制动引起并发症。

二、临床诊断和治疗

(一) 临床表现与诊断

老年患者有明显的外伤史，下肢活动受限，伤后不敢站立和行走髋部疼痛。患者平卧可见大腿近端和髋部出现肿胀、淤血、瘀斑，患肢屈曲，内收(轻度)，外旋畸形明显，可达到 90°，两侧肢体不等长，股骨粗隆间有压痛，足跟轴向叩击痛，可闻及骨摩擦音，中立试验阳性。影像学检查 X 线拍摄双髋正位片和患髋侧位片，一般可以明确骨折的类型和移位的状况，健侧正位有助于了解正常股骨颈干角，髓腔宽度及骨质疏松的情况，侧位有助于了解骨折的移位程度，后侧壁的粉碎程度。但是，一些特殊类型的骨折，如不完全性骨折、疲劳性骨折，由于没有骨折移位，仅有不规则裂隙，X 线片上不能显示。此外，X 线片重叠了股骨大、小转子和转子间线、转子间嵴等骨褶皱影，以及软组织影，骨折极易漏诊。CT 可明显降低股骨颈基底或转子间隙骨折的漏诊率，能显示骨皮质连续性及骨断层层面的内部结构。但由于股骨颈基底或转子间骨不规则、滋养血管影干扰、漏扫层面等因素，也给诊断造成了一定的困难。MRI 可以确定外伤后有无韧带、神经、血管等髋关节周围软组织损伤。MRI 对于股骨颈基底或转子间隙骨折的不完全性骨折、疲劳性骨折等 X 线无法检查发现的特殊骨折类型具有明显优越性。X 线不能显示的轻微骨折，MRI 显示的是骨髓变化，但要注意轻微损伤，局部渗出导致类似骨折的信号影。

(二) 分型

根据骨折部位、骨折线的形状及方向以及骨折块的数目等情况，股骨粗隆间骨折的分类方法很多，目前公认并得以应用的有以下十二种：Evans 分型(1949)，Boyd-Griffin 分型(1949)，Ramadier 分型(1956)，DecoulxLavarde 分型(1969)，Ender 分型(1970)，Tronzo 分型(1973)，Jensen 分型(1975)，Deburge 分型(1976)，Briot 分型(1980)，AO 分型(1981)，北京军区总医院分型以及 Kyle 分型。任何骨折分型必须应用简便，并能指导治疗，同时提示预后才能具有临床意义。就股骨粗隆间骨折分型而言，能够对骨折稳定性及复位、固定后骨折部位能否耐受生理应力作出判断尤为重要。AO 分型、Evans 分型、Jensen 分型和 Boyd-Griffin 分型为大家熟知并得以广泛应用。

1. AO 分型 1981 年 AO 将股骨粗隆间骨折纳入其整体骨折分型系统中并归为 A 类骨折。

A1 型:经转子的简单骨折(两部分),内侧骨皮质仍有良好的支撑,外侧骨皮质保持完好。①沿转子间线;②通过大转子;③通过小转子。

A2 型:经转子的粉碎骨折,内侧和后方骨皮质在数个平面上破裂,但外侧骨皮质保持完好。①有一块内侧骨折块;②有数块内侧骨折块;③在小转子下延伸超过 1cm。

A3 型:反转子间骨折,外侧骨皮质也有破裂。①斜形;②横形;③粉碎。

AO 分型便于进行统计学分析,既对于股骨转子间骨折具有形态学描述,又可对于预后作出判断,同时在内固定物的选择方面也可给出建议。

2. Evans 分型 Evans 根据骨折线方向分为两种主要类型:Ⅰ型,骨折线从小粗隆向上外延伸;Ⅱ型,骨折线是反斜形。其中Ⅰ型 1 度和Ⅰ型 2 度属于稳定型,占 72%;Ⅰ型 3 度、Ⅰ型 4 度和Ⅱ型属于不稳定型,占 28%。

Evans 观察到稳定复位的关键是修复股骨转子区后内侧皮质的连续性,其简单而实用,并有助于理解稳定性复位的特点,准确地预见股骨转子间骨折解剖复位和穿钉后继发骨折移位的可能性。

3. Jensen 分型 Jensen 对 Evans 分型进行了改进,基于大小粗隆是否受累及复位后骨折是否稳定而分为五型。

Ⅰ型:2 骨折片段,骨折无移位。

Ⅱ型:2 骨折片段,骨折有移位。

Ⅲ型:3 骨折片段,因为移位的大粗隆片段而缺乏后外侧支持。

Ⅳ型:3 骨折片段,由于小粗隆或股骨矩骨折缺乏内侧支持。

Ⅴ型:3 骨折片段,缺乏内侧和外侧的支持,为Ⅲ型和Ⅳ型的结合。

Jensen 研究发现,Ⅰ、Ⅱ型骨折 94% 复位后稳定;Ⅲ型骨折 33% 复位后稳定;Ⅳ型骨折 21% 复位后稳定;Ⅴ型骨折 8% 复位后稳定。Jensen 指出大小粗隆的粉碎程度与复位后骨折的稳定性呈反比。Jensen 等在 Evans 分型的基础上进行改良,应用更广。研究表明,Jensen 等改良的 Evans 分型为判断复位后的稳定性和骨折再次移位的风险提供了最为可靠的预测。

4. Boyd-Griffin 分型 1949 年 Boyd 和 Griffin 将股骨粗隆间骨折分为四型,包括了从股骨颈的关节囊以外部分至小粗隆下方 5cm 的所有骨折。

Ⅰ型:沿着大小粗隆间线所发生的骨折,稳定无移位,没有粉碎,复位简单(占 21%)。

Ⅱ型:骨折位于粗隆间线,同时伴有皮质骨的多处骨折,为粉碎性骨折,伴有移位,复位较困难,一旦复位可获得稳定。其中有一种特殊骨折 - 粗隆间前后线型骨折,骨折线只能在侧位片上看到(占 36%)。

Ⅲ型:基本属于粗隆下骨折,至少有一骨折线横过近端股骨干小粗隆或小粗隆以远部位,有大的后内侧粉碎区域,并且不稳定,复位比较困难,手术期、恢复期并发症较多(占 28%)。

Ⅳ型:粗隆区和近端股骨干至少两个平面出现骨折,股骨干多呈螺旋形、斜形或蝶形骨折,骨折包括粗隆下部分不稳定(占 15%)。

无论选择哪一种分型,在术前对于骨折的稳定性作出判断十分重要。股骨粗隆间骨折稳定与否取决于两个因素：内侧弓的完整性（小粗隆是否累及，股骨矩是否完整）；后侧皮质的粉碎程度（大粗隆粉碎程度）。小粗隆骨折使内侧弓骨皮质缺损而失去力学支持，造成髋内翻。大粗隆骨折则进一步加重其矢状面不稳定，其结果造成股骨头后倾。逆粗隆间骨折非常不稳定，常发生骨折远端向内侧移位，如复位不良则会造成内固定在股骨头中切割。因此，骨折的不稳定是内固定失效（弯曲、断裂、切割）的因素之一。在目前现有的股骨粗隆间骨折分型中，AO 分型在指导股骨粗隆间骨折的诊断、治疗及判断预后方面优于其他分型，但 AO 分型亚组不令人满意，更优的分型方法还有待进一步研讨。

（三）临床治疗

老年股骨粗隆间骨折的治疗可分为非手术治疗和手术治疗，前者住院时间长，并发症发生率和死亡率高，愈合后较多发生髋内翻、髋外旋及短缩畸形或膝关节僵硬。近年来，更多国内外医生主张若无手术禁忌证，应早期内固定治疗。内固定手术不仅能降低死亡率，还可以减少髋内翻的发生。内固定治疗主要有髓外固定和髓内固定。

1. 非手术治疗　非手术治疗的优点是：方法简单易行，对患者生理干扰小，不破坏骨折处血运，也能及时调整颈干角和前倾角的角度。对稳定性骨折、骨折严重粉碎或骨质疏松者不适宜内固定及患者要求用牵引者，可采用胫骨结节或股骨髁上外展位骨牵引，8~12 周后逐渐扶拐下地活动。对不稳定性骨折，也可在骨牵引下试行手法复位，用牵引力矫正短缩畸形，侧方挤压矫正侧方移位，外展位维持牵引避免发生髋内翻。临床常用 Russell 牵引法，置患肢于带有屈膝附件的 Thomas 架上外展位牵引治疗。Russell 牵引的优点是可控制患肢外旋，但须注意保证足够重量，维持足够时间，一旦髋内翻畸形，矫正后不可减重太早太多。非手术治疗的缺点是住院周期长，并发症、发生率及患者死亡率高，愈合后多伴随髋内翻、髋外旋和患侧肢体缩短等畸形。由于牵引时间长导致许多患者膝关节功能障碍，更多丧失了独立生活的能力，需要很好的康复治疗以恢复膝关节功能。

2. 手术治疗　稳定或不稳定性骨折、年龄较大、无明显手术禁忌者，采用切开复位内固定方法治疗。手术治疗的目的是使其尽可能达到解剖复位，矫正髋外翻畸形，固定骨折部位，便于患者早期康复治疗，减少并发症的发生。近年来，用于治疗股骨粗隆间骨折的方法、器械很多，均取得了满意的疗效，各有优缺点。手术治疗可分为外固定治疗和内固定治疗两大类，内固定又分为髓外固定和髓内固定两种。常用方法如下：

(1) 外固定治疗：外固定治疗是一种介于手术治疗与非手术治疗之间的半侵入式穿针治疗。外固定治疗股骨粗隆间骨折具有手术切口小，对人体干扰小；操作简单，手术时间短，患者痛苦小；局部麻醉下手术，失血量少；术后可早期离床活动，不需要二次手术取出内固定装置等优点。其缺点是支撑体系远离骨折断端，抗内翻应力能力差，固定强度不够；螺钉穿过阔筋膜及股外侧肌固定，活动时牵涉痛以及外固定架本身对患者产生的生理压力，妨碍了患者术后功能锻炼，阻碍了髋和膝的屈伸活动，从而导致经此法治疗的患者大多存在不同程度的甚至是永久性的膝关节屈伸受限；钢针外露，患者不方便正常穿衣，易合并钉道感染导致骨髓炎。

(2) 内固定治疗：内固定治疗包括髓外固定和髓内固定。

1) 髓外固定治疗：①动力髋螺钉（DHS），DHS 由波兰学者 ErnstPohl 于 1951 年设计，最初用于治疗股骨颈骨折，1964 年美国 Calwson 首先报道用于治疗股骨转子间骨折，后经国际内固定协会（AO/ASIF）改进称为动力髋螺钉。20 世纪 70 年代以来 DHS 曾被认为是治疗股骨转子间骨折最经典的方法。其通过较粗的拉力螺钉及侧方钢板，将股骨颈与股骨干固定为一体，并具有静力及动力滑动加压的作用，可起到良好的骨折复位效果。DHS 抗旋能力较差，在骨折粉碎严重时，由于 DHS 置于股骨近端外侧，位于负重力线的外侧，动力臂长，容易发生拉力螺钉切出、钉板断裂及退钉等并发症。②动力髁螺钉（DCS），DCS 是 20 世纪 70 年代末美国 Neer 等最早推荐应用的。最初用于股骨远端髁间骨折的固定，随着多次改进，最终发展成 DCS，并用于治疗髋部骨折。DCS 具有悬臂梁系统设计特点，负重力首先加于钢板的短臂，然后再分散至各螺钉上，使应力发散，钢板不易变形，DCS 螺钉固定时滑动螺钉入点较高，并且能在骨折近端股骨颈内增加一枚螺钉固定，增加了近端的抗屈曲旋转能力，对不稳定骨折也具有良好的适应证。对首次行 DHS 螺钉内固定失效、骨折不愈合的患者 DCS 螺钉可为其翻修术的一种方法被应用。但 DCS 不分左右侧，术中也存在钢板前缘贴附不佳、手术出血多、创伤大等缺点。③经皮加压钢板（PCCP），PCCP 又称 Gorfried 钢板，20 世纪 90 年代，Gorfried 从微创治疗的理念出发，在动力髋螺钉的基础上研制出一种治疗股骨转子间骨折的新型内固定钉板系统 - 经皮加压钢板。其主要由 1 块钢板、2 枚股骨颈动力螺钉和 3 枚股骨干螺钉构成，其双轴固定系统加强了抗旋转稳定性，两颗平行的股骨颈螺钉有效地防止股骨头旋转和螺钉滑脱，具有静力和动力加压的作用，可允许患者早期部分或完全负重，可预防 DHS 螺钉切割并发症的发生。经皮加压钢板最大的优点在于其可通过软组织沿股骨干滑移，通过微创切口置入，手术时间短，术中出血少。PCCP 钢板具有创伤小、出血少、手术时间短、受辐射少、能早期活动、方便护理等特点，是治疗股骨转子间骨折即安全又有效的微创手术，对股骨转子间骨折合并有内科疾病的老年患者也具有良好的适应证。④股骨近端锁定钢板，它是在动力加压接骨板和有限接触动力加压接骨板的基础上，结合 AO 的点接触接骨板和微创稳定系统的临床优势而研发出来的一种全新的骨折内固定系统。股骨近端解剖锁定钢板在股骨转子间骨折的治疗中，整合了不同的固定方法与特征，可同时满足锁定、加压或两者结合的内固定方式。首先，比较对于传统股骨近端普通钢板通过螺钉扭矩来获得稳定性的技术，股骨近端粉碎性骨折会影响螺钉的抓持力和加压钢板的固定效果。股骨近端解剖锁定钢板曲度不但与股骨外侧匹配，而且锁定钢板与匹配螺钉两者相对位置锁定后，避免螺钉的滑动，如同内置的外固定架对骨折进行桥接，在骨折端达到稳定固定的同时创造足够的应变来刺激骨痂形成以提高二期骨愈合。其次，股骨近端解剖锁定钢板近端 3 枚锁定松质骨螺钉，因不在同一平面，且和锁定钢板位置固定，对于固定骨折端和 DHS 系统一样，具有静力和动力加压作用，使骨折端紧密固定接触，产生一定的压力的同时减少骨折端微动，有利于骨折愈合，遗憾的是 DHS 系统抗股骨头旋转能力较差，而 3 枚螺钉的应用能更好地防止其旋转，维持颈干角的稳定性，效果肯定。同时相配套的锁定螺钉对股骨颈损伤较 DHS 系统小，骨折端以远骨膜剥离要求不多，操作简单，手术操作没有其要求高。因此股骨近端锁定钢板适合在基层医院推广。

2）髓内固定治疗：① Gamma 钉，它是由法国 Gross 于 1989 年最早应用于临床治疗股骨转子间骨折的髓内系统，目前已经发展到第 3 代。其由髓内主钉、近端拉力螺钉和远端锁定钉 3 部分组成。主钉有 10° 外翻角，安插较容易。主钉置入髓腔后与股骨颈内的拉力螺钉将股骨头、颈、骨折段与股骨干重新结为一体，使应力力臂内移，张应力与压应力随之减低，能有效防止髋内翻畸形的发生；髓内主钉的远端锁定钉设计可防止旋转及下肢短缩；适用于粗隆间的各种类型骨折；减少了术后卧床时间，允许早期负重。髓内固定系统比钉板系统更加稳定，手术及住院时间缩短 32%，失血量减少 24%，对于不稳定骨折髓内固定更具优势。但 Gamma 钉也有其自身存在的缺点。Gamma 钉的外翻角较大，为 10°，形成了三点负重，应力集中在与钉尾部相接触的股骨外侧皮质，易造成术后局部疼痛及应力骨折；股骨头颈内为单根拉力螺钉，因为它的防旋螺钉抗旋转作用不足，所以钉尖部较易导致应力集中，如果发生拉力螺钉自股骨头穿出，或者拉力螺钉位置放置不当都比较容易导致髋内翻畸形，Gamma钉远端扩髓过程中，处置不当，有可能发生股骨干爆裂性骨折。②股骨近端髓内针（PFN），PFN 与 Gamma 钉相比，它不但继承了 Gamma 钉力臂短、弯矩小、滑动加压的优点，同时它最重要的改进是在股骨近端增加了 1 枚为 6.5mm 的螺钉，增加抗旋转稳定性，使股骨颈内双钉承载，加强了骨折端的防旋、抗拉及抗压能力；远端锁钉与远端钉尾距离较远，可以分散应力使股骨干应力集中有效减小，降低股骨干骨折的发生率；还具有为不稳定骨折提供坚强固定等优点。PFN 对机体损伤较小、手术时间短，更适于老年人。自推出以来，在国内外取得了很好的临床效果。PFN 的主要并发症为拉力螺钉切割股骨颈、拉力螺钉或防旋螺钉退出的“z”效应等。

针对 PFN 的弊端，股骨近端髓内钉被进一步改进，并推出了新一代产品 PFNA。与 PFN 相比 PFNA 最大的改进即防旋刀片的使用，1 枚防旋刀片取代 2 枚螺钉，无需事先扩髓，减少骨质丢失，并且可对周围骨质进行压缩，使疏松质骨变的结实，可较好地防止旋转和塌陷，主钉顶端有 6°的外翻弧度能使其主钉顺利的插入，髓腔较宽者可直接插入主钉，减少对骨髓腔内的血运的破坏。此外减少了 1 枚防旋钉，不仅缩短了手术时间，而且有效地防止术后“z”效应的发生。其缺点是术前需良好的复位，否则打入螺旋刀片时易导致骨折部位的分离。PFNA 是目前治疗不稳定型股骨粗隆间骨折较理想的固定材料，特别是骨质疏松的老年患者，目前临床应用得到一致认同。

三、康复治疗

（一）康复评定

1. 骨折类型、手术方式、骨折术后对位对线、骨质疏松状况以及手术医生建议评估。

2. 肢体围度与长度的评估。

3. 感觉与疼痛的评估　髋部骨折有合并坐骨神经和（或）股神经损伤的可能，因此感觉检查十分重要，可以根据不同区域感觉评估确定损伤部位。

4. 关节活动度与肌力评估。

5. 关节功能评估　常用的评估有 Harris 髋关节评分系统、JOA 髋关节评分系统和 Charnley 髋关节评分系统。

6. 功能性动作系统评估　FMS 和 SFMA 评估。

（二）非手术治疗康复方案

牵引术后患者采取仰卧位，患肢置于中立位外展 10°~15°，应用 Russell 牵引会将患肢放在具有屈膝装置的托马架上，防止患肢旋转。患肢牵引术后在患者可耐受程度下及时开始踝泵运动以及踝关节各个方向运动训练、患肢股四头肌等长收缩训练，10~20 次 / 组，至少 3 组 /d。治疗师实施髌骨各个方向松动，保持髌骨灵活度。躯干和其余健肢的活动根据患者年龄、身体状况确定活动量，但要确保髋关节稳定，且在无痛下进行。术后 8~12 周行 X 线片检查骨折位置及愈合情况，骨折愈合较结实后去除牵引，在床上练习髋关节和膝关节的主动屈伸运动，切勿外加暴力。16 周后 X 线片证实骨折愈合良好后开始床旁无负重站立，执双拐无负重行走逐渐过渡到部分负重直至完全负重。老年人合并骨质疏松者愈合时间更长，影像学检查证实愈合良好后方能开始负重。

（三）手术后康复治疗

术后康复参见表 2-3-5。

表 2-3-5　股骨粗隆骨折术后康复治疗方案

时间	康复治疗方案
术后当天	康复目标： 避免患肢旋转，预防术后并发症 治疗方法： 1. 仰卧位，维持患肢外展 10° ~15° 位，避免旋转，可用毛巾卷或枕头固定，也可将患肢置于有软性内衬的布朗架上 2. 淋巴导流手法，促进淋巴循环 3. 进行踝泵运动预防小腿肌肉萎缩和踝关节僵硬，促进血液回流。踝背屈保持 5s，然后跖屈保持 5s 为一次，20~30 次 / 组，3 组 /d
术后第 1 天	康复目标： 减轻患侧下肢的肿胀，保持肌肉张力，防止肌肉萎缩，增强双上肢力量和心肺功能 治疗方法： 1. 仰卧位，维持患肢外展 10° ~15° 位，避免患肢旋转，可用毛巾卷或枕头固定 2. 患肢继续进行淋巴导流，向心按摩，运用踝泵运动，压力袜促进下肢血液循环 3. 股四头肌等长收缩，每次收缩保持 5s，20~30 次 / 组，3 组 /d 4. 呼吸训练，引导患者学习正常呼吸模式 5. 健肢主动活动，双上肢主动全范围活动
术后第 2 天	康复目标： 缓解患侧肢体的肿胀和疼痛，维持踝、膝关节被动活动范围，防止关节粘连，增强上肢肌力以便早期拄拐步行 治疗方法： 1. 继续第一天的治疗 2. 开始髌骨松动，双手轻轻按住髌骨上下两端，向下推动保持 5s，自然回缩为一次，30 次 / 组，2~3 组 /d。双手轻轻按住髌骨内外侧，反复内外推动髌骨 20~30 次，最后使髌骨偏离中线 2~3cm，30 次 / 组，2~3 组 /d 3. 继续股四头肌等长收缩的同时增加臀大肌与臀中肌等长收缩，训练量与股四头肌相同 4. 治疗师自髋关节起始端开始小范围被动活动髋关节，在确定无痛范围后使用 CPM 持续髋、膝关节被动活动，2 次 /d，20~30min/ 次 5. 上肢肌力训练，使用弹力带渐进抗阻训练 6. 理疗　使用冰疗和中频电疗以缓解肿胀和疼痛
术后第 3 天 ~2 周	康复目标： 减少肿胀和疼痛，增加关节活动度，提高患肢肌力 治疗方法： 1. 继续第二天治疗 2. 治疗师被动活动髋关节的屈伸和外展运动（0° ~30° 以内） 3. 应用 CPM 继续膝关节活动度被动训练，每天增加 5° ~10°，每天建议至少 2h 4. 鼓励患者在无痛范围练习髋膝的主动屈伸 5. 使用床将患者躯干摇起开始坐位训练，在此过程中保证患者无痛，髋关节不发生旋转 6. 鼓励患者借助床旁双侧扶手起身坐起 7. 根据患者骨折的类型及手术医生建议使用助行器在床旁开始无负重站立训练

续表

时间	康复治疗方案
术后第 3~4 周	康复目标： 以主动活动为主，增加关节活动度，提高肌力，无负重站立行走到部分负重 治疗方法： 1. 在床上或者站立位主动进行髋关节屈伸和外展训练，屈髋小于 90°，保持膝和踝的正常活动范围 2. 在无痛范围逐渐从床上主动坐起 3. 应用本体感觉平衡评估训练系统在站立位双手扶设备扶手，进行踝、膝的本体感觉训练，刚开始时由健侧完全负重，逐渐控制增加负重，负重值可以每天增加体重的 1%，训练系统会直观显示负重值 4. 开始下地拄双拐练习步行，患肢可逐渐部分负重，负重值参考本体感觉平衡评估训练系统检测结果 注意： 治疗均在无痛范围能进行，在没有不适的情况下逐渐增加训练量和难度
术后第 5~12 周	康复目标： 下肢主要肌群肌力达到三级以上，关节活动度恢复正常，步行由双拐过渡至单拐，负重进一步增加 治疗方法： 1. 脊柱核心稳定系统与健肢肌力强化，患肢主要相关肌力达到三级以上 2. 患肢由双拐过渡到单拐部分负重步行 3. 主动进行髋的内旋与外旋训练，动作轻柔
术后第 13~16 周	康复目标： 在肌力训练基础上，强化运动感知觉训练，负重能力由部分负重过渡到完全负重 治疗方法： 1. 髋关节周围肌群的渐进抗阻训练 2. 运动感知觉训练，患肢部分负重下控球训练 3. 扶单拐步行，遵循渐序负重原则，从足尖着地开始，逐渐过渡到前脚掌着地，再逐渐过渡到大部分脚掌至全脚掌，最后全负重 注意： 训练都必须在骨折临床良好愈合的前提下进行
术后第 16 周后	康复目标： 完全负重行走，全面恢复身体各项功能 治疗方法： 1. 影像学证实骨折完全愈合，独立全负重行走 2. 进行功能动作系统评估，建立良好动作模式，功能康复 3. 评估下肢缩短长度，必要时装配支具，如鞋垫

以上表格内容是股骨粗隆间骨折术后康复内容的常规流程，具体治疗可结合患者具体情况制订。此外，股骨粗隆间骨折术后矫形器的佩戴也很重要，股骨粗隆骨折需装配跨过髋关节的髋部矫形器，矫形器的应用要点如下：固定体位：髋关节应固定在外展，内旋位。矫形器上端应超过髋关节包住整个骨盆，下端应超过大腿的 2/3。矫形器作用：固定和保护股骨骨折，保持骨折正确的对位，减少疼痛，限制髋关节活动，促进骨折愈合；骨折术后功能位的

保持。生物力学原理:通过对软组织的液压制动和三点力的作用原理,对骨折部位起到固定和保护,防止或减少髋关节的屈伸和旋转活动;同时对下腰段的屈伸、侧屈、旋转有较好控制作用,利于骨折的愈合。注意事项:矫形师在制作此类矫形器前应该充分了解患者的病情及骨折的愈合程度,最好在相关医生的配合下进行。患者应在佩戴矫形器后的一周内定期复查矫形器是否起到了充分的固定作用和矫形器是否对肢体造成压迫。

(四) 髋部功能康复

见股骨颈骨折术后康复。

(李长江 解 益)

第四节 股骨干骨折术后康复

一、概述

股骨干骨折是临床最常见的骨折之一,约占全身骨折 6%。股骨是人体最长、最坚固的管状骨。骨干由骨皮质构成,表面光滑,后面有一股骨粗线,是骨折切开复位对位的标志。股骨干在人体步行、跳跃和奔跑等下肢活动中起重要的传导和支撑作用,可承受较大应力,如果治疗不当,将会引起下肢畸形和功能障碍,继发造成全身性的姿势异常。股骨干通常是指位于股骨小转子下 2~5cm 至股骨髁上 2~5cm 的部分,呈轻度向前外侧突的弧形弯曲,髓腔略呈圆形,上、中 1/3 的内径大体一致,以中上 1/3 交界处最窄。股骨两端有较多的松质骨,而骨干致密,所以股骨干骨折需要较长的塑形时间才能恢复正常的强度。股骨在怀孕 4 周时发育为致密的间质组织,8 周时开始软骨骨化。股骨干的发育最早为软骨内化骨,外周骨化而中心血管化而形成髓腔。最初的 18 个月内形成的股骨为编织骨,以后逐渐成为成人的板层状骨。股骨头的骨化中心在生后 4~5 个月时出现,大转子骨化中心 4 岁时出现,小转子骨化中心约在 10 岁时出现。

股骨干为三组肌肉所包围,其中伸肌群最大,由股神经支配;屈肌群次之,由坐骨神经支配;内收肌群最小,由闭孔神经支配。由于大腿肌肉发达,股骨干直径相对较小,故除不完全骨折外,骨折后多有错位及重叠。外展肌群位于臀部附着于大粗隆上,与其他肌群相比较肌力稍弱,由于内收肌作用,骨折远端常有向内收移位的倾向。已对位的骨折,常有向外弓的倾向,这种移位和成角倾向,在骨折治疗中应注意纠正和防止,否则存在内固定的髓内针、钢板被折弯曲、折断,螺丝钉被拔出的风险。股骨干的血液供应来自干骺端、骨膜和骨营养血管。在股骨干后外侧有四根股深动脉分支,沿股骨粗线进入股骨干的近侧。在骨折的时候,这些动脉分支容易断裂,偶尔也可能发生股动脉的挫伤或者断裂,造成骨折后软组织内严重出血。股骨的滋养动脉来自四根穿通动脉的分支,沿股骨嵴进入股骨,因此手术时应避免损伤股骨后侧。

股骨干骨折多数由强大的直接暴力所致,如撞击、挤压等;一部分骨折由间接暴力所致,如杠杆作用、扭转作用、自高空坠落等。前者多引起横断骨折或粉碎性骨折,而后者多引起斜形或螺旋形骨折。成人股骨干骨折后,内出血可达 500~1000ml,出血多者,在骨折数小时后可能出现休克现象。由挤压伤造成的股骨干骨折,可能引发挤压综合征。儿童股骨干骨折是较为常见的一种骨折,其发病率高达 19/10 万人年。以男童多见,发生率接近女童的 3

倍。骨折发生的两个高峰期是儿童期和青春期,儿童期骨折发生的原因多数为地面运动如滑板或摔倒等低能量损伤,所以多半是单纯性股骨干骨折。而青春期骨折常常是高能量损伤,如交通事故或高处坠落等,所以常伴有复合伤,如多处骨折、膝关节及其韧带损伤、骨骺损伤及胸腹脏器损伤等。对于高能量损伤,需要常规检查头部 CT、腹部及盆腔超声等。

股骨干上 1/3 骨折时,骨折近端因受髂腰肌,臀中、小肌及外旋肌的作用,产生屈曲、外展及外旋移位;骨折远端则向后上、内移位。股骨干中 1/3 骨折时,骨折端移位无一定规律性,视暴力方向而异,若骨折端尚有接触且无重叠时,由于内收肌的作用,骨折向外成角。股骨干下 1/3 骨折时,由于膝后方关节囊及腓肠肌的牵拉,骨折远端多向后倾斜,有压迫或者损伤动、静脉和胫、腓总神经的风险,而骨折近端内收向前移位。

二、临床诊断与治疗

(一) 临床表现和诊断

患者有明确的外伤史,伤后患肢剧痛,活动障碍,部分患者同时可伴有血压下降、面色苍白等出血性休克表现。如合并其他脏器的损伤,休克的表现可能更加明显。视诊患者患肢大腿明显肿胀,出现皮下瘀斑,远端肢体多表现外旋。骨折部位压痛明显,用手触摸可有异常活动,可闻及骨摩擦音。患肢伸直位,沿其纵轴叩击足跟,骨折部位出现疼痛。测量可以发现患肢长度及围度变化。股骨下 1/3 骨折,应注意检查足背动脉、足趾活动及皮肤感觉情况,以确定有无神经血管伴随损伤。同时要检查髋关节与膝关节情况,如髋关节脱位、股骨颈骨折及韧带损伤,因为股骨干骨折有时与髋部骨折(主要是股骨颈骨折)同时发生。

X 线片可明确骨折的类型和移位的情况,检查时应包括股骨全长及髋膝关节,同时需拍摄骨盆的前后位片,检查是否伴发股骨颈、股骨转子间骨折以及髋关节脱位。怀疑有多发创伤的患者,应常规行腰椎、胸椎及颈椎的 X 线检查。对于轻微外力引起的骨折,行 CT 检查,排除病理性骨折的可能。MRI 则用于确定外伤后有无韧带、神经、血管损伤等髋膝关节周围的软组织损伤。

(二) 骨折分类

根据骨折的 X 线检查,股骨干骨折有如下三种主要分类方法。

1. 股骨干骨折的 Muller AO 分型

A 简单骨折。A1:螺旋形;A2:斜形(≥30°);A3:横断(<30°)。

B 楔形骨折。B1:螺旋楔形;B2:弯曲楔形;B3:粉碎楔形。

C 复杂骨折。C1:螺旋形;C2:多段;C3:不规则。

2. 股骨干骨折的 Winquist-Hansen 分型

Ⅰ型:小蝶形骨片,对骨折稳定性无影响。

Ⅱ型:较大碎骨片,但骨折的近、远端仍保持 50% 以上皮质接触。

Ⅲ型:较大碎骨片,骨折的近、远端少于 50% 接触。

Ⅳ型:节段性粉碎性骨折,骨折的近、远端无接触。

3. 股骨中上段长节段骨折的林炎斌分型

Ⅰ型:累及转子间的无明显移位的大块骨折。

ⅠA 型:骨折线累及转子间、转子下或股骨中上段,无明显分离移位的大块骨折。

ⅠB 型:骨折线累及股骨颈基底部、转子间、转子下或股骨中上段,无明显分离移位的大块骨折。

Ⅱ型:骨折线累及转子下、股骨中段,股骨转子间骨折或完整。

Ⅲ型:骨折线累及转子间、转子下、股骨中上段多段骨折。

Ⅳ型:股骨中上段长节段粉碎性骨折,多骨折块分离移位,股骨转子间骨折或完整。

(三)临床治疗

1. 儿童股骨干骨折　儿童股骨干骨折的愈合比较快,塑形能力强,应以非手术治疗为主。在治疗中主要防止成角和旋转畸形。成角小于15°、重叠小于2cm者在生长发育过程中可以自行矫正。儿童股骨干骨折的治疗取决于患儿的年龄、体重,此外还需要考虑损伤机制、伴发损伤、软组织条件等。儿童股骨干骨折可选用传统的小夹板固定、悬吊皮牵引、水平皮牵引、骨牵引、Pavlik支具、髋人字石膏固定等保守治疗方法或采用外固定架、弹性髓内钉固定、接骨板固定等手术治疗方法。但随着20世纪80年代弹性髓内钉的问世,无论国际还是国内,对于儿童股骨干骨折的治疗发生了较大的改变,越来越趋向于手术干预。

2009年美国矫形外科医师协会(American Academy of Orthopaedic Surgeons,AAOS)制定了儿童股骨干骨折治疗指南,2015年AAOS循证医学专家组按照原指南文献检索策略和纳入排除标准审阅了新发表文献,使用系统的循证医学方法对原指南进行更新,以消除偏见、提高指南表述的明确性和可重复性。新版指南根据现有文献未增加新的推荐建议,剔除了原版指南中"尚不能确定的推荐建议",保留了7项推荐建议,具体内容如下:

(1) 对<6个月的股骨干骨折患儿:推荐使用Pavlik支具或髋人字石膏固定。

(2) 对<36个月的股骨干骨折患儿:应评估是否由虐待所致。

(3) 对6个月至5岁、缩短<2cm的股骨干骨折患儿:推荐使用早期髋人字石膏固定或牵引后延期使用髋人字石膏固定。

(4) 制作石膏时,推荐使用防水衬垫。

(5) 对5~11岁的股骨干骨折患儿:推荐选用弹性髓内钉治疗。

(6) 对11岁至骨骼成熟阶段儿童的股骨干骨折:推荐使用经转子开口的刚性髓内钉、接骨板固定和弹性髓内钉治疗。

(7) 对儿童股骨干骨折患者推荐进行局部疼痛控制以改善围手术期舒适度。

2. 成人股骨干骨折治疗

(1) 非手术治疗:随着医学技术的发展,成人的股骨干骨折不建议采用非手术治疗,倾向于手术治疗。成人非手术治疗的缺点在于需要长时间卧床制动,并发症多,且大多数股骨干骨折为不稳定性骨折。非手术治疗中股骨干骨折石膏固定的常见方法有髋人字、管形石膏固定,但主要用于5岁以下儿童的稳定性股骨干骨折。此外,股骨干骨折的骨牵引非手术疗法目前也已逐渐少用。然而骨牵引可用于以下情况:

1) 骨折移位不明显的老年患者,自身可能合并较多基础疾病,不能耐受手术且不完全要求骨折解剖愈合。

2) 合并其他脏器损伤的多发伤患者,不能耐受手术打击,早期行骨牵引治疗替代内固定手术同样能取得满意的治疗效果。

3) 常规的术前准备:由于股骨干骨折部位软组织容易肿胀,先予骨牵引,待肿胀消退后再行手术治疗,可避免因组织水肿导致局部皮肤愈合困难。石膏、支具和牵引等非手术治疗方法在围手术期的治疗中也是必需和有益的,尤其是骨牵引能为手术带来诸多好处,使术中复位方便,减少血管、神经的牵拉伤等。

(2) 手术治疗:成人股骨干骨折手术分为外固定和内固定两大类。随着近年来内固定器械的改进,手术技术的提高以及人们对骨折治疗理念的改变,股骨干骨折多趋于手术治疗。骨折手术治疗,除了必须从骨折的部位、类型、软组织损伤程度,有无合并伤及患者全身状况等因素考虑外,还需要根据两大原则来选择,一是要有足够强度的内固定材料,使固定后能早期进行康复治疗而不至于骨折愈合前发生内固定器材断裂及失效;二是骨折固定方法上要提倡微创,尽量减少骨折局部血供的破坏及内固定器材不应有应力集中,符合生物固定原则,以促进骨折愈合。成人股骨干骨折的治疗,在 20 世纪 90 年代,治疗理念由 AO 加强内固定向 BO 生物学接骨术转变,其原则是尽量使骨折愈合按照骨折后生物自然愈合过程来进行,骨外膜和软组织在骨折愈合过程中起重要作用,骨髓内血供也是重要因素。髓内钉固定为轴心固定,其生物力学较骨外钢板偏心固定更优越。因此股骨干骨折 BO 治疗不剥离或者少剥离骨外膜,不扩髓,尽量采用髓内固定,以允许骨折上下关节早日活动,以提高骨折愈合率。髓内钉的发展从梅花髓内钉、扩髓髓内锁钉,到不扩髓髓内锁钉,现在的髓内扩张自锁钉,更符合生物学接骨术的原则。

几种常见的手术固定方式如下所示:

1) 外固定装置:外固定器采用经皮穿针,具有手术时间短,相对简单,创伤比较小,便于开放伤口换药及感染性骨折的引流,无需二次手术等优点。对于股骨干骨折,由于周围强有力的肌肉牵拉作用和重力作用,即使更粗的固定针和外固定器也很难维持骨折的良好复位。针道感染,固定针松动以及固定针穿过部分肌肉影响邻近关节活动等问题,限制了外固定器在股骨干骨折的应用。因此,临床上股骨干骨折外固定架的适应证主要是骨折临时固定。Ⅱ、Ⅲ期开放骨折由于骨折端周围软组织损伤及污染严重,不能一期行内固定手术,因此先给予外固定器固定,待软组织情况好转及感染控制后二期改为内固定。另外,一些股骨干骨折合并多发伤患者,机体会出现严重的生理功能紊乱和代谢功能失调,不能耐受内固定手术打击,因此用外固定器临时固定,待病情稳定后再进行内固定手术。目前“ 二次手术”时机存在争议,大家较为认可 Papeetal 的观点,一般为外固定术后 4~14 天。有感染骨髓炎的股骨干骨折患者也适用外固定器。

2) 钢板螺丝钉固定:根据 AO 组织的解剖复位、坚实固定的理念,使用钢板及螺丝钉对股骨干骨折块间进行坚实的固定及加压,有效解决了传统保守治疗容易畸形愈合的难题,手术不需要骨科手术床及 X 线影像增强器,临床仍有使用。股骨干骨折应用钢板内固定时,一般应采用加压钢板,包括普通加压钢板、动力加压钢板和有限接触性动力加压钢板。手术采取外侧入路,应用钢板要有足够的长度。加压钢板的优点是骨折解剖复位后能达到坚强内固定,通过加压使骨折端产生轴向加压作用,有利于骨折的Ⅰ期愈合,允许患肢早期活动及负重。普通钢板固定不能达到加强内固定的效果,术后需要外固定加以保护,如牵引或石膏,支具,直到骨折愈合。随着 AO 技术的普及,加压钢板的缺点开始显现,①该方法创伤很大,破坏了骨折周围的软组织及血液循环,容易导致骨折愈合延迟或者不愈合;②钢板螺钉松动或者疲劳断裂引起骨折延迟愈合或骨不连发生率较高;③钢板取出后再骨折,坚强内固定可产生较大的应力遮挡,使正常生理应力不能通过钢板固定的骨折段,导致钢板下骨皮质疏松萎缩,取出钢板易发生再骨折;④切口感染,骨髓炎的发生率也比较高。钢板螺丝钉固定适应证是儿童股骨干骨折,因为钢板固定不需要通过骨骺线,不会影响生长发育;无髓内钉固定装置,不适宜髓内钉固定的患者可使用钢板螺丝钉固定。

3) 髓内钉:髓内钉固定包括 V 形钉、梅花钉、弹性髓内钉、交锁髓内钉、自锁髓内钉。临床上应根据股骨干骨折的类型、患者年龄、骨密度、体重指数等各方面选择不同类型的髓内钉。交锁髓内钉由于稳定性好、固定可靠，已成为成人股骨干骨折髓内钉治疗的“金标准”。这是因为相比于其他内固定方式，髓内钉的中心轴向固定方式更为牢固，应力阻挡少，在骨折愈合的早期能造成骨折端的局部微动，因此治疗骨折愈合率高。髓内钉的手术方式可分为顺行和逆行置入。顺行髓内钉临床使用较为常见，传统进针点在梨状窝，现代髓内钉近端通常有 4°~10° 的外翻角，进针点多为大转子顶点。顺行置入的优点在于可缩短手术时间，尤其在肥胖的患者中更容易应用，缺点在于术后髋痛和股骨进针点周围的异位骨化较逆行多见。逆行置入进针点位于髁间窝顶点，其适应证为同侧股骨干合并股骨颈骨折、同侧股骨合并胫骨骨折、顺行髓内钉切口周围有严重的软组织损伤及妊娠等不能顺行置入的情况。相对于顺行置入，可能有更多旋转不良，短缩畸形、膝关节疼痛及感染风险等缺点。但最近的研究发现，只要将髓内钉尾部埋入关节面下，同时选择适合长度的远端锁定钉，逆行髓内钉在取得良好治疗效果的同时，并不会增加膝关节的并发症发生。

国内外关于髓内钉的研究主要在扩髓与非扩髓这两方面存在争议。非扩髓髓内钉的骨折不愈合率比扩髓髓内钉高约 5 倍，目前主流仍选择扩髓髓内钉。支持非扩髓者认为，扩髓时破坏髓内血供，同时电动扩髓时产生的热量可引起内侧皮质骨坏死，这些因素都将严重影响骨折愈合；而非扩髓能更好地保护髓内及骨皮质的血供。另外，非扩髓不存在髓腔内压显著升高的情况，可以防止大量骨髓碎片及坏死组织因压力的关系进入全身静脉循环等情况，避免因扩髓导致的脂肪栓塞综合征、急性呼吸窘迫综合征、SIRS 等并发症的发生，同时非扩髓与扩髓比较发现手术时间及失血量明显减少，这对多发创伤患者非常重要。另一方面，支持扩髓的国内外学者认为，无论在力学还是生物学方面，扩髓都能达到更好的效果。在力学方面，充分扩髓后能利用直径更大的髓内钉，意味着内固定物的抗弯、抗扭及抗轴向压缩能力更强，具有更强的力学特性，达到增加内固定稳定性的效果，同时保证了骨折端微血管在再生过程中避免因骨折端的过分活动而造成损害。

髓内钉远端锁定多需依赖 C 臂机的定位，这种方法的最显著缺点是医务人员的职业性暴露，手术过程医生患者的放射性辐射暴露时间长。此外，手术过程中 C 臂机进行透视只能观察到二维环境的单平面视图，在图像的冠状面和矢状面上发生对位不良的情况占 2%~18%；而对于股骨发生旋转畸形的情况，手术过程中更难判断，通过术后 CT 检查验证，超过 10° 的旋转畸形发生率高达 40%。随着计算机辅助骨科手术系统的出现，凭着其智能、微创、精准等基本特性，有力地改善了传统股骨干骨折手术中损伤大、辐射量高、操作不精准等不足，为股骨干骨折治疗朝着微创化、无创化方向发展提供了强有力的技术支持。

三、康复治疗

（一）非手术康复治疗

1. 新生儿骨折　新生儿产伤骨折，骨折愈合能力强，合理固定后无需特殊康复措施。学龄前儿童配合程度差，康复治疗措施以被动治疗为主。固定后 1~6 天，抬高肢体，轻柔缓慢被动活动足趾与踝关节。1 周后肿胀疼痛减轻，患儿自主活动明显增多，能够起到锻炼全身未固定关节的作用。儿童外固定 6 周不会引起关节僵硬。5 岁以下儿童牵引期间应密切注意双下肢末梢循环及感觉。在保证患肢固定与牵引效果的情况下，活动其他肢体。牵引 3 周后去除牵引，使用低温热塑板支具固定 3 周，在此期间治疗人员轻柔进行膝关节和髋关节的屈伸活动。6 周后拍片检查，骨折愈合后逐渐负重和步行。5 岁以上儿童股骨干骨折康复可参照成年人。

2. 成人骨折 成人股骨干骨折非手术治疗作为常规的术前准备，康复目标是减少疼痛，控制肿胀，改善患肢血液循环，预防深静脉血栓发生，为手术和术后康复做好预备。骨牵引后即可开始踝关节背屈、跖屈活动，5~10min/次，至少3次/d。股四头肌等长收缩练习开始缓慢进行，在无痛收缩情况下保持5s，然后放松，15~20次/组，2~3组/d。从第四周开始可扶床架练习站立。待骨折临床愈合后，去除牵引逐渐扶拐步行直至X线检测骨折愈合。

(二) 术后康复治疗

1. 康复评估

(1) 骨折对位对线、骨痂形成情况检查。

(2) 肢体长度及围度的测量。

(3) 关节活动度与肌力评估。

(4) 评估下肢深静脉血栓的风险水平和血管损伤：Autar量表，足背动脉触诊。

(5) 疼痛评估：视觉模拟评分法、面部表情量表法、压力测痛法。

(6) 运动与感觉评估：确定是否存在神经损伤。

(7) 功能性动作系统评估。

2. 成人股骨干骨折以手术治疗为主，康复治疗方案见表2-3-6。

表2-3-6 股骨干骨折术后康复治疗方案

时间	康复治疗方案
术后当天	康复目标： 避免患肢旋转，预防术后并发症 治疗方法： 1. 仰卧位，维持患肢外展10°~15°，避免旋转，可用毛巾卷或枕头固定，也可将患肢置于有软性内衬的布朗架上 2. 淋巴导流手法，促进淋巴循环 3. 进行患侧肢体向心按摩，促进血液循环，预防下肢静脉血栓的发生 4. 进行踝泵运动和踝关节环绕运动，预防小腿肌肉萎缩和踝关节僵硬，促进血液回流。踝背屈保持5s，然后跖屈保持5s为一次，20~30次/组，3组/d 5. 健肢主动活动 注意： 观察肿胀情况及末梢血供和感觉运动，有引流管者注意引流量
术后第1天	康复目标： 减轻患侧下肢的肿胀，保持肌肉张力，防止肌肉萎缩，增强双上肢力量和心肺功能 治疗方法： 1. 仰卧位，维持患肢外展10°~15°，避免患肢旋转，可用毛巾卷或枕头固定 2. 患肢继续进行淋巴导流，向心按摩，运用踝泵运动，压力袜促进下肢血液循环 3. 股四头肌、臀大肌、臀中肌等长收缩，每次收缩保持5s，20~30次/组，3组/d 4. 呼吸训练，引导患者学习正常呼吸模式 5. 健肢主动活动，双上肢主动全范围活动 注意： 所有的运动都应在无痛范围内完成

续表

时间	康复治疗方案
术后第 2 天	康复目标： 缓解患侧肢体的肿胀和疼痛，维持髋膝关节被动活动范围，防止关节粘连，增强上肢肌力以便早期拄拐步行 治疗方法： 1. 仰卧位时，仍维持患肢外展 10°~15°，避免患肢旋转，可用毛巾卷或枕头固定 2. 患肢继续进行淋巴导流，向心按摩，运用踝泵运动，压力袜促进下肢血液循环 3. 开始髌骨松动，双手轻轻按住髌骨上下两端，向下推动保持 5s，自然回缩为一次，30 次 / 组，2~3 组 /d。双手轻轻按住髌骨内外侧，反复内外推动髌骨 20~30 次，使髌骨偏离中线 2~3cm，30 次 / 组，2~3 组 /d 4. 在使用低温热塑板支具保护骨折部位的情况下，治疗师近端手自腘窝轻轻托起膝关节，远端手握住胫骨远端，被动或者辅助膝关节活动，膝关节活动控制在 30°内，15 次 / 组，3 组 /d 5. 在使用低温热塑板支具保护骨折部位和保持膝关节伸直位情况下，治疗师轻柔地进行髋关节的被动活动，活动以不引起不适为宜 6. 髋、膝关节被动活动（CPM），首次膝关节活动度应设定在患者无痛范围内，2 次 /d，20~30min/ 次 7. 上肢肌力训练，使用弹力带渐进抗阻训练 8. 理疗使用冰疗和中频电疗以缓解肿胀和疼痛 注意：所有床上活动都在下肢外展中立位的状态下完成
术后第 3 天~2 周	康复目标： 减少肿胀和疼痛，增加关节活动度，提高患肢肌力 治疗方法： 1. 仰卧位时，防止患肢于中立位，避免旋转 2. 进行股四头肌及腘绳肌等长收缩训练 3. 在外固定支具保护下进行被动或辅助髋关节活动训练 4. 应用 CPM 继续膝关节活动度被动训练，每天增加 5°~10°，每天建议至少 2h，1 周内到达 90° 5. 呼吸训练，建立腹内压，避免卧床导致脊柱功能障碍，方法是让患者吸气保持腹内压，治疗师双手在腹股沟处检测此处腹内压是否增加 6. 健肢主动活动，双上肢继续弹力带抗阻训练 7. 股骨中上段稳定性骨折交锁髓内钉固定术后 3 天可以拄双拐下床活动，逐渐负重
术后第 3~4 周	康复目标： 以主动活动为主，增加关节活动度近全范围，提高肌力，无负重站立行走到部分负重 治疗方法： 1. 继续进行 CPM 训练，至本期末至少到达 120°以上 2. 在外固定支具保护下，在患肢下方放股四头肌训练板，从 30°开始，进行等张伸膝训练，保持 5s，15~30 次 / 组，2~3 组 /d 3. 在外固定保护下，应用悬吊系统进行髋、膝主动关节活动度训练，刚开始时可在去除重力情况下进行主动活动 4. 在外固定保护情况下，应用本体感觉平衡评估训练系统在站立位双手扶设备扶手，进行踝、膝的本体感觉训练，刚开始时由健侧完全负重，逐渐控制增加负重，负重值可以每天增加体重的 1%，训练系统会直观显示负重值 5. 开始下地拄双拐练习步行，患肢可逐渐部分负重，负重值参考本体感觉平衡评估训练系统检测结果 注意： 治疗均在无痛范围内进行，在没有不适的情况下逐渐增加训练量和难度

续表

时间	康复治疗方案
术后第 5~8 周	康复目标： 下肢主要肌群肌力达到三级以上，关节活动度恢复正常，步行由双拐过渡至单拐，负重进一步增加 治疗方法： 1. 在外固定保护下，脊柱核心稳定系统与健肢肌力强化，患肢主要相关肌力达到三级以上 2. 有条件可继续应用本体感觉平衡评估训练系统 3. 患肢外固定保护，单拐部分负重步行 注意： 加压钢板、髓内钉固定相对是非常稳固的，但是本阶段最好依然使用外固定支具给予保护，预防并发症发生
术后第 9~12 周	康复目标： 在肌力训练基础上，强化运动感知觉训练，负重能力由部分负重过渡到完全负重 治疗方法： 1. 运动感知觉训练，患肢部分负重下控球训练 2. 在没有外固定支具保护下扶单拐步行，遵循循序渐进负重原则，每阶段一周时间，即从足尖着地开始，逐渐过渡到前脚掌着地，再逐渐过渡到大部分脚掌至全脚掌，最后全负重 注意： 训练都必须在骨折临床愈合的前提下进行
术后第 4~6 个月	康复目标： 全面恢复日常活动能力和工作能力 治疗方法： 1. 进行功能性动作系统评估，针对性治疗和功能康复训练 2. 职业技能再教育

3. 相关讨论

(1) 关于外固定支具的使用问题：一些专家认为加压钢板内固定、带锁髓内钉固定、外固定支架固定，可以不用使用外固定支具保护进行康复训练，但是为了降低早期康复的不良事件，建议使用。使用矫形器时，股骨干骨折需装配箭筒似的大腿矫形器，其矫形器的应用要点见“股骨粗隆骨折术后康复”一节矫形器的应用介绍。

(2) 关于何时开始负重、何时完全负重的问题：何时开始负重和实现完全负重，要考虑到患者的整体状况、骨折的类型、手术的方式、骨科医生的意见，最主要的依据是骨折愈合的情况，只有在临床和 X 线片都证实骨折已愈合时才能完全负重。

(李长江　解　益)

第五节　股骨髁骨折术后康复

一、概述

股骨干近似圆柱状，在远端增宽形成两个有曲度的髁。两个髁前侧的关节面合在一起与髌骨构成关节，后侧由深的髁间窝分开，提供膝关节交叉韧带的附着点。与髌骨的接触面包括两个髁的部分，但主要是在外侧髁，外侧髁较宽、较短，在外上髁的部分有腓侧副韧带起始部分，紧贴在外上髁的下方是一含有腘肌腱的斜沟。内髁比外髁长，向远侧伸展较低平，其内侧面突起，在内上髁上有内侧副韧带的附着。位于髁的嘴上部位是内收肌结节，系内收大肌的附着部位。扩大的股骨和相应的胫骨髁相适应，直接向下传递体重。在负重期间，在胫骨髁的平台上，股骨髁倾向于向下向内。股骨髁上区域是股骨干的干后端与股骨髁的结合部，距股骨远端约 9cm，由于治疗方法的不同，重要的是应区分髁上骨折与低位的股骨干骨折。

股骨髁骨折较为少见，其发生率约占全身骨折脱位的 0.4%。股骨髁部复杂骨折属膝部严重损伤，由于对位差、内固定不牢固、不能早期进行功能锻炼等原因，内固定后极易造成膝关节的僵直和关节功能的丧失。该类型骨折损伤波及关节面，并可改变下肢负重轴线，因此治疗较为困难，有移位的骨折大多需切开复位内固定。骨折易发生骨折块分离，而不同于胫骨髁骨折发生塌陷。这是由于遭受外力时，三角形的髌骨如楔子一样正对着它，易将两髁劈开。

二、临床表现

股骨髁骨折后出现明显肿胀、股骨部增宽、可见畸形。在做膝关节主动或被动活动时，经常可感到骨擦音。除摄正侧位 X 线片外，还需摄斜位片作为诊断参考，来明确髌股关节的构型和胫股关节面的关系，这在决定治疗时极为重要。除外伤史及症状外，要特别注意足背动脉有无搏动及搏动强度，并与健侧对比，同时注意足趾的活动与感觉以确定膝部有无血管及神经损伤。

三、分型和损伤机制

(一) 股骨单髁骨折

单独的股骨髁骨折并不常见，损伤机制是轴向的负荷合并内翻和(或)外翻的应力作用于一侧股骨髁。胫骨隆起的突起部可以顶撞踝间窝的内侧面，使骨髁劈开。

1. Hohl 将此分为三型。

(1) 矢状位骨折：骨折线在矢状面呈垂直型。骨折线自股骨髁间窝向外上至外上髁上方的干骺端骨皮质。骨折块仍有同侧的副韧带和关节囊附着，也可能有膝交叉韧带附着，故一般移位不太严重。骨折块向上移位时，可引起膝关节内翻畸形。

(2) 冠状位骨折：又称 Hoffa 骨折。此骨折在股骨外髁的发生率较内髁多 2~3 倍。在膝关节屈曲时，骨折是由于股骨后侧突起部受到胫骨平台撞击所造成。骨折线在冠状位呈垂直，骨折块含有股骨内髁或外髁后部突起的关节面。外髁骨折块可向后外旋转移位，仍可有膝前交叉韧带和腘肌腱附着。内髁骨折块可能无膝后交叉韧带附着。

(3) 混合型骨折：骨折线介于矢状位和冠状位骨折之间。

2. 按 AO 分型　股骨髁的骨折依据骨折的部位和方向区分为三种类型，肌肉和韧带的附着常使骨折张开，移位和旋转。

(二) 股骨髁间骨折

股骨髁间骨折常称为 T 形或 Y 形骨折，目前有两种分类方法。

1. Neer 分类普遍为学者接受。

(1) 轻度移位：常在膝关节处于屈曲位受撞击伤造成，多发生于骨质疏松者。由扭转暴力造成的螺旋形骨折较少见。两折端呈嵌顿或轻度移位，股四头肌常无损伤，骨折整复后稳定。

(2) 股骨髁向内移位：膝关节呈屈曲位，暴力来自前外侧，骨折线由股骨外上髁近侧向内上斜至内上髁上方。内侧股骨髁受内收大肌的下部肌纤维牵拉而发生向内和内旋移位，股骨两髁分离少见。近侧骨折端向前外移位，在髌骨上缘处可损伤伸肌腱。远端骨折块、髌骨和胫骨向后移位。由于腘绳肌和股四头肌牵拉，远近侧骨折端互相重叠。近骨折端可刺入伸肌腱并穿破皮肤，造成开放骨折，伤口常位于大腿前外侧。

（3）股骨髁向外移位：膝关节处伸直位，暴力来自于大腿外侧，造成横断骨折，骨折线可略呈斜形，自内下方至外上方，近侧骨折端向内移位，可穿破大腿内侧皮肤，造成开放性骨折；或暴力来自大腿内侧，膝关节处屈曲位，也可造成此种类型的骨折，股骨髁裂开较常见。此类骨折由于受腘绳肌和股四头肌牵拉而发生重叠移位，远骨折端向后屈曲移位者少见，伸肌腱常无损害。

（4）合并髁上和骨干部移位的骨折：膝关节处屈曲位，受到来自前方暴力，髁上部位常见粉碎骨折，近侧骨折端可穿破髌骨上缘皮肤，股骨内外两髁分离。由挤压伤所致的粉碎性骨折常伴有髌骨骨折和严重的伸肌腱损伤，或腘部大血管损伤。

2. AO 分型　AO 将涉及股骨髁单髁和双髁骨折的股骨远端骨折分作为 B 型和 C 型，依据其严重程度再分为亚型。虽然Neer的分型较为清晰地描述了骨折的损伤机制和病理特点，但在考虑骨折治疗方法的选择上，AO 分型更便于参考应用。

四、手术方法

手术方法有：螺钉固定，可选用松质骨螺钉、空心加压螺纹钉、可吸收螺钉；钢板内固定；逆行股骨交锁髓内钉固定。

无论选择何种治疗方法，重要的是重建膝关节的解剖结构，不仅要求骨折尽可能地达到解剖复位，同样若有韧带支持结构或半月板的损伤也应做相应修复，对无移位的骨折可采用石膏外固定。外髁骨折应固定于膝关节内翻位，内髁骨折则固定在外翻位。内固定物可选用松质骨螺钉，螺钉方向应与骨折线垂直。对骨质疏松的单髁骨折，应采用 T 形钢板做内固定。冠状面骨折，在骨折复位后用复位巾维持其位置，由前向后也可由侧方斜向做骨折块内固定。

股骨髁骨折的同时常可合并有交叉韧带及半月板损伤，为维持膝关节完善的功能，损伤的韧带必须修补，有附着点撕脱骨折的损伤，处理比较容易，可将骨块再固定于附着点上，经骨块及股骨髁钻孔，用钢丝固定于股骨髁的内外侧面。体部损伤采用两断端分别交叉缝合后，缝合线分别由相对方向经胫骨髁钻孔拉出，固定于胫骨骨髁的外面。损伤的半月板应尽可能保留，边缘性损伤应修复，小的体部或前后角撕裂则做部分切除，仅在严重撕裂伤，累及半月板的大部分时，才需全切除。

五、术后康复

（一）康复评定

1. 形态学评定　测量双下肢髌骨上缘、下缘 10cm 位置的围度并加以比较，明确患侧肢体有无肿胀以及肿胀的程度。

2. 视觉观察　密切观察伤口愈合或瘢痕生长情况，伤口有无脓性分泌物流出，有无严重瘢痕增生。

3. Autar 量表　评估出现下肢深静脉血栓的风险水平。

4. 疼痛评估　使用视觉模拟评分法、面部表情量表法、压力测痛法、疼痛日记评分法等任意一种方法评估患者在不同体位、不同活动状态下、不同时间段有无疼痛及疼痛的剧烈程度。

5. 感觉评估　评估手术可能导致的神经损伤问题。

6. 关节活动范围测量　在保证患者安全的前提下，在允许限度内，测量膝关节各个方向的主动和被动活动范围。

7. 肌力评定　采用徒手肌力测量法测量伸膝肌群、屈膝肌群等的肌力。锻炼力量的过程中可以相应地评估髋关节各向运动及踝关节各向运动的肌力，注意每个时段的运动禁忌。

8. 平衡功能评定　在患者可以坐起、站立、步行等时段，分别进行相应的平衡功能评定。

9. 步态等。

(二) 康复计划

有计划地、科学地进行早期康复是患者重获术前功能的保障。在没有得到康复情况下，很多患者遗留不同程度的功能障碍。疼痛也是术后常见的症状，使用银针尖刺电针疗法对术后疼痛的治疗有积极的作用。术后康复流程见表 2-3-7。

表 2-3-7　股骨髁骨折术后康复治疗方案

时间	康复治疗方案
术后第 1~2 天	治疗目标： 1. 控制肿胀和疼痛 2. 预防下肢深静脉血栓的形成 3. 减少肌肉萎缩，重获膝关节附近肌肉的控制 治疗方法： 1. 股四头肌等长收缩（绷腿）训练，1~2 次 /d 2. 踝泵训练，踝关节的屈伸运动以及环绕运动，3~4 组 /d，20 个 / 组 3. 患肢直腿抬高训练，3~4 组 /d，20 个 / 组 4. 膝关节冷敷，10min/ 次，视肿胀情况增减冷敷频率
术后第 3~7 天	治疗目标： 1. 减轻肿胀、控制疼痛 2. 继续预防下肢深静脉血栓的形成 3. 提高膝关节活动度至 90° 治疗方法： 1. 继续上阶段的训练 2. CPM 机上关节活动度训练，0° ~30° 或可耐受开始，每天增加 5° ~10°，每天 2 次，每次 60min 3. 髌骨各个方向松动，10min/ 次 4. 关节活动训练后冷敷，10~15min/ 次
术后第 2~4 周	治疗目标： 1. 患者重获对股四头肌的控制 2. 提高膝关节活动范围 3. 提高患者日常生活活动能力，鼓励患者不负重情况下下地 治疗方法： 1. 直腿抬高练习，3~4 组 /d，20 个 / 组 2. 侧抬腿练习，3~4 组 /d，20 个 / 组 3. 蛤式运动练习，3~4 组 /d，20 个 / 组 4. 拄双拐不负重下地练习 5. 俯卧主动屈膝训练，3~4 组 /d，20 个 / 组 6. 主动 / 助力主动关节活动度训练，患者可自行在无痛范围内用健腿勾住患腿向后方拉动靠近臀部，3~4 组 /d，20 个 / 组

续表

时间	康复治疗方案
术后第 5 周	治疗目标： 1. 提高患者负重能力(在骨科医生指导下) 2. 提高患者下肢肌力 3. 恢复患者膝关节活动度至受伤前 90% 以上 4. 指导患者自我康复 治疗方法： 1. 继续上阶段的练习并提高训练强度 2. 坐位伸膝，渐进性抗阻训练，3~4 组 /d，20 个 / 组 3. 功率自行车练习(图 2-3-3) 4. 渐进性负重训练(骨科医生指导下)，10kg 开始，每周递加 5kg 5. 水中减重状态下进行步态训练 6. 超声波 0.2W、1MHz 每天治疗患者骨折部位 8min，促进骨折愈合 7. 指导患者进行家庭康复

以上表格内容是股骨粗隆间骨折术后康复内容的常规流程，具体治疗方案可结合患者具体情况制订。此外，股骨髁部骨折术后矫形器的佩戴也很重要，股骨髁部骨折需装配内外两侧包髁式矫形器(早期可根据患者骨折及手术情况选择限制膝关节运动，中后期矫形器加强髁部保护，但不限制膝关节运动)。其矫形器的应用要点见“股骨粗隆骨折术后康复”一节矫形器的应用介绍。

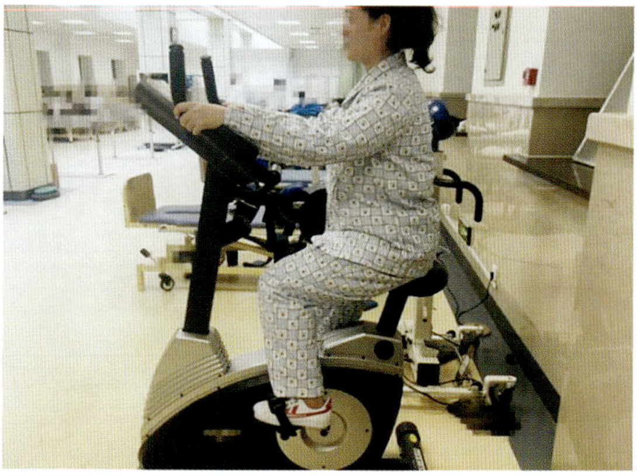

图 2-3-3 功率自行车练习

(三) 家庭 / 病房康复指导

患者出院后通常需要在家继续进行以上的康复，以维持下肢活动能力。

1. 下肢各个方向力量练习　直腿抬高练习、侧抬腿练习(图 2-3-4)、俯卧后伸腿练习、俯卧屈膝练习，30/ 组，每日每项 2 组。

2. 主动 / 助力主动关节活动度练习　仰卧位屈髋屈膝训练，脚后跟尽量靠近臀部；无痛范围内用健腿勾住患腿向后方拉动靠近臀部。

3. 消肿　患者在训练过程中可能出现肿胀的情况，可以嘱患者冷敷患处并抬高患肢。

4. 注意不可暴力活动关节。

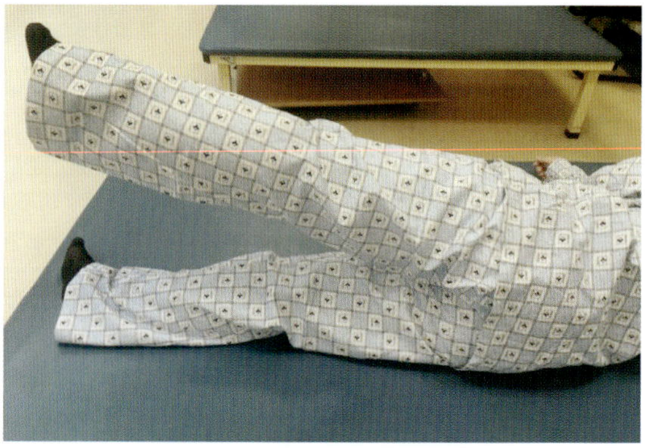

图 2-3-4 侧抬腿训练

(四) 康复注意事项及常见问题解析

开放性股骨髁间骨折常由于严重暴力造成，需做局部彻底清创，以免发生感染。切开复位内固定也常有感染的危险，少数病例可发生静脉血栓。患者主诉发热或发冷可能是伤口感染的全身性迹象。患者亦可主诉严重膝疼痛，休息后不能缓解。膝关节屈曲可增加皮肤张力，在康复过程中要注意。如果皮肤坏死持续加重，则应限制活动度练习直到软组织愈合到足够的程度。其他感染的症状包括手术部位处温度和红斑的增加。降低感染风险的方法包括正确的术前皮肤准备、预防性使用抗生素和局部使用含抗生素的骨水泥，特别是免疫力低下的患者（如类风湿关节炎、糖尿病、人类免疫缺陷病毒、癌症）；伤口敷料应每日检查和更换直到伤口的缝钉拆除（即拆线），减少手术时长和组织创伤。

淋巴水肿是组织内部过剩的淋巴液引起的异常肿胀。由于创伤、外科手术、放疗或感染等疾病导致淋巴管的进展性输送能力下降，淋巴系统受损或发生功能障碍，而引起肿胀。虽然淋巴水肿是一种轻微的并发症，但可诱发持续性肿胀。术前出现的淋巴水肿应该使用弹力袜将其控制到最低程度，若有必要需使用利尿药。如果术后出现淋巴水肿，可以继续康复介入，但应该使用压力丝袜控制肿胀体积。由于膝关节的内侧分布着丰富的淋巴管，故这一区域的创伤或手术可导致淋巴水肿。存在静脉功能不全的患者，进行全膝关节置换术，术后发生淋巴水肿的风险增加。治疗淋巴水肿的方法有手动淋巴引流、特殊的加压包扎、运动和皮肤护理。使用适当的治疗，水肿可以减少多达 60%，在某些情况下，多达 74%。一旦肢体肿胀减轻，患者可以从使用压力绷带转换为穿着合适的压力丝袜、抗栓袜，须在术后指导患者穿着以预防由于卧床休息、轻度水肿或轻度静脉曲张引起的深静脉血栓。

由于骨折复位不当，常出现远端骨折端内旋而发生内翻畸形，有时可出现前后成角。内固定不当，尤其在钢板对侧有骨缺损时，内固定物由于所受应力集中，可发生折断，导致骨折不愈合。若损伤韧带未予修复，手术后出现的内翻畸形可加重韧带松弛，导致膝关节不稳定。在康复治疗的过程中对于这类患者要特别注意。

（李 乐 解 益）

第六节 膝关节半月板术后康复

一、概述

伴随关节镜与 MRI 技术的发展，半月板损伤的诊断越来越精确，治疗方法也有了很大的变化。半月板损伤的治疗方法与半月板形状、半月板损伤的程度、损伤的部位、不稳定性等有着很大的关系。主要有保守疗法、成形术与切除术三种治疗方法。半月板的外缘虽然有血运，但是内缘的血运非常的匮乏，即使是缝合之后也很难愈合。半月板损伤年轻者居多，从预防骨关节炎发生的角度看尽可能地选择保守治疗比较好。半月板损伤的原因多见于体育运动、前交叉韧带损伤合并半月板损伤也较多见。针对于半月板单独损伤，确切的受伤原因并不是十分的清楚。

半月板是 2 个月牙形的纤维软骨，位于胫骨平台内侧和外侧的关节面。其横断面呈三角形，外厚内薄，上表面稍呈凹形，以便与股骨髁相吻合。下表面平滑，与胫骨平台相接。这样的结构恰好使股骨髁在胫骨平台上形成一较深的凹陷，从而使球形的股骨髁与胫骨平台的稳定性增加。半月板的前后端分别附着在胫骨平台中间部非关节面的部位，在髁间棘前方和后方。这个部位又可称作半月板的前角和后角。

半月板的主要功能是使胫股关节的接触面增大分散负荷并保持、提高膝关节稳定性。其中半月板分散负荷的功能非常重要，如果切除半月板，股骨与胫骨接触面的压力显著增大。膝关节在正常状态下半月板维持关节稳定性的作用并不是很显著，但是前交叉韧带断裂时内侧半月板便起到了限制胫骨前移的作用，进而维持膝关节的稳定性。这也是前交叉韧带损伤的膝关节能够引起二次半月板损伤的原因。

负重状态下膝关节屈曲位合并内外旋时半月板容易发生单独损伤。半月板发生单独损伤时，一般情况下并不是由于一次运动外伤所导致，多数情况下是由于同一动作多次重复所致。

多数的临床症状表现为运动时膝关节疼痛，患者主诉运动时关节有被抓住(catching)一样的感觉，特别是重度损伤时，不能完全伸展像锁住(locking)一样。

二、临床手术方案

临床手术方案有半月板成形术与半月板切除术。

(一) 桶柄状撕裂的切除

为使半月板碎块复位，应使用1根探针或钝的套管针使碎块复位至正常位置。从可以分开半月板碎块的后附着点处开始手术，可用篮钳、剪刀或关节镜刀来完成。力争在活动的碎块与残留的正常半月板边缘的交界处完全切开后附着点，切口不能盲切，以防对正常的半月板、关节软骨或两者都造成损伤。

操作者在后方完整的半月板留下一个小的附着点，以防前方松解后半月板发生随意移动，用角剪、篮钳或关节镜刀分开前角附着，使切开的附着处与完整的半月板前缘平滑相连，不要留下残端或“狗耳”。如果手术器械从同侧入口进入困难，可改为从对侧入口进入，这样可使操作更容易。

操作者切除半月板前用一把止血钳扩张关节囊切口，然后从同侧入口插入一把咬钳，尽可能贴近保留的后侧附着点咬住半月板碎块，使其在视野内，扭动咬钳并至少旋转两圈，用足够的拉力撕开刚才所留的小附着点。

如果半月板碎块没有按原计划那样变松动，可从外侧入口伸入一抓持器来牵拉半月板，再经同入口置入关节镜剪完成后方切除。如果此方法仍较困难，可用脊穿针另行距前入口1cm的辅助切口。另一种方法是做一辅助性髌正中切口用来放置关节镜，用两前入口进行器械操作。

观察取出的碎块的形状，确保已将其全部取出。偶尔碎块太大会嵌在皮下组织中，此时可扩大皮肤切口后取出碎块。附加的纵行撕裂可按前述方法处理。如果没有其他撕裂，用电动半月板刨削刀修整半月板边缘。

结束操作前，需用关节镜检查后侧室情况。

(二) 半月板后角撕裂切除

使用向上15°角的篮钳行半月板后角撕裂的切除可使操作变得容易、方便。通常经同侧入口清除切块，修整周缘使其稳定。

(三) 半月板撕裂部分切除术

通过对侧入路检查半月板撕裂情况，通过同侧入路进行探查、评估撕裂范围。

用篮钳或剪刀切除半月板撕裂或退变的部分。

探查稳定的半月板边缘,确保没有多余的瓣状物翻卷入半月板下或髁后。水平撕裂应切至稳定的边缘。

如果术前 MRI 上观察到有半月板囊肿存在,从对侧入口置入一小弯刮匙来打开此区,扩张切口,并对囊肿进行减压。可用一脊穿针来完成定位。切除后以切除器修整半月板碎块,将切碎的半月板小碎块清除。

(四) 盘状半月板部分切除术

对于膝关节较小的年轻患者,使用 2.7mm 关节镜和小关节器械。对稍大一点的患者,做髌骨中部内侧入口用于插入关节镜,用标准的前内侧和外侧入口插入器械。

在可以直视半月板的情况下制订切除计划,以便保留约 8mm 宽的正常半月板外缘。置膝关节“4 字”位,用篮钳切除盘状半月板的中央区。切除中央大块半月板后,从前外侧入口插入关节镜剪,自后方开始,放射状切除半月板中央区,直到距半月板外缘 8mm 为止。从外侧髌旁入口放入弧形的关节镜刀,将刀置于放射状切除部的外缘,半环形向前切,保留边缘 6~8mm 组织,将刀剪换到内侧入口完成切割。适当切除半月板组织并平衡内缘后,内缘的厚度应大于常规行半月板部分切除者。彻底冲洗和吸引关节。

(五) 外侧半月板缝合

外侧半月板缝合的手术方法与内侧手术方法相近,应注意的是缝合外侧半月板后角时极易损伤腓总神经。操作者在缝合后角时应将患者膝关节置于屈曲近于 90°位或“4 字”位,缝针在可触及的股二头肌肌腱上方进出关节囊,进行后方和后外侧缝合,这样腓神经受损伤的风险会很小。在重叠垂直褥式缝合中,操作者由内向外或由外向内缝合均可,缝线距边缘 3mm,针距 4~5mm,达到准确对合和稳定后,于膝过伸位在关节囊上结扎每一条缝线。最后用石膏夹板或商品化的制动装置固定膝关节于伸直位。

(六) 半月板放射状撕裂或根部撕裂的修复

选用三处入路:前内侧、前外侧和高位后内侧入路。前内侧入路是套筒工作入路。操作者在完成根部足印区骨床准备后,自高位后内侧入路插入锚钉,将缝线自前内侧入路牵拉出皮肤(使用带角度的插入器和软钻头更易于放置锚钉);自半月板边缘将缝线导向器穿刺进入半月板,深度 3~4mm;自前内侧入路处取出导向器,使缝线的其中 1 根向后穿过半月板,于浅层穿出;使用类似方法将第 2 根缝线做褥式缝合,经后内侧入路穿出。操作者也可以使用双重锚钉做双重褥式缝合,这样更为可靠。

三、康复功能评定

问诊时,在受伤机制明确的基础上一定要仔细询问发生的症状,特别是 Catching、Locking 等症状。如果是陈旧伤会出现股四头肌萎缩的现象,此时大腿周径的测量就非常的必要。由于多次重复同一动作所导致的损伤,是下肢力线(alignment)异常的重要因素,这一点的检查也非常重要。

对于半月板损伤的徒手查体有很多,代表性的查体是 McMurray test(图 2-3-5、图 2-3-6)。McMurray 试验时,患者取仰卧位,患者同时屈髋屈膝,治疗师一只手握住被检查者的下肢的足部并实施内外旋的动作,另一只手触诊膝关节裂缝处。如果是半月板后角发生损伤,深度屈曲位时 click 触诊能够诱发出疼痛。如果是半月板中部周围发生损伤,屈曲 90°左右时能够观察到同样的症状。值得引起注意的是本试验是把外力直接作用在半月板上面,治疗施术过程中一定谨慎进行。

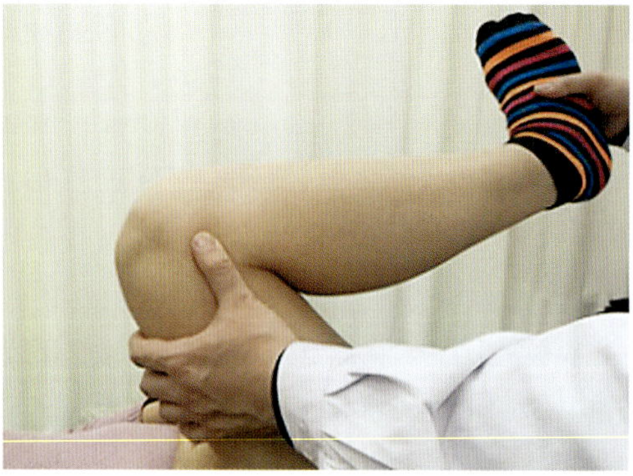

图 2-3-5 McMurray test 内旋

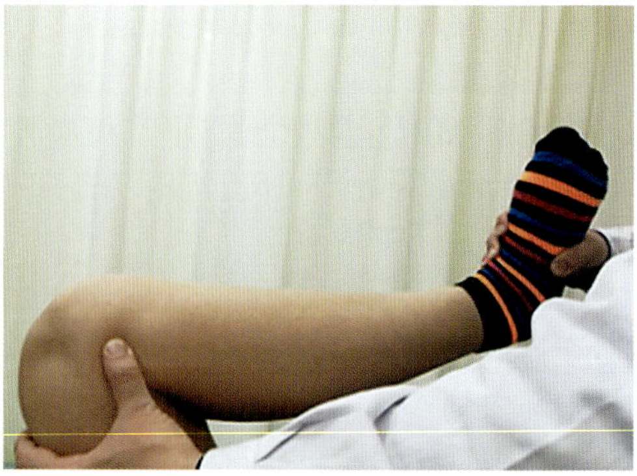

图 2-3-6 McMurray test 外旋

四、康复治疗方案

针对半月板的治疗，上面提到有保守治疗，也有手术治疗，但对于陈旧性半月板损伤的保守治疗几乎没有效果。关节镜下缝合术术后的康复项目如表 2-3-8 所示。半月板部分切除术术后康复项目请参照关节镜下缝合术术后的康复项目，建议康复日程在疼痛的管理上要早于缝合术术后康复。

表 2-3-8 半月板损伤术后康复方案

术后期间	ROM 运动	肌力训练	负重及其他
急性期 （术后 2 周内）	支具或夹板固定	膝关节屈、伸肌在支具保护下等长收缩训练	冰敷； 零负重
亚急性期 （术后 2~7 周）	穿戴硬性支具； CPM 训练； 滑墙训练； 跟骨滑动训练； 早期限制屈曲 120° 内活动，术后 4 周去除辅助具，进行全范围的关节活动度训练	膝关节屈、伸肌肌力训练，可由弹力带过渡到器械训练； 悬吊训练； 功率自行车训练（术后 3 周）； 压腿、下蹲训练（术后 4 周）	渐进性负重（早期 1/3 体重负重，术后 3 周过渡到 2/3 体重负重，术后 4 周可全负重）
体育运动开始期 （术后 8 周）	股四头肌与腘绳肌等速肌力测定； 下蹲训练； 开始步法训练； 术后 3~4 个月回归体育竞技运动		

（一）急性期

缝合术后支具固定大约 2 周。膝关节固定矫形器和柔性膝部矫形器是临床上常用的两种矫形器。膝关节固定矫形器（图 2-3-7）可用低温热塑材料或高温热塑材料制成；柔性带弹性的膝部矫形器由带有弹性的柔性布料制成，多为成品类矫形器。半月板损伤的急性期一般选择由低温材料量身定制的膝关节固定矫形器；恢复期则选择柔性的带有弹性功能的护

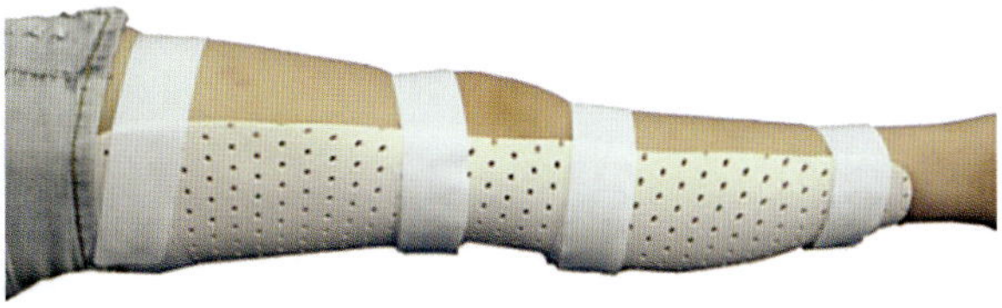

图 2-3-7　膝关节固定矫形器

膝。矫形器的力学特点：软组织的加压固定，保护和限制膝关节的活动。矫形器的作用：固定、限制膝关节的屈伸角度以保护损伤的半月板。固定膝关节矫形器控制膝关节在屈曲 5°~15° 位。半月板损伤的急性期膝关节一般需要固定 4 周。

这个时期为了防止膝关节屈伸肌肌肉力量下降应该进行等长收缩训练，以及除患部以外的臀部肌肉力量的强化训练。

（二）亚急性期

缝合术后，实验证明术后 2 周毛细血管开始朝向断裂部生长，4 周左右致密毛细血管逐渐进入断裂修复处的内部，此期间为了防止半月板再次断裂，必须限制自身体重的负荷。做理学疗法项目训练时，治疗师应从生物力学的角度出发，注意膝关节的屈伸伴随半月板前后移动后负重面的变化、损伤的程度以及损伤的部位，尤其是一些临床表现如疼痛与肿胀。股四头肌的力量训练也非常重要、一般是从闭链运动（CKC）开始训练然后逐渐过渡到开链运动（OKC）训练。能够引起我们注意的是，不要等到肿胀的完全消失再去做闭链运动的训练，因为长期的肿胀会使得肌肉力量的提高延迟。

（三）体育运动开始期

术后 8 周左右 ADL 没有问题的话，开始慢跑与步法训练，术后 3~4 个月的目标是使之能后回归到运动赛场。

膝关节半月板损伤术后康复流程见表 2-3-8。

（马玉宝　张丽华　解　益）

第七节　膝关节前交叉韧带重建术后康复

一、概述

前十字韧带（anterior cruciate ligament，ACL），又称前交叉韧带，位于膝关节内，连接股骨与胫骨，主要作用是限制胫骨向前过度移位，它与膝关节内其他结构共同作用，来维持膝关节的稳定性，使人体能完成各种复杂和高难度的下肢动作。解剖和生物力学特点决定了 ACL 在人群分布、损伤机制及合并损伤等方面显现出与其他膝关节损伤不同的疾病特征。在体育运动中，所有的膝关节韧带损伤中 ACL 损伤约占 50%，内侧副韧带约占 30%，两韧带合并损伤约占全体的 90%。而美国人群的 ACL 断裂发病率约为 10 万人次 / 年。对我国现役运动员的普查发现，ACL 断裂的发病率是 0.43%。

ACL 损伤后引起最大的问题是膝关节的不稳定性以及体育活动受到非常大的制约。更重要的是膝关节的不稳定性不仅限制了体育活动，如果不治疗的话，引起进一步关节内损伤如半月板以及关节软骨损伤等的可能性非常高对于年轻人来说为了能够继续体育运动多数都会选择 ACL 重建;对于年龄中等偏上人群的 ACL 损伤者重建术之后的临床效果也很好,多数人都能够恢复到受伤之前的运动水平。

ACL 断裂的主要原因是运动损伤,约占 70% 以上。接触性损伤约占 30%,非接触性损伤约占 70%。在非接触性损伤中,ACL 断裂常见的受伤机制包括方向转换动作,落地动作,减速并停止动作。此时的肢体体位多数情况是运动者重心后移失去平衡、足底与地面处于固定的接触状态、膝关节轻度屈曲位并被强制外翻并且小腿处于内旋或者外旋位(图 2-3-8、图 2-3-9)。

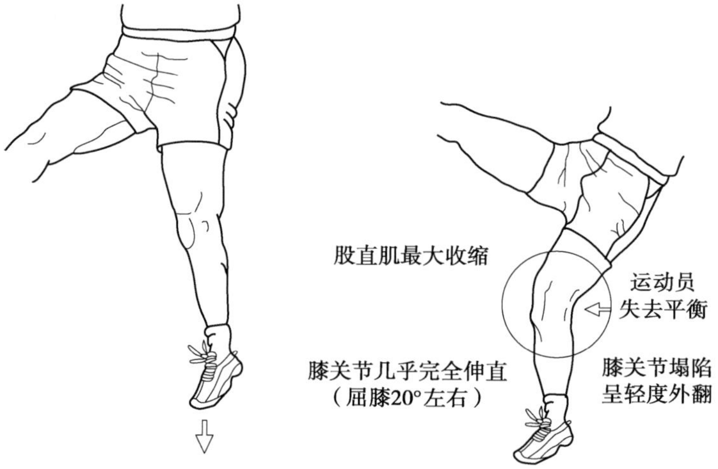

图 2-3-8 膝关节异常姿势 1

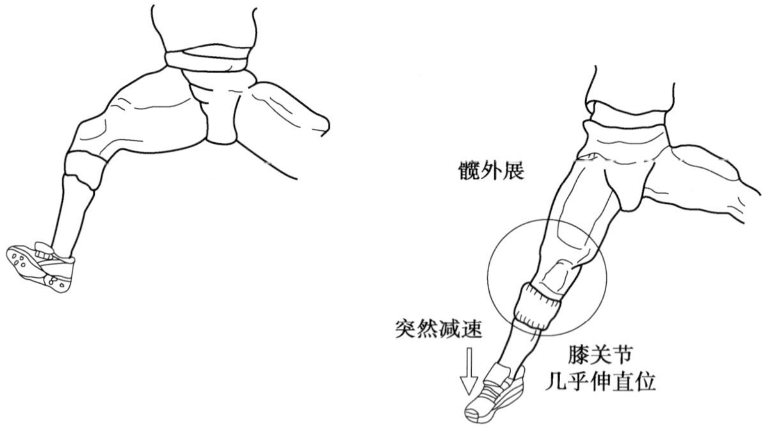

图 2-3-9 膝关节异常姿势 2

根据运动项目的不同,运动损伤的发生数目与发生率也有所不同。ACL 损伤当中损伤人数最多的项目男女有差异,男性运动员损伤发生率依次主要是足球、篮球、排球与棒球等,女性运动员损伤率发生最高的是篮球、其次是滑雪、器械体操与手球等。另外,女性 ACL 损伤发生率高,篮球、足球、手球的损伤发生率是男性的 2~7 倍,究其原因主要是由于女性的股骨髁间隆起狭窄、膝关节的屈肌与伸肌的比率低下、下肢力线等问题。

二、临床手术方案

临床手术方案主要是 ACL 重建术，有自体腱移植、人工腱移植与异体腱移植之分，外科医生选择最多的是自体腱移植。在自体腱移植中有单束重建（single bundle）、单术补强重建（single bundle augmentation）与双束重建（double bundle）。

腘绳肌肌腱重建前交叉韧带操作方法：

做髌旁内侧切口，始于髌骨上极，止于接近鹅足胫骨止点的关节线远端 8cm 处。

切开关节前内侧，处理关节内病变，如半月板撕裂。确定鹅足后内侧的半腱肌腱（此肌腱在鹅足的最低处）。半腱肌腱的止点可由其胫骨前内侧和胫骨嵴的 Y 形止点加以明确，其常与小腿部的筋膜混合在一起；股薄肌腱在半腱肌腱的近端。注意勿损伤隐神经的缝匠肌支和隐静脉。

用钝的或锐利的取腱器从周围的筋膜到肌肉肌腱连接处游离近端的半腱肌和股薄肌腱。如进入取腱器之前已经松解了肌腱周围的所有筋膜，可使取腱器顺利通过。如不进行分离，取腱器可能会把肌腱割断，导致移植物过短。在肌腱肌腹交界处游离肌腱后，由肌腹自由回缩。

将肌腱经髌旁内侧切口的远端送入，保留其完整的胫骨止点。确定肌腱完全分离，直至胫骨远端止点。

将肌腱上残留的肌肉组织去除，用 2-0 号可吸收缝线将两肌腱相互缝合。用 2 号 Bunnell 不可吸收缝线将肌腱的两端进行编织。将肌腱包绕于缝匠肌腱的深面，直到胫骨前内侧关节间隙下方 3.5~4.0cm。在此处插入一根引导克氏针，从远端内侧进入关节内前交叉韧带的胫骨附着点处。在胫骨平台引导克氏针处用导钻做一个直径 5mm 骨道，将半腱肌腱和股薄肌腱经骨道拉入关节内。如果选用游离肌腱作为移植物，要小心在胫骨附着处被切断。在取腱时可适当长出 1~2cm，包括肌腱止点处胫骨嵴的骨膜。用 2 号 Bunnell 不可吸收缝线编织 4 股游离肌腱的末端。

将肌腱置于制备肌腱的工作台上，使 4 股肌腱的张力相等。用 2-0 号可吸收缝线将各股肌腱缝合在一起。测量移植物的直径。所钻出的胫骨骨道的直径应与腘绳肌复合体的直径一致，多数腘绳肌复合体的直径在折叠后为 7~8cm。有研究结果显示，如果胫骨骨道直径较腘绳肌复合体直径小 2mm，然后扩大到合适大小时，可提高胫骨骨道的固定强度。可先把胫骨外骨皮质扩大到腘绳肌复合体的直径，然后再把髓腔直径扩大 2mm，这样有利于扩髓器通过胫骨外侧皮质。

股骨端的固定可采用附加外侧皮肤切口的后方入路技术或使用股骨骨道定位系统单一切口实现。如果选择两切口技术，在股骨外上髁处做一个纵行的切口。与皮肤切口方向一致切开阔筋膜，将股外侧肌向前反折暴露外侧肌间隔。暴露股骨外上髁附近区域。从外向内引导克氏针钻透到髁间窝外侧壁的前交叉韧带股骨附着点处。现在有很多导向器可帮助引导克氏针定位。一旦引导克氏针位置满意，用空心钻在股骨外上髁钻一个骨道。将腘绳肌拉入股骨骨道。当肌腱足够长时，可间断缝合或用门型钉将其固定于股骨外上髁。如果肌腱不够长，不能达到骨道的表面，斜端经此向骨道钻第 2 个孔，把 Bunnell 缝线的一端经此孔用缝线引导器带出，在股骨外上髁的骨桥表面将缝线的两端打结。此外，还可将 Bunnell 缝线的两段结扎在螺钉上。关闭阔筋膜、外侧皮肤切口和前内侧关切开处。如果选择经胫骨钻取股骨骨道，则需使用股骨导航系统，帮助确定髁间窝顶部引导克氏针的位置。

屈膝 70° ~90°，把 Beath 针穿过股骨，从股骨前外侧穿出。用橡树果样的空心钻头钻取股骨骨道，可减少对后交叉韧带的损伤。股骨骨道的位置应距离股骨后壁 1.5~2.0cm，以防止向后穿透。左膝股骨骨道应在 1~2 点的位置，右膝股骨骨道 10~11 点的位置。骨道的深度至少为 2cm，直径应与移植物的直径一致。由于股骨远端的骨质较胫骨干骺端的骨质致密，因此没有必要扩张股骨骨道。用墨汁在距离腘绳肌腱末端 2cm 处进行标记，以确定有足够的移植物被拉入股骨骨道。用界面螺钉或 Endo-Button 或横行固定针固定股骨侧的移植物。

在胫骨端固定时，选用的界面螺钉应至少比胫骨骨道和移植物的直径大 1mm。也有研究显示靠近胫骨软骨下骨放置界面螺钉可减少移植物的活塞现象和移动现象。然而，保持界面螺钉与胫骨外侧皮质充分接触为移植物提供了较佳的初期固定。目前，螺钉的型号可满足不同长度的需要，并已发明了可固定远近两端的系统。

三、康复功能评定

为了预防 ACL 损伤患者再次损伤，非接触性损伤的情况下要确认受伤时发生的动作以及下肢的肢体位置。另外，膝关节不稳定的动作、不擅长的动作，以及膝关节稳定性的有无、疼痛部位等情况也需要确认，以上这些问题都是问诊的重要的内容。

（一）膝关节稳定性

针对 ACL 损伤所造成的膝关节不稳定，有以下几种徒手测试。

1. Lachman 测试　被测试肢体的膝关节轻度屈曲位（约 30°），一只手握住大腿远端的外侧，另一只手握住小腿近端的内侧，双手发力方向相反且交替进行发力，向前方移动胫骨。此时，如果胫骨向前方移动位移较大且 end point（测试时的停止方法）感觉不清晰可诊断为阳性。视觉所见为从外侧面看，髌骨下缘到髌韧带之间的正常坡度消失、变得非常平坦（图 2-3-10）。

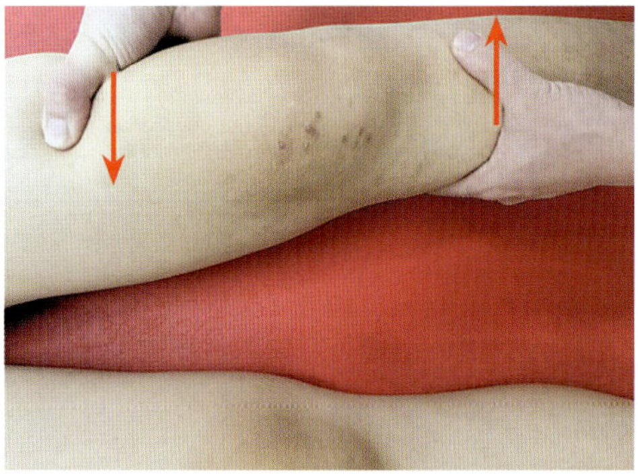

图 2-3-10　Lachman 测试

Lachman 测试对 ACL 损伤时的测试阳性率要高于其他的徒手技术，由于 ACL 断裂的特异性，Lachman 测试是膝关节前方不安定性徒手技术的第一选择。同 Lachman 测试一样的测试体位的胫骨前后方移动距离的定量化测试是 KT-2000 压力测量仪器（又称 KneeLax 3，前身是 KT-1000）。

2. N 测试　一只手把持住测试肢体的足部并且对小腿施加内旋方向的压力，另外一只手把持住股骨外侧髁的上方、并对膝关节施加外翻应力，大拇指按住腓骨小头、膝关节从屈曲 90°位开始伸展。阳性诊断为屈曲 30°~10°附近时，胫骨髁部向前方移动、内旋方向出现亚脱臼、视诊或者触诊都能够判断。这种徒手技术又称为 Jerk 测试（图 2-3-11）。

3. Anterior drawer 测试（图 2-3-12）　膝关节屈曲 90°位，测试者双手握住被测下肢小腿近端，双手大拇指按压住膑韧带，其余手指握住膝窝部，测试者臀部压住被测下肢足背部，然后向前方移动小腿。对小腿中间位、内旋位与外旋位三种体位进行测试。阳性诊断为小腿向前方有非常大的移动距离。

在实施这种徒手测量技术时、健康正常人的胫骨前方移动距离也有一定的幅度，请测试

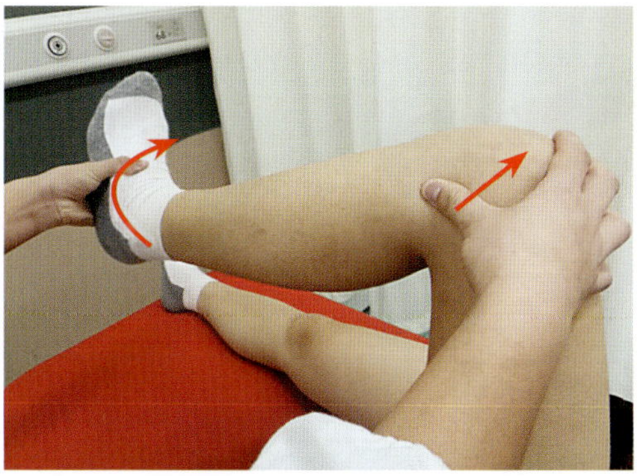

图 2-3-11 N 测试

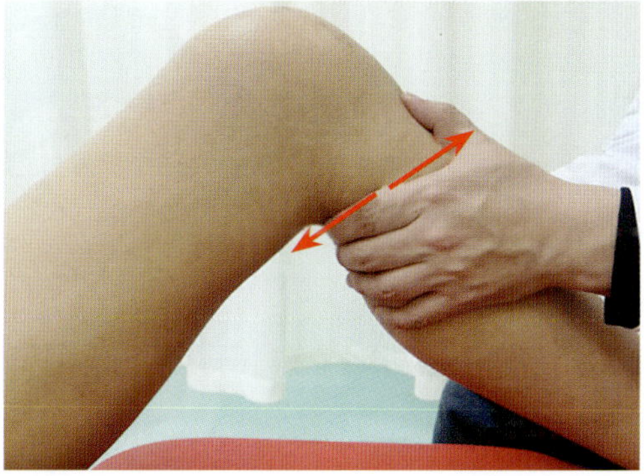

图 2-3-12 Anterior drawer 测试

者一定要注意。测量时一定要让被测试者保持放松的状态、然后要与对侧做比较然后再作出判断。

（二）肌力测试

下肢肌力评定时，主要是针对股四头肌最大肌力进行测定，通常的方法是对 ACL 损伤术前与重建术后进行测定。测定时由于对 ACL 施加了非常大的外部压力，因此一定要注意安全性。重建术后的股四头肌徒手肌力测定（MMT），一般在小腿近端抵抗下实施 MMT 更为安全（图 2-3-13）。此外需要注意的是，只有当重建的 ACL 通过的骨孔壁骨化形成后（一般是术后 3~4 个月）才能进行膝关节开链运动的肌力测量（图 2-3-14）。

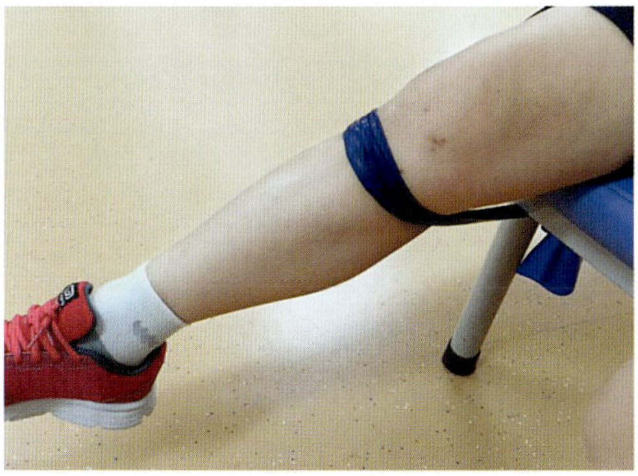

图 2-3-13 近端股四头肌 MMT

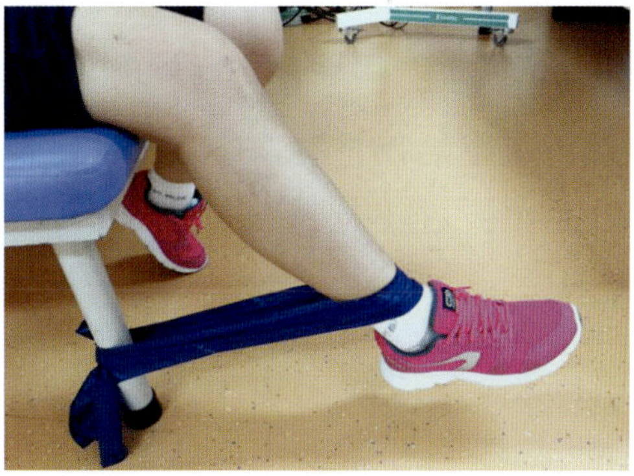

图 2-3-14 远端股四头肌 MMT

有研究指出，CKC 状态下下肢肌力的下降也是 ACL 损伤发生的个体要因，因此 OKC 与 CKC（例如下蹲动作）同时等速测定下肢肌力是非常必要的（图 2-3-15）。

术后测定的肌力值与术后的经过时间，是体育运动基本动作开始与竞技体育运动回归的重要指标之一。研究指出患侧肌力达健侧 70% 以上可以开始慢跑，竞技体育运动回归的肌力指标值体重比见表 2-3-9。另外，ACL 损伤后短期内股内侧肌的快肌纤维虽然萎缩，但是股直肌的肌力萎缩相对股内侧肌更厉害，因此受伤之后长时间的康复过程要注意股内侧肌的萎缩情况。

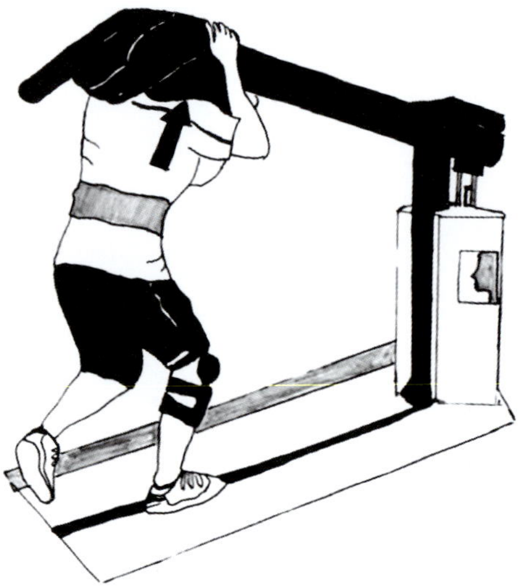

图 2-3-15 下肢 OKC 与 CKC 下等速肌力测试

表 2-3-9 回归体育运动肌力指标值(体重比)

	竞技水平(男)	普通水平(男)	竞技水平(女)	普通水平(女)
膝伸肌	95%	90%	85%	80%
膝屈肌	65%	60%	50%	45%
单腿下蹲	190%	165%	145%	100%
H/Q 比	70%	65%	60%	55%

此外,除以上检查外还需对膝关节 ROM、髌骨的活动性以及膝关节的肿胀程度等进行评定。

四、康复治疗方案

以自体腱(半腱肌 + 股薄肌)移植双重术重建为例进行康复治疗的说明。

(一) 术前

此时期的康复目的是获得正常的 ROM、消炎镇痛与减轻肿胀。受伤后立刻按照 RICE 原则并以冰敷为主进行处理,目的是消炎镇痛。Shelbourne 等的研究指出,把术前康复定义为 phase Ⅰ,此阶段要获得正常的 ROM 与减轻肿胀,并且要讨论术前准备、术后康复计划的内容等各种问题。

(二) 术后康复项目

ACL 重建术后的康复项目中很重要的一点是"重建韧带的危险管理",特别是膝关节伸肌肌力强化训练时一定要注意。ACL 重建后股骨与胫骨的骨孔壁骨化形成时间需要 3~4 个月的时间,因此在此期间的康复训练一定要慎重进行。

1. 急性期 ACL 重建术后一周属于康复急性期,此期是 ACL 重建术后炎症症状最强时期,应以冰敷为主按照 RICE 原则进行处理。术后应选用固定制动膝部矫形器,早期选用卡盘调节式膝矫形器(图 2-3-16)。矫形器的应用要点如下。固定体位:膝关节固定在屈曲 5°~15° 位。矫形器上端超过股骨中线,下端超过胫腓骨 2/3 位。作用:保护损伤的半月板,固定或限制膝关节的屈伸角度。生物力学原理:通过软组织的液压制动保护和固定损伤的膝关节;

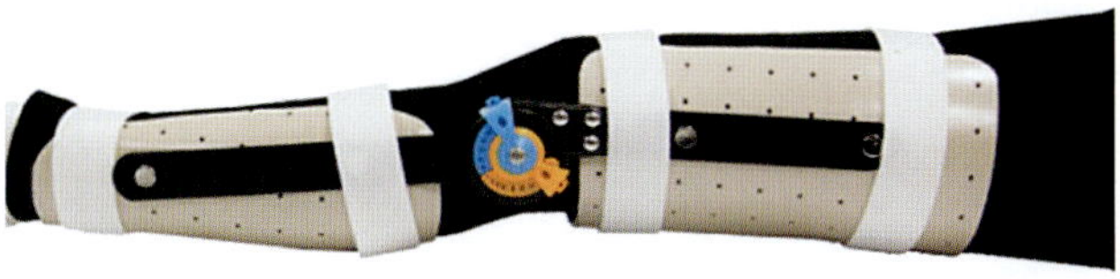

图 2-3-16　卡盘调节式膝矫形

三点力学原理可控制膝关节的活动度。注意事项：配置矫形器后第一周密切观察压力和患肢的血液循环，尤其是下肢感觉减退者，以免导致不必要的损伤。ROM 训练从术后第二天开始实施 CPM（continuous passive motion，CPM）（图 2-3-17），开始角度为 20°~90°之间。

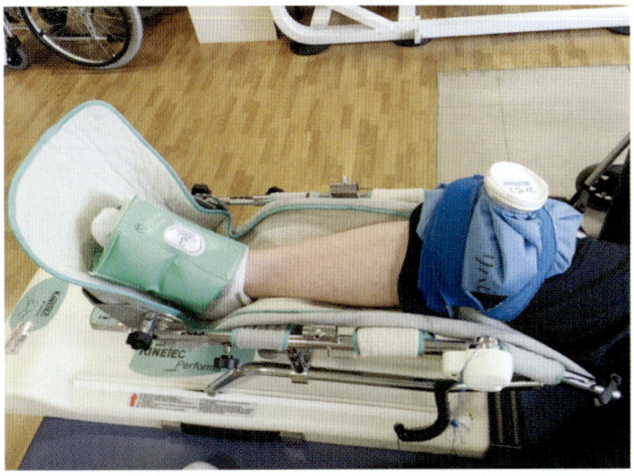

图 2-3-17　膝关节 CPM

2. 亚急性期　术后第 7 天开始在大厅训练，缓慢安全的进行关节活动训练，关节活动度目标为 0°~130°。此时期的 ROM 训练具体的方法有多种：仰卧位下足底抵住墙壁利用小腿自重进行膝关节慢慢屈曲运动（图 2-3-18）；长坐位下足底可放置摩擦力较少的底垫然后双手环抱膝关节使之做屈曲运动（图 2-3-19）。髌骨活动性低下是限制膝关节屈曲的要因之一，治疗师应对其实施髌骨松动术或者治疗师指导患者进行髌骨松动。术后第 7 天，负重步态训练从 1/3 体重负重开始，之后约一周左右的时间可以全体重负重。

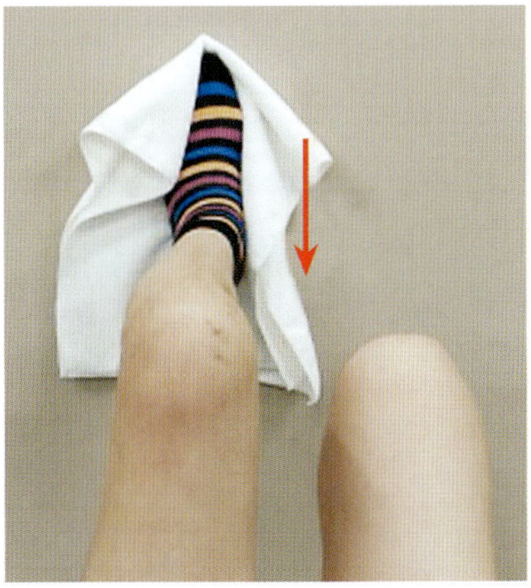

图 2-3-18　仰卧滑墙训练

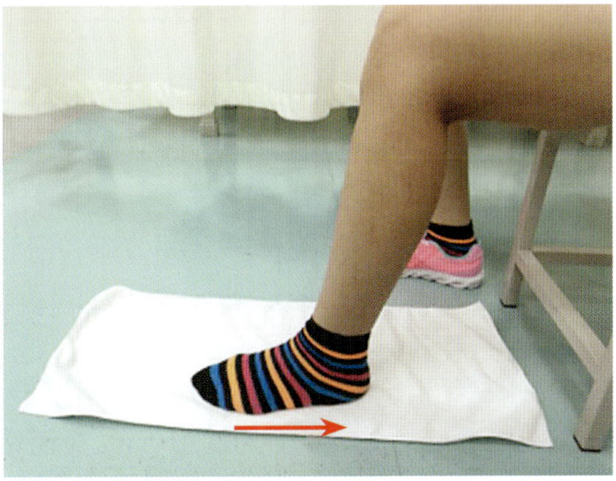

图 2-3-19　足跟滑移训练

3. 体育运动开始期　术后 3~4 个月开始进入体育运动开始期，术后 9~10 个月可以回归体育运动，包括竞技运动。根据体育运动项目的不同、特有步法的角度出发考虑，非接触性 ACL 损伤、ACL 重建术后一定要指导其基本的步法训练。步法训练基本内容框架有 4 大部分：①减速演练（deceleration drill）；②横向运动（horizontal movement）；③转向动作演练（turn

drill);④停止动作演练(stop drill)。每项内容的训练都是从简单到困难。

(马玉宝 刘晓磊 解 益)

第八节 膝关节后交叉韧带重建术后康复

一、概述

对于后交叉韧带(posterior cruciate ligament,PCL)损伤,选择重建术还是保守治疗没有确切的说法。PCL 重建术后与 ACL 重建术一样能够得到良好的临床效果、但同时也有不良反应;保守治疗的优点是膝关节的稳定性能够得到一定的改善。通常来说,如果 PCL 单独损伤Ⅱ度以内,保守治疗是第一选择,如果有其他韧带合并损伤或者说保守治疗效果不好应该选择重建术。

PCL 损伤不仅发生在运动损伤中、更多的发生原因是交通事故。其典型的受伤机制是膝关节屈曲位时在胫骨粗隆上施加了强大的外力导致胫骨被强制的向后方移动(图 2-3-20)。

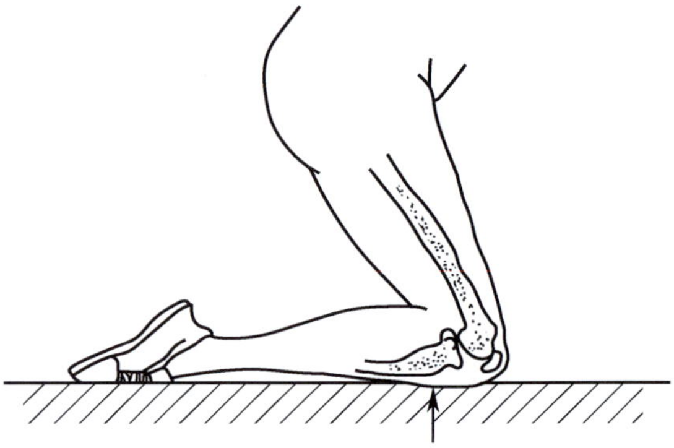

图 2-3-20 PCL 损伤膝关节异常姿势

二、临床手术方案

PCL 重建术也有单束重建与双束重建之分。

髌韧带移植重建后交叉韧带操作方法:

常规肢体准备和铺单,上充气止血带。做标准的髌旁内侧切口,在股骨内上髁线的近侧约两横指处弯向后切开皮下组织,靠近髌腱内缘的内侧切开关节。检查膝关节,切除或修复半月板撕裂,如有必要,切除半月板。

屈膝 90°体位下,弧形拉钩牵开后关节囊和滑膜,显露后交叉韧带在胫骨上原有的止点。在后交叉韧带胫骨解剖止点的后外放置导针或手指定位,导针或克氏针的前部位于髌韧带胫骨止点的远侧和内侧。

由远及近 45°钻胫骨隧道。从前方用或不用导向器置入克氏针,使其出针点位于后交叉韧带止点解剖中心的后外侧。然后用 10mm 直径钻头延导针扩钻。用钻头导向器穿过股骨内髁插入克氏针,出针点在后交叉韧带原附着解剖中心的前上,通常在骨与软骨的交界处。从股骨髁后上方钻入克氏针,然后用 10mm 钻头扩钻。分离股内侧肌的下部并牵开显露隧道的外口。

取材移植材料。将髌腱的内侧 1/3(保留 5mm 完整的边缘)与髌腱的其他部分游离。用电动工具切取 10mm 宽、4mm 深、25mm 长的髌骨骨瓣。骨瓣上不要带任何四头肌腱。用 0.137cm 的克氏针在骨瓣上钻 3 个孔,通过每个孔穿 1 根 5 号不可吸收线。从髌腱的胫骨结节止点切取与髌骨骨瓣同样大小的骨瓣。在骨瓣上钻 3 个孔并每孔穿 1 根 5 号不可吸收线。将髌骨骨瓣置入股骨隧道内，要使骨瓣全部在股骨内髁内。将股骨侧缝线松松打结固定在股骨隧道外口的纽扣上。经后内关节囊切口把一个过线器传递到髁间窝。将移植物胫骨端的缝线穿入过线器，经后内关节囊切口拉出，然后将移植物的胫骨端经髁间窝轻柔拉出。从胫骨隧道的前方插入过线器，然后弯曲经后内关节囊切口出来。用过线器将胫骨端缝线从隧道前方拉出，倾斜胫骨骨瓣使其下端向前成角以便于通过后方胫骨隧道。

如果骨瓣进入隧道有困难，可能有软组织卡在隧道入口，或胫骨骨瓣太长不能充分成角进入隧道，或隧道太低。如果是隧道太低，用钻向前上方稍加压扩大隧道。

在胫骨隧道的下缘拧入比测深器测量的长 5mm 的 AO 骨松质螺钉和垫圈。在股骨隧道口，通过纽扣打结髌骨瓣缝线。然后，屈膝 90°，向前拉胫骨，通过 AO 螺钉和垫圈打结胫骨骨瓣缝线。屈膝 90°位拉紧缝线，伸膝到 30°位，维持胫骨前抽屉位再次收紧缝线，打结固定并拧紧螺钉。做后抽屉试验并检查正常内、外髁的正常台阶，做膝关节的全范围活动并做后抽屉试验。常规方法关闭关节囊切口，在内侧放置引流管。常规关闭皮下组织和皮肤。

三、康复功能评定

PCL 问诊首先要确认受伤机制与产生不稳定感的动作等。如果 PCL 发生了损伤，仰卧位膝关节屈曲 90°下，放松下肢肌肉，会出现胫骨粗隆向后方下沉的现象。另外，请不要忘记与健侧做对比，因为有的时候即使是 PCL 没有损伤也会有轻微下沉的现象。对于膝关节稳定性的检查，也是与 ACL 检查同样的体位，治疗师双手把持住小腿近端，然后前后摇动小腿主要是向后方移动胫骨。注意的一点是，如果是从胫骨下沉的位置向前方移动胫骨会发生胫骨前移的假阳性结果，请注意此点。其他的评价与骨科的评价类似。

四、康复治疗方案

上面说到 PCL 单独损伤Ⅱ度以内时、保守治疗是第一选择而且也是选择治疗方法最多的。因此，下面将从保守治疗的角度介绍康复治疗方案。

(一) 急性期

急性期时炎症症状明显、早期介入以冰敷为主的 RICE 原则进行处理为妥。负重步行时如果疼痛比较明显要拄拐免负重步行，为了抑制胫骨向后方移动要佩戴膝关节 PCL 损伤支具辅助步行并保护膝关节再次损伤。

(二) 亚急性期

如果急性炎症期已经顺利渡过，可以开始佩戴膝关节 PCL 损伤支具进行步行训练。早期以疼痛为标准从部分体重负重逐渐过渡到全体重负重步行。ROM 训练要避免完全的屈曲位。PCL 损伤后，膝关节屈曲时胫骨会向后方移动，此时膝窝部会出现疼痛。为了抑制胫骨向后方移动，在膝窝部垫一块毛巾进行 ROM 训练会更好。

(三) 体育运动开始期

去除膝关节 PCL 损伤支具后，以不稳定感与疼痛完全消失为标准，进行 ACL 重建术后的步法训练。此阶段训练目标为 2 个月左右时间恢复股四头肌肌力，患者可进行体育运动。

（马玉宝 宋德军）

第九节 髌骨骨折术后康复

一、概述

髌骨位于膝关节前方，股骨的下端前面，是人体内最大的籽骨，包埋于股四头肌腱内，为三角形的扁平骨。底朝上，尖向下，前面粗糙，后面为光滑的关节面，与股骨的髌面相关节，可在体表扪及。髌骨的主要作用是增加股四头肌的力臂，减少运动中相对组织的摩擦，提高膝关节伸展的能力。

成人髌骨骨折约占全身骨折的 2.53%，好发于中青年，男性多于女性。髌骨骨折可分为 4 个基本类型，即横断、粉碎、纵形和撕脱型，其类型主要取决于受伤机制。依其不同的类型，其受伤机制如下。

横断者包括斜形，约占所有髌骨骨折的 2/3，这种类型骨折的受伤机制为间接暴力。当屈膝 30°时，髌骨略倾斜，仅其下 1/3 部一横行条状关节面与股骨髁接触。随着膝关节屈曲程度的增加，髌骨接触面渐向上移，髌骨关节间所承受的压力随着屈曲度的增大而增加。当股四头肌突然强力收缩时，所在位置的髌骨横行条状接触面形成支点而造成横断骨折。例如疾步行走中在未及防备的情况下突然绊于石头上或由高处跳下两足着地，股四头肌强力收缩以防跪倒而造成的骨折。骨折块分离愈大，髌骨两侧股四头肌腱撕裂也愈严重且广泛。有些发生横行骨折后跌倒，其下骨折块撞击于地面进而形成粉碎折块，但其基本骨折线仍为横行，仍应包括于此类型中。

粉碎骨折包括星形者，约占所有髌骨骨折的 1/3。主要为直接暴力，如坐于汽车中突然撞车时膝部撞击前方挡板，高处坠落膝部着地时髌骨直接受力而形成。此类骨折往往上下分离不严重，股四头肌肌腱破坏较轻。髌前部有时会损伤，甚至形成开放骨折。

纵形者及撕脱者均较少见。纵形者多在外侧，当屈膝位同时有外翻动作时，髌骨被外侧支持带拉向外侧，在股骨外髁上形成支点而造成。撕脱者多在髌骨下极，不涉及关节面。

二、临床治疗方案

（一）保守治疗

1. 伸直位固定 以长腿石膏或关节夹板将膝关节固定于伸直位。

2. 髌骨钳外固定 各种类型的髌骨钳自基本骨折线上下将骨折块向中央钳紧固定。

（二）手术治疗

临床骨科医生判定患者是否需要手术的标准为：骨折移位超过 3~4cm；患者无法主动伸膝。

1. 髌骨周围缝合固定 利用不锈钢丝或粗线丝等绕髌骨周围环形或双半环形缝合，也可不切开而经皮肤缝合。

2. 髌骨固定 利用螺丝钉固定，或经髌骨骨折块纵形或横行钻孔穿钢丝结扎固定。

3. AO 张力带缝合固定 为 AO 学派首创并推行的方法。当膝关节屈伸运动时，其髌骨的前侧有分离趋势，为张力侧。因此，固定应经髌骨的前方，使张力转变为压力。

4. 内聚髌器固定 利用记忆合金制成的内聚髌器，可将髌骨骨折块自周缘向中心聚拢并维持复位。

5. 髌骨部分切除或完全切除　对难以保留的髌骨上部或下部切除，将髌韧带或股四头肌腱缝合于保留的上部或下部髌骨断端，保持缝合部位后方平整。纵形骨折的小骨折片可切除，以避免晚期的创伤性关节炎。髌骨如完全切除后，需注意修补原髌骨部位的空隙。

下面主要介绍AO张力带缝合固定，手术方法根据患者骨折类型和骨折程度而确定。通常如果皮肤条件允许，于髌骨上做纵行正中切口（图2-3-21）。向下全层切开至腱膜，皮瓣向内、外侧翻开，暴露整个髌骨与伸膝装置。随后切开腱膜暴露骨折线及髌腱。清理骨折端血肿，测定骨折块的松质骨边缘以助于骨折复位。两根克氏针穿过骨块，从髌骨的上极和下极穿出。钢丝环绕髌骨与克氏针形成张力带。用结扎钳将张力带钢丝的两端同时抽紧结扎以增加张力。必须注意，过高的张力会使张力带在康复早期出现断裂。随后对伸膝装置进行修复。内、外侧支持带通常在骨折线水平撕裂，可以采用不可吸收线缝合修复。检查患者膝关节活动度，确保患者可以完全伸直膝关节，并至少达到屈曲90°稳定性。最后按顺序修复腱膜、皮下软组织和皮肤，缝合切口。

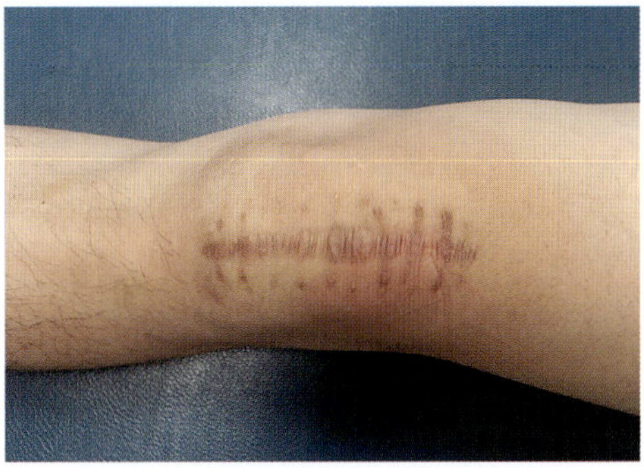

图2-3-21　髌骨上正中切口

对于移位的骨折，张力带钢丝技术是目前使用最为广泛的手术方式。张力带钢丝穿过了股四头肌肌腱与髌腱环绕髌骨上下极，通过钢丝张力效应对骨折部位加压。术者用1~2个穿过骨折面儿的螺钉控制骨折部位旋转，张力带钢丝从克氏针和螺钉下穿过进行骨折端加压并增加旋转稳定性。另一种方法，利用空心螺钉固定，张力带钢丝可以穿过空心螺钉。对于一些特定的病例，缝线可以替代张力带钢丝。

对于髌骨严重粉碎性骨折，但有50%髌骨保留的患者可以采取部分髌骨切除术。髌骨下极往往为主要受力粉碎处，通常需要切除。在部分髌骨切除术中，术者于髌腱处清理骨碎块，采用不可吸收缝线编织缝合髌腱。然后，沿髌骨长轴钻孔，通过髌骨隧道将缝线打结固定于上缘。

大多数患者需要二次手术移除内固定。钢丝与缝线可能突出并影响患者康复，延缓关节活动度的恢复。

（三）治疗效果的衡量标准

治疗效果的标准应至少包括以下四项内容：完全无痛或偶有轻痛，但不影响日常生活及工作；股四头肌肌力5级，无任何步态异常；膝关节主动伸直正常，屈曲受限少于20°；无晚期创伤性关节炎症状出现。

以此标准分析治疗的结果，保留髌骨者疗效好，部分切除者略差，全切除者最差。髌骨全切除者主要的问题是股四头肌力弱，其次是伸膝受限，髌骨全切除后，股四头肌力臂明显缩短，必须增加15%~30%的肌力才能完成拮抗作用（或抗阻伸膝）。尽管股四头肌有一定的潜力来代偿，但体弱年老的患者，或在站立、行走过久后，很容易出现股四头肌肌力弱，“打软腿”以至膝关节不稳等情况。在手术时为避免出现肌力下降而加强重叠缝合，则又会遗留屈曲受限的问题。此外当髌骨存在时，膝关节的伸屈运动是由摩擦系数很小的髌股关节面之间的滑动来完成的。一旦切除髌骨，则由肌腱直接在股骨滑车软骨上滑动，不仅增加了运动时的摩擦力，而且肌腱承受摩擦及压力能力也远不及其承受拉伸力的能力，同时还直接造成了股骨髁软骨的磨损。由于肌腱不具有适应股骨滑车的外形，滑动时很不稳定，易出现股四头肌腱滑脱，乃至发生断裂或部分断裂；部分切除组中，主要问题是晚期的创伤性关节炎，其次是屈曲受限。尽管有些病例原始损伤并不严重，或为下极粉碎骨折，而上骨折段较为完整，甚至完全未涉及髌骨后关节面，但当髌骨下部切除，其上骨折段位髌韧带缝合，势必造成保留的髌骨整体下移，所有髌股关节接触面完全错位。

三、术后康复

（一）康复评定

1. 形态学评定　测量双下肢髌骨上缘、下缘及上缘 5cm、10cm，下缘 5cm、10cm 位置的围度并加以比较，明确患侧肢体有无肿胀以及肿胀的程度。

2. 视觉观察　密切观察伤口愈合或瘢痕生长情况，伤口有无脓性分泌物流出，有无严重瘢痕增生。

3. Autar 量表　评估出现下肢深静脉血栓的风险水平。

4. 疼痛评估　使用视觉模拟评分法、面部表情量表法、压力测痛法、疼痛日记评分法等任意一种方法评估患者在不同体位、不同活动状态下和不同时间段有无疼痛及疼痛的剧烈程度。

5. 感觉评估　评估手术可能导致的神经损伤问题。

6. 关节活动范围测量　在保证患者安全的前提下，在允许限度内，测量膝关节各个方向的主动和被动活动范围。

7. 肌力评定　采用徒手肌力测量法测量伸膝肌群、屈膝肌群等的肌力。锻炼力量的过程中可以相应地评估髋关节各向运动及踝关节各向运动的肌力，注意每个时段的运动禁忌。

8. 平衡功能评定　在患者可以站立、步行等时段，进行相应的平衡功能评定。

9. 步态、ADL 评定等。

10. 精神状态评定　焦虑自评量表、抑郁自评量表等。

（二）康复计划

髌骨骨折术后患者的治疗需要骨科医生和物理治疗师的合作。这个观念是考虑到患者术后治疗的安全性和有效性。治疗的目的是提供一个具有结构性稳定且灵活的髌股关节，使患肢功能完全恢复。影响治疗的因素包括以下：患者整体健康及可能影响伤口及骨折愈合的因素；骨折位置及类型；骨科医生的处理方式，如术后制动（整个下肢的骨量丢失，肌肉萎缩及可能发生的膝关节挛缩）或张力带钢丝固定（允许早期关节活动及髌骨活动）；患者对制订的康复治疗计划的依从性等。

尽管髌骨骨折术后的康复是至关重要的，但是大部分计划实施的前提是患者的自身条件、骨科医师选择内固定的方式以及患者的目标。物理治疗师从医师及患者处共同得到的信息可以帮助决定康复计划制订及开始的时间。髌骨骨折术后积极的早期治疗均能得到良好的恢复。

治疗师应在患者术后第一次就诊时进行评估，需考虑手术过程及骨科医生提到的任何限制膝关节活动的因素。手术区域的检查需记录在案，并且要持续评估以预防伤口并发症。如果手术区域出现任何感染迹象，治疗师应立即通知医生。术后使用拐杖，在制动支具适当使用下，进行可耐受性负重。

表 2-3-10 康复方案仅针对单纯横行骨折而言，临床医师在制订不同类型髌骨骨折术后康复计划时需充分考虑前述 4 个影响因素。

表 2-3-10 髌骨切开复位内固定术术后康复方案

时间	康复计划
术后第 1~4 周	治疗目标： 1. 控制疼痛 2. 管理肿胀 3. 预防下肢静脉血栓形成 4. 增强肌肉收缩 5. PROM 训练 0°~90° 6. 诱发肌肉主动收缩 治疗方法： 1. 冷疗，10~15min/次，视肿胀情况可每小时冰敷一次 2. 股四头肌低频电刺激，2 次/d 3. 踝泵训练，不引起疼痛及疲劳情况下持续进行 4. 空气波压力治疗仪（IPC）、梯度等级弹力袜等预防下肢静脉血栓形成 5. PROM 伸膝、屈膝训练，仰卧位滑墙训练，10 个/组，1~2 组/d 6. 股四头肌屈膝 20°~30°位等长收缩以及腘绳肌等长收缩训练，10 个/组，1~2 组/d 7. AROM 训练 站立位腘绳肌屈膝训练，仰卧位足跟滑动训练，10 个/组，1~2 组/d 8. 使用拐杖训练步态并在佩戴支具下进行可耐受的负重 9. 轻柔的髌骨松动（无抵抗）
术后第 5~8 周	治疗目标： 1. 疼痛的自我管理 2. 改善步态 3. 增加下肢训练强度 4. 膝关节被动活动度达到 90% 5. 独立完成居家训练 治疗方法： 1. 继续上阶段的治疗 2. 必要时候可使用髌骨关节贴扎 3. 使用功率自行车锻炼屈膝角度 4. 主动伸膝训练（需要在手术医生确认下进行） 5. 30°微蹲训练、侧方上台阶训练
术后第 9~12 周	治疗目标： 1. 无限制社区步行 2. 步态正常 3. 患者症状的自我管理 4. 无贴布下保持髌骨稳定 治疗方法： 1. 继续上阶段的闭链运动与牵伸训练，10 个/组，1~2 组/d 2. 髌骨松动（图 2-3-22） 3. 渐进性抗阻训练 4. 自行车、跑步、等速肌力（骨科医生确认后）训练，1~2 次/d

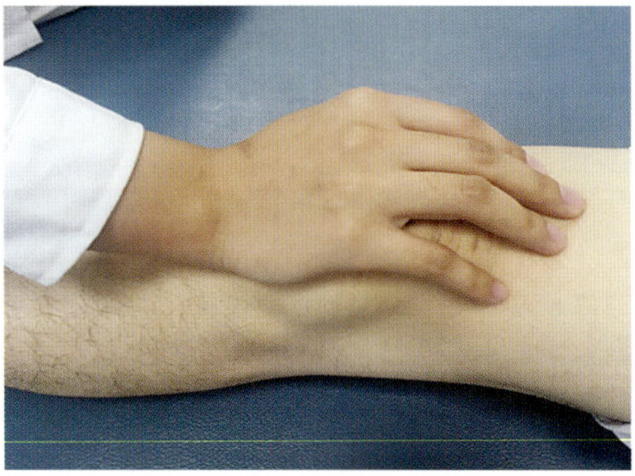

图 2-3-22 髌骨松动训练

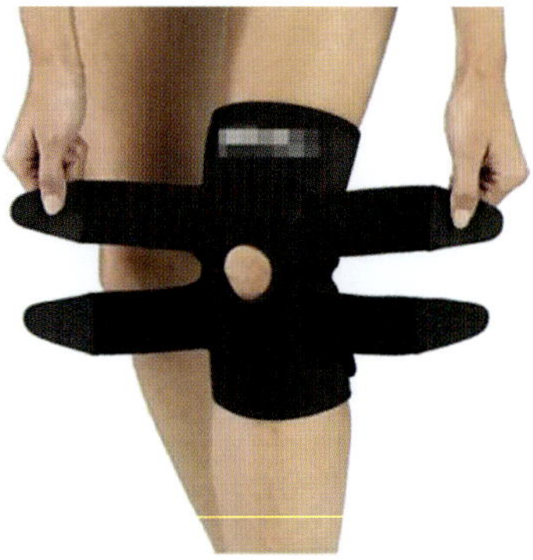

图 2-3-23 髌骨固定矫形器

康复的早期(术后 1~4 周)治疗着眼于改善股四头肌主动收缩及腘绳肌控制能力,管理肿胀和疼痛,提高关节活动度等问题。然而,早期关节活动度恢复的情况是多种多样的,这取决于患者的情况及是否进行了注重膝关节活动度的急性期康复,晚期出现的步态偏差也是由于早期未正当处理所引起。此外,患者术后早期应接受防护支具治疗,临床上常用的一种髌骨固定矫形器(图 2-3-23),其由柔性的弹性布料以及髌骨的上下部位各一条固定带组成。这是一类具备不同尺码的成品矫形器,医务人员可以根据患者的膝部围长选择合适的矫形器。矫形器的应用要点如下,力学特点:软组织的加压固定保护原理。作用:增加膝关节稳定性、减轻或消除髌骨复位的疼痛,并防止髌骨运动中脱位。通常来说,此类矫形器可以在稳定骨折的同时使患者能够进行活动。膝关节的早期锻炼包括被动活动、有限制的主动活动以及等长收缩等。被动牵伸可以帮助恢复膝关节屈曲和伸直角度。牵伸的力量需与手术医生的指南相一致。一般来说,患者重新获得全范围的伸直往往没有困难,伸膝受限可以成功治疗,通常来说患者将预期在 4 周达到屈曲 90°位及完全伸直位;主动训练早期着重于腘绳肌的训练,例如足跟滑动和站立位屈膝均可以帮助促进肌肉控制和改善关节活动度。等长收缩锻炼包括股四头肌和腘绳肌收缩,治疗师观察患者完成情况,需要时可介入电刺激;当切口愈合并且手术医生允许的情况下,可以增加水疗以加强适当重心转移和步态训练;此外,抬高患肢、冷敷是管理肿胀及控制疼痛的必要流程,控制疼痛也可选择轻微的髌骨松动(1、2 级无阻力无疼痛)。

康复的亚急性期或中期(术后 5~8 周)是从限制性功能性活动逐渐转变为日常功能性活动的时期。在这一期,患者应增加使用支具进行转移的能力,以及减少对助行器的依赖(如果有的话);患者继续被动关节活动度牵伸以获得膝关节全范围屈曲,在膝关节完成屈曲后可把功率自行车作为关节活动辅助锻炼设备,也可以用作力量训练或心血管功能训练,从而使膝关节屈曲完全恢复,并且没有髋关节的摆动(代偿)。应当注意的是,在增加自行车阻力时需得到骨科医生的认可;股四头肌的主动活动在 6~8 周开始(或者在认为骨折足够稳定到可以耐受时),患者可以在恢复股四头肌肌力、下肢控制良好的基础上开始闭链运动;治疗师进行关节松动时,手法等级应根据阻力大小来控制;这期的理疗首先使用冷疗来控制疼痛,继续电刺激股四头肌以进一步恢复肌肉力量。若有必要,治疗师可以开始使用贴扎控制肿胀,在肿胀得到控制后可以使用湿热敷来做膝关节牵伸前准备。

康复的进阶阶段(术后 9~12 周)以功能性、技术性活动为主,最多的努力和工作花在重获患者正常的股四头肌、腘绳肌、腓肠肌肌力上,如果仍有不足,前两阶段的训练还得继续。

治疗师需要铭记在心的是时间框架取决于很多因素，包括骨折类型、固定以及患者对康复的反应。对于现阶段贴扎已不是重点，如果需要继续使用贴扎，治疗师应指导患者自我贴扎。疼痛合并关节僵硬的情况可以给予治疗师反馈，这有利于治疗师是否选择进行更加激进的训练。另外，在获得医生许可前需避免等速运动。这阶段的目标是通过提高耐力和协调性来加强髌股关节周围肌肉力量。该阶段，患者应该更多地进行转移训练，因为他们已经普遍具有可耐受的坐、站、行走的能力。持续的站立和步行训练还需继续加强，上下楼梯和下蹲受限可能还仍然存在。此外还需致力于逐渐增加功能活动训练，例如在骨科医生允许下，可依据个人需求开展跑步及跳跃训练。

（三）家庭 / 病房康复指导

表 2-3-11 家庭康复指导只适用于髌骨横行骨折张力带钢丝固定术后的患者，保守治疗与严重的髌骨骨折术后的患者需要与骨科医师沟通后适当调整治疗方案。

表 2-3-11 髌骨骨折术后家庭 / 病房康复指导

康复阶段	康复指导
术后第 1~4 周	治疗目标： 1. 控制疼痛及肿胀 2. 预防下肢深静脉血栓形成 3. 获得 0°~90° 的 PROM 4. 减少肌肉萎缩，增加股四头肌和腘绳肌收缩 治疗方法： 1. 抬高患腿训练，训练后冷敷 2~3 次，15min/ 次 2. 踝泵训练及腘绳肌牵伸训练（30min） 3. 足跟主动向后划床训练（图 2-3-24），3~4 组 /d，10 次 / 组 4. 股四头肌等长收缩（医生允许后），3~4 组 /d，10 次 / 组 5. 允许拄拐不负重下地步行
术后第 5~8 周	治疗目标： 1. 疼痛和肿胀的自我管理 2. 增加力量，ROM 增加至受伤前的 90%，开始股四头肌 AROM（6~8 周）训练 3. 平地步行无异常步态 方法： 1. 继续 1~4 周同样的训练，增加重复次数。锻炼次数可以增至每天 2 组，每组 10~20 次（在不疲劳的情况下） 2. 在患者可忍受的情况下开始闭链运动训练。可以使用弹力带进行膝关节屈伸或者床上踏车训练。患者从完成 2 组，每组 10 次训练开始，在可忍受的前提下逐渐加次数 3. 可以进行贴扎增强膝关节的稳定性 4. 锻炼后需要冷敷，15min/ 次
术后第 9~12 周	治疗目标： 1. 重获完全日常活动功能，增加下肢耐力及协调能力 2. 可以有限制地上下楼梯（图 2-3-25）及跑步训练（在医生允许下） 治疗方法： 1. 根据情况，继续前 8 周锻炼内容。尽可能减少贴扎，可以指导患者自己进行 2. 闭链运动进阶，可包括在家庭进行跨步平衡练习和平衡板练习 3. 在疼痛和关节渗出得到控制的情况下，逐渐回归功能性活动

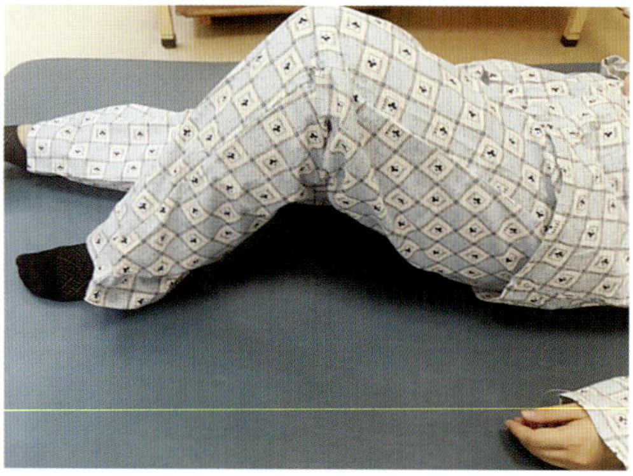

图 2-3-24 足跟主动向后划床训练

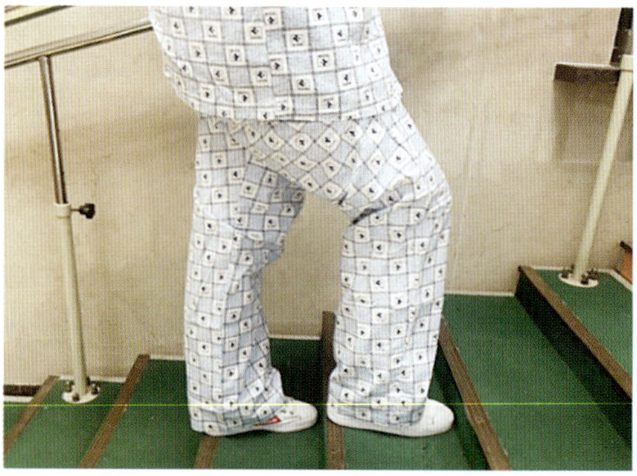

图 2-3-25 上下楼梯训练

（四）康复注意事项及常见问题解析

康复失败的原因包括不稳定的内固定、患者依从性差以及早期被动活动训练太迟。不耐痛的患者获得力量和关节活动度都比较困难，并且可能遗留功能障碍。髌骨骨折后重新回归最大功可能需要 1 年的时间。遗留的问题如膝前痛和僵硬都是常见并发症。据估计，有 70%~80% 的患者在髌骨张力带钢丝固定后可获得优良至优秀的结果，20%~30% 会获得一般或较差的结果。不考虑训练的前提下，延长制动对最终康复结局是有害的。全范围关节活动尽管会产生伤口感染的风险，但其益处超过了伤口并发症的风险。需注意的是，对于髌骨开放性骨折的患者进行全范围关节活动具有很高的感染风险。

（李 乐 解 益）

第十节 骨性关节炎截骨术后康复

一、概述

影响全世界老年人的主要慢性疾病之一是与长期疼痛和残疾有关的肌肉骨骼系统疾病。膝关节骨性关节炎（knee osteoarthritis，KOA）是骨科常见的骨关节疾病，发病时间在 20 岁左右，大多数无症状，但随着年龄增长，发病率开始升高，严重影响中老年人健康水平和生活质量。本病在中年以后多发。国内外的初步调查显示，骨关节炎的总患病率约为 15%，40 岁人群的患病率为 10%~17%，60 岁以上人群的患病率达 50%。而在 75 岁以上人群中，80% 以上患有骨关节炎。目前，中国 60 岁以上人口已超过 1 亿，估计骨关节炎患者约为 5000 万。骨关节炎对人类的威胁正在迅速增加，有效地治疗和预防保健已成为重大的公共卫生问题。统计预测 2020 年全世界大于 50 岁的人口将是 1990 年的 2 倍，用于治疗骨关节炎的花费大约占 155 亿美元，医疗资源面临着沉重的负担。KOA 主要病理特征为关节透明软骨病变，软骨下骨坏死，骨质增生。临床表现为膝关节疼痛、无力，不同程度活动受限。KOA 是一种终身性疾病，目前尚无证据显示任何治疗能使透明软骨完全修复，终止 KOA 进程；但通过早期诊断和持续的康复治疗，能改善症状、延缓病情发展，将病情控制在一定程度内，避免或有效延缓人工关节置换。

二、临床治疗方案

(一) 保守治疗

KOA 的病情发生发展是多因素的,除与遗传、年龄增长、雌激素减少等因素有关外,还与肥胖、外伤、过度使用、不良姿势等因素有关,故应尽量减少或避免这些不利因素。不活动和过度活动均会对 KOA 产生消极影响,应平衡关节休息和负重活动,提高膝关节稳定性控制,避免长时间保持同一姿势,减少登山和爬楼梯等使膝关节负荷增加的运动。

部分膝关节骨性关节炎的患者通过物理治疗师的运动疗法技术与理疗可以缓解疼痛,获得下肢良好的神经肌肉反应、控制,恢复膝关节功能。膝关节周围神经肌肉系统与原发性 KOA 的发生发展相关联,神经肌肉保护机制损害会引起关节内应力不均衡,本体感觉损害,关节稳定性下降,从而引起早期关节退变,进一步导致关节运动的准确性和稳定性下降。此外,肥胖也是 KOA 的一个重要危险因素。内翻型 KOA 患者的体重指数(body mass index, BMI)与 OA 严重程度高度相关,内翻对位不良可以解释 BMI 对内侧胫股 OA 的影响:正常对线时,体重不均衡的分布在内侧胫股间室,内翻加重了这种不均衡;肥胖会加重内侧胫股间室软骨损伤,肥胖合并内翻对位不良导致加速 KOA 发展。肥胖对 KOA 的作用不仅在生物力学方面,而且肥胖引起的脂质代谢异常对骨代谢也有影响,由此引起内科疾病。减肥是 KOA 康复治疗方案中有效的辅助疗法。需要指出的是,过多的关节活动可能是导致晚期肥胖 KOA 患者病情加重的重要危险因素。

生物力学研究显示,在负重状态下膝关节负荷为体重的 4 倍。手杖可增加支撑力,降低患肢负重;膝关节支具可增加关节稳定性,控制关节内翻、外翻畸形。研究表明膝外翻支具和普通支具均能缓解疼痛,改善功能,减轻关节负荷。而对使用膝关节支具与膝外翻支具的对比研究发现,使用膝外翻支具更能增强患者步行时的信心和功能活动;楔形鞋垫、更加舒适合理的鞋子也能调整膝关节力线和纠正不良负荷,缓解 KOA 症状。在鞋里加入楔形支具诱导跟骨成角可以改善膝对线。外侧楔形鞋垫可以用来治疗胫股关节 OA,Kakihana 等发现内侧胫股关节 OA 患者用 6°外侧楔形支具可以轻度减少膝关节内翻力矩。矫形器治疗 KOA 的机制,除了生物力学原理外,还有保暖、改善关节本体感觉,调整心理情绪、保护关节免受外伤等作用,也是不容忽视的因素。

(二) 腓骨截骨治疗

对于中晚期保守治疗无效患者及膝内翻畸形较重患者,全膝关节置换、单髁置换和胫骨高位截骨等手术都对其有明显的止疼、改善膝关节功能的效果,已成为常规术式。这些术式各有其适应证及特点,也有诸多缺点与不足。近年来,腓骨截骨术治疗骨性关节炎膝内翻畸形逐渐被人们所认知。

一般认为膝关节外侧关节囊、髌腱膜、韧带等软组织松弛是导致膝关节内翻畸形和内侧间隙变窄的主要因素。近年来,有学者发现外侧腓骨的支撑导致疏松退变的胫骨平台内外侧发生不均匀沉降,可能是继发膝关节力线内移、膝内翻畸形的决定性因素。对于腓骨截骨手术的作用机制,有研究表明,在未行腓骨截骨时,腓骨头与胫骨外侧髁之间连接较紧密,间隙较小,此时膝关节外侧的肌肉韧带等软组织张力较低;而在截骨术后,比目鱼肌和腓骨长肌等小腿肌肉将腓骨向远端牵拉,膝关节外侧的肌肉韧带等软组织被牵拉,形成以胫骨外侧平台为支点的一个杠杆结构，可以撬起股骨内髁，使膝关节内侧平台张力减低。其负荷从内侧向外侧转移，从而解除内侧间隙的骨关节炎症状。这一点，类似于胫骨高位截骨术，均从冠状面上纠正了下肢力线异常，使人体下肢负重力线外移，由相对局部的点负重转变为面负重，一定程度上延缓了软骨磨损，为骨改建创造了适宜的力学环境，阻滞或延迟了膝关节退变的病理进程。

（三）胫骨高位截骨治疗

胫骨高位截骨治疗是时下常用的治疗膝关节单间室骨性关节炎的手术治疗方法。多数患者骨性关节炎仅限于内侧间室的退变，其他 2 个间室仍然是健康完好的。外侧闭合胫骨高位楔形截骨（CWHTO）术需要先行关节镜下清理，检查关节病损情况，特别是注意外侧胫股关节软骨情况，如外侧胫股关节软骨轻度退变，则可行胫骨高位截骨，如外侧股胫关节面退变严重则放弃截骨。镜下去除游离体，修整关节面及破损的半月板，清理剥离的关节软骨，大量盐水冲洗。取腓骨中段外侧纵行 3~5cm 切口，腓骨长肌与比目鱼肌间分离显露腓骨，截断并咬除 1cm 骨质，冲洗缝合切口。做胫骨近端横向弧形 6~8cm 切口，凸向上，显露胫骨上端，胫骨关节面下 1cm 自外向内置入斯氏针定位，胫骨结节近侧关节面下 2cm 平行于斯氏针自外向内骨刀作近端截骨线，远端截骨线与近端截骨线的夹角取决于术前测量的矫正角度，通常胫骨外侧截骨 1mm 可矫正 1° 内翻。外翻闭合截骨间隙矫正内翻，如髌股关节有明显退变则同时将截骨远端向前移 0.5~1.0cm，使胫骨结节抬高以减轻髌股关节压力。用 1 或 2 枚骑缝钉固定，透视位置好，冲洗，放置引流，缝合伤口，伸膝位石膏固定。

内侧开放胫骨高位楔形截骨术（OWHTO）与 CWHTO 不同的是，OWHTO 是一种在截骨间隙植入不同材料（包括自体骨、同种异体骨、磷酸三钙、羟基磷灰石块等人工材料），采用更坚强内固定的手术方法。

表 2-3-12 是骨性关节炎三种截骨术式的优缺点。

表 2-3-12 三种骨性关节炎截骨术

三种截骨术式比较	
单纯腓骨截骨治疗	1. 手术安全性好，手术切口小，手术路径可有效避开重要大血管及神经。手术时间短，术中无明显出血，无须术中备血及输血 2. 手术费用低，没有昂贵的内置物，手术费用明显降低，且避免了各种原因引起的内植物取出风险，减轻了患者的负担 3. 手术操作简单，而且术后对于远期行全膝关节置换也几乎没有影响，避免了二次手术时的高难度、高风险 4. 只能解除中内侧间室狭窄的症状
内侧开放胫骨高位楔形截骨术	1. 保持了骨量、矫正下肢畸形接近于原始状态，而且不要求进行腓骨截骨 2. 能够矫正较严重的畸形，包括内翻和外翻，早期并积极地进行康复，可以早期负重下地和全范围的运动康复锻炼
外侧闭合胫骨高位楔形截骨	1. 骨量丢失较多、不能用于内翻较大的畸形矫正 2. 患肢制动、长时间康复、外科手术的相关并发症多 3. 需要完成腓骨的截骨，只能矫正内翻畸形

三、术后康复

(一) 康复评定

1. 形态学评定　测量双下肢髌骨上缘、下缘 10cm 位置的围度并加以比较,明确患侧肢体有无肿胀以及肿胀的程度,测量双下肢长度,比较判断有无短缩畸形。

2. 视觉观察　密切观察伤口愈合或瘢痕生长情况,伤口有无脓性分泌物流出,有无严重瘢痕增生。

3. Autar 量表　评估出现下肢深静脉血栓的风险水平。

4. 疼痛评估　使用视觉模拟评分法、面部表情量表法、压力测痛法、疼痛日记评分法等任意一种方法评估患者在不同体位、不同活动状态下以及不同时间段有无疼痛及疼痛的剧烈程度。

5. 感觉评估　评估手术可能导致的神经损伤问题。

6. 关节活动范围测量　在保证患者安全的前提下,在允许限度内,测量膝关节各个方向的主动和被动活动范围。

7. 肌力评定　采用徒手肌力测量法测量伸膝肌群、屈膝肌群等的肌力。锻炼力量的过程中可以相应地评估髋关节各向运动及踝关节各向运动的肌力,注意每个时段的运动禁忌。

8. 平衡功能评定　在患者可以坐起、站立、步行等时段,分别进行相应的平衡功能评定。

9. HSS 评定、步态、ADL 评定等。

10. 精神状态评定　焦虑自评量表、抑郁自评量表等。

(二) 康复计划

与关节置换术一样,膝关节骨性关节炎截骨术多数时候是有计划地进行手术时间的确定。因此,在此时有很多患者已经在术前进行过物理治疗。术前合理的康复治疗有助于患者术后功能的恢复。适当负荷的力量和耐力训练对膝关节炎的治疗是简单易行的锻炼方式,此两者都能显著提高患者的临床治疗效果。虽然此时的康复目标可能是为了避免手术,但对患者的宣教和治疗计划同样重要,此时的目标与关节置换前是一样的:针对疾病过程和预后开展患者宣教;改善患者不良的行为习惯以保护关节;减轻体重的同时改善心血管,提高健康状况;一套个性化的提高患者功能的康复训练计划。在疾病这个阶段,患者可以做很多锻炼来帮助其提高术前的功能。患者术前的功能情况可以预测其预后功能。

单纯腓骨截骨治疗的患者在术后即可恢复日常生活活动,需要注意的是,在活动过程中避免过度拉伸手术切口以免刀口开裂或引发感染。

表 2-3-13 的康复计划适用于内侧开放胫骨高位楔形截骨术后的患者,其他类型的截骨治疗膝关节骨性关节炎的康复方案,根据骨科医生不同术式在此基础上适当增减制动时间或训练方案。

表 2-3-13　骨性关节炎截骨术后康复流程

时间	康复计划
术前阶段	目标: 1. 最大限度地提高患者功能 2. 让患者认识疾病本身 3. 改变患者的行为习惯和健康状态以保护膝关节

续表

时间	康复计划
术前阶段	方法： 1. 针对疾病过程和预后对患者进行宣教 2. 敦促患者减肥的同时改善心血管功能 3. 患者下肢肌力及灵活性训练
术后第1~5天	目标： 1. 防止并发症、减轻疼痛和肿胀 2. 增加活动范围 3. 预防下肢深静脉血栓形成 4. 恢复正常、独立、安全的转移 方法： 1. 将CPM设定在0°~40°，根据自身耐受，每天加5°，5~10h/d 2. 检查伤口引流，是否有红肿和过度疼痛 3. 呼吸练习，10~15min/次，3次/d 4. 教育患者控制水肿和预防下肢静脉血栓形成，抬高和踝泵训练（主动屈伸踝关节）以及患肢良肢位摆放以防止膝关节屈曲挛缩 5. 必要的话可采用足底静脉泵、空气波压力治疗仪（IPC）、梯度等级弹力袜等促进下肢血液循环，预防下肢深静脉血栓（DVT）形成 6. 被动活动度练习，例如仰卧位足跟在床面上滑动以完成膝关节屈伸，20个/组，3~5组/d 7. 股四头肌、腘绳肌、臀大肌等长收缩训练，20个/组，3~5组/d 8. 踝关节背屈、跖屈和环转训练，20个/组，3~5组/d 9. 床上活动和转位训练，10个/组，3~5组/d 10. 根据自身耐受或医生指令（使用助行器和拐杖）固定进行负重步态训练直到达到足够的股四头肌控制
术后第6~14天	目标： 1. 疼痛与肿胀的自我管理 2. 独立完成床上活动和转移 3. 拄双拐在社区内独立活动 4. 膝关节被动活动度0°~100° 5. 提升完成家庭练习的独立性 6. 增加下肢力量 方法： 1. 转移训练（床椅转移），5次/组，2~3组/d 2. 使用适当的辅助装置进行渐进式负重训练 3. 积极的膝关节伸屈练习，20个/组，2~3组/d 4. 被动活动度练习　膝关节屈曲，20个/组，2~3组/d 5. 主动活动度训练　直腿抬高，屈膝，20个/组，2~3组/d 6. 膝关节关节松动术，2次/天 7. 软组织筋膜放松（注意切口） 8. 持续的密切监测肿胀情况

续表

时间	康复计划
术后第 3 周	目标： 1. 居家练习中保持安全、独立 2. 使用适当辅具进行独立步行（图 2-3-26） 3. 关节活动度正常 方法： 1. 评估患者居家的安全性，并作出必要的调整 2. 上下车转移训练，5 次 / 组，2~3 组 /d 3. 继续进行之前列出的增加膝关节的活动度和肌力的练习 4. 根据治疗师的指令和患者的情况进行渐进性负重
术后第 4~8 周	目标： 1. 正常的步态模式以及减少患者对支具的依赖 2. 全负重 3. 改善平衡力量耐力 4. 减少肌肉代偿和关节压力，以防止长期不平衡的问题 5. 水疗（浮力）环境能减少关节负载，使活动变的更容易 6. 加强膝关节伸直与屈曲以减少代偿步态例如提髋步态 方法： 1. 可以介入水疗，1~2 次 /d 2. 继续活动度牵伸和软组织放松疗法 3. 加强现有练习的强度，20 个 / 组，3~5 组 /d 4. 功率自行车运动，10~15min/ 次，2 次 /d 5. 髋外旋肌群训练，20 个 / 组，3~5 组 /d 6. 平衡与本体感觉训练（通过改变接触面的质地，从而改善平衡功能及本体感觉），10~15min/ 次，2 次 /d 7. 恢复手术前的活动

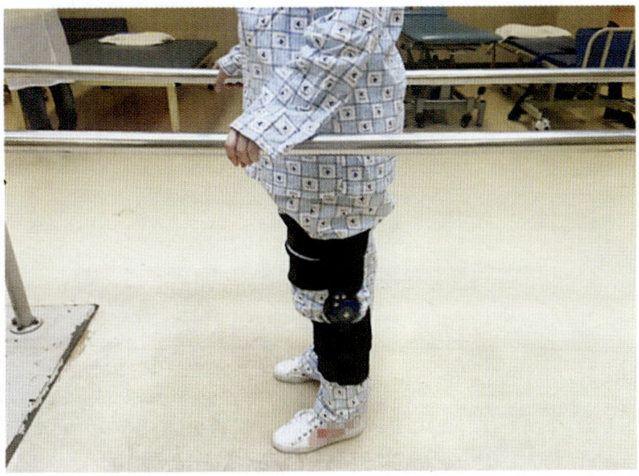

图 2-3-26　辅具保护下步行训练

（三）家庭 / 病房康复指导

表 2-3-14 是骨性关节炎截骨术后家庭 / 病房的康复指导。

表 2-3-14 家庭/病房的康复指导

时间	康复计划
术后第 1~6 周	治疗目标： 1. 控制疼痛及肿胀 2. 重获正常关节主动活动度 3. 预防下肢深静脉血栓形成 4. 增加股四头肌和腘绳肌收缩 治疗方法： 1. 抬高患肢，训练后冷敷 2~3 次，10~15min/次 2. 踝泵及绷腿训练（30min） 3. 直腿抬高训练（图 2-3-27），3~4 组/d，20 次/组
术后第 7~12 周	治疗目标： 1. 疼痛的自我管理 2. 增加力量，正常的关节活动度 3. 平地步态尽可能无异常 4. 重获完全的 ADL 功能 治疗方法： 1. 完成 1~6 周同样的训练，增加重复次数。锻炼次数可以增至每天 2 组，每组 10~20 次（在不疲劳的情况下） 2. 在患者可忍受的情况下开始闭链运动训练如小角度静蹲。患者从完成 2 组，每组 10 次训练开始，在耐受的前提下增加次数 3. 有限制地进行步行及上下楼梯训练

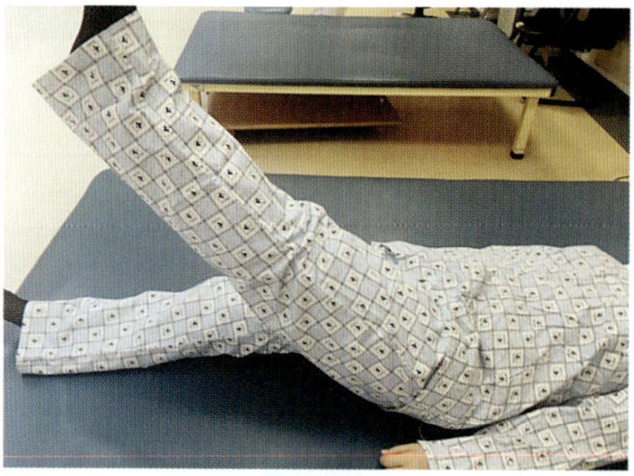

图 2-3-27 直腿抬高训练

（四）康复注意事项及常见问题解析

膝关节骨性关节炎截骨术后常见的问题跟膝关节置换术后需要注意的问题大多数是同样的，只是由于存在截骨的问题，考虑到骨折愈合，可以应用超声波促进骨折的愈合，患者适当负重也对骨折的愈合有一定意义。但是要避免对截骨端进行有剪切力的训练，以免影响骨折愈合甚至导致手术失败。在进行步行训练之前，需要同骨科医生确认患者的情况，征得同意后方可进行步行训练。

（李 乐）

第十一节 膝关节置换术后康复

一、概述

骨关节炎(osteoarthritis,OA)即骨关节病或退行性关节病,是最为常见的关节炎,也是全世界导致功能残障的最主要原因之一。骨关节炎是一种以关节软骨破坏为特征的慢性疾病,一般由膝关节退行性变、外伤、过度劳累等因素引起。其症状表现为膝关节肿胀、疼痛、弹响、积液等,还可能在膝关节伴有滑膜炎、半月板损伤、髌骨软化等病症。如不能及时治疗,可能会引起关节变形甚至残疾,多发于中老年人,是引起老年人腿疼的主要原因。另外,体重过重,不正确的走路姿势,长期下蹲等也是引起骨关节炎的原因。据估计,在美国,3300万成年人受到骨关节炎的影响。一旦非手术治疗无法缓解疼痛和恢复关节活动,手术治疗则成为患者最后的选择。关节镜手术对早期的骨关节炎患者或有疗效,如果失败则通常需要接受膝关节置换术(total knee arthroplasty,TKA)。

骨关节炎发病时间在20岁左右,大多数无症状,但随着年龄增长,发病率开始升高。本病在中年以后多发。国内外的初步调查显示,骨关节炎的总患病率约为15%,40岁人群的患病率为10%~17%,60岁以上则达50%。而在75岁以上人群中,80%以上患有骨关节炎。目前,我国60岁以上人口已超过1亿,估计骨关节炎患者约为5000万。骨关节炎对人类的威胁正在迅速增加,有效地治疗和预防保健已成为重大的公共卫生问题。统计预测2020年全世界大于50岁的人口将是1990年的2倍,用于治疗骨关节炎的花费大约占155亿美元,医疗资源面临着沉重的负担。为了应对未来手术量的增长,医师必须掌握TKA的手术步骤、制订合适的康复计划以使患者获得良好的效果和高等费用效益比。患者的自我评价报告显示,TKA术后1年膝关节功能能恢复至正常的80%。但是,尽管术后功能相比术前有较大改善,部分患者术后仍然存在膝关节疼痛和僵直。

二、临床手术方案

对于保守治疗无效的骨关节炎与炎症性关节炎患者,全膝关节置换术(total knee arthroplasty,TKA)是一种有效的治疗方案。早期的关节炎患者可以采用非甾体抗炎药、限制活动、功能锻炼、支具保护、矫形处理和物理治疗。其他治疗方法包括关节内注射透明质酸和皮质激素。对于严重的关节疼痛、不稳、畸形或保守治疗失败而且关节炎影响患者功能活动者,手术是更合适的治疗方案。

(一)术前评估

术前评估包括详细的病史了解及体格检查、确定关节炎类型、其他关节受累情况及累及功能情况、行走距离、术前活动水平和术后期望活动水平,以及参与什么类型的运动;其他需要重点关注的病史包括深静脉血栓史、肺栓塞史和既往手术史,如人工关节置换、截骨矫形术以及髋部、股骨和胫骨骨折内固定;需要密切注意的包括膝关节力线(内翻或外翻)、关节稳定性、关节活动度(尤其是是否存在屈曲挛缩)、肌肉张力和肢体长短;术前X线检查需包括负重位全长可以了解股骨和胫骨畸形,确定下肢力线。测量股骨机械轴与解剖轴的夹角,以保证术中股骨远端截骨与股骨机械轴线垂直并与胫骨近端截骨面平行。常规X线检查包括站立位前后位片、侧位片及髌股轴位片。

(二) 手术方式

全膝关节置换术可以使用不同假体和固定方式:

1. 骨水泥、非骨水泥或混合固定　有强烈的证据支持使用骨水泥或非骨水泥型胫骨假体或混合固定并不影响 TKA 术后的功能、并发症率和再手术率。

2. 金属胫骨平台或全聚乙烯胫骨假体　有强烈的证据表明全聚乙烯或组配式胫骨平台假体在 TKA 术后功能上并无差异。

3. 髌骨表面置换或不置换　有强烈的证据支持在 TKA 术后是否进行髌骨表面置换并不会影响膝关节的疼痛或功能。

4. 后交叉韧带或前后交叉韧带替代、后交叉韧带保留或活动衬垫假体手术技术　有强烈的证据支持后方稳定性假体和保留后交叉韧带的假体在临床功能预后或并发症方面并无显著差异。

(三) 手术技术

表 2-3-15 是两种膝关节手术方式的优缺点对比。

表 2-3-15　传统方法与微创方法的比较

	传统方法	微创方法
	采用前正中切口,起自髌骨上缘,止于胫骨结节下。全层切开皮肤与深筋膜,向内外侧分离。髌旁内侧入路切开关节囊,起自股四头肌肌腱终于胫骨结节内侧。髌骨向外翻转或向外侧半脱位。屈膝 90°,清理股骨髁、髁间和胫骨平台骨赘,切除交叉韧带	微创切口起于髌骨上缘,止于下肢胫骨结节。对于大多数患者,切口的长度在 10~12cm,但根据患者身材大小情况可长可短。全层切开皮肤与皮下组织,分离软组织瓣,以保证深层充分暴露。关节切开可以采用髌旁内侧入路、经股内侧肌入路或股骨内侧肌下入路暴露膝关节
优点	传统方法充分暴露关节,手术操作相对容易,适用范围广	切口较小、保留股四头肌肌腱、术中出血少、去除了髌股外翻的步骤、减少疼痛,在时间轴上看康复介入比起传统方式更加提前
缺点	切口大、术中出血多、疼痛多见,膝关节周围组织破坏多	股内侧肌下入路因为暴露受到限制,仅适用于伸膝装置活动度大、无关节内畸形的体形瘦小患者。对于肌肉发达的男性,必须采用经股内侧肌入路或髌旁内侧入路,以便伸膝装置向外侧脱位

基于术前评估和术中所见状况,有时还需要对膝关节进行一些对位对线的处理:

1. 韧带平衡　在屈曲位和伸膝位,分别于外侧和内侧胫股间隙置入椎板撑开器进行韧带平衡处理。通过去除骨赘和松解软组织获得间隙平衡。内翻、外翻与屈曲畸形是最常见的三种病理性畸形。可采用纵向骨膜下剥离或横向多平面打孔方法来实现对凹侧挛缩组织的松解。

2. 内翻畸形　切除胫骨平台内侧骨赘,切开内侧关节囊,必要时将内侧副韧带从胫骨处行骨膜下剥离。内翻畸形与屈曲挛缩同时存在时,通常需要松解半膜肌止点。

3. 外翻畸形　常规松解外侧支持带。如果外翻畸形在伸直位比屈曲位更明显,则松解髂胫束。根据畸形程度不同,选择是否松解腘肌腱、外侧副韧带和后外侧关节囊。腓总神经麻痹可能会发生,尤其是矫正合并屈曲挛缩的外翻畸形时。

4. 屈曲畸形　清除股骨后方骨赘并松解后关节囊可以解决轻度的屈曲畸形。进一步的矫正需要更多的股骨远端截骨与后关节囊松解。

三、康复治疗

（一）康复评定

1. 形态学评定　测量双下肢膝关节上下 10cm 位置的围度并加以比较，明确患侧肢体有无肿胀以及肿胀的程度。测量双下肢的长度，检查患侧下肢是否出现了短缩畸形。

2. 视觉观察　密切观察伤口愈合或瘢痕生长情况，伤口有无脓性分泌物流出，有无严重瘢痕增生。

3. Autar 量表　评估出现下肢深静脉血栓的风险水平。

4. 疼痛评估　使用视觉模拟评分法、面部表情量表法、压力测痛法、疼痛日记评分法等任意一种方法评估患者在不同体位、不同活动状态下以及不同时间段有无疼痛及疼痛的剧烈程度。

5. 感觉评估　评估手术可能导致的神经损伤问题。

6. 关节活动范围测量　在保证患者安全的前提下，在允许限度内，测量膝关节各个方向的主动和被动活动范围。

7. 肌力评定　采用徒手肌力测量法测量伸膝肌群、屈膝肌群等的肌力。锻炼力量的过程中可以相应地评估髋关节各向运动及踝关节各向运动的肌力，注意每个时段的运动禁忌。

8. 平衡功能评定　在患者可以站立、步行等时段，分别进行相应的平衡功能评定。

9. 步态评定　利用三维步态分析或肉眼观察步态，评测患者的 3m 及 10m 步行能力。

10. 心肺功能评定　常用心功能评定方法包括对体力活动的主观感觉分级（如心脏功能分级）、超声、心电图、心脏负荷实验等；常用肺功能评定方法包括呼吸困难分级、肺容积与肺通气功能测定等。

11. 膝关节功能评定　包括美国特种外科医院膝关节评分（hospital for special surgery knee score，KSS 评分）、美国膝关节协会评分（American knee society knee score，KSS 评分）等。

12. ADL 评定　常用的基本 ADL 评定量表有 Barthel 指数、Katz 指数、PULSES、修订的 Kenny 自理评定等。常用的工具性 ADL 评定量表有功能活动问卷、快速残疾评定量表等。

13. 精神状态评定　焦虑自评量表、抑郁自评量表等。

（二）康复计划

不同于突发的骨折或其他损伤，全膝关节置换多数时候是有计划地确定进行手术的时间。因此，在此时有很多患者已经接触过物理治疗。成功的康复治疗应始于术前，虽然术前康复目标可能是为了避免手术，但物理治疗师仍必须牢记，此时的治疗计划应与术前护理保持一致：针对疾病过程和预后开展患者宣教；改善患者不良的行为习惯以保护关节；减轻体重的同时改善心血管，提高健康状况；一套提高患者功能的个性化康复训练计划。

在 TKA 术前的准备阶段，患者可以做很多事来提高自身手术的成功率。患者术前的功能和情况可以预测其是否能有成功的预后。有限证据支持在 TKA 术前进行康复训练可以改善术后的疼痛和关节功能。

对于一例个案而言，选择全膝关节置换术作为治疗方案，那么术前治疗需要调整为一个包括多学科的团队组合。该团队包括骨科医师、物理治疗师、护理人员、作业治疗师、社会服务工作者。虽然每一个团队成员负责他或她的专长领域，但都致力于共同的目标，提供最佳的照顾，以求患者利益最大化并获得最好的预后。表 2-3-16 是膝关节置换术后康复流程。

表 2-3-16 膝关节置换术后康复方案

时间	康复计划
术前阶段	治疗目标： 1. 最大限度地提高患者功能 2. 让患者认识疾病本身 3. 改变患者的行为习惯和健康状态以保护膝关节 治疗方法： 1. 针对疾病过程和预后对患者进行宣教 2. 敦促患者减肥的同时改善心血管功能 3. 患者下肢肌力及灵活性协调能力训练
术后第 1~5 天	治疗目标： 1. 防止并发症、减轻疼痛和肿胀 2. 预防下肢静脉血栓形成 3. 增加膝关节活动范围 4. 恢复正常而独立的安全转移 治疗方法： 1. 将 CPM 设定在 0°~40°，根据自身耐受，每天加 5°，5~10h/d 2. 检查伤口引流，是否有红肿和过度疼痛 3. 呼吸练习，10~15min/ 次，2~3 次 /d 4. 教育患者控制水肿（抬高和踝泵及患肢摆位） 5. 被动活动度练习，仰卧位足跟在床面上滑动以完成膝关节屈伸活动 6. 股四头肌、腘绳肌、臀肌训练，10 次 / 组，重复 3 组 7. 踝关节背屈、跖屈和环转训练，每组 10 次，重复 3 组 8. 床上活动和转位训练，每组 3~5 次，重复 3 组 9. 根据自身耐受或医生指令（比如使用助行器和拐杖）进行负重步态训练直到达到足够的股四头肌控制两天后，进展到开始每日两次主、被动活动度训练。主动活动度训练包括足跟滑动训练、终末位伸膝训练（图 2-3-28）、直腿抬高训练等
术后第 6~14 天	治疗目标： 1. 疼痛与肿胀的自我管理 2. 独立完成床上活动和转移 3. 能在社区中独立步行 4. 膝关节被动活动度 0°~100° 5. 提升完成家庭练习的独立性 6. 增加下肢力量 方法： 1. 转移训练（在不同高度的座椅上练习从坐到站） 2. 使用适当的辅助装置进行渐进式步态训练 3. 积极的膝关节伸屈练习，每组 10 次，重复 3 组 4. 被动活动度练习：膝关节仰卧位和站立位下屈曲训练，每组 10 次，重复 3 组 5. 主动活动度训练，包括直腿抬高、提踵、抗阻屈膝、上下台阶，深蹲等训练，每组 5 次，重复 3 组 6. 膝关节关节松动术 7. 软组织筋膜放松（注意手术切口） 8. 持续的密切监测肿胀情况

续表

时间	康复计划
术后第 2~3 周	治疗目标： 1. 居家练习中保持安全、独立 2. 使用适当辅具进行独立步行 3. 在社区内独立步行 4. 膝关节活动度 0°~110° 治疗方法： 1. 评估患者居家的安全性并作出必要的调整 2. 上下车转移训练，以及不平坦地面的步态训练 3. 继续进行之前列出的增加膝关节的活动度和肌力的练习 4. 根据治疗师的指令和患者的情况进行渐进性负重
术后第 3~8 周	治疗目标： 1. 正常的步态模式以及减少患者对支具的依赖 2. 膝关节屈曲活动度提高至 100° ~125°或与患者健侧膝关节对比相近即可 3. 单腿半蹲至可以承受 65% 的自身体重 4. 全负重下单腿站立 5. 改善平衡、肌力及耐力 6. 减少肌肉代偿和关节压力，以防止长期不平衡的问题 治疗方法： 1. 可以介入水疗 2. 继续软组织牵伸和软组织放松疗法 3. 加强现有练习的强度，每组 20 次，重复 3 组 4. 深蹲、蹬车和桥式运动，每组 10 次，重复 3 组 5. 参与骑自行车、行走或游泳，以调整心血管系统，每周 3~5 次，每次 20min 6. 髋外旋肌群训练（图 2-3-29），每组 10 次，重复 3 组 7. 平衡与本体感觉训练（泡沫垫） 8. 恢复手术前的活动

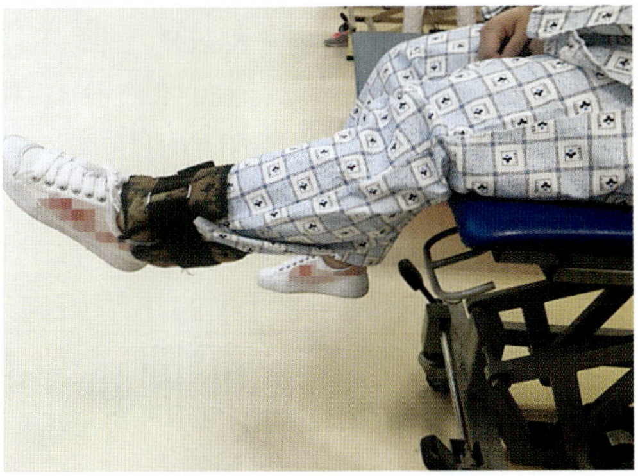

图 2-3-28 终末位伸膝训练

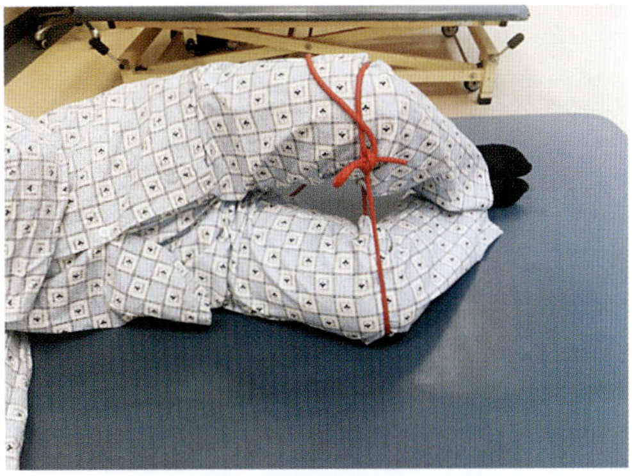

图 2-3-29 髋外旋肌群训练

此外，膝关节手术后早期可配置膝关节固定矫形器，减轻疼痛、防止膝关节屈曲。术后早期可配置带有角度功能调节的铰链式膝关节矫形器（图 2-3-30）和不带角度调节功能的膝

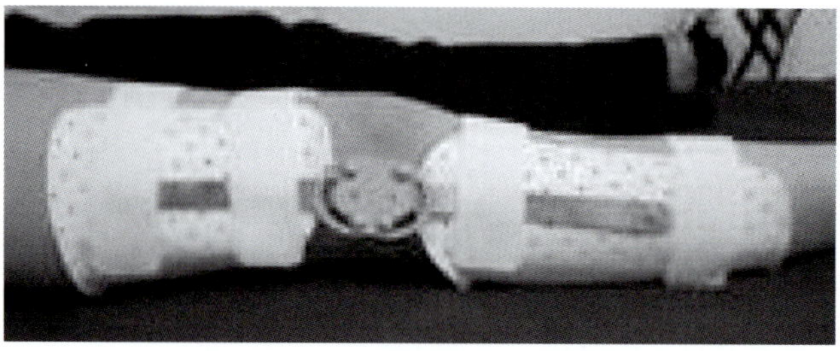

图 2-3-30 铰链式膝关节矫形器

关节矫形器两种，铰链式膝部矫形器由内外侧可调节角度的膝关节盘和膝上固定装置和膝下固定装置组成；功能恢复期可配柔性膝关节保护性矫形器，柔性膝部保护性矫形器由柔性带有弹性的布料加支撑条制成，此类矫形器多为成品矫形器。

（三）家庭 / 病房康复指导

如无特殊情况，一般患者在经过上述的康复，出院后功能均能达到基本正常水平。如果患者使用手杖，需要对患者进行手杖上下楼梯的使用指导：上楼梯动作顺序是：健肢→患肢→手杖。患肢减重情况下健肢先上一级，支撑于手杖，上患肢，最后跟上手杖。有扶手的扶梯一手扶之，另一手提手杖，健肢上一级，其次跟上患肢，最后跟上手杖；下楼梯的动作顺序是：手杖→患肢→健肢。手杖先下一级，体重移于健肢，先下患肢，最后下健肢。有扶手的楼梯，一手扶扶手，患肢与手杖一起先下一级，随后跟上健肢。

逐渐增加步行活动。行走练习先在平地开始，然后过渡到不同条件地面行走，逐步提高协调控制步态及快速行走的能力。此外，还需练习侧向行走及后退等。注意：行走时额外负重不可超过体重的 20%；购物时应使用手推车；冰雪天尽量不外出，若外出需穿戴防滑鞋，谨防跌倒；室内地毯或地板的游离电线或杂物等障碍物要及时整理。

在步行过程中如有感觉膝关节发软等力量或耐力不足患者可自己进行站桩训练：背对墙壁站立，双脚分开与肩同宽，足跟距墙 30cm，屈膝 30°~45°，使胫骨与地面基本垂直，后背靠墙上身放松，每次 30 分钟，每天 2 次。

（四）康复注意事项及常见问题解析

1. 深静脉血栓形成（deep venous thrombosis，DVT） 由于平均住院天数的下降，门诊遇到患者患有深静脉血栓的风险将大大提高。TKA 术后没有任何干预措施而导致 DVT 和 PE 的风险概率为 0~84%。DVT 的重要体征和症状包括患肢的疼痛、肿胀和小腿压痛 Homans 征阳性。

具体而言，患者会反映患侧小腿或整个下肢有闷痛、紧绷的感觉和明显的疼痛。DVT 的临床迹象和症状包括患侧小腿轻度肿胀、浅静脉扩张以及足背屈引起的小腿肌肉牵拉痛、硬结或痉挛。另外，双腿处于室温情况下时，患者会感到患肢轻微发热同时心动过速。然而，DVT 有时无症状，通过下肢静脉彩超的检查可进一步确定是否有 DVT 的出现。当出现可能的 DVT 症状，治疗师应限制进一步的关节活动练习直到患者进行过诊断测试之后。

基于 DVT 预防指南的综合干预策略，包括以健康信念模式为指导的健康教育、早期功能锻炼、梯度压力弹力袜或者间歇充气加压装置及药物均能有效预防 DVT。

2. 肺栓塞（pulmonary embolism，PE） 肺栓塞是一种潜在致命的并发症。急性肺栓塞可危及生命，抢救成功率比较低，需要及时的诊断和治疗。对于本并发症，预防重于治疗，可能有近端下肢深静脉血栓的患者是具有肺栓塞风险的。位于或靠近腘静脉分叉处的下肢静脉血栓更危险，因为这种血栓体积大于小腿上的深静脉血栓且更容易引起栓塞。

肺栓塞的临床表现包括心动过速、低血压、颈静脉扩张、胸部疼痛、血氧分压下降，患者血氧分压下降是常见的症状。肺的症状包括呼吸急促、湿啰音、哮鸣音和胸腔积液。重度栓塞患者中也常见胸痛、咯血、呼吸困难。如果出现上述症状或体征，应立即通知护理人员及医生。

3. 持续性关节积液　患者有时会主诉术后关节僵硬、疼痛和肿胀。治疗师需要再次确认患者的情况，因为这些症状一般在术后几周内会自行减轻。持续的关节积液会阻碍康复进程。如果患者出现膝关节肿胀，仍可以进行活动度的练习，但肿胀会限制关节活动，降低康复治疗效果。局部的理疗有时对帮助关节积液的吸收有一定的作用，也可以由医生抽出过多的关节积液，抽出关节积液不仅可以减轻关节内压和关节僵硬，还可以避免无菌性炎症。

（李 乐　解 益）

第十二节　胫腓骨骨折术后康复

一、概述

胫腓骨骨干骨折在全身骨折中最为常见，10 岁以下儿童尤为多见。我国胫腓骨骨折发生率逐年增高，约 40% 的胫腓骨骨折为交通事故所致，手术治疗是现阶段针对胫腓骨骨折最重要的治疗手段。胫腓骨骨折以胫骨干单骨折最多，胫腓骨干双骨折次之，腓骨干单骨折最少。胫骨是连接股骨下方的支撑体重的主要骨骼，腓骨是附连小腿肌肉的重要骨骼，并承担 1/6 的承重。胫骨上 1/3 骨折移位，易压迫腘动脉，造成小腿下段严重缺血坏死。胫骨中 1/3 骨折淤血潴留在小腿的骨筋膜室，增加室内压力造成缺血性肌挛缩。胫骨中下 1/3 处易于骨折，胫骨中下 1/3 骨折使滋养动脉断裂，延迟愈合。

本病多由于直接暴力引起，直接暴力多见为压砸、冲撞、打击致伤，骨折线为横断或粉碎型。有时两小腿在同一平面折断，软组织损伤常较严重，易造成开放性骨折；间接暴力多见为高处跌下，跑跳的扭伤或滑倒所致的骨折，骨折线常为斜型或螺旋型，胫骨与腓骨多不在同一平面骨折。

临床表现为局部疼痛、肿胀，畸形较显著，表现成角和重叠移位。应注意是否伴有腓总神经损伤，胫前、胫后动脉损伤，胫前区和腓肠肌区张力是否增加。往往骨折引起的并发症比骨折本身所产生的后果更严重。

X 线检查平片早期见胫腓骨上有断裂，骨皮质不连续，严重者骨骼发生畸形。后期见骨密度增高、骨膜增厚硬化以及骨小梁粗乱、排列不整齐，并可见模糊不完全性骨折线。

对于怀疑可能有动脉损伤的病例要及时行血管彩超检查。多普勒超声血管检查为无创性检查手段，能在床旁进行，操作方便、快捷，并能明确各部位血管内的血流速度及方向，对肢体的血供范围及血管损伤的情况多能有大致的了解，这对于急诊手术方案的及时制订具有重要的意义。对于仍不能明确诊断的患者必要时可行血管造影检查。但血管造影检查的临床应用仍有较多的局限性：其属于有创性检查手段；需反复搬动患者，对于全身多发伤患者较为不便及危险；费时，可能会耽误救治时机。

二、临床手术方案

（一）闭合复位外固定

对于胫腓骨简单型骨折可以采用手法复位、外固定进行治疗。麻醉后，两个助手分别在膝部和踝部做对抗牵引，术者两手在骨折端根据透视下移位的方向，推压挤捏骨断端整复，复位后可用小夹板或长腿石膏固定。如复位不满意，可改行手术复位固定。闭合复位外固定的要点是在充分的麻醉，合理的步骤及熟练的手法下，应使复位尽量达到解剖位。从生物力学的概念出发，即使在胫骨对位达到4/5，由于力线的改变，踝关节也会出现载荷传导紊乱，从而诱发骨关节炎。如果确实由于某种原因或困难所致复位难以满意时，反复多次甚至是暴力式地整复绝不可取。因其会引发的严重并发症，如筋膜间隔综合征、神经血管损伤、原为潜在性的开放骨折演变为实际的开放骨折等。

（二）Sarmiento 功能支具固定

早在20世纪60年代，Sarmiento即主张以髌腱支持石膏或功能支具治疗胫腓骨双骨折。首先以长腿石膏屈曲50°固定，由于在髌上及髌旁加以塑形，可防止旋转，故改变了以往长腿石膏必须屈曲20°~30°位的原则。消肿后改用髌腱支持石膏或功能支具，早期负重，愈合后再换短石膏夹板保护。1967年报道的100例全部愈合，愈合时间闭合性损伤者为13.6周，开放性损伤者为16.7周。1989年报道780例中有97.5%愈合，90%的患者下肢短缩<1cm，2%有11°以上的向内或向外的成角，2%有16°以下向前或向后成角。其适应证为闭合性和低能量开放性损伤的患者。在1995年的报道中，又明确地将适应证定为轴向稳定，初短缩<15mm或复位后稳定的横形骨折。经过数千例的分析，发现患肢平均短缩4.28mm，75%在21周内愈合，年龄及部位均不影响愈合速度。Sarmiento强调早期愈合，这与Hughston在1996年的观点是一致的，即立即负重较延期负重者，其骨折愈合率高而且快。在这种固定中骨折端必然存在一定范围的活动，移位是难以绝对避免的，必然会出现一定程度的错位愈合。究竟以何为度，Sarmiento、Dehne、Brown及Arlan均认为<10°的成角，疗效仍满意。Russell、Taylor、Lavelle的标准则是内外翻<5°，前后成角<10°，旋转<10°，患肢短缩1cm以下。但不能接受等于或（和）超过5mm的分离，因其可能使胫骨骨折的愈合时间延长到8~12个月。

（三）骨牵引

在闭合复位仍不能达到满意复位的胫腓骨骨折，或是有较严重的软组织损伤的胫腓骨骨折，或合并小腿筋膜间隔综合征的病例，做一段时间的牵引治疗，不失为一种较好的治疗方法。在牵引下能达到骨折复位、对线。骨牵引可打在跟骨上或胫骨下端，并使用牵引弓，患肢置于Bŏhler或Thomas架上，膝关节稍屈曲，牵引力3~5kg，在牵引后24~48小时内摄X线片复查骨折位置。一般在48小时内均能达到满意的复位，如复位不满意可进行调整。复位后牵引力要适当减量，以免过度牵引。在伤后3周左右骨折端已有纤维性连接，比较稳固，可改以长腿管型石膏固定，石膏中保留牵引针，由于选择牵引治疗的病例骨折一般较为严重，因而不宜早期负重。牵引针在伤后6周左右拔除，并开始练习持重。

近年来骨折固定方法日新月异，各自有不同的优势和特点，牵引已很少作为小腿骨折的终极治疗，而往往是早期的权宜之计。长时期的牵引将会严重影响患者离床活动，导致一系列不良后果。尤其对老年人，更应注意。

（四）外固定支架

骨外固定器已广泛应用于四肢长骨骨折的治疗，而对小腿骨折则更显示出其优越性：以最小的损伤取得较理想的复位和早期功能恢复的效果。因此，骨外固定器使用范围越来越广。以下情况可以考虑使用骨外固定：

1. 易复位而不能维持对位的骨折　通过手法复位，在骨折端不切开的情况下闭合穿针，使用简单的骨外固定器，即能稳定维持骨折对位。

2. 胫腓骨严重粉碎性骨折　对于胫腓骨严重粉碎性骨折，采用切开复位内固定很难获得理想的对位和稳定的固定。另外，广泛的软组织剥离会导致骨折延迟愈合或不愈合，尤其是靠近胫骨上、下端的粉碎骨折，内固定物植入困难甚至无法置入。而闭合穿针外固定，远、近端固定针可以置入关节面下，采用稳定性较好的双平面外固定器，通过纵向牵引，在C形臂X线下，利用间接复位技术对粉碎骨折进行功能复位，主要恢复胫腓骨长度、轴线、矫正旋转。由于固定效果确切，可早期进行功能锻炼，是治疗胫腓骨严重粉碎性骨折较理想的方法。

3. 作为阶段治疗　一些患者因牵引或石膏固定效果不佳，或不能耐受长期卧床及关节制动的痛苦，又不愿意接受切开复位内固定手术，骨外固定可作为阶段治疗的手段。近年出现的无针骨外固定，是骨折早期某些情况下，作为骨折阶段性固定的一种更加简单的方法。数周后再更换为终极治疗，例如带锁髓内钉固定。

但是外固定架治疗费用昂贵，患者携带不方便，需要保证清洁避免接口处感染。

（五）切开复位内固定治疗

多数患者医生会选择切开复位内固定治疗。利用钢板固定胫骨骨折处，开放性胫骨骨折不累及踝关节时，固定或不固定腓骨对踝关节与下肢的功能预后无明显影响。

（六）闭合复位内固定

在胫骨中段以上的横形骨折或短斜形骨折常用髓内针固定。髓内针固定的优点是：髓内针本身比较坚实牢靠，术后可以少用或不用外固定，有利于伤肢的早期活动锻炼；皮肤切口较小，骨膜剥离范围有限，损伤较小；髓内针长而有不同形状棱角，嵌入髓腔，可以达到牢靠的内固定，能够避免旋转、侧移及成角移位的发生。

三、康复治疗

（一）康复评定

1. 形态学评定　测量双下肢髌骨上缘10cm、小腿最膨隆处的围度并加以比较，明确患侧肢体有无肿胀以及肿胀的程度。

2. 视觉观察　密切观察伤口愈合或瘢痕生长情况，伤口有无脓性分泌物流出，有无严重瘢痕增生，小腿有无成角畸形。

3. Autar量表　评估出现下肢深静脉血栓的风险水平。

4. 疼痛评估　使用视觉模拟评分法、面部表情量表法、压力测痛法、疼痛日记评分法等任意一种方法评估患者在不同体位，不同活动状态下，不同时间段有无疼痛及疼痛的剧烈程度。

5. 感觉评估　评估骨折或手术可能导致的神经损伤问题。

6. 关节活动范围测量　在保证患者安全的前提下，在允许限度内，测量膝关节和踝关节各个方向的主动和被动活动范围。

7. 肌力评定　采用徒手肌力测量法测量伸膝肌群、屈膝肌群、踝背屈、踝跖屈等的肌力。锻炼力量的过程中可以相应地评估髋关节各向运动的肌力，注意每个时段的运动幅度、阻力的大小。

8. 平衡功能评定　在患者可以坐起、站立、步行等时段，分别进行相应的平衡功能评定。

9. 步态评定　利用三维步态分析或肉眼观察步态，评测患者的 3m 及 10m 步行能力。

10. ADL 评定　常用的基本 ADL 评定量表有 Barthel 指数、Katz 指数、PULSES、修订的 Kenny 自理评定等。常用的工具性 ADL 评定量表有功能活动问卷、快速残疾评定量表等。

11. 精神状态评定　焦虑自评量表、抑郁自评量表。

（二）康复流程

表 2-3-17 是胫腓骨骨折术后康复流程。

表 2-3-17　胫腓骨骨折术后康复方案

时间	术式	康复计划
第 0~3 周	闭合复位外固定	目标： 1. 控制小腿肿胀 2. 减少小腿疼痛 3. 预防下肢静脉血栓形成 4. 维持踝关节、膝关节活动度 5. 维持下肢肌力 方法： 1. 冷敷，10min/ 次、抬高下肢 2. 温和的踝泵训练，不应引起疼痛和骨折移位 3. 伸膝肌群、屈膝肌群多点等长收缩训练，每次 10s，15 次 / 组，3 组 /d 4. 如非长腿石膏外固定，可进行辅助主动屈髋屈膝活动训练，治疗师切记要固定小腿，15 次 / 组 /d 5. 踝关节温和无痛范围内关节被动活动，不要引起小腿肌肉紧张
	切开复位内固定 闭合复位内固定 外固定支架固定	目标： 1. 控制小腿肿胀 2. 减少小腿疼痛 3. 预防下肢静脉血栓形成 4. 维持踝关节、膝关节活动度 5. 维持下肢肌力 方法： 1. 冷敷，10min/ 次、抬高下肢 2. 踝泵训练，必要的话可使用足底静脉泵、空气波压力治疗仪（IPC）、梯度等级弹力袜等促进下肢血液循环，预防下肢深静脉血栓（DVT）形成 3. 伸膝肌群、屈膝肌群多点等长收缩训练，每次 10s，15 次 / 组，3 组 /d 4. 屈髋屈膝全范围主动关节活动度训练 5. 踝关节无痛主动辅助关节运动训练 6. 允许患者患肢不负重拄拐下地活动

续表

时间	术式	康复计划
第 4~6 周	闭合复位外固定	目标： 1. 肿胀和疼痛的自我管理 2. 继续保持膝关节、踝关节、髋关节正常活动度 3. 渐进性负重 4. 提高下肢肌力 方法： 1. 辅助主动关节活动度训练 2. 渐进负重训练 10kg 开始，每周增加 5kg 或进行可耐受的负重（通常是 6 周以后开始） 3. 无阻力脚踏车训练 4. 下肢渐进抗组肌力训练
	切开复位内固定 闭合复位内固定 外固定支架固定	目标： 1. 肿胀及疼痛的自我管理 2. 维持髋关节、膝关节正常活动度，保证踝关节 90% 以上活动度 3. 维持下肢肌力正常 方法： 1. 无痛或微痛下允许被动关节活动度训练 2. 渐进负重训练 10kg 开始，每周增加 5kg 或可耐受负重逐渐至完全负重 3. 下肢渐进抗阻训练肌力训练
第 7~12 周	闭合复位外固定	目标： 1. 逐步完全负重 2. 恢复部分日常生活活动 方法： 1. 继续上阶段的治疗 2. 拄拐下步态训练
	切开复位内固定 闭合复位内固定 外固定支架固定	目标： 1. 完全负重 2. 步态及协调平衡能力正常 3. 重获正常的日常生活活动能力 方法： 1. 渐进至完全负重 2. 步态训练 3. 平衡训练仪、平衡垫上训练（图 2-3-31），2 次 /d 4. 等速肌力训练、自行车训练

表 2-3-17 是胫腓骨骨折术后康复的一般流程，具体康复内容可结合患者实际情况予以实施。此外，采用闭合复位外固定术者，复位后可以使用长腿石膏管型或低温热塑板材矫形

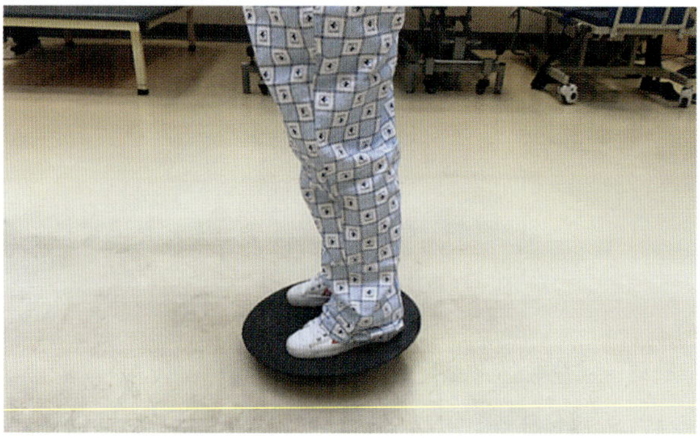

图 2-3-31 平衡训练

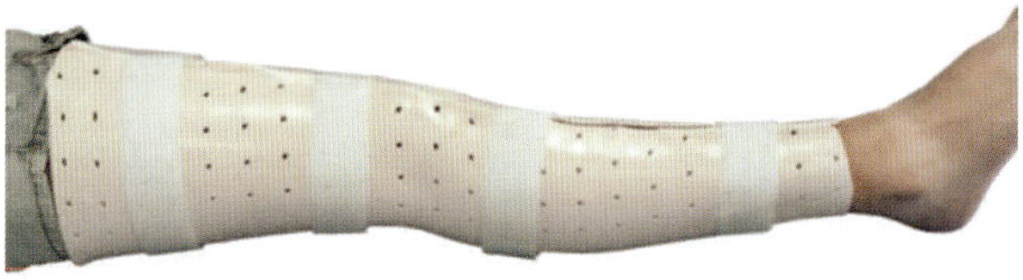

图 2-3-32 胫腓骨骨折低温热塑板矫形器

器（图 2-3-32）固定维持复位以防止患腿短缩及旋转。U 形石膏夹板对小腿下 1/3 及其以下部位的新鲜骨折，或在中 1/3 部位的愈合后期的骨折均有良好的固定效果。可先用长腿石膏管型固定，待骨折已有连接性骨痂后，更换为 U 形石膏夹板。由于胫骨、腓骨双骨折的移位基本上是向内向前成角，无论是早期或后期使用 U 形石膏夹板，其小腿段应是前内和后外的夹板对夹。外固定去除后，应进行各关节被动活动和主动活动，肌力训练，逐渐开始行走训练。矫形器的应用要点如下：固定体位：沿着胫骨的纵轴加压固定；矫形器上端需包住股骨内外髁（不影响膝关节的屈伸功能），下端包住内外踝（不影响踝关节的背伸和跖曲功能）；作用：对胫骨和腓骨骨折部位的保护，保证正确骨折部位对位，减少疼痛，防止旋转，促进骨折部位愈合；畸形矫正或骨折术后踝关节功能位的保持；生物力学原理：通过对软组织液压制动起到对骨折部位的稳定和保护作用、传递重力；对股骨内外侧髁和内外踝的包裹尽可能地减少骨折部位的扭力和剪切力；注意事项：矫形器尽可能 24 小时使用，洗澡时需要按照医生或者矫形师的建议进行穿脱，穿戴矫形器直到骨折完全愈合。

（三）家庭 / 病房康复指导

表 2-3-18 是胫腓骨骨折术后家庭 / 病房康复指导。

表 2-3-18 家庭 / 病房康复指导

时间	康复计划
术后 1~6 周	目标： 1. 控制疼痛及肿胀 2. 重获正常关节 AROM 3. 预防下肢深静脉血栓 4. 增加股四头肌和腘绳肌收缩

续表

时间	康复计划
术后 1~6 周	方法： 1. 抬高患者，训练后冷敷 2~3 次，10min/ 次 2. 踝泵及绷腿训练（训练时长 30min） 3. 直腿抬高训练，3~4 组 /d，10 次 / 组
术后 7~12 周	目标： 1. 疼痛的自我管理 2. 增加力量，恢复正常的关节活动度 3. 平面步态尽可能无异常 4. 重获正常的日常生活活动能力 方法： 1. 完成 1~6 周同样的训练，增加重复次数。锻炼次数可以增至每天 2 组，每组 10~20 次（在不疲劳的情况下） 2. 在患者可忍受的情况下开始闭链运动训练如小角度静蹲。患者从完成 2 组，每组 10 次的运动处方训练开始，逐渐增加训练强度 3. 有限制地步行及上下楼梯

（四）小腿骨折常见问题及注意事项

骨筋膜综合征：骨筋膜室综合征的发生是由于骨筋膜间隔区内压力的增加，或空间变小（肢体外部受压），或骨筋膜室内组织体积的增大（肢体内部组织肿胀）所致。肢体外部受压的原因可由于长时间的挤压伤，或损伤肢体的包扎过紧等原因；肢体内部组织肿胀的原因也可有多种，如血管损伤出血造成的血肿，组织缺血后毛细血管通透性的增加和肌肉过度活动后引起的肿胀等。

上臂和大腿的筋膜较薄，因此在受挤压伤后，一般较少造成严重的运动障碍，即不易发生骨筋膜室综合征。而前臂和小腿则不然，两者均有双骨，骨间膜坚厚，肌间隔与筋膜也厚，由于受骨及骨间膜和筋膜的约束，肌肉肿胀不能向周围发展，造成骨筋膜室内严重缺血，易发生骨筋膜室综合征。小腿各骨筋膜室解剖特点及受压临床表现如下：

1. 前侧骨筋膜室　内有趾伸肌、踝伸肌、腓深神经。当骨筋膜室内压力上升时，除小腿前侧有组织紧张及压痛外（有时红肿），可有腓神经深支皮肤感觉丧失，趾伸肌及胫前肌无力，被动屈趾引起疼痛。

2. 外侧骨筋膜室　内有腓骨肌群、腓浅神经。此间隙受压，足不能外翻，足背皮肤感觉消失。足内翻时引起疼痛，局部皮肤紧致及压痛表现在小腿外侧。但在临床上此间隙受压少见，出现上述体征时，首先要考虑到腓总神经损伤。

3. 小腿后侧骨筋膜室　内有比目鱼肌、腓肠肌。此间隙受压多见于股动、静脉和腘动、静脉损伤而仅修复动脉者。体征表现为僵直性马蹄足畸形，背屈踝关节时引起上述肌肉的疼痛，小腿后方有肿胀及压痛。

4. 中间骨筋膜室　内有趾屈肌、胫后肌、胫后动脉、胫后神经。此间隙受压则趾屈肌及胫后肌无力，伸趾时引起疼痛。胫后神经分布的皮肤感觉丧失。在小腿远端内侧，跟腱与胫骨之间组织紧张，并有压痛。

骨筋膜室综合征的患者，其体温可能升高，白细胞计数增加，血沉也可能增快，但不一定说明患者有感染。骨筋膜室综合征为一种发展性疾患，刚发生时可能症状不明显，遇到可疑情况，应密切观察，多做检查，以便早期确诊。在开放骨折时也不应忽略骨筋膜室综合征发生的可能性，在开放性胫股骨折此并发症的发生率在6%~8%之间，与软组织损伤的严重性有关。康复治疗过程中发现有骨筋膜室综合征的患者需要同患者及骨科医生沟通，对于需要减压的患者不要延误患者的治疗，任何抬高肢体、用冰敷、按摩挤压或消极等待的治疗只能加重肌肉坏死。

另外，骨干的骨折在训练过程中应注意避免对断端产生剪切力的作用如旋转，训练失败的原因包括不稳定的内固定，不协调的运动减少，患者依从性差，以及早期被动关节活动训练太迟。

对于不涉及关节的骨折关节活动度训练在患者能耐受的情况下应当尽早恢复正常，下肢的制动常常导致下肢深静脉血栓的形成，在康复过程中要特别注意，避免危险的发生。胫腓骨骨折内固定术后的康复工作应注意个体化，循序渐进，全面性三个问题，并要加强术前、术后的康复指导及干预，促进患者的身心恢复，减轻家庭和社会的负担，这些都具有重要的社会效益。

（李 乐 解 益）

第十三节 踝关节骨折术后康复

一、概述

（一）大体解剖

踝关节又称为距小腿关节，是下肢的远端关节，主要功能是负重与行走。踝关节由胫骨远端关节面、内踝关节面、腓骨外踝关节面与距骨滑车的上关节面和内、外侧关节面构成。距骨上关节面和胫骨远端关节面构成了一定的凹凸关系，保证了踝关节动作局限于屈伸范围内。踝关节的屈伸动作在行走、上下楼梯及跳跃时非常重要。下胫腓关节是踝关节的重要结构，由胫骨下端的腓切迹与腓骨下端的内侧面构成。下胫腓关节是一个微动的弹性关节，内部没有关节软骨，靠下胫腓韧带连接。该韧带非常有力，分为下胫腓前韧带、骨间韧带、下胫腓后韧带和下胫腓横韧带四部分。下胫腓关节主要功能是保持踝关节稳定并具备一定的弹性，同时具有传递重量并调节腓骨负重的作用。

踝关节以屈伸活动为主，故关节囊前后松弛，内外侧紧张，附着于关节软骨周围。内侧关节囊因与三角韧带相连而加强。三角韧带由前向后可分为胫距前韧带、胫舟韧带、胫跟韧带及胫距后韧带4束，主要是限制距骨向外侧移位。外侧关节囊由距腓前韧带和距腓后韧带加强。跟腓韧带是外侧韧带的一束，位于关节囊外，如同侧副韧带使关节囊进一步加强。

（二）踝关节骨折分型

踝关节骨折是骨科常见的损伤，常见于扭伤、交通事故、坠落伤及运动损伤等。根据暴力方向、大小及受伤时足的位置不同可引起不同类型的骨折。踝关节骨折的治疗要根据不同骨折类型来确定，强调解剖复位，恢复踝关节的解剖结构。常见分型为AO分型和Lauge-Hansen分型。

1. AO分型 基于腓骨骨折线和下胫腓联合的关系，将踝关节骨折分为3型和相应亚型。

(1) A型：下胫腓联合平面以下腓骨骨折。

A1：单纯腓骨骨折；

A2：合并内踝损伤；

A3：合并后内侧骨折。

(2) B 型：下胫腓联合平面腓骨骨折。

B1：单纯腓骨骨折；

B2：合并内侧损伤；

B3：合并内侧损伤及胫骨后外侧骨折。

(3) C 型：下胫腓联合平面以上腓骨骨折。

C1：单纯腓骨干骨折；

C2：复合性腓骨干骨折；

C3：近端腓骨骨折。

2. Lauge-Hansen 分型 根据受伤时足所处的位置、外力作用方向及不同的创伤机制改变，分为 4 型。

(1) 旋后 - 内收型：①腓骨在踝关节平面以下横形撕脱骨折或者外侧副韧带撕裂；②内踝垂直骨折。

(2) 旋后 - 外旋型：①下胫腓前韧带断裂；②腓骨远端螺旋斜形骨折；③下胫腓后韧带断裂或后踝骨折；④内踝骨折或三角韧带断裂。

(3) 旋前 - 外展型：①内踝横形骨折或三角韧带撕裂；②联合韧带断裂或其附着点撕脱骨折；③踝关节平面以上腓骨短、水平或斜形骨折。

(4) 旋前 - 外旋型：①内踝横形骨折或三角韧带撕裂；②下胫腓前韧带断裂；③踝关节平面以上腓骨短斜形骨折；④下胫腓后韧带撕裂或胫骨后外侧撕脱骨折。

（三）踝关节骨折诊断

踝关节骨折多有外伤史，受伤后出现踝关节肿胀、疼痛、活动受限，局部皮肤可见瘀斑。检查踝关节局部压痛明显，可闻及骨擦音。严重者可见踝关节明显畸形，开放性骨折可见骨外露。

影像学检查以 X 线检查为主，踝关节骨折 X 线检查应拍摄踝关节正位、侧位和踝穴位(图 2-3-33)。

根据外伤史、临床表现、体征及 X 线检查，诊断骨折并不困难。但踝关节骨折较为复杂，需注意防止漏诊以及准确地评估损伤程度。有学者研究分析认为 CT 图像后处理技术结合 MRI 可对老年踝关节骨折更准确分型诊断、防止漏诊、指导临床治疗及判断预后，应用价值更高。

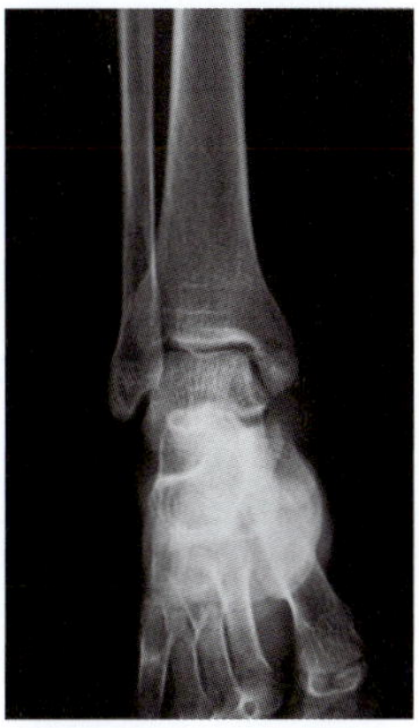

图 2-3-33 内外踝骨折

二、临床手术方案

手术治疗适用于有移位的踝关节骨折。手术治疗是通过有效的内固定(图 2-3-34)维持复位，恢复踝关节的解剖结构，以达到骨折愈合和恢复踝关节功能的目的。踝关节骨折可仅波及单踝，如单纯内踝骨折或外踝骨折，也可波及双踝或三踝，如三踝骨折(内踝、外踝及后踝同时骨折)，同时也会影响下胫腓关节导致下胫腓分离。踝关节骨折损伤不同，处理方式方法也不尽相同。

1. 外踝骨折的处理 踝关节骨折中外踝骨折的处理根据不同的类型，内固定方式亦不同(表 2-3-19)。外踝的稳定对于踝穴的完整性和维持其稳定性有重要作用，必须解剖复位，以便于早期功能锻炼。

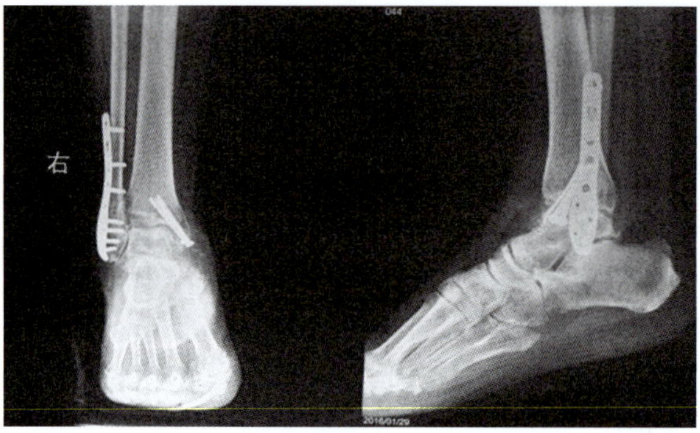

图 2-3-34 内外踝骨折内固定

表 2-3-19 外踝骨折内固定方式比较

内固定方式	优点	缺点
普通接骨板	手术操作简单易行； 接骨板易塑形； 维持断端稳定	固定稳定力度稍不足； 固定时间长； 不利于术后早期康复
解剖型锁定接骨板	应用生物力学原则； 抗形变能力强； 稳定性好； 利于术后早期康复； 保护局部血运	操作技术要求高； 远端撕脱骨折不适合； 需精确控制螺钉长度
克氏针固定	操作简单易行； 远端撕脱骨折适合； 避免应力遮挡； 不损伤关节面，创伤小； 术后康复较快	固定牢靠程度稍差； 不适合骨折线较高的外踝骨折； 旋转控制差，需多针组合； 无法处理下胫腓关节
带线锚钉固定	锚钉带有螺纹，把持力强； 体积小，可小切口完成； 尾端带线可加强韧带修复； 锚钉为生物相容性材料，可不必取出	较长的学习曲线； 对手术器械和医生素质要求很高； 骨折线在下胫腓关节以下的固定强度不够

2. 内踝骨折的处理 内踝骨折多是踝关节内翻所致，属于关节内骨折，需解剖复位，以防出现踝关节畸形及创伤性关节炎。其内固定方式也是各有不同（表 2-3-20）。

表 2-3-20 内踝骨折内固定方式比较

内固定方式	优点	缺点
空心螺钉	操作简单； 直视下操作恢复关节面平整； 固定牢靠，可早期康复	术中损伤血管神经； 术后伤口感染； 需二次去除内固定
经皮空心螺钉	方法简单； 创伤小； 感染率低； 利于术后早期康复； 保护局部血运	术前需充分准备； 肿胀严重需抽积血； 闭合复位不佳，需改切开复位内固定

续表

内固定方式	优点	缺点
可吸收螺钉	操作简单易行； 避免二次手术	固定牢靠程度稍差； 不适合骨折块小的内踝骨折； 费用较大； 术后早期康复需注意固定牢靠程度； 有排斥反应的可能
关节镜下固定	镜下操作，提高了复位的准确性； 微创操作，创伤小； 利于术后早期康复； 防止漏诊，提高疗效，后遗症少	较长的学习曲线 对手术器械和医生素质要求很高； 操作空间有限，需牵引下操作

3. 后踝骨折的处理　后踝也称胫骨远端后结节，有助于踝关节负重及稳定性。当踝关节骨折波及后踝时，会对踝关节远端应力分布产生影响，所以当后踝骨折块较大时需解剖复位。目前多数专家认为后踝骨折面占胫骨远端关节面 25% 及以上时应该固定。但是固定方式和手术入路均存在争议（表 2-3-21、表 2-3-22）。

表 2-3-21　后踝骨折内固定方式比较

内固定方式	优点	缺点
螺钉固定	操作简单； 取出方便； 软组织创伤小； 费用低	手法复位难度大； 固定牢靠程度较差； 骨折位置欠佳； 骨折块较大时不能使用
接骨板固定	固定强度好，更好地防止骨折块移位； 解剖复位； 利于术后早期康复	手术切口大； 软组织剥离广泛，创伤大； 费用昂贵

表 2-3-22　后踝骨折手术入路比较

手术入路	优点	缺点
前入路	操作简单； 螺钉取出方便； 踝关节后方软组织损伤小	间接复位，可能位置不佳； 骨折块较大时螺钉固定不牢靠； 复位难度大时无法操作
后内侧入路	直接暴露后踝； 复位准确，固定牢靠； 可同时完成内踝和后踝骨折的操作	需切开支持带，暴露比较困难； 邻近胫神经和胫后动脉，不利于切口推广； 后踝骨块一般偏外侧，接骨板内固定难度大
后外侧入路	显露清楚； 直视下复位； 方便内固定置入； 切口长度小	有损伤腓肠神经风险； 俯卧位，下肢外旋位，影响复位和固定； 如合并中足损伤时需改为仰卧位操作

4. 下胫腓关节的处理　下胫腓关节损伤是踝关节骨折经常合并的损伤，会影响踝关节完整性和稳定性。踝关节骨折治疗中准确判断下胫腓损伤程度并给予相应的治疗是确保获

得良好预后和功能的关键。下胫腓关节是微动关节，常见的处理方式是使用拉力螺钉固定，但螺钉限制了踝关节的活动。近几年出现了更符合生物力学特点的非刚性固定，可保持关节微动，利于早期负重活动(表 2-3-23)。

表 2-3-23 下胫腓关节内固定方式比较

内固定方式	优点	缺点
螺钉固定	操作简单； 固定牢靠； 不利于早期康复	不符合下胫腓关节微动生物力学性能，需早期去除； 发生断钉概率较大； 不利于早期康复
非刚性固定 (锁扣带袢钛板、人工韧带重建等)	固定刚性可； 保留关节微动； 使踝关节应力分布均匀； 利于术后早期康复； 无需二次取出	需特殊的内固定装置； 费用增加； 皮肤激惹

三、康复功能评定

(一) 视觉观察

密切观察有无踝关节肿胀情况，观察患侧下肢有无畸形。

(二) 足踝功能评分(FAAM)

可用于评估常见足踝疾病的日常活动情况及工作与非工作时受限情况。

(三) 疼痛评估

使用视觉模拟评分法、面部表情量表法、压力测痛法、疼痛日记评分法等任意一种方法评估患者在不同体位，不同活动状态下，不同时间段有无疼痛及疼痛的剧烈程度。

(四) Baird-Jackson 踝关节评分

包括疼痛、踝关节稳定性、行走能力、奔跑能力、工作能力、踝关节运动及放射学结果，满分共 100 分。

(五) 踝关节骨折康复效果评价(A-FORM)

是专门针对踝关节骨折术后康复效果的评价，包括躯体症状、精神心理、日常生活、社会交往、家务劳动及家庭收入等方面。

(六) 肌力评定

采用徒手肌力测量法测量胫骨前肌、小腿三头肌、腓骨长短肌等肌肉的肌力。锻炼上肢力量的过程中可以相应地评估双上肢的肌力。注意每个时段的运动禁忌，如早期不能进行踝关节内外翻运动。

(七) 平衡功能评定

在患者可以坐起、站立、步行等时段，分别进行相应的平衡功能评定。

(八) 其他评定

如心肺功能评定、ADL 评定及精神状态评定。

四、康复治疗方案

手术是踝关节骨折重要的治疗手段，尤其是关节内移位骨折。根据踝关节骨折不同分型、损伤机制及程度，进行合理牢靠的手术治疗是术后功能康复的基础。踝关节骨折术后康复的主要目的是预防术后早期并发症，改善踝关节的关节活动，恢复正常行走及步态。

（一）术后康复治疗流程

根据相关康复指南和康复实践经验，我们将踝关节骨折术后康复治疗流程总结如下（表2-3-24）。

表 2-3-24 踝关节骨折术后康复治疗流程

时间	康复计划
术后当天	治疗目的： 控制踝关节疼痛及肿胀；维持踝关节中立位；预防术后并发症 治疗方法： 1. 仰卧位，石膏或支具固定踝关节，维持踝关节处于中立位，防止踝关节各方向活动 2. 踝部冷疗、踝部适当抬高减少踝关节疼痛及肿胀 3. 足趾缓慢活动，向心性按摩患侧下肢，促进血液循环，防止出现下肢深静脉血栓 4. 适当进行髋膝关节运动，预防肌肉萎缩和关节僵硬，促进血液回流 5. 健侧下肢主动活动 注意： 1. 足趾活动不能引起踝关节运动 2. 冷疗时注意温度与时间，不可温度过低 3. 密切关注关节肿胀情况
术后第 1~3 天	治疗目的： 减轻踝关节疼痛及肿胀；保持肌肉张力，防止肌肉萎缩，增强上肢力量及心肺耐力 治疗方法： 1. 仰卧位，石膏或支具固定踝关节，维持踝关节处于中立位，防止踝关节活动 2. 踝部冷疗、踝部适当抬高减少踝关节疼痛及肿胀 3. 足趾活动，向心性按摩，患侧髋膝关节运动，促进血液循环，防止出现下肢深静脉血栓 4. 股四头肌等长及等张收缩训练 5. 深呼吸训练 6. 坐位训练　可以摇高床头或背后垫枕头至半坐位（30°~45°），坐位时间由 5min 逐渐增加至 15~25min，适应后逐步增加坐起角度及坐起时间 7. 上肢进行引体向上运动
术后第 4~7 天	治疗目的： 改善关节活动度；增强患肢肌力，防止肌肉萎缩，增强上肢肌力以便早期拄拐步行 治疗方法： 1. 休息时，保持踝关节制动，功能锻炼时去除固定 2. 床边坐位训练　在坐位训练基础上进行，坐于床边，患肢自然下垂，坐位时间逐渐增加。如肿胀明显则减少时间，训练结束后抬高患肢以利消肿 3. 条件允许情况下开始踝关节活动度训练，以无痛训练为主，训练结束后可冷疗缓解肿胀 4. 股四头肌的等长收缩和等张收缩训练 5. 维持踝关节制动下的小腿肌肉等长收缩训练 6. 上肢肌力训练　拉吊环、引体向上训练（3~4 次 /h）

续表

时间	康复计划
术后第 4~7 天	7. 患肢直腿抬高、外展内收及后伸训练，增强肌力 注意： 1. 关节活动度训练视踝关节损伤程度、内固定牢靠程度决定，参考骨科专科医师意见 2. 床边坐位训练时注意观察患肢皮肤颜色及肿胀程度。如肿胀明显训练时间延后 3. 关节活动度训练在无痛范围内进行
术后第 2~4 周	治疗目的： 改善关节活动度；提高肌力，扶拐无负重行走，促进骨折愈合 治疗方法： 1. 踝关节活动度训练　被动屈伸踝关节，缓慢，用力，达到极限时体会终末端感觉，维持 30s~1min，4~5 次 /d。以被动训练为主，配合主动训练 2. 站立训练　床边站立，患肢不负重，可由助步器或双拐协助完成，站立时间逐渐延长 3. 股四头肌等长收缩训练　在膝下垫枕，以膝部为支点，让患者将小腿抬离床面做伸膝动作，并在空中保持 10s，缓慢放下，重复 10~20 次 4. 扶拐行走训练　扶拐行走，患肢不负重，完成日常生活自理 5. 血管舒缩训练　站立或坐于床边，患肢自然下垂，患者自感肿胀或皮肤颜色黑紫明显，改平卧位抬高患肢，肿胀消退或皮肤颜色恢复后再次下垂，如此反复，次数逐渐增加。 6. 理疗　可给予蜡疗、超声治疗以软化瘢痕；低频治疗以防止肌肉萎缩；磁疗以促进骨折愈合 注意： 1. 关节活动度训练要缓慢，有力，达到极限 2. 站立训练及血管舒缩训练时注意皮肤颜色及肿胀程度，以能耐受为度 3. 训练在无痛范围内进行，切忌暴力 4. 4 周需拍片复查骨折固定及愈合情况
术后第 5~8 周	治疗目的： 加强踝关节活动度训练，患足逐步负重，踝关节及足部本体感觉训练，增强肌肉力量，促进骨折愈合 治疗方法： 1. 骨折获得初步稳定，可去除外固定，加大训练强度 2. 髋屈、伸、外展肌力渐进抗阻锻炼，膝关节抗阻屈伸锻炼 3. 踝关节Ⅱ级和Ⅲ级关节松动，配以前后方向滑动，改善关节活动度 4. 足部负重训练　从足部接触地面开始感知压力，逐渐过渡到承重 30% 体重、50% 体重，直至完全负重 5. 踝关节主动活动　床上无痛范围内踝关节各方向活动，关节活动度训练以屈伸活动为主，10~15min/ 次，2 次 /d 6. 足趾抓毛巾训练　床上足趾抓毛巾并移动，训练足内部肌肉 7. 踝关节抗阻等长收缩训练　踝关节各方向的阻力对抗训练，阻力逐渐增加，不引起踝关节活动 8. 功率自行车训练

续表

时间	康复计划
术后第 5~8 周	注意： 1. 足部负重训练应循序渐进，根据 X 线片复查及骨科专科医师检查决定 2. 下胫腓关节固定的踝关节骨折，应去除固定下胫腓关节螺钉（一般 6 周去除螺钉）后再负重训练 3. 关节活动度训练前可进行热疗，以增加组织延展性，提高训练效果 4. 8 周需再次拍片复查骨折固定及愈合情况
术后第 9~12 周	治疗目的： 强化前期康复效果，恢复踝关节的正常关节活动及本体感觉；下地负重行走，踝关节功能逐渐接近正常水平 治疗方法： 1. 抗阻踝关节活动，增强踝关节周围肌肉力量 2. 站立重心转移训练　在平衡器上训练身体重心转移，逐渐增加患腿的负重量（从身体重量的 1/3 开始过渡到全部重量） 3. 提踵训练，强化小腿肌肉力量（由双侧提踵过渡到单侧提踵） 4. 扶拐步行训练　双拐前移一足的距离，患侧腿落地，重心移至双拐前面，健侧足向前越过双拐连线 20~30cm 5. 从扶拐杖步行逐渐到扶手杖步行 6. 上下台阶训练　要求健肢先上，患肢先下，减少患侧踝关节刺激和负重 7. 在运动平板上进一步改善步态、步速和步行的距离，提高患者实际步行能力（上下坡、过障碍、过马路等）。最后过渡到弃杖步行 8. 微蹲训练至半蹲训练最终到深蹲训练，恢复踝关节活动度 注意： 1. 扶拐至弃拐要慎重，防止弃拐后形成代偿步态，不易纠正 2. 3 个月拍片复查骨折愈合情况
术后第 12 周后	治疗目的： 强化前期康复效果，踝关节功能逐渐接近正常水平，恢复日常生活及工作并逐步恢复运动能力 治疗方法： 1. 恢复正常步态，逐步提高行走速度 2. 强化平衡、肌力、灵活性训练 3. 恢复正常生活及工作，逐渐参加各种活动 4. 水疗　在泳池中训练跑、跳等动作 5. 运动专项训练

（二）注意事项

1. 康复方案的制订　我们总结的是踝关节骨折术后的常规康复流程，临床制订康复方案时应根据具体情况进行调整，制订个性化的康复治疗方案。

2. 骨折与康复的关系　骨折术后康复的重点就是处理骨折愈合与功能康复的关系，不能因为进行功能康复训练而引起骨折移位甚至不愈合，两者必须同时兼顾。临床处理过程中可以与骨科专业医师进行沟通，防止意外发生。

3. 术前宣教　术前进行手术相关宣教，让患者了解手术过程，克服恐惧心理。同时进行指导训练，利用健侧肢体实践，防止术后早期因疼痛无法配合训练。

4. 矫形器的治疗与选择 临床上常用两种类型的足踝矫形器：一种是低温热塑材料量身定制足踝矫形器；另一种是成品类型的护踝（常用护踝有两种，侧方带有支条护踝和侧方不带支条的护踝）。根据患者损伤的程度选择矫形器。韧带撕裂、关节脱位、骨折等情况需要选择用低温热塑板材量身定制的足踝固定矫形器；软组织损伤及韧带撕裂、关节脱位、骨折等恢复期可选择柔性护踝（图 2-3-35）或带有侧方支条的柔性护踝。力学特点：低温热塑踝足矫形器利于三点力原理；护踝利于对软组织的加压固定原理。作用：低温热塑踝足矫形器可将踝关节固定于功能位或休息位，防止踝关节发生变形；护踝对踝关节起到加压固定、保护的作用，以免再次发生运动损伤。

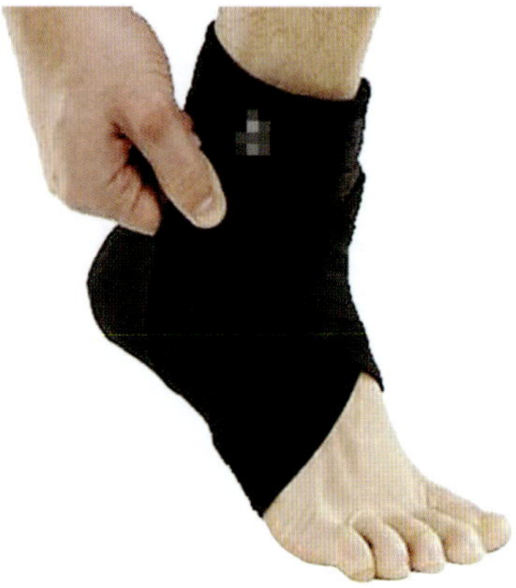

图 2-3-35 踝关节骨折恢复期柔性护踝

5. 术后肿胀的处理 肿胀是关节功能恢复的最大障碍，必须及时处理。可通过按摩、冷疗、弹力袜、药物等方式控制肿胀。

6. 下胫腓关节的处理 踝关节骨折合并下胫腓关节分离时需进行固定。因下胫腓关节是微动关节，踝关节活动时会对其产生影响，尤其是下地负重活动。临床经常见因负重活动过早导致下胫腓固定螺钉断钉的情况，因此建议去除此螺钉后再加大踝关节负重训练力度。

7. 下地负重时间 没有固定的标准，应根据骨折的具体情况而定。如单纯内踝骨折因未伤及踝穴顶端则可以早期下地活动，踝关节复杂骨折则需适当延迟负重时间。同时可以参考患者下地负重后的感觉决定。

8. 定期复查拍片的重要性 定期复查拍片可以了解患者功能恢复的情况、骨折内固定的可靠程度、骨折愈合情况并及时发现恢复过程中的意外情况。如观察是否出现断钉，螺钉松动，或者螺钉是否进入关节而引发疼痛。

9. 中医康复治疗技术的应用 中医是祖国的瑰宝，有很多技术可以应用到康复中，而且物美价廉，如推拿手法可以软化瘢痕，松解粘连；中药熏洗不仅有热疗的作用，还可以活血消肿止痛。可根据病情酌情使用。

（史 达 解 益）

第十四节 跟骨骨折术后康复

一、概述

（一）大体解剖

跟骨是后足的重要组成部分，与距骨组成距下关节，与骰骨组成跟骰关节，跟骨、距骨和舟状骨组成距跟舟关节，跟骰关节和距跟舟关节又被称为跗横关节、中跗关节。跟骨形态为不规则的六面体，上方有三个关节面，即前距、中距及后距关节面，分别与距骨的前跟、中跟和后跟关节面相关节组成距下关节。中与后距下关节间有跗骨窦。跟骨前方突起为跟骨前结节，跟骨的后 1/3 向后突出，称为跟骨结节，其上面呈马鞍状，由脂肪覆盖。跟骨结节的跖侧面，有较大的内侧结节和小的外侧结节，是跖筋膜和足底肌肉的起点。

跟骨骨折多为轴向暴力所致，且多为高能量损伤，以关节内骨折多见，多存在关节面压缩和移位（图 2-3-36）。全面深入地了解跟骨的解剖结构及功能、跟骨骨折的损伤类型、复位方法及要求、术后处理及并发症预防是跟骨骨折取得满意疗效的关键。

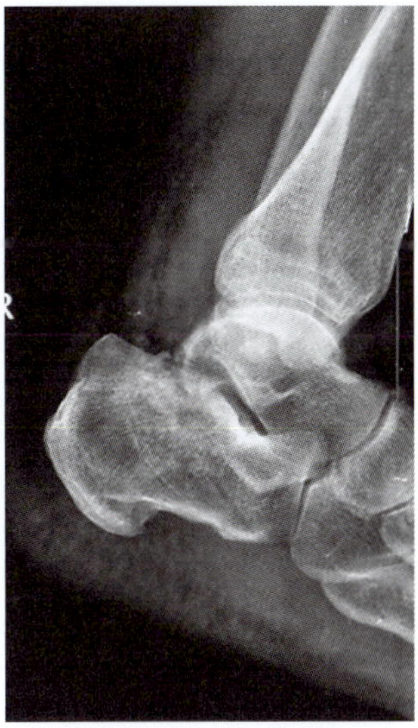

图 2-3-36 跟骨骨折

（二）跟骨骨折分型

跟骨骨折分型纷繁复杂，但多数未广泛应用。临床较为常用的 Essex-Lopresri 分型和 Sanders 分型。

1. Essex-Lopresri 跟骨骨折分型系统 分为Ⅰ型和Ⅱ型骨折。

（1）Ⅰ型：为未波及跟骨关节面的关节外跟骨骨折；

（2）Ⅱ型为波及距下关节面的关节内骨折，分为两个亚型：ⅡA 型为舌型跟骨骨折，跟骨骨折线向后延伸，由跟骨结节跟腱止点远端穿出；ⅡB 型为关节压缩型骨折，继发骨折线向后上延伸，由跟骨结节跟腱止点前侧穿出，压缩暴力继续作用使关节面骨块压缩入跟骨体。

2. Sanders 跟骨骨折分型系统 以跟骨冠状面 CT 扫描为依据，在距下关节面最宽处，根据骨折线位置分为外侧（A 型）、中央（B 型）和内侧（C 型）。所有没有移位的骨折，无论骨折线的数量均属于Ⅰ型骨折。一条骨折线存在移位的骨折属于Ⅱ型骨折，根据骨折线的位置分为ⅡA 型（骨折线位于外侧）、ⅡB 型（骨折线位于中央）、ⅡC 型（骨折线位于内侧）；Ⅲ型骨折一般存在一个中间压缩骨块，根据骨折线位置分为ⅢAB 型、ⅢBC 型和ⅢAC 型；Ⅳ型骨折包括 4 个或以上骨块，骨折较粉碎。

二、临床手术方案

跟骨骨折波及关节面合并骨折块明显移位、后关节面塌陷和跟骨外侧壁膨出时须手术治疗。恢复跟骨解剖结构关系，给予坚强内固定，有利于术后早期功能康复。其手术复位原则是纠正跟骨体增宽；保持跟骨高度；恢复跟骨力学轴线；关节面平整；移位小于 1mm。非手术治疗复杂跟骨骨折很难达到以上要求，可出现跟骨畸形愈合、距下关节炎、创伤性扁平足等并发症，严重影响患者的生活质量。

（一）跟骨骨折手术入路

跟骨骨折手术入路很多，以外侧 L 形入路最常见。2000 年跗骨窦入路开始应用于跟骨骨折治疗，同时随着微创技术在足踝外科的快速发展，经皮复位、小切口等微创技术逐渐应用于临床，但临床报道各有利弊（表 2-3-25）。

（二）跟骨骨折内固定

跟骨骨折是足部的常见骨折，因其周围解剖关系复杂，软组织覆盖质量差，治疗较为困难。近年来，切开复位内固定是治疗跟骨骨折的主要治疗方法，内固定方式也各有不同，有普通接骨板、锁定接骨板、螺钉等。临床报道也是争议不断，在此对各种内固定方式优缺点进行总结如下（表 2-3-26）。

表 2-3-25 跟骨骨折手术入路比较

手术入路	优点	缺点
常规外侧入路	手术暴露充分； 治疗各型复杂骨折； 避免损伤腓骨长短肌腱和腓肠神经； 没有明显的复位丢失	伤口易裂开； 感染概率较高； 可能发生皮肤坏死； 手术前等待时间较长
跗骨窦入路	切口较小，出血少； 可充分暴露距下关节、后关节面及外侧骨折块； 尽可能地减少软组织损伤，减少皮肤坏死、感染发生率； 可早期手术	增加了操作难度； 不能暴露跟骨后外侧面； 易损伤腓肠神经； 跟骨复位难度增大，可出现医源性跟骨内翻畸形
微创入路	切口小； 软组织损伤小； 术后并发症少； 固定简单； 术后康复较快	固定牢靠程度稍差； 需手法闭合复位或撬拨复位； 不适合复杂跟骨骨折； 跟骨复位丢失可能性大

表 2-3-26 跟骨骨折内固定方式比较

内固定方式	优点	缺点
普通接骨板	操作简单； 可牢靠固定； 费用低	螺钉把持力差； 不易维持跟骨外形； 有时需外固定； 软组织风险较大
锁定接骨板	固定坚强，不需外固定； 支撑性强； 跟骨复位不易丢失； 利于术后早期康复	操作要求较高； 费用大； 软组织风险较大
空心螺钉	手术时间短； 损伤小； 并发症少； 软组织风险小	固定牢靠程度稍差； 需配合手法闭合复位或撬拨复位； 术后早期康复需注意固定牢靠程度
克氏针	手术创伤小； 费用低； 软组织损伤小； 避免二次手术	早期克氏针需形成力学支撑，超关节固定； 康复时间延后； 拔除克氏针后早期负重跟骨复位丢失可能

三、康复功能评定

（一）视觉观察

密切观察软组织肿胀及皮肤情况，观察有无皮肤颜色变化。

(二) Maryland 足部功能评分

Maryland 足部功能评分包括疼痛与功能两部分，共 100 分。

(三) 疼痛评估

使用视觉模拟评分法、面部表情量表法、压力测痛法、疼痛日记评分法等任意一种方法评估患者在不同体位，不同活动状态下，不同时间段有无疼痛及疼痛的剧烈程度。

(四) 术后影像学评估

术后复查 X 线，观察关节面是否平整，跟骨外形，高度及跟骨 Bohler 角、Gissane 角是否恢复。

(五) 其他评定

见踝关节骨折术后康复评定。

四、康复治疗方案

跟骨骨折术后康复的主要目的是早期预防手术切口皮肤裂开、皮肤坏死、感染等早期并发症，控制肿胀，缓解疼痛，逐渐改善跟骨周围相邻关节的关节活动，逐渐负重行走锻炼，最终恢复正常行走及步态。

(一) 术后康复治疗流程

跟骨骨折属于高能量损伤，多波及关节面，我们根据相关康复指南和康复实践经验，将波及关节面的跟骨骨折术后康复治疗流程总结如下(表 2-3-27)：

表 2-3-27 跟骨骨折术后康复治疗流程

时间	康复计划
术后当天	治疗目的： 控制疼痛及肿胀，预防术后并发症 治疗方法： 1. 仰卧位，固定踝关节及足部，适当抬高患肢减少肿胀 2. 跟骨周围冷疗，缓解疼痛及肿胀 3. 足趾缓慢活动，向心性按摩患侧下肢，促进血液循环，防止出现下肢深静脉血栓 4. 适当进行髋膝关节运动，预防肌肉萎缩和关节僵硬，促进血液回流 5. 健侧下肢主动活动 注意： 1. 密切关注软组织肿胀情况 2. 冷疗时注意温度与时间，避免冻伤
术后第 1~3 天	治疗目的： 减轻疼痛及肿胀，降低软组织张力，防止肌肉萎缩，增强上肢力量及心肺耐力 治疗方法： 1. 仰卧位，患肢抬高，跟骨局部冷疗，减少踝关节疼痛及肿胀 2. 逐步增加跟骨周围关节活动，如足趾活动，踝关节活动，促进血液循环，防止出现下肢深静脉血栓 3. 股四头肌等长及等张收缩训练 4. 上肢力量及心肺耐力训练同踝关节骨折术后康复方案 注意： 1. 密切观察皮肤颜色及软组织肿胀情况，及时处理 2. 克氏针固定时早期不能活动跟骨周围关节

续表

时间	康复计划
术后第4~7天	治疗目的： 改善踝关节活动度，增强患肢肌力，防止肌肉萎缩，增强上肢肌力以便早期拄拐步行 治疗方法： 1. 进行踝关节活动度训练，主动被动结合，以无痛训练为主 2. 足趾活动训练 3. 中足及前足活动训练，以被动活动为主 4. 床边坐位训练　在坐位训练基础上进行，坐于床边，患肢自然下垂，坐位时间逐渐增加。如肿胀明显则减少时间，训练结束后抬高患肢以利消肿 5. 增强肌力训练同踝关节骨折术后康复方案 注意： 1. 踝关节关节活动度训练早期以被动为主，逐渐改为被动主动结合，注意无痛原则 2. 床边坐位训练视软组织及肿胀情况决定。肿胀明显则训练时间延后
术后第2~4周	治疗目的： 恢复踝关节关节活动度，增强足部本体感觉，提高肌力，扶拐无负重行走，促进骨折愈合 治疗方法： 1. 距下关节活动度训练　跟骨固定牢靠情况下，被动活动距下关节，维持30s~1min，每天4~5次。早期以被动训练为主 2. 床上本体感觉训练　不负重下足底放于床面、毛巾等不同材质物体上前后移动，也可左右移动 3. 踝关节活动度训练至基本正常 4. 理疗　局部可给予热疗促进局部血液循环，减少皮肤坏死的可能 5. 足内部肌力训练　床上足趾抓毛巾并移动，训练足内部肌肉 6. 其余训练同踝关节骨折术后康复方案 注意： 1. 踝关节关节活动度训练要注意保护跟骨骨折周围 2. 距下关节活动度训练注意无痛原则，无须关注活动度大小，能感受到关节活动即可 3. 4周需拍片复查骨折固定及愈合情况
术后第5~8周	治疗目的： 加强距下关节活动度训练，患足逐步开始负重，加强足部本体感觉训练，增强肌肉力量，促进骨折愈合 治疗方法： 1. 骨折获得初步稳定，可逐渐加大训练强度 2. 距下关节活动度训练　加强被动活动训练，可逐渐结合主动运动进行内外翻训练 3. 踝关节主动活动训练，保持关节活动度 4. 床上足部负重训练　从足部接触床面开始感知压力，逐渐增加足部压力 5. 扶拐负重训练　在床上负重训练基础上进行，患足穿跟骨矫形鞋或垫足弓垫行下地负重训练，逐渐增加负重力量 6. 足部活动训练　踝足部各方向主动活动，包括跖屈、背屈、内翻、外翻、内旋及外旋。跖骨及跗骨间也可给予被动活动 7. 其余训练同踝关节骨折术后康复方案

续表

时间	康复计划
术后第 5~8 周	注意: 1. 足部负重训练应慎重进行,根据 X 线片复查及骨科专科医师检查决定。开始负重时需佩戴跟骨矫形鞋或垫足弓垫 2. 克氏针固定跟骨骨折 8 周左右去除内固定,后才可以进行关节活动。负重训练时间相应延后,防止骨折复位丢失 3. 8 周需再次拍片复查骨折固定及愈合情况
术后第 9~12 周	治疗目的: 强化前期康复效果,恢复足部本体感觉,下地负重行走,步态训练 治疗方法: 1. 足部负重训练　患足穿跟骨矫形鞋或垫足弓垫行下地负重训练,逐渐增加负重力量,直至完全负重 2. 保护下站立重心转移训练　在平衡器上训练身体重心转移,逐渐增加患肢的负重量,负重增加不宜过快 3. 扶拐步行训练　患足穿跟骨矫形鞋或垫足弓垫行步行训练 4. 强化前期训练　如足及小腿肌力训练、本体感觉训练、活动度训练等 注意: 1. 跟骨负重行走训练需慎重,防止骨折复位丢失 2. 3 个月拍片复查骨折愈合情况
术后 12 周以后	治疗目的: 强化前期康复效果,踝足功能逐渐接近正常水平,恢复日常生活及工作并逐步恢复运动能力 治疗方法: 1. 非保护下站立重心转移训练　训练身体重心转移,逐渐增加患足的负重量(从身体重量的 1/3 开始过渡到全部重量) 2. 提踵训练　强化小腿肌肉力量。双侧提踵过渡到单侧提踵强化平衡、肌力、灵活性训练 3. 从扶拐杖步行逐渐到扶手杖步行,在运动平板上进一步改善步态、步速和步行的距离,提高患者实际步行能力(上下坡、过障碍、过马路等),最后过渡到弃杖步行 4. 上下台阶训练　要求健肢先上,患肢先下,减少患足刺激和负重 5. 水疗　在泳池中训练跑、跳等动作 6. 恢复正常生活及工作,逐渐参加各种活动。恢复正常步态,逐步提高行走速度 7. 运动专项训练 注意: 1. 跟骨骨折运动专项训练需结合骨折愈合情况,防止骨折复位丢失 2. 需定期拍片复查骨折愈合及是否存在骨折复位丢失情况

(二) 注意事项

1. 康复方案的制订　上表总结的是波及关节面的跟骨骨折术后的常规康复流程,其他类型的跟骨骨折,如跟骨后结节骨折,不波及关节面,整体康复进度要提前,所以临床制订康复方案时应根据具体情况进行调整,制订个性化的康复治疗方案。

2. 跟骨骨折术后康复的难点　跟骨是松质骨构成,支撑力量相对较差,负重过早或强度过大易造成骨折复位丢失。负重时间和负重强度的把握没有统一的标准，是跟骨骨折术后康复的难点。

3. 术后手术切口的处理　跟骨骨折术后皮肤裂开，甚至皮肤坏死是常见的早期并发症，尤其是外侧L形手术切口。注意观察切口皮肤颜色变化及愈合情况，发现问题及时请专科医师处理。

4. 术后软组织肿胀的处理　跟骨周围软组织覆盖较少，如出现肿胀必须及时消肿处理，否则可出现骨筋膜间室综合征、皮肤坏死、骨外露及深部感染等严重并发症。

5. 开放性跟骨骨折术后的康复　开放性跟骨骨折如清创后可以一期处理，术后康复可参照康复计划。如软组织条件差，需外固定架或克氏针固定，二期处理，术后康复时间将根据二期手术的时间决定，且预后较差。

6. 定期复查拍片的重要性　跟骨骨折术后定期拍片尤其重要，不仅可以了解患者功能恢复的情况、骨折内固定的可靠程度、骨折愈合情况，关键是要根据骨折愈合及复位是否丢失的情况决定康复训练的进度。

7. 矫形器的使用　根据跟骨骨折类型装配不同功能的踝部固定矫形器及确定固定的时间。例如，伴有移位的跟骨横形骨折、舌状骨折以及跟骨后结节骨折等一般应行切开复位，加压螺丝钉内固定。术后可选用低温材料定制的踝部矫形器（图2-3-37）、带有硬性支撑的成品类矫形器或石膏固定等，将踝关节固定于功能位，一般固定4~6周。如果是青壮年的跟骨压缩骨折甚至粉碎性骨折，术后选用踝足类型的矫形器固定6~8周。力学特点：利于三点力和对软组织的加压固定原理。作用：矫形器可将踝关节固定于功能位，防止踝关节发生变形。

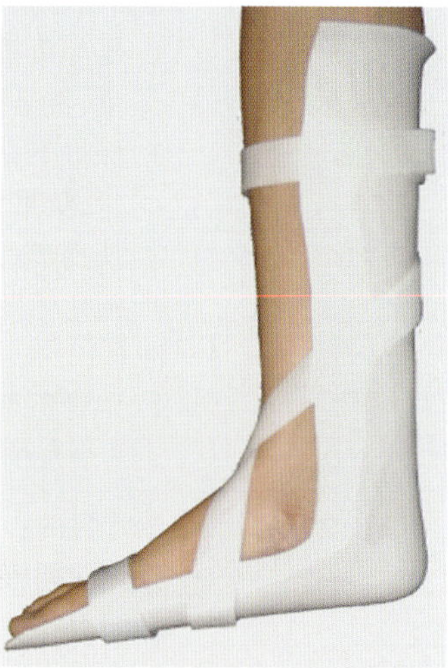

图2-3-37　跟骨骨折踝部矫形器

8. 术后早期并发症的处理　皮肤切口裂开、皮肤坏死、感染是跟骨骨折术后常见的早期并发症，如并发症不严重，可按规范自行处理，同时进行康复。如并发症比较严重，需专科医师给予处置，防止病情加重。

（史达　解益）

第十五节　距骨骨折术后康复

一、概述

距骨与跟骨构成后足，有头部、颈部和体部。其背面呈圆顶状，前后凸起，内外稍凹陷。距骨表面大部分为关节面覆盖，有7个关节面与周围结构形成关节。上与胫骨远端形成踝关节，内与内踝相关节，外与外踝相关节，前与舟骨相关节，下与跟骨3个相应关节面形成距下关节。距骨体滑车关节面前宽后窄，踝背屈时距骨滑车前端较宽部分进入踝穴，较为稳定，跖屈时距骨滑车后面较窄部分进入踝穴，相对不稳定。所以踝关节易在跖屈位发生损伤。距骨血运较差，一旦骨折脱位，很容易影响血液供应造成缺血性坏死。

距骨骨折临床上并不常见，但由于其特殊的解剖特点，治疗上很有挑战性。距骨骨折根据发生的部位可分为距骨头、距骨颈、距骨体骨折。目前常用的距骨颈骨折分型为 Hawkins 分型系统。AO/OTA 对距骨的分型则较为全面，但比较复杂，临床应用困难。

二、临床手术方案

距骨骨折后应尽快手术治疗，这是因为早期对距骨骨折复位和固定能够有效缓解血肿，并减少距骨对周围血管的压迫，降低距骨坏死和创伤性关节炎的发生率。

（一）距骨骨折手术入路

距骨骨折手术入路很多，常见有前内侧、内外踝截骨及内外联合入路。各种入路优缺点总结如下（表 2-3-28）。

表 2-3-28　距骨骨折手术入路比较

手术入路	优点	缺点
前内侧入路	周围软组织损伤小； 保留了距骨的残留血供； 暴露不充分时可联合内踝截骨完成暴露	伤口暴露有限； 骨折复位困难，可破坏残留血运和增加创伤性关节炎的发生概率； 内固定操作要求高
内外踝截骨入路	充分显露距骨头、颈、体及头部，有利于骨折及关节面整复； 对残留血运干扰小； 截骨为松质骨，容易愈合； 内固定操作简单	增加了截骨的创伤； 截骨有不愈合风险； 截骨处需再次内固定
内外联合入路	暴露更充分； 完全直视下操作，可准确判断损伤程度； 可准确重建距骨关节面； 内固定操作简单	两个伤口，软组织损伤大； 对残留血运保护较差

（二）距骨骨折内固定

距骨骨折常见内固定是空心螺钉固定，也有克氏针或者可吸收螺钉固定。近年也有接骨板治疗距骨骨折的报道，在此对各种内固定方式优缺点进行总结如下（表 2-3-29）。

表 2-3-29　距骨骨折内固定方式比较

内固定方式	优点	缺点
空心螺钉	手术操作简单，时间短； 可牢靠固定； 不易发生断钉及松动	螺钉长度需控制； 关节面软骨有一定破坏； 需多钉固定
可吸收螺钉	减少关节面损伤； 生物相容性好； 避免二次手术	固定牢靠程度稍差； 有排斥反应可能； 术后早期康复需注意固定牢靠程度
接骨板	支撑固定，有利于距骨纵向力线及长度的维持； 降低距骨内翻发生率； 固定牢靠	特定位置放置接骨板； 无特定接骨板，需塑形； 操作较复杂

三、康复功能评定

（一）视觉观察

密切观察软组织肿胀及皮肤情况，观察有无皮肤颜色变化。

（二）Hawkins 评定标准

分别从踝关节功能、疼痛、骨折愈合程度、距骨是否坏死塌陷等方面进行评定。

（三）疼痛评估

使用视觉模拟评分法、面部表情量表法、压力测痛法、疼痛日记评分法等任意一种方法评估患者在不同体位，不同活动状态下，不同时间段有无疼痛及疼痛的剧烈程度。

（四）术后影像学评估

术后复查 X 线片，观察距骨关节面是否平整，距骨外形，长度是否恢复及距骨是否坏死。

（五）其他评定

见踝关节骨折术后康复评定。

四、康复治疗方案

距骨骨折手术使距骨得到良好复位和固定，但仍可能出现功能受限、创伤性关节炎、距骨坏死等并发症，术后康复的目的一是对并发症进行防治，二是恢复踝足的功能，最终实现正常负重行走和步态，恢复日常生活及工作。

（一）术后康复治疗流程

我们根据相关康复指南和康复实践经验，将距骨骨折术后康复治疗流程总结如下（表 2-3-30）。

表 2-3-30 距骨骨折术后康复治疗流程

时间	康复计划
术后第 1 周	治疗目的： 控制疼痛及肿胀，防止肌肉萎缩，增强上肢力量及心肺耐力，预防术后并发症 治疗方法： 1. 仰卧位，石膏或支具固定踝关节及足部，维持患足中立位 2. 控制疼痛　药物及冷疗以缓解疼痛 3. 缓解肿胀　局部冷疗，适当抬高患肢 4. 邻近关节活动　足趾、髋膝关节适当运动，预防肌肉萎缩和关节僵硬，促进血液回流，防止出现下肢深静脉血栓 5. 股四头肌等长收缩训练 6. 上肢力量及心肺耐力训练同踝关节骨折术后康复方案 注意： 1. 密切关注皮肤切口及软组织肿胀情况 2. 冷疗时注意温度与时间，不可温度过低 3. 邻近关节活动时注意保护好距骨骨折部位
术后第 2~6 周	治疗目的： 促进骨折愈合，恢复踝关节关节活动度，增强足部本体感觉，提高肌力，扶拐无负重行走 治疗方法： 1. 维持石膏或支具固定，保持患足中立位。活动训练时取下外固定

续表

时间	康复计划
术后第 2~6 周	2. 踝关节活动度训练　活动时取下外固定，被动进行踝关节活动，以跖屈和背屈为主。逐渐过渡到被动活动、主动活动相结合 3. 小腿肌力训练　包括小腿三头肌、胫骨前肌、腓骨长短肌等，以等长收缩肌力训练为主，注意保护踝关节 4. 大腿肌力训练　等长、等张收缩肌力训练结合，逐渐过渡到抗阻训练为主 5. 本体感觉训练　不负重下足底放于床面，毛巾等不同材质物体置于足面进行前后移动，也可左右移动 6. 扶拐无负重行走训练　训练由床上坐起至床边坐立，逐渐过渡至扶拐下地行走训练，保持无负重状态。随后下地时间逐渐延长，注意观察足部皮肤颜色及肿胀情况 注意： 1. 踝关节关节活动度训练要注意保护距骨骨折部位 2. 无负重下地训练视软组织及肿胀情况决定。肿胀明显则训练时间延后 3. 6 周内外固定保护，防止骨折移位，促进距骨骨折愈合
术后第 7~12 周	治疗目的： 患足逐步开始负重，加强足部本体感觉训练，增强肌肉力量，促进骨折愈合 治疗方法： 1. 骨折获得初步稳定后，去除外固定，可逐渐加大训练强度 2. 踝关节活动度训练　由以跖屈和背屈活动为主，过渡到内翻、外翻、内旋及外旋活动，被动活动训练与主动活动训练结合 3. 床上足部负重训练　从足部接触床面开始感知压力，逐渐增加足部压力 4. 扶拐负重训练　在扶拐无负重训练基础上进行，患足逐渐增加负重力量。注意无痛训练原则 5. 理疗　给予磁疗促进骨折愈合 注意： 1. 足部负重训练应慎重进行，根据 X 线片复查及骨科专科医师检查决定。负重量增加需循序渐进，训练严格遵循无痛原则 2. 12 周需再次拍片复查骨折固定及愈合情况
术后第 13~24 周	治疗目的： 强化前期康复效果，恢复足部本体感觉，逐步下地完全负重行走，步态训练 治疗方法： 1. 足部负重训练　患足逐渐增加负重力量，双拐逐渐过渡至手杖，直至完全负重 2. 重心转移训练　在平衡器上训练身体重心转移，逐渐增加患肢的负重量，负重量增加不宜过快 3. 足内部肌力训练　床上足趾抓毛巾并移动，训练足内部肌肉 4. 强化前期训练　如足及小腿肌力训练、本体感觉训练、活动度训练 5. 步态训练　在运动平板上进一步改善步态、步速和步行的距离，提高患者实际步行能力（上下坡、过障碍、过马路等），最后过渡到弃杖步行 注意： 1. 完全负重行走训练需慎重，防止骨折愈合不良 2. 6 个月拍 X 线片复查骨折愈合及是否存在距骨坏死情况

续表

时间	康复计划
术后 24 周后	治疗目的： 强化前期康复效果，踝足功能逐渐接近正常水平，恢复日常生活及工作并逐步恢复运动能力 治疗方法： 1. 提踵训练　强化小腿肌肉力量。可双侧提踵过渡到单侧提踵训练 2. 上下台阶训练　要求健肢先上，患肢先下，减少患足刺激和负重 3. 水疗　在泳池中训练跑、跳等动作 4. 恢复正常步态，逐步提高行走速度 5. 恢复正常生活及工作，逐渐参加各种活动 6. 运动专项训练

（二）注意事项

1. 康复方案的制订　因距骨解剖原因，其骨折后血运差，愈合时间长，易出现距骨坏死，所以其康复进程较慢，尤其是负重时间晚，防止早期负重导致骨折移位及距骨坏死可能。以上表格总结的是距骨骨折术后的常规康复流程，临床制订康复方案时应根据具体情况进行调整，制订个性化的康复治疗方案。

2. 负重训练的时间　没有固定标准，但距骨骨折因血运差，骨折愈合时间较长，负重时间较其他骨折时间要延迟。应及时充分地和专科医师沟通，同时参考患者的具体情况而定。

3. 内外踝截骨固定的处理　距骨骨折经常因暴露不全而进行内踝或外踝的截骨处理，后再次固定。康复过程中不仅要关注距骨骨折的问题，同时要关注内外踝截骨处固定及愈合情况。

4. 矫形器的治疗与选择　距骨骨折一般血运良好，容易愈合，治疗目的是恢复关节面的平整。无移位的距骨骨折可量身定制矫形器（图 2-3-38）或石膏固定 8~12 周，移位骨折需要切开复位内固定，矫形器的配置根据术后的具体情况选择不同固定强度的矫形器，踝关节一般固定在功能位。

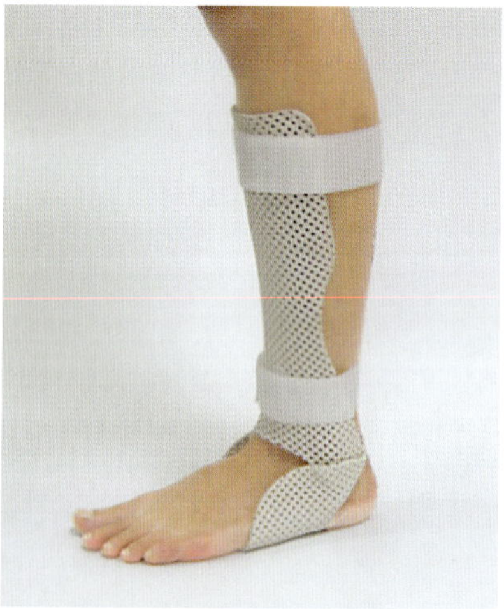

图 2-3-38　距骨骨折矫形器

5. 定期影像学检查　距骨骨折术后影像学检查非常重要，定期拍片可以了解骨折内固定的可靠程度、骨折愈合情况，同时需进行 CT 或 MRI 检查关注是否出现距骨坏死情况，从而决定康复训练的进度。如出现距骨坏死，下地负重的时间将明显延迟。

6. 复杂距骨骨折术后的康复　距骨骨折多为复合伤，常合并距骨脱位、踝关节骨折、开放伤等。术后康复则需根据患者情况及时与专科医师沟通，制订个性化康复方案。如距骨骨折并脱位，血运破坏严重，距骨坏死概率大，康复方案中负重时间则须延迟。如合并踝关节骨折，术后制订方案时需同时兼顾，防止顾此失彼。

（史　达　解　益）

第十六节 跖骨、趾骨骨折及脱位术后康复

一、概述

跖骨是足部结构和功能的重要组成部分。跖骨由5个长骨组成,第1跖骨比较粗大,能承受较大重力,与内侧楔骨、足舟骨和距骨构成足的柱状结构,可以传导行走时的压力。第1~5跖骨整体形成拱门样结构,构成足横弓,可以保持足部平衡和稳定,吸收震荡。趾骨共14块,形状和排列和指骨相似,但都较小。因为处于足的最前端,所以是最容易受伤的部位。

跖骨骨折、趾骨骨折及脱位均属于前足损伤,骨折愈合后多没有显著的功能影响。但需注意同时合并的挤压伤等高能量损伤导致的严重软组织损伤或缺如问题。跖骨骨折临床常见,有跖骨干骨折、第5跖骨基底骨折、跖骨颈骨折等类型(图2-3-39)。趾骨骨折多由直接暴力造成,常合并开放伤(图2-3-40)。第1跖趾关节是主要的负重关节,脱位较常见,趾间关节脱位临床少见。

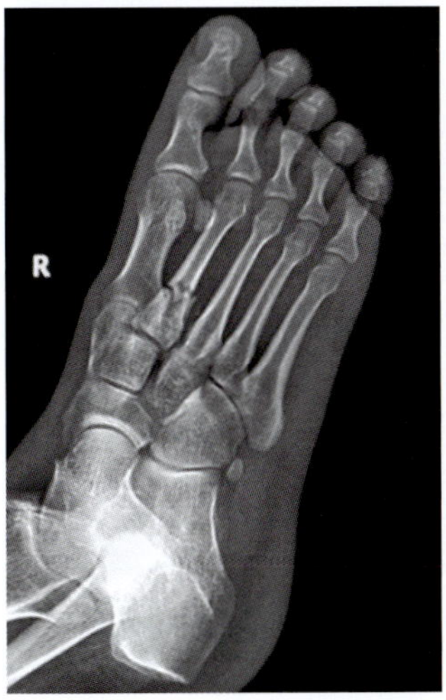

图2-3-39 第二跖骨干骨折

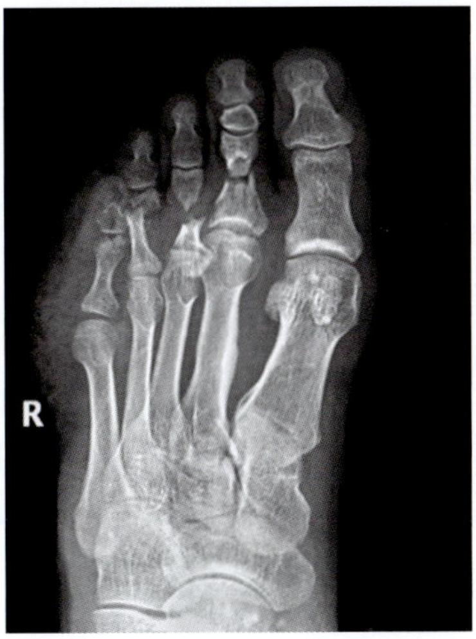

图2-3-40 趾骨骨折

二、临床手术方案

跖骨骨折、趾骨骨折及脱位等因损伤原因及骨折位置不同,处理方式也不尽相同。虽然多数前足损伤可通过手法复位外固定的处理方式得到较好的预后,但部分合并严重软组织损伤及开放伤时,需及时手术处理。

(一)跖骨骨折

1. 跖骨干骨折 跖骨干骨折由于其周围软组织多,骨折移位概率相对较小,可通过支具或石膏固定治疗。但骨折多为直接暴力引起,可产生矢状面上明显移位,治疗前应全面检查,评估骨折严重程度。如骨折明显移位,需手术切开复位内固定恢复正常解剖结构以利于

术后功能恢复。对于多发跖骨骨折，由于直接暴力大，软组织损伤严重，甚至出现足筋膜间室综合征，应尽快手术减压及内固定治疗。

2. 跖骨头颈骨折 跖骨头颈骨折往往需要手术治疗。跖骨头骨折可造成跖趾关节不稳定，跖骨颈骨折后要看跖骨头是否发生移位，如果移位不纠正，可引起跖侧或背侧疼痛。手术经背侧切口行切开复位，使用克氏针或微型接骨板固定。

3. 第5跖骨基底骨折 第5跖骨骨折是常见的跖骨骨折，主要原因是第5跖骨基底是主要运动肌的止点，腓骨短肌止于第5跖骨粗隆背侧，第3腓骨肌止于干骺结合部，第5跖骨粗隆跖侧也有很强的跖筋膜附着。基于这些解剖的特点，受伤时这些肌肉韧带强烈收缩，会引起第5跖骨基底不同类型的骨折。第5跖骨近端可分为3个区域，Ⅰ区是第5跖骨的结节区；Ⅱ区位于第5跖骨结节远端，有背侧和跖侧跖骨间韧带；Ⅲ区起于韧带远端，向远侧延伸1.5cm，直至跖骨干。大多患者可保守治疗，支具或石膏固定。Ⅱ区骨折愈合时间较长，可给予经皮空心螺钉固定。Ⅲ区骨折移位明显可手术治疗，选择克氏针或接骨板内固定治疗。

（二）趾骨骨折及脱位

趾骨骨折是比较常见的足部骨折，多因重物打击、碾压、误踢硬物导致。大多数趾骨骨折可以保守治疗。开放性骨折或严重粉碎、不稳定的第1趾骨骨折，需手术治疗。趾骨间关节脱位临床少见，大多可闭合复位外固定治疗，不稳定者可采用克氏针固定治疗。

（三）跗跖关节骨折脱位

跗跖关节是骰骨、楔骨与跖骨基底互相构成的关节，包括骰跖关节和楔跖关节。跗跖关节是正常足横弓的重要组成部分，在足旋转时，跗跖关节为足部的最弱点，易引起骨折或脱位。跗跖关节发生骨折或脱位会引起足横弓塌陷，从而引起足的功能障碍。所以临床上应重视跗跖关节关节骨折脱位的处理，骨折移位不稳的，或骨折 - 脱位型跗跖关节损伤，均应考虑手术治疗。手术原则是解剖复位、加强固定、恢复足内侧列和外侧列的力线和长度，稳定跗跖关节。轻微损伤可尝试闭合复位经皮内固定的微创技术治疗，既减少了软组织损伤，又有利于术后康复；如损伤严重则需切开复位内固定，可用克氏针或微型接骨板固定，尽量保留关节活动度；如合并开放伤早期可用外固定架固定。

三、康复功能评定

（一）足部视觉观察

密切观察软组织肿胀情况。由于重力和位于肢体最远端的特点，跖骨骨折等前足损伤的软组织肿胀很常见，且持续时间长。

（二）美国矫形足踝协会（AOFAS）前足评分

评分标准为满分100分，90~100分为优，80~89分为良，70~79分为可，小于70分为差。

（三）术后影像学评估

术后复查X线片，观察是否恢复跖骨、趾骨及关节的正常解剖关系及稳定程度，尤其是足横弓的存在对术后功能恢复非常重要。

（四）其他评定

见踝关节骨折术后康复评定。

四、康复治疗方案

跖骨骨折、趾骨骨折及脱位手术目的是恢复跖骨、趾骨及关节的正常解剖关系，恢复跖骨长度，进行牢靠的固定。术后康复主要是减少并发症，尤其是术后早期肿胀，促进功能恢复。

(一) 术后康复治疗流程

我们根据相关康复指南和康复实践经验，将跖骨骨折、趾骨骨折及脱位术后康复治疗流程总结如下(表 2-3-31)。

表 2-3-31 跖骨骨折、趾骨骨折及脱位术后康复治疗方案

时间	康复计划
术后第 1 周	治疗目的： 控制疼痛及肿胀，防止肌肉萎缩，增强肌肉力量，预防术后并发症 治疗方法： 1. 仰卧位，石膏或支具超足趾固定足部，维持患足中立位 2. 控制肿胀　局部冷疗，适当抬高患肢 3. 邻近关节活动　髋膝关节适当运动，预防肌肉萎缩和关节僵硬，促进血液回流，防止出现下肢深静脉血栓缓解肿胀 4. 股四头肌等长收缩训练 注意： 1. 密切关注软组织肿胀情况 2. 冷疗时注意温度与时间，防止冻伤皮肤
术后第 2~4 周	治疗目的： 恢复踝关节关节活动度，保持小腿肌肉张力，扶拐无负重行走，促进骨折愈合 治疗方法： 1. 踝关节活动度训练　被动主动相结合进行踝关节活动训练，以跖屈和背屈为主 2. 等长收缩肌力训练　以小腿三头肌为主 3. 本体感觉训练　不负重下足底放于床面、毛巾等不同材质物体前后运动，也可左右移动 4. 扶拐无负重行走训练　训练由床上坐起至床边坐立，逐渐过渡至扶拐下地行走训练，保持无负重状态 注意： 1. 训练要注意软组织肿胀情况，如有肿胀及时给予冷疗等处理以消肿 2. 4 周内外固定保护，防止骨折移位，促进骨折愈合 3. 踝关节内外翻活动需谨慎，防止骨折移位
术后第 5~8 周	治疗目的： 患足逐步开始负重，加强足部本体感觉训练，增强肌肉力量，促进骨折愈合 治疗方法： 1. 去除外固定，加大训练强度 2. 足趾活动训练　由被动活动逐渐过渡至被动主动结合，注意训练中无痛原则 3. 踝关节活动度训练　以跖屈和背屈活动为主，过渡到内翻、外翻、内旋及外旋活动，被动活动训练与主动活动训练结合

续表

时间	康复计划
术后第5~8周	4. 扶拐负重训练　在扶拐无负重训练基础上进行,患足逐渐增加负重力量,足底感受不同压力变化。注意行走步态 5. 小腿肌肉力量训练　以小腿三头肌、胫骨前肌和腓骨长短肌为主,等长收缩训练至等张收缩训练,直至抗阻训练 注意: 1. 胫骨前肌和腓骨长短肌早期训练应慎重进行,应根据骨折部位及类型决定,防止肌肉收缩导致骨折移位 2. 8周需再次拍片复查骨折固定及愈合情况
术后第9~12周	治疗目的: 强化前期康复效果,恢复足趾活动度,增加前足负重力量,逐步下地完全负重行走,步态训练 治疗方法: 1. 足趾活动度训练　被动主动活动结合训练,逐渐增大足趾活动度至正常 2. 前足部负重训练　患足逐渐增加负重力量,重点是前足负重训练。全足负重与前足负重训练相结合 3. 重心转移训练　在平衡器上训练身体重心转移,重点训练重心在前足的转移 4. 足内部肌力训练　在足趾能主动活动的基础上进行,训练足趾抓毛巾,增强足内部肌肉力量 5. 步态训练　在运动平板上改善步态、步速和步行的距离,尤其是患足蹬地训练,提高患者实际步行能力 注意: 1. 完全负重行走训练需慎重,注意不同骨折部位及愈合时间 2. 12周拍片复查骨折愈合情况
术后12周以后	治疗目的: 强化前期康复效果,踝足功能逐渐接近正常水平,恢复日常生活及工作并逐步恢复运动能力 治疗方法: 1. 上下台阶训练　要求健肢先上,患肢先下,减少患足刺激和负重 2. 水疗　在泳池中训练跑、跳等动作 3. 强化小腿肌肉力量训练 4. 恢复正常生活及工作,逐渐参加各种活动。恢复正常步态,逐步提高行走速度 5. 在恢复日常生活能力基础上进行运动专项训练

(二)注意事项

1. 康复方案的制订　上表总结的是跖骨骨折、趾骨骨折及脱位术后的常规康复流程。跖骨、趾骨骨折脱位后多因骨折不稳定而行手术治疗,术后康复进程需考虑骨折愈合及移位情况。大多此类骨折不需手术,康复进程会加快,负重时间较早。所以临床制订康复方案时应根据具体情况进行调整,制订个性化的康复治疗方案。

2. 矫形器的治疗与选择　根据骨折的部位,视情况选择矫形器。

(1)第5跖骨基部撕脱骨折:一般无移位,可用胶布固定,绷带包扎,必要时可量身定制足踝矫形器(图2-3-41)或石膏靴固定约6周。其他跖骨基部骨折无移位也可用同法治疗。

(2) 第 2、3、4 跖骨颈骨折：如有移位，在手法复位后，可量身定制足踝矫形器或短腿石膏固定，避免畸形愈合后影响走路。如复位不成功，可手术复位，钢针固定，然后佩戴踝足矫形器，将踝关节固定于功能位。

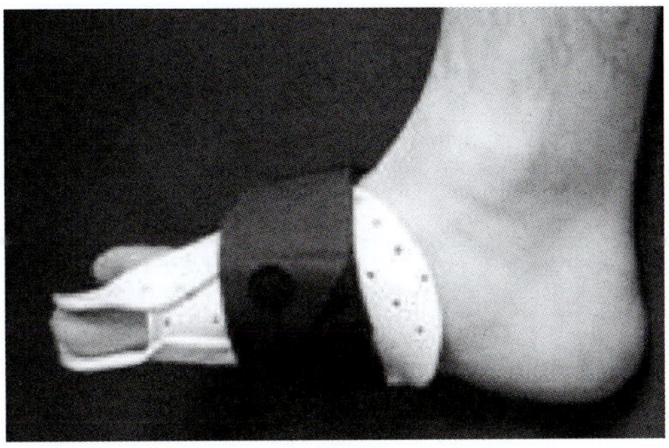

图 2-3-41 跖、趾骨骨折矫形器

(3) 疲劳性骨折：长途走路后，在第 2、3 跖骨颈或跖骨干处发生骨折，骨折端一般无移位，也可发生在胫骨，又称行军骨折。需适当休息，早期用足弓支持、矫形器或石膏固定约 3 周，可防止过多骨痂形成。以后可用足弓垫（横弓及纵弓垫），分散重力，至症状消失。愈合后无后遗症。

3. 下地负重的时间　没有固定的标准，跖骨、趾骨骨折脱位属于前足损伤，术后病情平稳后足跟着地负重可以早期进行，前提是踝关节背屈角度正常。前足负重时间需充分考虑骨折愈合时间，应及时充分地和专科医师沟通，同时参考患者的具体情况而定。

4. 早期软组织肿胀的处理　因骨折多为直接暴力及处于肢体最远端，跖骨及趾骨骨折后常见软组织肿胀，需密切注意预防骨筋膜间室综合征，必要时及时切开。术后早期康复锻炼时重点关注肿胀问题，及时处理防止影响功能恢复。

5. 步态训练　跖骨骨折对步态影响较大，尤其是第 1 跖骨骨折。第 1 跖趾关节是主要的负重关节。行走步态中患足支撑至离地过程中，第 1 跖趾关节发挥重要的作用，会对跖骨骨折部位产生较大应力。需定期拍片了解骨折愈合情况，根据骨折愈合及患者个体情况决定步态训练的进度。

6. 跗跖关节术后康复　跗跖关节是正常足横弓的重要组成部分，足旋转时，跗跖关节为足部的应力薄弱点。跗跖关节骨折为粉碎性、无法内固定时考虑植骨融合术。如行植骨融合术，术后康复训练中足的旋转活动时间应该延迟，防止植骨不愈合而二次手术。

（史 达　解 益）

第十七节　跟腱断裂重建术后康复

一、概述

（一）大体解剖

跟腱是人体最粗大的肌腱，起于小腿中部，由小腿三头肌（腓肠肌内外侧头和比目鱼肌）肌腱纤维联合组成，向下逐渐增厚变窄，止于跟骨后结节。跟腱长 10~15cm，血液供应主要由胫后动脉的分支提供，在接近肌肉部和跟骨结节部血供较好，而在距止点 2~6cm 处血管分布相对稀疏，易发生腱性结构的缺血退变，为跟腱断裂的常见发生部位。跟腱和跟骨后上结节及足跟皮肤间各有一滑囊，称为跟腱囊和皮下囊。滑囊可以在跟腱和跟骨结节间以及和皮肤间起润滑作用。跟腱是踝关节主要的跖屈肌腱，由大量腱纤维束组成，具有强大的抗牵引能力，其可以缓冲和吸收肌肉到骨骼的力量并减少肌肉的损伤。

（二）急性跟腱断裂的诊断

跟腱断裂是临床上常见的运动损伤，多是踏跳的瞬间导致。急性跟腱断裂大多根据病史就可以诊断，但详细的病史和体格检查是诊断必不可少的。患者经常描述听到"啪"的一声，然后不敢踮脚尖。检查跟腱断裂处可触及凹陷。Thompson 试验专门用于检查跟腱断裂，表现为腓肠肌收缩时踝关节无法完成跖屈动作。

X 线检查可以排除骨质病变，MRI 可以准确显示跟腱是否损伤、损伤部位及损伤程度，但价格较高，不作为常规检查。B 超检查也已经用于评估跟腱断裂且费用低廉。临床上可根据情况结合使用以上检查以得到准确诊断。

二、临床手术方案

跟腱断裂手术还是非手术治疗一直存在争议，近年来临床上认为非手术治疗因未行肌腱修复发生再断裂率高，还有跟腱不愈合或愈合延长、愈合后提踵无力、固定时间长易出现踝关节僵硬和小腿肌肉萎缩等并发症，所以目前急性跟腱断裂早期主张手术治疗，手术可保证跟腱的修复质量，降低再断裂发生率。

（一）皮肤切口的处理

跟腱断裂手术修复方式对预后康复很重要，但手术皮肤切口也不容忽视。如处理不好，会出现局部瘢痕、皮肤坏死、切口感染、周围软组织粘连等问题，也会对术后效果和功能恢复产生明显影响。

1. 纵形切口　跟腱断裂术后常规手术切口，跟腱外侧缘切口，长约 10cm，可在直视下缝合修补跟腱，效果可靠，术后满意度高，但术后并发症较多，如伤口皮缘坏死、切口延迟愈合或愈合不良、切口感染、瘢痕形成、周围软组织粘连、腓肠神经损伤等。其中切口皮肤坏死问题尤其突出。

2. S 形切口　以跟腱两断端中点为中心做 S 形切口，一般长 4~6cm，可适当延长。可延长暴露跟腱断端，根据伤情进行跟腱腱鞘的修补，防止术后粘连，同时减轻术后瘢痕挛缩，有利于术后踝关节功能恢复。

3. "ㄣ"形切口　确定跟腱断裂水平后，由跟腱内上方向外下方做"ㄣ"形切口，其中横向切口位于跟腱断裂水平稍偏上。此切口既可在直视下牢固修复跟腱，又把横切口位于跟腱断裂近断端上方，软组织更丰富，血运更好，利于愈合。外下方切口宜稍远离跟腱放置在皮肤易移动处，皮肤松弛、柔软、弹性大，缝合时皮肤张力小，且直视下不易损伤腓肠神经和小隐静脉。

4. 微创切口　微创切口是随着微创技术产生的，能最大限度缩小伤口的暴露面积，缩短手术时间及降低伤口感染率。可于跟腱断裂端及上下各 5cm 做 3 个横切口，也可做多个 0.5~1.0cm 小切口，具体和微创修复技术有关。微创切口减少了创伤，但增大了手术难度，断端间可能留有间隙，不利于愈合。而且不是在直视下操作，损伤腓肠神经的可能性较大。

表 2-3-32 是以上四种处理皮肤切口的方法比较。

（二）跟腱断裂的修复方式

跟腱断裂手术修复原则是修补肌腱断端恢复连续性，促进愈合以及恢复肌肉功能。常用的治疗方法是跟腱断端的断端吻合，还有缝合后利用筋膜强化或肌腱移植修补或重建。

表 2-3-32 跟腱断裂手术切口比较

皮肤切口	优点	缺点
纵形切口	手术操作简单易行； 牢固修复跟腱，效果可靠； 术后满意度高	手术创伤大； 术后并发症多，不利于术后早期康复
“ㄣ”形切口	直视下牢固修复跟腱； 对皮肤血供影响小； 缝合张力小，皮肤坏死率低； 保护跟腱断端血供	切口较大； 横切口及远端切口位置需准确
S 形切口	直视下牢固修复跟腱； 延长暴露断端； 防止术后粘连； 减轻术后瘢痕挛缩	手术创伤较大； 缝合时可存在皮肤张力大
微创切口	缩短手术时间； 切口小； 创伤小； 降低伤口感染率	较长的学习曲线； 跟腱断端留有间隙； 非直视操作，腓肠神经损伤可能

1. 直接缝合术 急性跟腱断裂后手术多以直接缝合为主，缝合方式非常多，常见有 Kessler、Bunnell 缝合法。但对跟腱马尾状撕裂者，此缝合方法受限制。另有断端束束缝合法，对断裂的肌腱束进行有序的排列缝合，直视下增加跟腱断端的接触面积，保持肌束间的平均张力分布，有利于跟腱的愈合和术后早期功能恢复，但手术缝合时间长。还有运用改良双 Kessle 缝合法，缝线分布于跟腱的两个垂直平面内，对血供影响不大，可提供断裂跟腱所需要的承受应力，利于断端紧密对合和愈合。此缝合难点在于腱内缝合时十字交叉尽量不在一个平面内，以减少对肌腱血液循环的影响。

2. 肌腱修补术 急性跟腱断裂若未得到及时恰当的治疗，4~6 周后转为陈旧性跟腱断裂。而陈旧性跟腱断裂与新鲜损伤主要区别是跟腱挛缩，断端大量瘢痕组织形成，传统缝合方法难以直接缝合，需对跟腱修补以恢复跟腱连续性和强度。常用的治疗方法有腓肠肌腱膜翻转修补术、腓骨短肌腱移位修补术、异体肌腱移植修补术、合成材料修补术、踇长屈肌腱转移修补术等。踇长屈肌腱成为近年来临床常用的转位肌腱，其具有术中容易暴露，切取方便、肌腱长、肌力强、收缩力轴和生物特性与跟腱类似、自带血运能增加受损肌腱的血液供应等优点，有利于术后早期功能恢复。

3. 微创修补术 微创手术是近年来发展起来的一种新的手术，可以提供较好的力学强度，最大限度地减少伤口暴露，降低手术损伤范围，缩短手术时间并且降低伤口感染率，值得在临床推广。主要有经皮缝合、内镜辅助下经皮缝合、超声引导下缝合、跟腱吻合器缝合、带线铆钉缝合等技术。其中超声辅助下经皮缝合技术优势明显。超声仪器具有体积小、无创、非辐射等优点，利于在手术室开展。术中超声辅助不仅能动态显示跟腱的形态、边界、断裂的部位，而且可以分辨腱周血管、腓肠神经，对缝针穿刺过程进行引导，减少腓肠神经损伤的风险。此技术融合了微创和精准的理念，费用低廉，既提高了跟腱吻合的强度和质量，也最大限度地避免了腓肠神经的损伤，降低了切口的感染和跟腱再断裂的发生，效果良好。

表 2-3-33 是以上几种跟腱断裂手术修补方式的比较。

表 2-3-33 跟腱断裂手术修补方式比较

修补方式	优点	缺点
直接缝合术	操作简单； 强度可靠； 固定牢靠，可早期康复	不适用于跟腱马尾状撕裂； 创伤较大，破坏局部血运； 术后需外固定
肌腱修补术	增加跟腱力学强度； 转位肌腱易于切取； 利于跟腱愈合； 利于术后早期康复	术前对转位肌腱充分准备； 创伤较大； 手术难度加大； 转位肌腱供区影响
微创修补术	微创操作，创伤小； 提供可靠的力学强度； 伤口暴露小，降低切口感染率； 缩短手术时间； 利于术后早期康复	需掌握一定微创技术； 非直视操作，断端可有间隙； 损伤腓肠神经可能； 术后早期康复需注意固定牢靠程度； 有排斥反应可能

三、康复功能评定

（一）视觉观察

密切观察有无踝关节及小腿肿胀情况，观察患侧下肢有无畸形。

（二）美国矫形足踝协会评分（AOFAS）

从疼痛、功能与自主活动支撑、地面步行、异常步态、后足活动、足部对线等方面评估。

（三）跟腱修复 Leppilahti 评分

从疼痛、僵硬、腓肠肌肌力改变、双踝关节活动度、穿鞋是否受限、患者满意度及等速肌力测试等方面评估。

（四）Arner-Lindholm 疗效评定标准

从行走、提踵能力、肌力、小腿围度、踝关节活动度等方面评定疗效，分为优、良、差三个等级。

（五）跟腱完全断裂评分标准（ATRS）

问卷形式的患者自己评价的评分系统，包括与日常生活工作相关的 10 个问题，满分 100 分。

（六）肌力评定

采用徒手肌力测量法测量胫骨前肌、小腿三头肌、腓骨长短肌等肌肉的肌力。尤其是小腿三头肌的肌肉力量，同时注意每个时段的运动禁忌，如不能过早进行踝关节跖屈运动。

（七）其他评定

如心肺功能评定、平衡功能评定、ADL 评定及精神状态评定。

四、康复治疗方案

跟腱断裂修复的成功不仅取决于确切充分的缝合、精确的张力调整，也取决于正确的术后处理和康复训练。早期循序渐进的应力刺激有助于恢复跟腱的力学强度。

(一) 术后康复治疗流程

根据相关康复指南和康复实践经验，我们将跟腱断裂重建术后康复治疗流程总结如下(表 2-3-34)。

表 2-3-34 跟腱断裂重建术后康复治疗流程

时间	康复计划
术后当天	治疗目的： 控制疼痛及肿胀，维持踝关节跖屈位，早期肌力训练，预防肌肉萎缩，保证邻近关节的活动 治疗方法： 1. 仰卧位，石膏固定踝关节，维持踝关节处于跖屈位 2. 控制肿胀　局部冷疗，踝部适当抬高缓解肿胀 3. 适当进行足趾、髋及膝关节运动，向心性按摩患侧下肢，促进血液循环，防止出现下肢深静脉血栓 4. 股四头肌静力收缩，预防肌肉萎缩 注意： 1. 维持踝关节跖屈位，促进跟腱愈合 2. 冷疗时注意温度与时间，不可温度过低
术后第 1~7 天	治疗目的： 减轻疼痛及肿胀，保持肌肉张力，防止肌肉萎缩，增强上肢力量及心肺耐力 治疗方法： 1. 继续维持踝关节跖屈位 2. 控制疼痛及肿胀　药物、局部冷疗、适当抬高患肢 3. 股四头肌等长及等张收缩训练，足趾活动，向心性按摩，患侧髋膝关节运动，促进血液循环，防止出现下肢深静脉血栓 4. 床边坐位训练　先进行床上坐位训练，可完全坐立时进行床边坐位训练。坐起时患肢自然下垂，坐立时间逐渐增加 5. 上肢力量及心肺耐力训练同踝关节骨折术后康复方案 6. 条件允许情况下开始踝关节活动度训练，以无痛训练为主，训练结束后可冷疗缓解肿胀 注意： 固定期间活动必须不引起踝关节的背屈，防止跟腱断裂处二次损伤。同时和主管医师进行充分的沟通，了解踝关节活动的禁忌
术后第 2~4 周	治疗目的： 改善关节活动度，保持跟腱张力刺激，提高肌力，扶拐无负重行走，促进跟腱愈合 治疗方法： 1. 维持踝关节跖屈位，训练时去除外固定 2. 跟腱张力刺激训练　去除外固定，被动、缓慢从踝关节跖屈位逐渐背屈，至紧张处维持 30s。对跟腱进行张力刺激，有利于恢复跟腱的力学强度 3. 踝关节活动度训练　在跟腱张力刺激范围内被动屈伸踝关节，缓慢，用力，达到极限时体会终末端感觉，维持 30s~1min，4~5 次。以被动训练为主

续表

时间	康复计划
术后第 2~4 周	4. 扶拐站立及行走训练　床边站立，患肢不负重，可由助步器或双拐协助完成。逐渐患肢不负重下扶拐行走，完成日常生活自理 5. 理疗　可给予蜡疗、超声治疗以软化瘢痕，给予热疗以改善局部血液循环，促进跟腱愈合 6. 继续增强上肢力量、心肺训练及患肢大腿及小腿肌力训练 注意： 1. 跟腱张力刺激训练要缓慢，刺激力度需结合患者感觉 2. 跟腱张力刺激训练最好在刺激极限处保持 30~60s，刺激效果更好 3. 训练在无痛范围内进行，切忌暴力
术后第 5~8 周	治疗目的： 加大跟腱应力刺激，改善踝关节活动度，患足逐步负重，改善踝关节及足部本体感觉，增强肌肉力量，扶拐行走 治疗方法： 1. 改踝关节跖屈位固定为中立位固定 2. 跟腱应力刺激训练　被动、缓慢从踝关节中立位逐渐背屈，至极限处维持 30~60s。由单纯被动训练过渡到被动、主动训练相结合 3. 踝关节活动度训练　床上无痛范围内踝关节各方向主动活动，改善关节活动度 4. 足部站立负重训练　从足部接触地面开始感知压力，逐渐增加负重量，直至完全负重 5. 足趾抓毛巾训练　床上足趾抓毛巾并移动，训练足内部肌肉 6. 扶拐行走训练　扶拐保护下，患肢佩戴行走靴进行行走训练 7. 站立重心转移训练　在平衡器上训练身体重心转移，逐渐增加患腿的负重量 注意： 1. 足部站立负重训练应循序渐进，保护下进行，重心不可前移 2. 跟腱应力刺激强度较前加大，应结合患者自身感觉循序渐进 3. 关节活动度训练前可进行热疗，以增加组织延展性，提高训练效果
术后第 9~12 周	治疗目的： 恢复踝关节的正常关节活动及本体感觉，跟腱力量基本恢复，下地负重行走，步态训练，踝关节功能逐渐接近正常水平 治疗方法： 1. 获得初步稳定，去除外固定，加大训练强度 2. 扶拐负重行走训练　扶拐保护下，患肢逐渐负重行走训练 3. 抗阻力踝关节活动，增强踝关节周围肌肉力量 4. 提踵训练　强化小腿肌肉力量，可从双侧提踵过渡到单侧提踵 5. 上下台阶训练　要求健肢先上，患肢先下，减少患侧踝关节刺激和负重 6. 在运动平板上进一步改善步态、步速和步行的距离，提高患者实际步行能力（上下坡、过障碍、过马路等） 注意： 1. 去除外固定后训练强度加大需循序渐进 2. 提踵训练需待跟腱力量达到一定程度后进行，可参考专业医师的意见并结合患者自己感觉

续表

时间	康复计划
术后12周以后	治疗目的： 强化前期康复效果，踝关节功能逐渐接近正常水平，恢复日常生活及工作并逐步恢复运动能力 治疗方法： 1. 恢复正常步态，逐步提高行走速 2. 强化平衡、肌力、灵活性训练 3. 恢复正常生活及工作，逐渐参加各种活动 4. 水疗 在泳池中训练跑、跳等动作 5. 运动专项训练

（二）注意事项

1. 康复方案的制订 上述表格总结的是跟腱断裂重建术后的常规康复流程，临床制订康复方案时应根据跟腱断裂程度、缝合方式、开放治疗还是微创治疗等具体情况进行调整，制订个性化的康复治疗方案。

2. 矫形器的治疗与选择 跟腱损伤一般分两种情况，即部分断裂和完全断裂。部分断裂者，用长腿石膏托或热塑板材膝踝足矫形器（图2-3-42）将下肢固定在膝关节屈曲30°，踝关节跖屈位，固定6~8周；完全断裂者需手术切开缝合，再用石膏托或热塑板材踝足矫形器固定于踝关节跖屈位，固定4~6周。矫形器应用要点如下：固定体位：膝关节固定到屈曲30°位，踝关节固定在跖屈休息位；矫形器的上端超过股骨中线，下端应固定全足；作用：限制膝关节和踝关节的活动，保护受损的跟腱；生物力学原理：通过三点力的作用原理控制或固定膝踝关节的位置；注意事项：患者在装配此类型的矫形器后在前一周内应密切观察跟骨、内外踝及胫骨脊的压力情况，以免导致压伤。

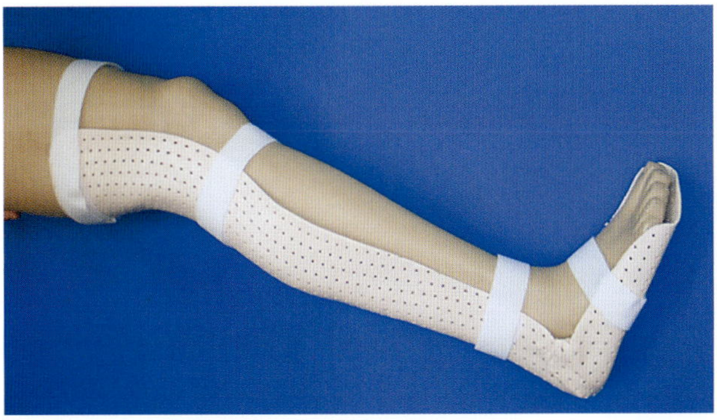

图2-3-42 跟腱断裂矫形器

3. 肌腱愈合与康复 跟腱断裂重建术后康复过程中，进行早期运动需要康复治疗师对跟腱愈合过程有一定的知识储备，从而可以通过这些知识在正确的时间采用合适的康复方法，使康复过程恰到好处而且有较好的康复效果。不能因为进行功能康复训练而导致跟腱愈合不良甚至再断裂，安全性与功能性必须同时兼顾。

4. 术后外固定时间 跟腱断裂重建术后一般石膏固定4~6周，也有建议固定至少8周以保证跟腱愈合。随着微创技术的不断开展，缝合技术进步，可达到术后不需外固定而行早期功能锻炼，促进功能快速恢复。

5. 术后活动的时间　术后开始活动的时间需结合肌腱修复、缝合技术及外固定等因素综合考虑，没有标准，但应尽早开始活动，给予跟腱以一定的应力刺激，以恢复跟腱的力学强度。即使是早期石膏外固定期间，也可以在皮肤切口稳定后每天定期取下外固定，缓慢活动踝关节以刺激跟腱。

6. 下地负重与负重行走　要注意区分康复方案中下地负重与负重行走的概念。下地负重只是负重站立，踝关节功能位即可满足，可不跖屈，对跟腱刺激相对较小。而负重行走则必须跖屈才能完成，对跟腱强度要求高，需注意安全，避免训练导致跟腱再次断裂。

（史达　解益）

第三篇

常见肌骨疾患非手术处置及康复方案

第一章 脊 柱

第一节 颈 痛

一、概述

颈痛是临床常见的综合征，其发病机制复杂且尚不确切。临床常见的原因包括颈椎病、外伤、感染等，其中颈椎病是颈痛最常见的原因。由于外伤、感染等导致的颈部疼痛通常都需要先到相关专科进行治疗，遗留的功能障碍问题可按照颈椎病的相关处理思路和康复治疗技术进行功能康复治疗，因此本章主要以颈椎病为主进行介绍。

颈椎病是由于颈椎间盘退行性变以及由此继发的颈椎组织病理变化累及颈神经根、脊髓、椎动脉、交感神经等组织结构而引起的一系列临床症状和体征。

成年人中，颈痛的患病率约为48%。其发病有普遍表现为突然发作、复发和持续症状。患有颈痛的患者大多数都有轻到中度的功能障碍，超过4%的门诊咨询与颈痛有关。近年来，颈椎病发病率逐年上升，且发病年龄日趋年轻化，严重影响了患者的精神状态、工作效率和生活质量，加重了社会负担。

（一）应用解剖

颈椎位于脊柱的上段，由7块颈椎骨借软组织、韧带和关节连接而成，是脊柱中体积最小、活动量最大、最灵活的椎节。此区域脊椎活动度较大，需要更好的脊柱稳定性来维持结构的平衡，当这种稳定性出现紊乱时，会导致颈椎受到损伤。颈椎椎体比较小，横断面呈椭圆形，椎弓根较短，椎间孔几近呈三角形，前后径和上下径较小，因此颈神经根很容易受到挤压。

寰枕关节是最上的一个关节，关节的屈伸活动度15°~20°，即点头运动。侧屈约10°，几乎不能旋转。第1颈椎（寰椎）无椎体、棘突和关节突，由前弓、后弓和侧块构成。第2颈椎（枢椎）椎体向上伸出一指状突起，称为齿突，与寰椎组成寰枢关节，允许寰椎连同头部围绕齿突做旋转运动，承担约50%的颈椎旋转度。第3~7颈椎体上面两侧缘向上突起称为钩突，与相邻椎体下面侧方的凹陷形成钩椎关节，又称为"Luschka 关节"。此关节构成椎间孔的前壁，其外侧与椎动脉邻近，故椎间盘突出伴钩椎关节增生时可因挤压神经根或椎动脉而出现相应的临床症状。

相邻颈椎椎体之间借关节、椎间盘、前纵韧带和后纵韧带相连接。髓核在缓解轴向压力过程中起到了一个缓冲垫的作用，同时纤维环承受椎间盘内的张力。椎间盘外围纤维环有部分神经支配。

椎骨的椎体和弓围成一孔，称为椎间孔，8 对颈神经根经椎间孔穿出椎管。第 1 颈神经穿行于枕骨和寰椎之间，第 2~7 对颈神经由相应颈椎上方穿出，第 8 对颈神经经自第 7 颈椎和第 1 胸椎间穿出。颈神经在椎间孔内，前方与椎间盘和椎体相邻，后方为关节突关节和韧带。

颈部肌肉是颈椎的动力装置，可以发动和控制脊柱的运动，增加和维持脊柱稳定性及承受来自躯干的外力。颈部肌肉群主要分为浅层肌肉群和深层肌肉群。

颈部椎管和脊髓的弯曲与脊柱颈曲一致，椎管的矢状径上段大于中、下段。评价颈椎管大小的重要指标是矢状径，矢状径正常范围在寰椎是 16~27mm，寰椎以下是 12~21mm，椎管狭窄时，矢状径多小于 12mm。颈膨大是脊髓最粗大的部分，是臂丛神经发出的部位。

椎动脉发自锁骨下动脉，是锁骨下动脉的第一个分支。椎动脉从第 6 颈椎横突孔穿入，经上位 6 个颈椎横突孔上行，位于颈椎钩椎关节的外侧。颈椎旋转大于 50°引起对侧椎动脉扭曲，同侧椎动脉在旋转 45°时就会发生扭曲，有时会引起眩晕、恶心、耳鸣等症状。

（二）病因病理

颈椎病的发病原因可分为内因、外因和继发因素。内因有颈部先天性骨关节结构畸形，椎管狭窄，肥胖，糖尿病等。外因有不良的工作生活姿势，不良的运动习惯，颈部急慢性损伤等。继发因素有颈椎关节的退行性变，椎间盘突出，韧带肥厚，关节囊松弛等。

一般认为，颈椎病的发生与椎间盘及椎间关节退变、骨质增生压迫脊髓或神经根、椎动脉等因素有关。

1. 椎间盘及关节退变　椎间盘、钩椎关节及关节突关节的退变是一种随着年龄增长而进行的长期病理过程。常见于活动量最大的颈 5~6 椎间盘。不良姿势和反复的力学作用会让椎间盘髓核产生蠕变现象，逐渐失去原有的生物力学特性甚至损伤。颈椎日常过度活动或劳累也会导致椎间关节产生损伤，加速退变过程，关节突关节退变性关节病也随之发生。

2. 骨质增生　骨质增生是重建关节稳定，增加骨承重的代偿措施。但是增生的结构以及突出的椎间盘组织有可能压迫硬脊膜、脊髓、神经根、椎动脉及其伴行的交感神经。节段性不稳容易引起椎间关节产生创伤性关节炎，从而引起相应的临床症状。

3. 椎动脉受压　颈椎过伸位不稳定使椎管矢状径及椎间孔狭窄，也可能加重压迫程度。往往因头颈部的偶然位置变动而引起椎间错动，可能刺激交感神经或椎动脉。

颈痛的外因则常见于以下一些行为：长时间伏案及坐姿不良；在生活、工作或运动中受力不均衡或过度疲劳；睡觉时，卧具不佳，导致头部位置不适当。

二、临床表现

颈痛主要分为三类：力学性颈痛；炎症性或者神经性（化学性）疼痛；其他严重的脊柱病变。其中第三类问题主要涉及结核、肿瘤、骨折等，需要转诊到相关专科，康复治疗主要针对前两类问题。

颈痛的临床症状除了颈部局部的疼痛外，还可能出现头部、上肢、胸背部等区域的疼痛、麻木等症状，并可引起进行性的肢体感觉及运动障碍，重者可导致下肢软弱无力，甚至大小便失禁、瘫痪,累及椎动脉及交感神经则会出现头晕、心慌等相应的临床表现。

临床上颈椎病依据其受累组织和结构与临床表现的不同,又可以分为软组织型、神经根型、椎动脉型、脊髓型、交感神经型及混合型。

(一) 软组织型颈椎病

软组织型颈椎病是在颈部肌肉、韧带、关节囊急慢性损伤,椎间盘退变,小关节紊乱等基础上,机体受寒、疲劳、姿势不当等诱因下,患者出现颈部疼痛、胀、酸软及不适感。部分患者有活动受限或强迫体位。该型颈椎病症状多轻微,以局限性症状为主,多见于青壮年。X 线片常见颈椎曲度变直或节段性不稳。

(二) 神经根型颈椎病

神经根型颈椎病较为多见,是由于颈椎间盘突出、关节突移位、增生、钩椎关节骨赘形成等原因造成对脊神经根的刺激和压迫所致。颈肩臂痛并有神经根支配区域感觉和运动障碍为该型颈椎病的特点,好发于颈5~6和颈6~7间隙。表现为与脊神经根分布区域一致的感觉、运动和反射障碍,可急性起病,也可慢性发生,如前根受压有肌力改变,后根受压则以感觉障碍为主,临床常见两者并存。

神经根型颈椎病主要症状为上肢放射性疼痛或麻木,远端症状重于近端。患者感觉上肢沉重、握力减弱,晚期可出现肌肉萎缩。疼痛和麻木沿着受累神经走行分布。有时症状的出现与缓解和颈部的位置和姿势有明显关系。颈部运动、咳嗽、用力及深呼吸时,可能导致症状加重。查体常见除颈部肌肉紧张、压痛外,患者出现肌力减弱、浅感觉减退。椎间孔挤压试验、臂丛牵拉试验及牵引试验阳性。上肢张力试验可通过对特定的神经施加压力和敏化试验观察患者是否有神经张力问题。X 线片常见颈椎生理曲度异常、椎间孔狭窄、钩椎关节增生等。

(三) 椎动脉型颈椎病

椎动脉型颈椎病是由于各种机械性与动力性因素致使椎动脉遭受刺激或压迫,以致血管狭窄、扭曲而造成以椎基底动脉供血不全为主要表现的一类疾病。有研究表明,一侧椎动脉受压不会造成基底动脉供血不足。当颈椎出现节段性不稳和椎间隙狭窄时,可能导致椎动脉扭曲受到挤压。

主要症状为发作性眩晕,可伴有恶心、耳鸣、呕吐等,这些症状常与颈部位置有关。偏头痛常因为头颈部突然旋转而诱发,以颞部为剧,多呈跳痛或刺痛。偶有下肢忽然无力猝倒。患者头部转向健侧时头晕或耳鸣加重。X 线片常见钩椎关节增生、椎间孔狭窄等。

(四) 脊髓型颈椎病

脊髓型颈椎病较少见,主要是由于脊髓受到压迫而出现感觉、运动和反射障碍,特别是出现双下肢的肌力减弱是诊断脊髓型颈椎病的重要依据。由于可能导致单瘫痪、截瘫及四肢瘫,因而致残率高。该型颈椎病起病缓慢,以 40~60 岁的中年人多见。

主要症状为下肢无力、发紧、抬步沉重感、踩棉感、步态笨拙、肢体麻木、膀胱和直肠功能障碍等。主要体征为反射亢进、踝、膝阵挛、肌肉萎缩、手部持物易坠落,最后呈现为痉挛性瘫痪。病理征以 Hoffmann 反射阳性率为高,其次是髌阵挛、踝阵挛及 Babinski 征。屈颈试验明显阳性。X 线片常见椎管矢状径小、骨刺形成明显、后纵韧带钙化等。

(五) 交感神经型

交感神经型颈椎病是由于椎间盘退变或外力作用导致颈椎出现节段性不稳,从而对颈部的交感神经及颈椎周围的交感神经末梢造成刺激,产生交感神经功能紊乱。该型颈椎病症状繁多,多数表现为交感神经兴奋症状,少数表现为交感神经抑制症状。由于椎动脉表面富含交感神经纤维,当交感神经功能紊乱时常常累及椎动脉,导致椎动脉的舒缩功能异常,因此交感神经型颈椎病在出现全身多个系统症状时,常常伴有椎基底动脉系统供血不足的表现。

主要症状为头部症状:头晕、头痛、偏头痛、睡眠欠佳、记忆力减退、注意力不集中等;眼部症状:眼胀、视力变化、视物不清等;耳部症状:耳鸣、听力下降等;胃肠道症状:恶心、呕吐、腹胀、腹泻、消化不良等;心血管症状:心悸、胸闷、心律失常、血压变化等;神经症状:面部或某一肢体多汗、畏寒发热等。以上症状往往与颈部活动有明显关系,坐位或站立位加重,卧位时减轻或消失。颈部活动多或疲劳时加重,休息后减轻。

(六) 混合型颈椎病

混合型颈椎病也比较常见,常常以某一类型为主,其他类型不同程度的合并出现。病变范围不同,其临床表现也各异。

三、康复评定

(一) 患者的主诉

患者的主诉是患者前来就诊的最主要的原因,可以用身体图示记录患者的症状区域。

(二) 现病史

包括患者患病及患病后的全过程。

(三) 既往史

治疗师应着重了解以下问题:以往发生过同样的问题吗? 如果有,是怎样治疗的? 是否有其他与关节相关的问题等。

(四) 职业及家族史

其目的是使物理治疗师更好地理解患者问题的本质,分析是否有其他影响症状的因素存在。

(五) 视诊

根据需求进行选择性观察。从侧面观可以观察患者生理曲度是否异常,后面观可以观察患者是否有脊柱侧弯以及肩胛骨位置的改变,正面观可以观察患者肩部的高低以及站姿和坐姿是否异常。需强调的是一定要有整体观,不能只关注局部。

(六) 关节活动度检查

颈椎的关节活动度检查包括前屈、后伸、左右侧屈和旋转。进行关节活动度检查时需注意:先评估无痛的方向,后评估疼痛的方向,避免因为疼痛延迟出现错误判断;避免出现代偿动作;如果主动范围没有诱发症状,可以进行被动加压或者在关节末端进行节律性振动;必要时可进行象限检查。

(七) 疼痛评定

疼痛是最常见的症状,疼痛的部位与病变的类型和区域有关,常见颈后部及肩部的疼痛。需要了解患者疼痛的严重程度、区域、性质、深度以及症状区域之间的相关性。常用的疼痛评定方法有:视觉模拟评分法(visual analog scale,VAS);数字评分法;口述分级评分法;麦吉尔(McGill)疼痛调查表等。

(八) 肌力评定

一般采用徒手肌力评定法,对易累及的肌肉进行肌力评定,并与健侧对照,常评定的肌肉有冈上肌(冈上神经 C3):作用为外展、外旋肩关节;三角肌(腋神经 C5、6):作用为屈曲、外展、后伸、外旋、内旋肩关节；胸大肌（胸内、外神经 C5~T1）：作用为屈曲、内收、内旋肩关节；肱二头肌（肌皮神经 C5、6）：作用为屈曲肘关节、前臂旋后；肱三头肌（桡神经 C5、6）：作用为伸展肘关节；伸腕肌（桡神经 C6、7）：作用为腕关节伸展；骨间肌（尺神经 C8~T1）：作用为手指内收、外展。

（九）感觉评定和反射评定

主要评定相应皮区的浅感觉、肱二头肌反射（C5/C6）、肱三头肌反射（C7/C8）和 Hoffmann 征。

（十）特殊检查

颈椎评估常用的特殊检查有：

椎间孔挤压试验：患者头偏向一侧，检查者垂直向下按压患者头部，如果出现疼痛向弯曲侧的上肢放射为阳性，提示神经根压迫。

臂丛牵拉试验：检查者一手扶患侧颈部，一手握患侧腕部，向相反方向牵拉，患者上肢出现放射痛为阳性，提示神经根压迫。

牵引试验：检查者一手托于患者下颌，另一手扶其枕部，慢慢抬升患者头部，如果患者上肢疼痛减轻为阳性。

上肢张力试验：用于检查患者是否有上肢神经张力问题，一般评估的神经为正中神经、肌皮神经、桡神经和尺神经。

椎动脉检查：检查者将患者头部后伸、侧屈，并向侧屈的方向旋转患者的颈部并且保持 30 秒，如果患者出现头晕和眼球震颤的症状为阳性，提示椎动脉压迫。

（十一）颈椎附属运动的检查及软组织触诊

对颈椎进行关节运动的检查，包括整个颈椎或针对某一节段的特殊运动。在关节运动的检查过程中，检查者应该记录减少的运动范围，疼痛和终末觉的改变。一般需要评估颈椎的侧方移动、向前和向后移动、牵引移动、枕骨相对于第 1 颈椎的旋转、椎体按压等。

（十二）影像学和其他辅助手段的评估

X 线检查是诊断颈椎损伤及其他疾患的重要手段，也是颈部最常用的检查技术，为判断损伤程度、治疗方法的选择、治疗评价等提供影像学基础，除了观察常见的退行性改变外，还可以观察是否有节段性不稳定、椎管狭窄等。颈部 MRI 检查可以清晰地显示出椎管内、脊髓内部的改变及脊髓受压部位及形态改变，对于颈椎损伤、颈椎病及肿瘤的诊断具有重要价值。经颅彩色多普勒（TCD）、数字减影血管造影（DSA）等可探查基底动脉血流、椎动脉颅内血流，推测椎动脉缺血情况，是检查椎动脉供血不足的有效手段。近年来，肌骨超声的应用越来越广泛，对于颈部关节疾病、肌腱及肌肉疾病等提供了诊断依据。需要强调的是影像学检查是一个参考，不能过度依赖，其具有很高的灵敏性（低假阴性率），但特异性较低（高假阳性率）。需要结合患者的临床症状判断影像学上的阳性发现是否和患者的症状及功能障碍存在相关性。

（十三）了解患者的禁忌证

对于颈椎病来说，出现以下症状可能是“红色预警”：出现步行不稳、走路踩棉感、大小便习惯改变等症状；不明原因的体重减轻及显著的夜间疼痛；休息及变换体位时疼痛不能缓解；明显的近期外伤；发热、寒战等全身症状；癌症病史或者长期服用药物史，需要谨慎评估及治疗。

四、康复治疗

（一）治疗原则

颈部疼痛的治疗需要基于临床的评估和诊断进行。由于颈痛的原因很多，鉴别疼痛的原因是合理治疗的基础。通常，严重伤病如感染、骨折等导致的颈痛需要接受其他专科治疗，而临床常见的颈椎病则主要通过保守治疗来处理，仅有少数的颈椎病患者需要接受手术治疗。颈椎病的保守治疗在国内多采用中西医结合的方法来进行。

由于颈痛原因复杂，症状、体征及功能受限各异，治疗时应根据不同类型的颈痛问题的不同病理阶段，选择相应的治疗方案。一般遵循以下原则：

1. 统一原则下的个体化评估与治疗原则　虽然患者之间存在相似的问题，但是也有个体的差异。在颈椎病的治疗过程中，患者的治疗方案及实施均需要基于患者的个体情况。

2. 基于循证的原则　康复治疗的选择需要基于临床证据。可用的临床证据依据证据的强度，包括临床经验，专家意见及不同级别的临床研究证据。在临床实践中，需要将每一步的决策过程都基于现有的最佳证据，而不是完全凭借个人经验。

3. 功能为核心的原则　康复治疗以功能为核心。在颈椎病及颈痛的治疗中，围绕功能展开是康复治疗需要遵循的一个基本原则。

（二）治疗方法

1. 手法治疗及运动疗法　手法治疗及运动疗法对于颈痛是非常有效的治疗方法，其治疗作用为改善关节僵硬状态、调整椎间盘内压、整复关节紊乱、缓解神经压迫、松解软组织粘连等。手法治疗流派众多，大体分为现代康复手法治疗和传统康复手法治疗两大类，以下介绍临床常用的几种手法治疗及运动治疗：

(1) 关节松动术：关节松动术是治疗者在关节可动范围内完成的一种针对性很强的手法操作技术，运用不同振幅和强度的手法，选择生理运动和附属运动作为治疗手段。比较有代表性的是澳大利亚的“麦特兰德手法”（Matiland）；新西兰的“动态关节松动术”（Mulligan Concept）和北欧的徒手治疗体系（Kaltenborn）。关节松动术对于其适应证的疗效立竿见影，应用非常广泛。

(2) 麦肯基力学治疗（Mckenzie）：是新西兰著名物理治疗师 Robin Mckenzie 发明的一套可以用于脊柱和非脊柱骨骼肌肉疾患的分类系统和治疗方法。他将颈痛分为间盘移位综合征（derangement syndrome）、功能紊乱综合征（dysfunction syndrome）和姿势综合征（postural syndrome），通过反复运动试验等评估方法确定力学综合征类型及治疗措施。其特点是以患者自主运动为主，运动选择少，强调宣教，让患者学会长期控制症状的自我治疗。

(3) 肌筋膜松解术：肌筋膜的松解也是治疗颈椎病较为有效的方法，从肌筋膜链角度去选择治疗部位及方法。比较有代表性的是 Tomas.W Myers 的解剖列车体系理论方法、意大利的 Stecco 家族筋膜手法和 Robert Schliep 的《运动筋膜学》，分别对颈背部的筋膜有不同的分析及处理手段。

(4) 悬吊训练疗法（sling exercise therapy，SET），强调利用患者自身重力调整整体生物力学及生物学功能的闭链运动，以高水平的神经肌肉刺激，恢复中枢神经系统对肌肉的控制能力，使失活的局部稳定肌恢复功能，可有效治疗颈痛。

(5) 渐进抗阻训练：弹力带训练作为一种简便的抗阻训练方法，可有效缓解颈痛，改善颈椎功能，增加颈部肌群肌力。

(6) 纠正性功能训练：通过动作评估找到导致颈椎劳损的不良运动模式，通过针对训练，提高脊柱的控制能力，使颈部易损伤的部位和组织得到休息和缓解，从而改善颈痛的症状。

(7) 传统康复手法治疗：推拿按摩手法、正骨手法、拇指推移复位法等，其治疗作用主要为疏通经络、整复关节。需要操作者明确诊断及熟练掌握技术方可实施。

2. 颈椎牵引治疗 颈椎牵引治疗是颈椎疾患应用广泛且较为有效的一种治疗方法，对神经根型颈椎病尤其适用。对于早期病例更为有效。但是脊髓型颈椎病、颈椎严重失稳、重度骨质疏松等患者禁忌牵引。

(1) 颈椎牵引的方法：一般采用枕颌布带牵引法。通过枕颌牵引力进行牵引，患者可以采取坐位或卧位，自然放松。操作者将牵引带的长带托于下颌，短带托于枕部，调整好牵引带的松紧，通过定滑轮，砝码或者电动机等牵引装置。一般建议采用间断牵引，急性期或者老年患者采用持续牵引。每日一次，15~20 次为一疗程。

(2) 颈椎牵引参数的选择

1) 牵引角度：关于牵引角度，有较多的争议，但是大多数人以颈椎前倾 10° ~20° 较为合适。当牵引力向前倾斜一个小角度时，牵引力与颈椎的横截面垂直，能均匀的加宽前后椎间隙，使椎间孔和椎管均匀扩大，减轻颈肩部疼痛。前倾 8° ~10° 的牵引力，能改善嵌顿的小关节，并使扭曲的椎动脉得以伸展，改善头部血供。有观察表明，最大牵引力作用的位置与牵引的角度有关。颈椎前倾角度小时，牵引力作用于上颈椎，随着前倾角度的增加，作用力的位置下移。如果颈椎生理曲度改变，则最大牵引力的位置也有改变。牵引过程中，还应根据患者的反应适当调整，部分神经根型颈椎病的患者会使用到非对称的牵引角度，开始角度可以是前屈、左侧偏或右侧偏，慢慢进入中立位或微屈位。

2) 牵引重量：牵引重量与患者的年龄、体重、症状激惹程度、身体状况、牵引时间及方式有关，尚无明确标准，多数报道为 6~15kg。若牵引时间短，患者颈部肌肉强壮，可适当增加重量。若症状激惹程度高，患者身体状况不佳，应适当减少重量。有时牵引过程中出现局部酸胀或疼痛轻度增加的情况，属于正常反应。若牵引过程中或牵引后疼痛明显增加或头晕，应调整牵引参数或停止牵引治疗。

3) 牵引时间：每次 10~30 分钟，每日 1~2 次，平卧位牵引每次可达 2 小时。有持续牵引和间歇牵引两种方式。

3. 物理因子治疗 在颈痛的治疗中，物理因子治疗可以起到多种作用，是比较常用和有效的治疗方法。物理因子治疗可以消除局部炎症、水肿，改善神经根的营养，缓解肌肉痉挛，缓解疼痛。常用的方法有低中频电疗、高频电疗、热疗、磁疗、光疗等。

(1) 低频和（或）中频电疗：常用低频、低频调制中频、等幅中频、干扰电等，选取可达到止痛、调节交感神经、促进血液循环、松解粘连、增强肌力等作用的参数，强度多在感觉阈上。

(2) 高频电疗：常用超短波、短波、微波等。急性期剂量宜小，多采用无热量；慢性期剂量可增加，多用微热量。

(3) 直流电离子导入：可选用维生素 B 族维生素、碘离子、中药等，根据药物极性连接同极性电极作为作用极，利用同极相斥的原理将药物导入体内。

(4) 磁疗：将环状或板状磁极置于颈部和患肢，多采用低于 50mT 磁场强度。

(5) 其他物理因子治疗：石蜡疗法、红外线疗法、湿热敷疗法、超声波疗法等可用于颈椎病的对因对症治疗。

4. 注射疗法 局部痛点封闭、颈段硬膜外腔封闭疗法、星状神经节阻滞、富血小板血浆治疗（PRP）等。

5. 针灸治疗 针灸疗法是祖国传统医学的瑰宝，包括针法和灸法。颈痛治疗常常选择大椎、风府、天柱、天脊等穴位。能起到疏通经络、调理气血、舒筋止痛等功效。

6. 药物治疗 药物在颈痛的治疗中可以起到辅助的对症治疗作用，常用的药物有：非甾体消炎止痛药(NSAIDs),扩张血管药物,营养和调节神经系统的药物,解痉类药物,外用药等。

7. 医疗体操及健康宣教 颈痛患者应该积极地进行功能锻炼,增强颈部和肩胛带肌肉的力量,保持颈椎的稳定,改善颈椎各关节的功能。矫正不良姿势或脊柱畸形,促进机体的适应代偿能力。但是建议患者在专业人员的指导下进行锻炼,某些不当的锻炼方式可能反而导致不良后果。

颈痛患者在日常生活工作中要非常注意姿势,避免弓背坐姿和过度伏案,定时改变体位,推荐定时进行麦肯基颈部后缩运动。避免颈部外伤,避免风寒、潮湿,选择合适的枕头,这样才能有效避免颈痛发生或复发。

(姜俊良)

第二节 下 背 痛

一、概述

下背痛(low back pain,LBP)指腰骶部的疼痛或不适感,可伴或不伴有下肢放射痛,是骨科、运动医学和康复医学中常见的疾患。以下背痛为主诉来骨科门诊就诊的患者占骨科日常门诊量的 1/3 左右,流行病学表明,下背痛的发病率高达 84%,其中慢性腰痛为 23%,致残率达 11%~12%。国际上通常将下背痛分为 3 类:特异性下背痛、非特异性下背痛和根性下背痛。根性下背痛又称坐骨神经痛,多由椎间盘突出引起症状;特异性下背痛是指某一特定的病因引起的腰痛,如感染、骨折和肿瘤等;非特异性下背痛是指组织病理学结构没有确切的改变,且客观检查也未找到确切其病因的腰痛,它占所有腰痛的 85%。该病的主要特点为发病时间早、发病率高、容易复发,而且伴随年龄增长,下背痛发生率有增加的趋势,它严重影响了患者的生活和工作能力,是一个严重的社会和经济问题。

在下背痛的治疗中,运动疗法一直扮演着非常重要的角色,在权威的腰痛治疗指南中强调慢性腰痛治疗手段首选运动疗法。运动疗法的主要目的是增强脊柱附近的肌群,提高脊柱的柔韧性,从而改善脊柱的稳定度,达到减轻腰痛的症状。

二、临床表现

(一) 退行性改变

人体在成年后脊柱逐渐发生退变,骨性方面,椎体上、下缘骨质增生,椎体后缘、关节突增生膨大,黄韧带和后纵韧带增厚、纤维组织发生钙化,纤维环开始退化变性,轻微外力或过度劳累即可诱使纤维环破裂,髓核脱出导致椎间盘脱出,从而造成对神经根和硬膜囊的压迫。临床上较为常见的由于退变引起下背痛的疾病有椎间盘突出和腰椎管狭窄等。

(二) 损伤性下背痛

在从事重体力劳动的人群中,由于腰椎的负担较重,活动范围大,在负重情况下,腰部需要依靠周围肌肉等软组织来维持平衡和活动的协调,但是如果超过其承受能力,或未能适应外力传导,则可引起急性损伤和慢性劳损,从而引起无菌性炎症诱发下背部疼痛。因各种损伤引起的下背痛在临床上十分多见,如各种外伤所致脊椎骨折、椎骨附件骨折、外伤性椎间盘突出、急性腰肌扭伤、慢性腰肌劳损、第 3 腰椎横突综合征等。

(三) 炎症与肿瘤性疾病

结核菌、化脓菌破坏脊柱椎体和椎间盘时可形成结核性脊柱炎、化脓性脊椎炎或椎间盘炎等而引起下背痛，临床上较为少见且较为复杂，多由于全身症状而掩盖真实病情。由于肿瘤的转移特性，肺癌、胃癌、乳腺癌、前列腺癌等恶性肿瘤可发生脊柱转移，多发性骨髓瘤分型之一常呈播种状向腰椎转移。腰髓、腰椎神经瘤、血管瘤、骨巨细胞瘤等肿瘤也常表现为剧烈腰痛。

(四) 其他疾患

引起腰痛的疾病除上述几种之外，还有腰骶部的先天性畸形如隐性脊柱裂、椎弓峡部不连、脊柱侧凸等。早期多无症状，中老年后可引起下背痛。另外除腰部结构本身的疾病外，还有肝脏、胆囊、胰腺等腹腔内疾病引起的疼痛和牵涉痛；子宫、卵巢、膀胱等后腹膜的内脏器官引致的牵涉性疼痛。还有一些疾病，如骨质疏松症、强直性脊柱炎等，也可引起下背痛。随着医学模式的转变及康复医学的发展，心理因素在下背痛中的作用越来越受到人们的重视。研究表明，心理因素与下背痛的发生、发展及预后有较高的相关性，如伴癔症或抑郁症的精神性疼痛等。

三、治疗机制

(一) 非手术治疗

1. 预防措施　针对不同原因引起的下背痛应采取一些预防措施。比如通过宣教向患者普及腰痛基本知识，提醒患者在各种不同的工作过程中注意保持正确的姿势，特别是提醒重体力劳动者减少劳损性下背痛的发生，同时告知患者锻炼身体可预防和减轻骨质疏松症的发生，从而减轻腰痛的程度。

2. 药物治疗　如果下背痛患者腰痛严重影响生活与工作时，可以通过服用或局部应用一些药物来缓解和治疗疼痛。通过口服非甾体抗炎药治疗疼痛，如阿司匹林、布洛芬等，它们能抑制前列腺素(PG)的合成从而缓解疼痛，但这类药物对胃肠道的刺激较大。目前有新型的选择性 COX-2 抑制剂，如罗非昔布、塞莱昔布等，它们可特异性地抑制环氧化酶 2，从而减少了胃肠道反应的发生，临床应用效果较好。另外对骨质疏松引起的下背痛患者还可以应用一些抗骨质疏松类药物来治疗。

3. 神经阻滞疗法　神经阻滞疗法是指在末梢的脑、脊神经(或神经节)、交感神经节等神经内或神经附近注入药物或以物理方法阻断神经传导功能的一种治疗方法。常用利多卡因、曲安奈得、激素等药物进行局部注射。但注射药物可以引起一些不良反应的发生，如感染、粘连、神经根损伤等，故操作时应注意。另外近年来冷冻、射频热凝神经阻滞用于慢性疼痛的治疗亦取得了良好的效果，如射频热凝颈腰脊神经后支可治疗下背痛。射频热凝小关节神经切断术用于颈、腰痛治疗亦取得较好效果。

4. 物理因子治疗　在下背痛的治疗过程中，物理治疗有其重要的临床价值。其治疗作用主要包括改善微循环、增强免疫功能、抗炎作用、阻断神经冲动的传导等从而缓解疼痛。其主要应用于急慢性软组织损伤、退行性改变等所致的下背痛。临床上较为常用的物理治疗方法有电疗、磁疗、热疗、光疗等。另外近年来国内外许多学者开始将体外冲击波和激光等应用于骨科慢性疼痛的治疗领域并获得了成功。这些物理治疗方法的原理都是通过促进血管扩张、改善血供等来达到缓解或减轻疼痛的目的。

5. 运动疗法治疗 运动疗法正在越来越多地被人们所认可,腰痛患者可以通过一系列的运动疗法得到症状的缓解。常见的疗法有牵伸训练、关节松动术、麦肯基疗法、核心稳定训练、肌肉能量技术、神经松动术等,这些治疗方法将在下文具体的提到。

(二) 手术治疗

下背痛的原因有很多,治疗方法多种多样,手术是治疗手段之一。手术治疗主要适用于由于外伤所致的椎体骨折、椎体滑脱;椎间盘突出、椎管狭窄;腰椎的化脓性炎症或结核;肿瘤或先天性的发育异常;脊柱畸形等。但手术治疗有诸如脊柱稳定性下降、感染、神经脊髓损伤等意外情况发生的可能,因此选择手术治疗时应慎重,多在严格的非手术治疗一段时间以后仍无明显效果或有明确的手术指征时选择手术治疗。

四、物理检查评估

(一) 问诊

包括患者的主诉、现病史、既往史、职业及家族史,其目的是使物理治疗师更好地理解患者问题的本质,分析是否有其他影响症状的因素存在。通过问诊,需要明确以下问题:患者的年龄、性别、从事的职业、什么部位出现症状、损伤的原因、症状程度及持续时间、哪些姿势或动作会加重或减轻症状、是否影响生活自理能力、是否影响到睡眠等。

(二) 视诊

视诊是最关键的一步,主要从以下几个方面去看:体形、步态、表情、脊柱的形态(图 3-1-1)。

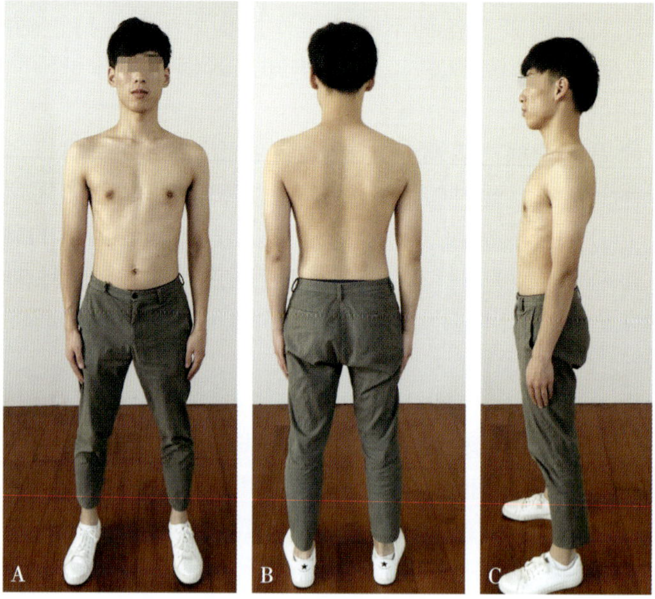

图 3-1-1 视诊

A. 正面观 B. 后面观 C. 侧面观

正面观:头应正直,鼻应该与胸骨柄、胸骨、剑突、脐在一条直线上。双侧的髂前上棘应平行,髌骨应指向前方,双下肢应直,不能膝外翻或膝内翻,腓骨小头应平行,内踝和外踝都应平行,双足内侧的纵向足弓应明显,双侧角度应相同。

侧面观:耳廓、肩峰、髂嵴的最高点是否在一条直线上。骨盆中立位时,髂前上棘应低于髂后上嵴。

后面观：双肩高度是否一样，脊柱与双侧肩胛骨的角度情况（比如翼状肩），双侧髂后上嵴连线是否与水平面平行，是否存在侧移或侧弯（或伴旋转）。

（三）主动运动

让患者在站姿下做不同方向的主动动作，包括前屈、后伸、侧屈、旋转等。在进行主动运动时需要注意：①引起疼痛的动作应放在最后进行；②必须注意被动施加外力应在患者无痛的情况下，达到主动运动最大动度时施加；③每个体位在最大动度时停留 10~20 秒；④检查侧屈时不能前屈或后伸，侧屈时腰部是一个平滑曲线，如果出现成角，可能是上一节的动度增加，或下一节的动度减低；⑤L4~L5 和 L5~S1 节段是腰椎动度最大的节段；⑥腰椎间盘退变分为三个阶段，即功能障碍、不稳、稳定，前两个阶段腰椎的前屈、旋转、侧屈动度加大，后一阶段动度降低；⑦正常前屈时 T12~S1 的距离会增加 7~8cm；⑧旋转检查最好是坐位；⑨站姿下前屈是由上往下动作，所以在活动到最后的疼痛表示和 L5~S1 有关。

（四）复合运动

如果侧屈和旋转受限，或后伸受限，说明关节囊可能存在病变，单节段的关节的病变很难检查出来，因为下背部的损伤很少由单一的运动引起，例如屈伸、侧屈或是旋转，通常是由复合动作引起的，所以检查时一定要求患者进行复合动作，可以进行以下复合动作，前屈时侧屈、后伸时侧屈、前屈和旋转、后伸和旋转（图 3-1-2）。

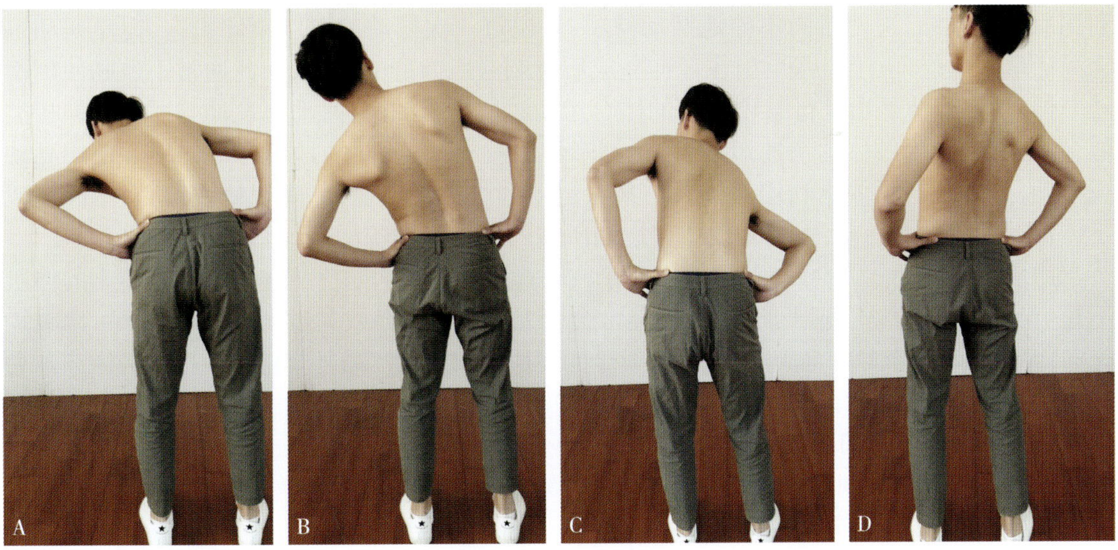

图 3-1-2 复合运动

A. 前屈侧屈 B. 后伸侧屈 C. 前屈旋转 D. 后伸旋转

（五）等长抗阻动作

做前屈、后伸、侧屈和旋转的等长抗阻运动。首先在腰椎中立位进行腰椎肌肉的等长抗阻力测试，患者取坐位，保持肌肉正常对抗而不产生动作。进行检查时可以嘱咐患者，不要让治疗师的力量导致患者躯干发生移动，尽量使动作位移最小。检查时腰椎必须保持中立位，可引发疼痛的微动作必须最后进行。还可进行动态腹肌耐力测试、动态伸肌耐力测试、双腿伸直放下测试、腹内外斜肌测试、背旋转肌 / 多裂肌测试等。

(六) 相邻关节的检查

检查者主要对产生异常变形的关节多加注意，包括骶髂关节、髋关节、膝关节、踝关节等。

(七) 功能评估

常用量表包括 Oswestry Disability Index, Roland-Morris disability questionnaire、Hendler 10-Minute Screening Test 等。

除此之外，还需要进行影像学评估，如 X 线、CT、MRI、肌骨超声等，ADL 评定及精神状态评定等。

五、运动治疗技术

(一) 牵伸训练

牵伸可分为主动牵伸和被动牵伸，自己将身体部位保持在某一位置进行的牵伸称为主动牵伸；由他人将身体部位固定在某一位置并持续一段时间进行的牵伸称为被动牵伸。

牵伸主要分为四大类型：静态牵伸、本体感觉神经肌肉促进技术 PNF 牵伸、摆动牵伸、动态牵伸。其中最普遍的是静态牵伸，进行静态牵伸时慢慢地将身体部位移动至某一位置，并保持一定时间，从而牵伸某一肌肉或某一肌群。由于静态牵伸开始时肌肉处于放松状态，牵伸速度较慢，因此不会激活牵张反射；PNF 牵伸是指通过改变肢体关节活动范围，从而使收缩的肌肉得到牵伸的一种技能，关节活动幅度最大变化使肌肉在做这种牵伸前就会处于放松状态，肌肉收缩与肌肉牵伸相结合，可以使紧张的肌肉放松，增强柔韧性；摆动牵伸是指利用肌肉的收缩，迫使肌肉不停地摆动伸展，虽说每一次摆动都可以牵伸肌肉，但是摆动也会激活牵张反射，由于牵张反射在牵伸完成后会刺激肌肉群的收缩，因此通常不鼓励使用摆动牵伸；动态牵伸是指进行某项具体的体育运动时所进行的牵伸，动态牵伸与摆动牵伸相类似，两者都是利用肢体的快速运动，以达到牵伸的效果，但不同的是动态牵伸中不使用晃动或摆动，另外动态牵伸指利用具体参与某项运动的肌肉来实现，更确切地说，动态牵伸类似于体育运动的准备活动，也就是说体育运动所需的低强度准备活动，即为动态牵伸。

许多背肌僵硬的人会发现，牵伸有助于减轻背肌僵硬引起的疼痛。背肌或是躯干的伸肌不是引起下背痛的唯一躯干肌肉，人们经常会发现身体向后靠或是过度的伸展躯干可以减轻疼痛，而这种动作牵伸的是腹肌，这说明躯干的屈肌也很重要。另外，许多体育活动，像高尔夫运动、网球和投掷运动，都需要扭转躯干，包括躯干的伸肌，屈肌和侧屈肌，整个上下部的躯干肌肉都会参与到这个活动中。

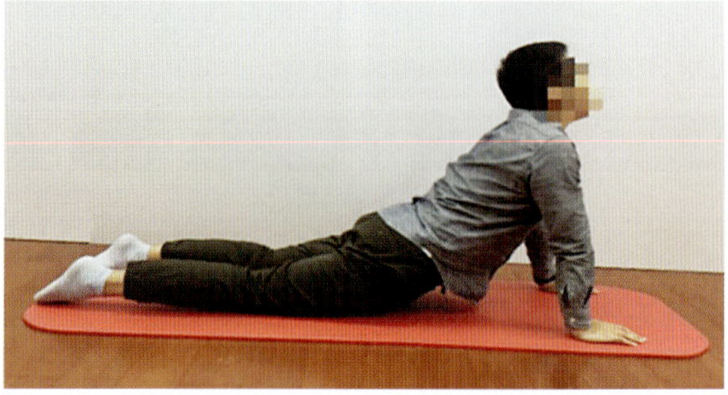

图 3-1-3 下躯干屈肌牵伸

1. 下躯干屈肌牵伸(图 3-1-3)

(1) 动作要领：俯卧在地上，双手掌朝下，手指指向髋部的前方，慢慢下腰收臀，继续将腰、头和胸逐渐抬离地面。

(2) 牵伸较多的肌肉：腹直肌，腹内外斜肌，腹横机；牵伸较少的肌肉：髂腰肌，腰方肌，横突间肌，回旋肌。

2. 下躯干伸肌牵伸(图 3-1-4)

(1) 动作要领：两腿分开在椅子上坐直，慢慢屈躯干，身体前倾，继续弯腰，将头和腹部弯至两腿之间，大腿以下。

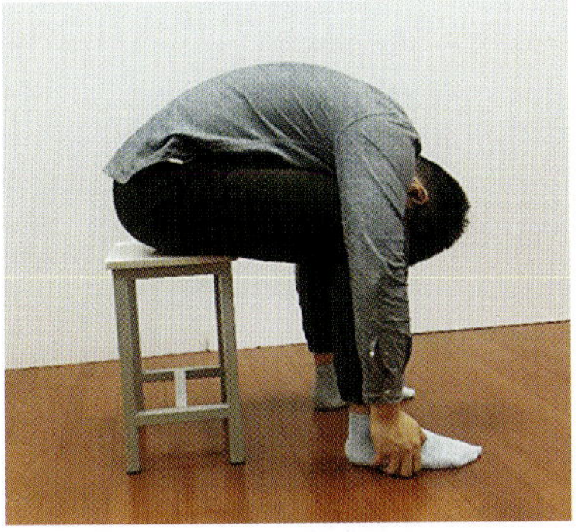

图 3-1-4 下躯干伸肌牵伸

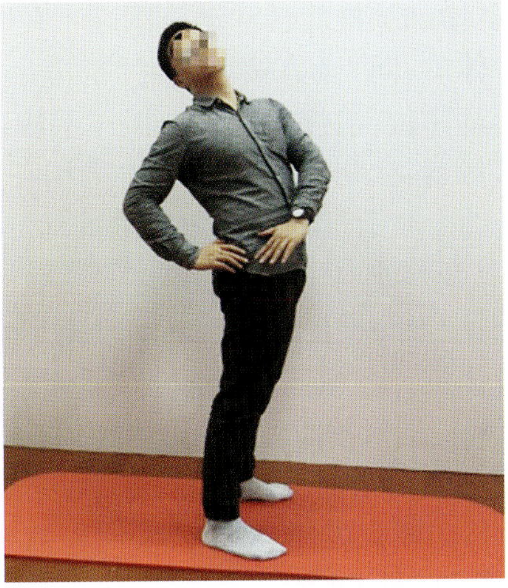

图 3-1-5 下躯干侧屈肌牵伸

(2) 牵伸较多的肌肉:竖脊肌,多裂肌;牵伸较小的肌肉:棘突间肌,回旋肌,胸棘肌。

3. 下躯干侧屈肌牵伸(图 3-1-5)

(1) 动作要领:人身体直立,双腿相距 60~90cm,右脚在左脚前方 30cm 处,双手放在右髋附近,慢慢下腰,收臀推髋,继续下腰,顺时针扭转身体,向右边低头,双手划过右臀部至右腿。

(2) 牵伸较多的肌肉:腹直肌,左侧腹内外斜肌;牵伸较小的肌肉:左侧髂腰肌,左侧腰方肌,左侧横突间肌,左侧回旋肌。

(二) 关节松动术

腰椎关节的运动学概要:腰椎矢状面上屈伸运动范围由上到下逐渐增加,单独旋转幅度甚小,左右大约 16°。附属运动包括垂直按压棘突、侧方推棘突、垂直按压横突以及旋转摆动等。

1. 垂直按压棘突(图 3-1-6)

(1) 作用:增加腰椎屈、伸的活动范围。

(2) 患者体位:去枕,俯卧位,腹部可以垫一小枕,使腰椎生理性前屈变平,上肢放在体侧,或垂直于治疗床两侧头转向一侧。

(3) 治疗师位置及手法操作:治疗师站在患侧,用双手的大拇指腹部(手掌根部鱼际处也可)放在要松动的棘突上,剩下手指自然伸直,双手固定,上身前倾,借助上肢力量将棘突垂直向腹侧按压。

2. 侧方推棘突(图 3-1-7)

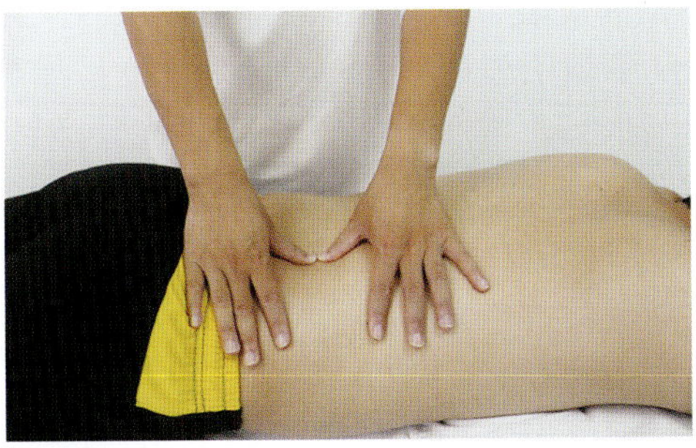

图 3-1-6 垂直按压棘突(指腹部按压)

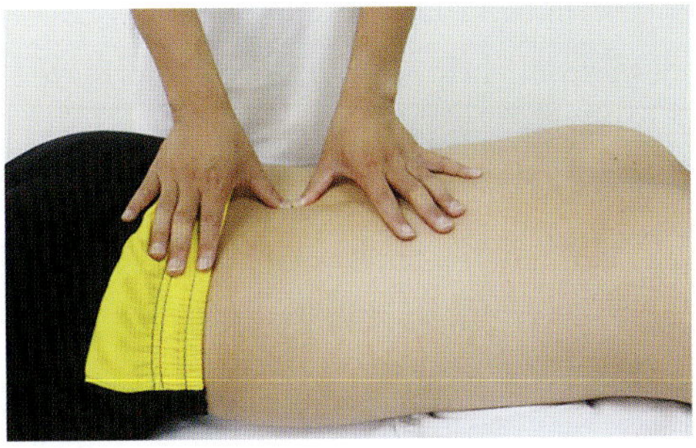

图 3-1-7 侧方推棘突(指腹部按压)

(1) 作用:增加腰椎旋转活动范围。

(2) 患者体位:同“垂直按压棘突”部分。

(3) 治疗师体位:治疗师位置及操作手法,治疗师站在患侧,双手拇指分别放在相邻棘突一侧,指腹接触棘突,拇指尖相对或拇指相互重叠,其余四指自然分开放在腰部,双手固定,上身前倾,借助上肢力量将棘突向对侧推动。

3. 垂直按压横突(图 3-1-8)

(1) 作用:增加腰椎侧屈及旋转活动范围。

(2) 患者体位:同“垂直按压棘突”部分。

(3) 治疗师位置及操作手法:治疗师站在患侧,双手拇指放在要松动的腰椎的一侧横突上,指背相接触或拇指重叠,双手固定,上身前倾,借助上肢力量将横突向腹侧推动,如果疼痛明显,拇指移向横突尖部,如果僵硬明显拇指移向横突根部。

4. 旋转摆动(图 3-1-9)

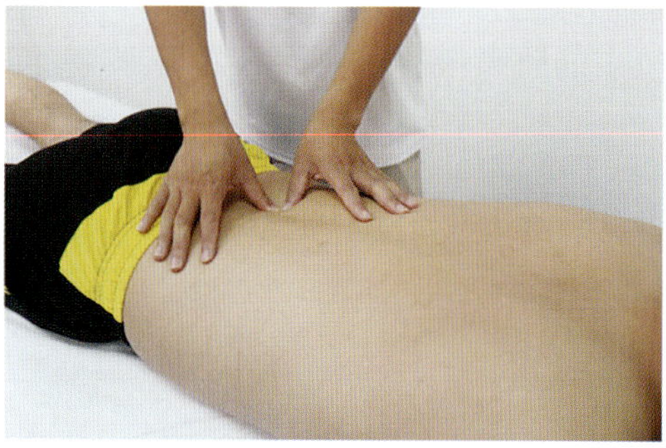

图 3-1-8 垂直按压横突(指腹部按压)

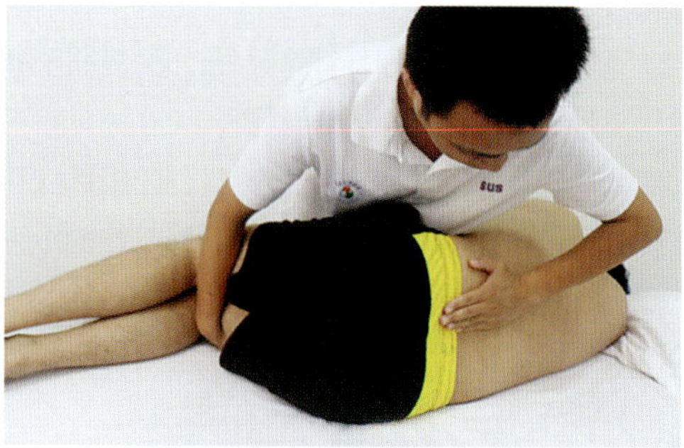

图 3-1-9 旋转摆动

(1) 作用:增加腰椎旋转活动范围。

(2) 患者体位:健侧卧位,患侧在上,下肢屈髋屈膝。屈髋角度根据松动的腰椎节段而定,松动上端腰椎,屈髋角度偏小,松动下段腰椎,屈髋角度偏大。

(3) 治疗师位置及操作手法:治疗师面向患者站立,一侧肘部放在患者的肩前,另一侧肘部放在髂嵴以及膝关节处固定,一只手的示指放在拟松动的相邻椎体的棘突上。同时反方向来回摆动。

(三) 麦肯基疗法

麦肯基治疗方法的创始人是麦肯基(Robin Mckenzie)物理治疗师。麦肯基认为有两个主要因素导致腰痛的发生。①姿势不良:坐姿不良和反复低头弯腰,使脊柱较长时间至弯曲位,腰椎的屈曲将增大椎间盘压力,因此姿势不良不但引发腰痛的诱因,而且也是加重腰痛的因素;②脊柱频繁向前弯曲:个体在从事日常生活活动,常使脊柱处于屈曲位置,但脊柱的伸展运动却很少涉及,从而引起腰痛。因此麦肯基运动疗法以脊柱伸展动作为主轴,强调训练脊柱的伸展肌群。主要目的包括减少腰椎间盘后侧的压力,增加机械性刺激感受器的传入,减少神经根的压迫与椎间盘内的压力以达到减轻疼痛的效果。

1. 麦肯基腰痛分类

(1) 姿势综合征:好发于 30 岁以下的患者,大部分患者长期从事伏案工作,且体育活动较少。疼痛部位通常在脊柱中线附近,无四肢放射疼,且疼痛为间歇性。疼痛的主要原因为正常软组织长期处于牵伸状态。

(2) 功能不良综合征:好发于 30 岁以上的患者,较长时间保持错误姿势和体力活动缺乏,是发病的主要原因。发病原因也可能为创伤后组织纤维化,形成了短缩的瘢痕。若患者进行脊柱全范围活动时,短缩的软组织被牵拉而引起疼痛。疼痛大多为间歇性,且局限于腰椎中线两侧,并常发生在活动范围终点处。

(3) 移位综合征:好发于 20~55 岁的患者,患者多有不良及错误姿势,疼痛通常是突发的,可在较短时间内从正常的功能状况进展到严重的功能障碍。症状常表现为疼痛、感觉异常或麻木等,症状主要好发于脊柱中线两侧,可牵涉或放射至下肢。

2. 麦肯基治疗腰痛方法的七步曲

(1) 练习一:俯卧(图 3-1-10)。

俯卧平躺,双臂放在身体两侧,保持伸直并放松。头转向一侧。保持这一姿势,做几次深呼吸,然后完全放松全身肌肉(时间为 2~3 分)。解除下背部肌肉的紧张需要持续不断地努力;无法做到完全放松,就无法消除关节上可能存在的变形。

练习一主要用于治疗急性背痛,应该每组练习前都做练习一。

(2) 练习二:俯卧伸展运动(图 3-1-11)。

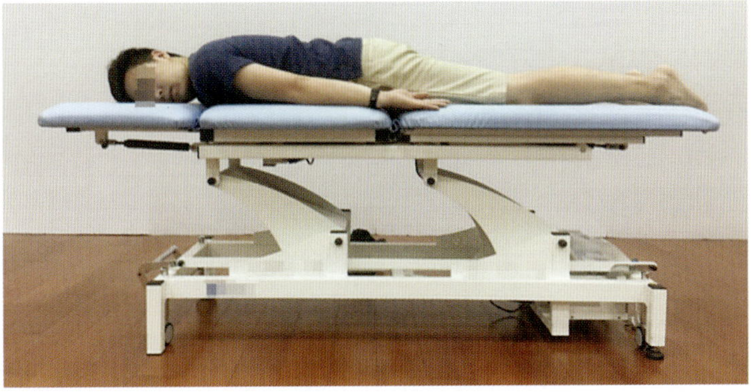

图 3-1-10 俯卧

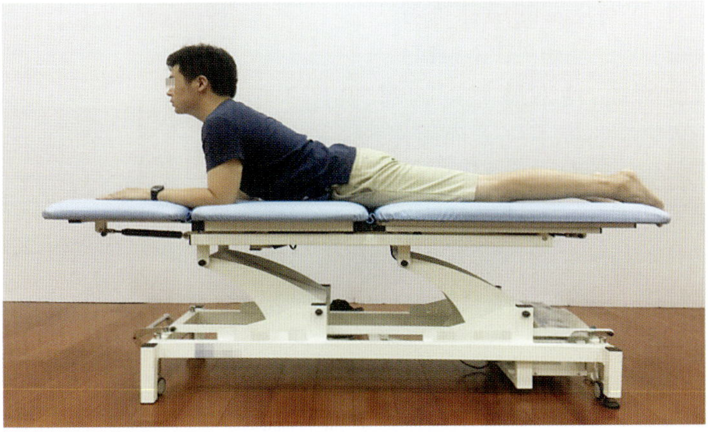

图 3-1-11 俯卧伸展

将手肘放在垂直于肩膀之下的地方，使上半身支撑在前臂之上。首先深呼吸几次，然后尽量完全放松下背部肌肉，保持这一姿势（时间为 2~3 分）。

练习二主要用于急性下背痛，应该每组练习前都做一次练习二。每组练习中应该做一次练习二。

（3）练习三：卧式伸展运动（图 3-1-12）。

俯卧，面向前方。将双手放在肩膀之下，摆出准备做俯卧撑的姿势。然后伸展手臂，在疼痛可以忍受的前提下尽量撑起上半身及骨盆以上的部分。注意完全放松髋部、臀部和双腿，使背部尽量伸展。将这个姿势保持 1~2 秒，然后再回到开始的姿势。每次重复这一动作时，尽量使运动的幅度比上一次更大一些。

在对急性下背疼痛进行治疗时，练习三是最有效的急救练习。每组 10 次，每天做 6~8 组。

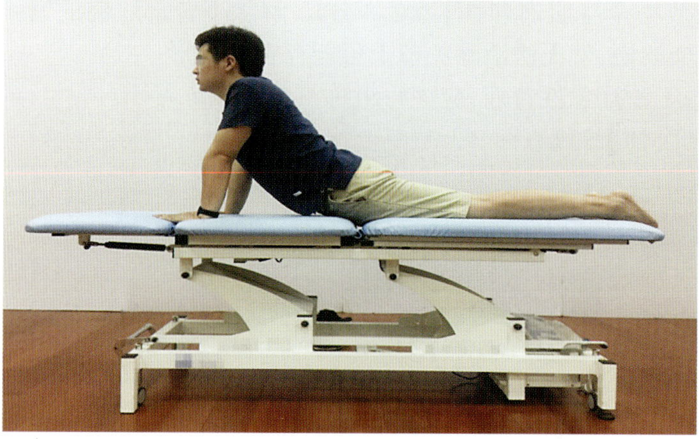

图 3-1-12 卧式伸展运动

（4）练习四：站立伸展运动（图 3-1-13）。

两脚分开站直，双手放在后腰部，四指靠在脊椎两侧。躯干尽量向后弯曲，使用双手作为支点。如果不能平躺，可以用练习四代替练习三。

练习四是预防下背痛复发的最佳练习。

（5）练习五：平躺弯曲运动（图 3-1-14）。

仰卧床上，双腿弯曲，使双膝靠近胸部，并用手抱住双膝，在疼痛可以忍受的前提下轻柔而缓慢地将双膝尽量近胸部。保持这个姿势 1~2 秒，然后放松回到开始的姿势。注意不要抬头，放下双腿时不要将腿伸直。

练习五可以用来治疗下背部受伤所引发的僵硬感。在练习五前后，需要做一组练习三。每组做 5~6 次，每天 3~4 组。

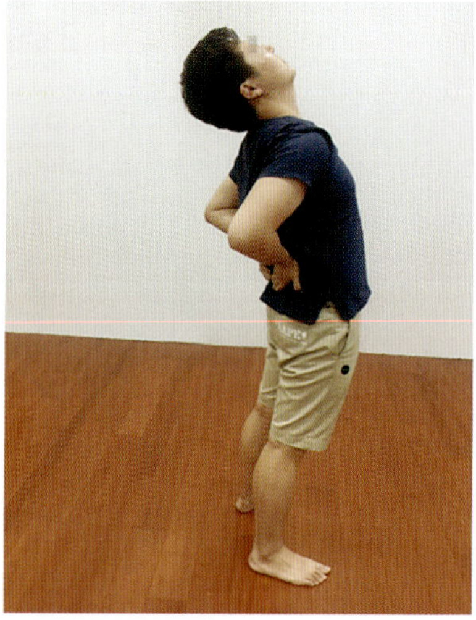

图 3-1-13 站立位伸展

（6）练习六：坐式弯曲运动（图 3-1-15）。

坐在凳子的边缘，双腿尽量分开，双手平放于腿上。向下弯腰，双手抓住双踝或触摸地面，使身体继续向下弯曲，然后立即恢复到初始的姿势。

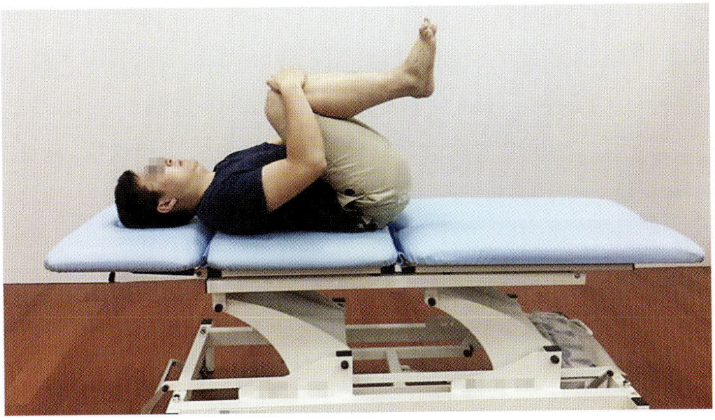

图 3-1-14 平躺弯曲运动

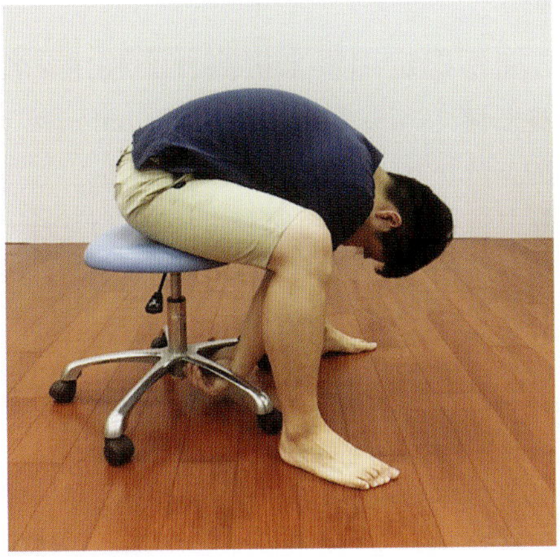

图 3-1-15 坐式弯曲运动

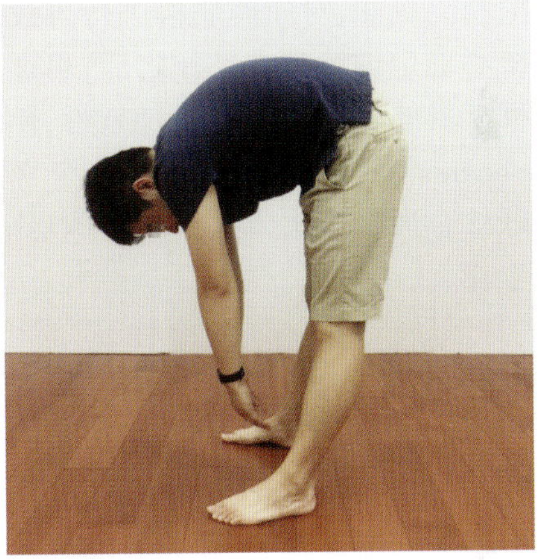

图 3-1-16 站立弯曲运动

做练习五 1 周后开始练习六。每组做 5~6 次，每天 3~4 组。

(7) 练习七：站立弯曲运动(图 3-1-16)。

双脚分开站立，双臂放松在身体两侧。向前弯腰，双手在身体能承受的范围内尽量向下伸，然后迅速回到初始的姿势。做练习六 2 周后开始练习七。

每组做 5~6 次，每天 1~2 组。

国外学者为观察麦肯基疗法在腰痛的疗效，收集大量文献并进行系统评价，得出的结论为麦肯基治疗急性腰痛患者的疗效要优于其他疗法。对于急性腰痛患者、腰椎间盘突出症患者更适合麦肯基的脊柱伸展运动。腰椎弓根断裂、关节突综合征等腰痛患者不适合做腰椎伸展运动。

(四) 核心稳定训练

核心稳定训练在运动医学与康复医学领域受到广泛的关注，该训练方法认为不仅需要训练躯干的浅层肌肉，更应重视躯干深层肌肉的运动控制训练。本研究团队为对比观察核心稳定训练与常规训练在腰痛患者的疗效，搜集了中文和英文 5 个数据库，结果研究表明，对比常规运动训练，核心稳定训练对腰痛患者疼痛程度的缓解、腰部功能的提高都有显著的效果。

对于核心的概念虽有不同的描述方法，但国际上接受最多的一种概念是：核心被描述为一个肌肉区域，即前方是腹部肌群，后方是脊柱后部肌群，上方是膈肌，下方是盆底肌及髋部周围肌。核心肌群是指肌肉的起止点跨过核心区域的肌肉，在这核心区域的肌群有 29 对，这 29 对肌群维持脊柱的稳定性。核心肌群分为浅层核心肌群与深层核心肌群。深层核心肌群主要维持脊柱的稳定，是保护脊柱的第一道防线；浅层肌群主要是让躯干产生运动，是保护脊柱的第二道防线。

核心稳定训练一般主要分为四个步骤：①中立位的控制，主要目的是让腰痛患者对核心肌群进行自觉、有意识地控制收缩。例如，让患者能自我控制腹横肌、多裂肌的单独与协同收缩；②方向的控制，主要目的让患者能在脊柱运动情况下，维持姿势的稳定性。例如，患者四点膝跪位，一侧上肢进行前屈，可用来训练脊柱在前屈方向上的动态控制；③失衡的控制，主要是在第 2 步方向控制的基础上增加不稳定因素，目的是训练患者深层与浅层核心肌群对脊柱在失衡情况下的控制能力。例如，让患者应用悬吊系统或瑞士球进行双桥运动、单桥运动等；④核心肌群的主动牵伸与抑制，主要目的是提高肌群的柔韧性，同时对兴奋过高的肌群进行抑制。例如，对屈髋肌群进行自我牵伸等。

熟悉核心稳定训练基本动作之后，可通过增加不稳定因素来提高核心稳定训练的难度。目前有多种工具能够用来增加不稳定性，例如瑞士球（swiss ball）、平衡垫（balance pad）、摇摆板（wobble boards）、悬吊带（sling band）、全身振动（whole body vibration）机器等。

瑞士球核心训练方法　采用瑞士球（swiss ball）进行核心稳定性训练。核心稳定训练主要分为 4 步骤。

(1) 热身运动（warm up）：对脊柱、肩部和髋部进行 5 分钟的牵伸训练。

(2) 中立位和姿势控制训练（neutral alignment and posture exercise）：例如，保持中立位姿势，坐于瑞士球上。瑞士球大小的选择：一般以坐球测试选择合适的训练球，患者坐在瑞士球上，双脚平放在地面上，理想状况下，髋关节和膝关节应保持 90°。若找不到合适的瑞士球，需要让受试者坐于瑞士球上，髋关节稍高于膝关节。众多研究表明，采用瑞士球作为核心稳定训练方式，可显著激活核心肌群：腹直肌、竖脊肌、腰方肌、腹内斜肌、腹外斜肌、腹横肌。

(3) 核心稳定训练（core stability exercise）：例如，双桥运动、屈膝双桥运动、反桥运动、俯卧撑等。训练时需按照循序渐进，先易后难的原则，通过减少支撑面积，增加不稳定因素使难度逐渐增加。

(4) 整理运动（cool down）：对脊柱、肩部和髋部进行 5 分钟的牵伸训练。

中立位和姿势控制训练的具体方法见表 3-1-1，瑞士球训练的具体方法见下表 3-1-2。

表 3-1-1　中立位和姿势控制训练的具体方法

具体训练方法
1. 仰卧位 - 中立位控制训练（图 3-1-17） (1) 受试者仰卧，屈膝 90°； (2) 保持颈椎、肩部和髋部为一直线； (3) 双手分别放于骨盆两侧，向下收缩腹部
2. 坐位 - 中立位控制训练（图 3-1-18） (1) 受试者坐于瑞士球，屈髋屈膝 90°； (2) 保持颈椎、肩部和髋部为一直线； (3) 双手分别放于膝盖上方，肩部尽量放松

续表

具体训练方法
3. 俯卧位 - 中立位控制训练(图 3-1-19) (1) 受试者俯卧,双侧下肢置于瑞士球上; (2) 保持颈椎、肩、髋和膝部为一条直线; (3) 双手撑于地面

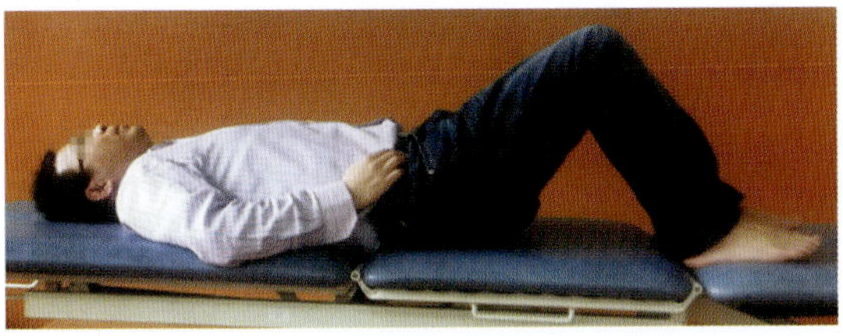

图 3-1-17 仰卧位 - 中立位控制训练

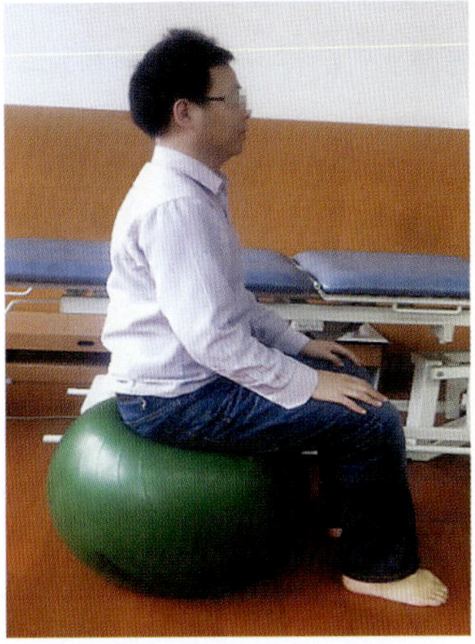

图 3-1-18 坐位 - 中立位控制训练

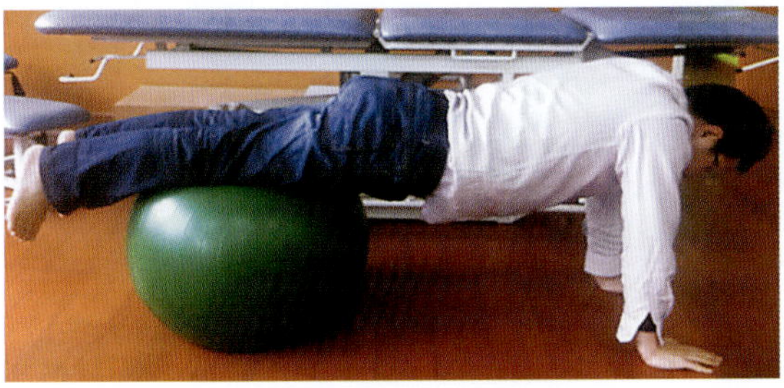

图 3-1-19 俯卧位 - 中立位控制训练

表 3-1-2 瑞士球训练的具体方法

具体训练方法
1. 双桥运动(图 3-1-20) (1) 受试者仰卧,双小腿放于瑞士球上; (2) 抬起骨盆,并使肩峰、股骨大转子与膝部成一直线; (3) 维持该姿势 30s,再回到起始部位,重复 10 次
2. 单桥运动(图 3-1-21) (1) 受试者仰卧,双小腿放于瑞士球上; (2) 抬起骨盆,并使肩峰、股骨大转子与膝部成一直线; (3) 抬起一侧下肢,保持 15s,然后缓慢返回至最初位置,两侧下肢交替,重复 10 次
3. 屈膝双桥运动(图 3-1-22) (1) 受试者仰卧,双小腿放于瑞士球上; (2) 抬起骨盆,并保持肩部、骨盆与双足在一条直线上; (3) 屈曲双侧膝关节,并用双足使瑞士球靠近臀部,并使肩峰、股骨大转子与膝部成一直线,保持 15s,然后缓慢返回至最初位置,重复 10 次
4. 反桥运动(图 3-1-23) (1) 受试者仰卧,双肩放于瑞士球上; (2) 双脚与肩同宽平放在地面上,膝关节屈曲 90°; (3) 并使肩峰、股骨大转子与膝部成一直线,保持 30s,重复 10 次

续表

具体训练方法
5. 反桥运动:屈髋屈膝(图 3-1-24) (1) 受试者仰卧,双肩放于瑞士球上; (2) 双脚与肩同宽平放在地面上,膝关节屈曲 90°,并使肩峰、股骨大转子与膝部成一直线; (3) 屈曲一侧髋关节尽可能到 90°,保持 10s,然后缓慢返回至最初位置,双侧交替,重复 10 次
6. 反桥运动:单腿伸直(图 3-1-25) (1) 受试者仰卧,双肩放于瑞士球上; (2) 膝关节屈曲 90°,双足与肩同宽平放在地面上,并使肩峰、股骨大转子与膝部成一直线; (3) 抬起一侧膝关节,保持 10s,然后缓慢返回至最初位置,双侧交替,重复 10 次

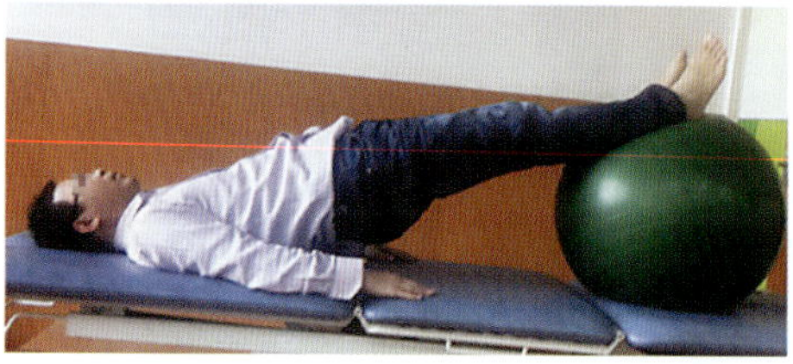

图 3-1-20　双桥运动

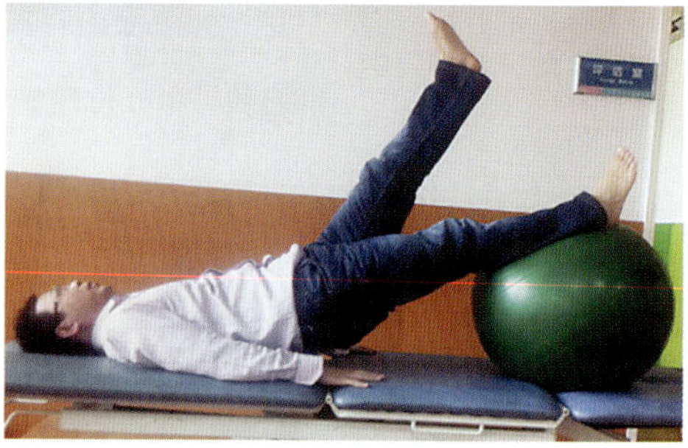

图 3-1-21　单桥运动

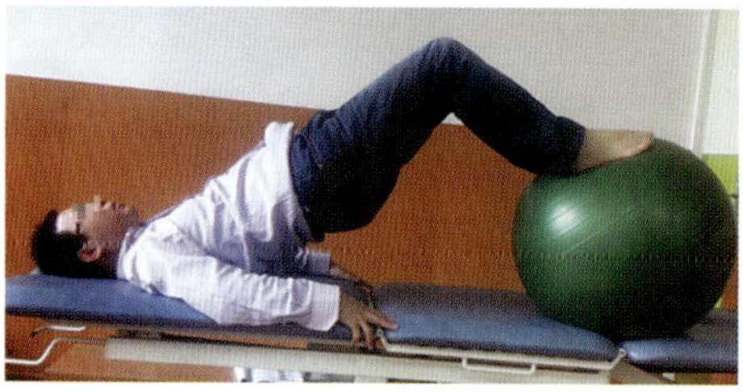

图 3-1-22　屈膝双桥运动

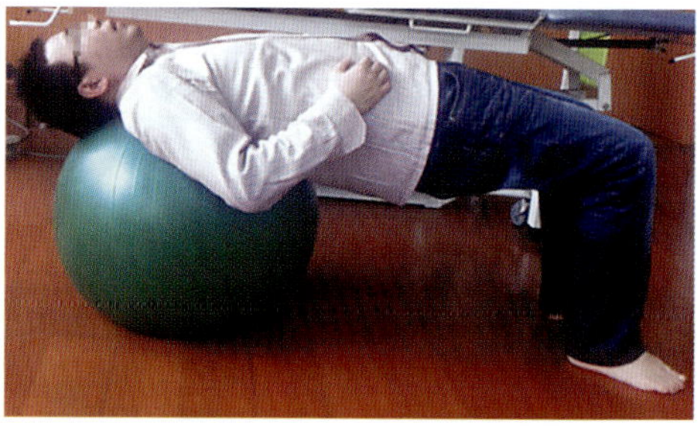

图 3-1-23　反桥运动

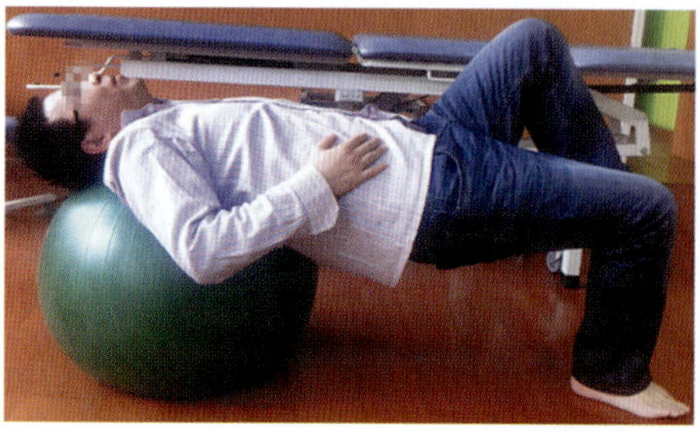

图 3-1-24　反桥运动:屈髋屈膝

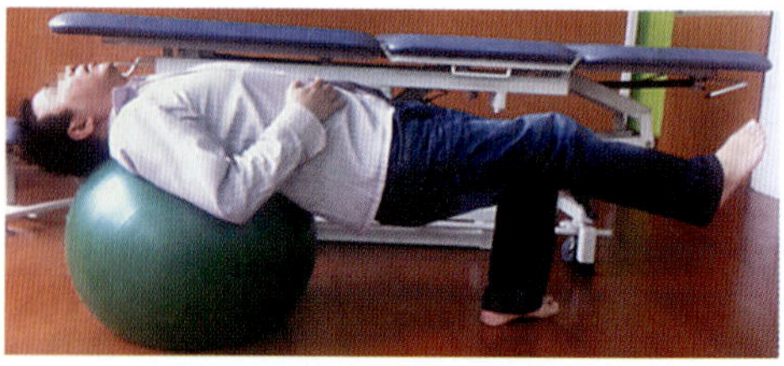

图 3-1-25　反桥运动:单腿伸直

（五）悬吊训练

悬吊训练是指将悬吊带一端固定在稳定的支架上，另一端可将肢体悬吊在空中训练，以增加运动的不稳定性。悬吊训练起源于挪威，目前广泛应用于体育领域和康复医学领域，这是一种新兴的感觉运动训练方式，强调在不稳定状态下进行闭链运动，以达到对神经肌肉功能的最佳激活效果。悬吊训练可提高躯干和肢体的力量和稳定性，以增强核心稳定能力、运动控制能力。

（六）全身振动训练

全身振动（whole body vibration，WBV）训练是一种新型有效的训练方法，它是通过外在抗阻负荷和机械振动诱发神经肌肉反射，进而增强肌肉收缩，且骨骼受到重复性的应力刺激，达到改善肌肉 - 骨骼系统功能和结构的训练技术。国际文献报道的全身震动的作用主要涉及提高肌力、增强骨密度、改善平衡控制能力、减轻疼痛、增加柔韧性等。Blasimann 学者和 Kim 学者的研究结果发现，全身振动训练能显著激活核心肌群（竖脊肌、腹直肌、腹外斜肌等肌群），全身振动训练可作为核心稳定训练干预方式之一，提高核心稳定性以改善肌肉骨骼疼痛患者的疗效。具体振动动作见表 3-1-3。

表 3-1-3 不同的振动动作训练核心肌肉力量

1. 膝微屈式（图 3-1-26） (1) 受试者站立，双脚置于 WBV 仪器平台上； (2) 手握住 WBV 仪器安全扶手； (3) 膝关节屈曲 30° ~45°； (4) 保持肩部与骨盆在一条直线上； (5) 维持该姿势 90s，再回到起始部位，休息 30s，重复 2 次
2. 跪位式（图 3-1-27） (1) 受试者四肢跪位，双上肢放于 WBV 平台上； (2) 髋膝关节均屈曲 90°； (3) 保持肩部与骨盆在一条直线上； (4) 维持该姿势 60s，再回到起始部位，休息 30s，重复 2 次
3. 平卧式（图 3-1-28） (1) 受试者仰卧，双上肢放于身体两侧，双小腿放于 WBV 平台上； (2) 抬起骨盆； (3) 并保持肩部、骨盆、膝关节与双足在一条直线上； (4) 维持该姿势 60s，再回到起始部位，休息 30s，重复 2 次
4. 双腿交互式（图 3-1-29） (1) 受试者仰卧，双上肢放于身体两侧，双小腿放于 WBV 平台上； (2) 抬起骨盆； (3) 并保持肩部、骨盆、膝关节与足在一条直线上； (4) 抬起一侧下肢； (5) 维持该姿势 60s，再回到起始部位，休息 30s，重复 2 次
5. 双桥式（图 3-1-30） (1) 受试者仰卧，双上肢放于身体两侧，双小腿放于 WBV 平台上； (2) 抬起骨盆；

续表

(3) 膝关节屈曲 90°；
(4) 并保持肩部、骨盆、膝关节与双足在一条直线上；
(5) 维持该姿势 60s，再回到起始部位，休息 30s，重复 2 次
6. 放松运动(图 3-1-31)
(1) 受试者站立，双脚置于 WBV 仪器平台上；
(2) 手握住 WBV 仪器安全扶手；
(3) 躯干前倾 45°；
(4) 保持肩部与骨盆在一条直线上；
(5) 维持该姿势 90s，再回到起始部位，休息 30s，重复 2 次

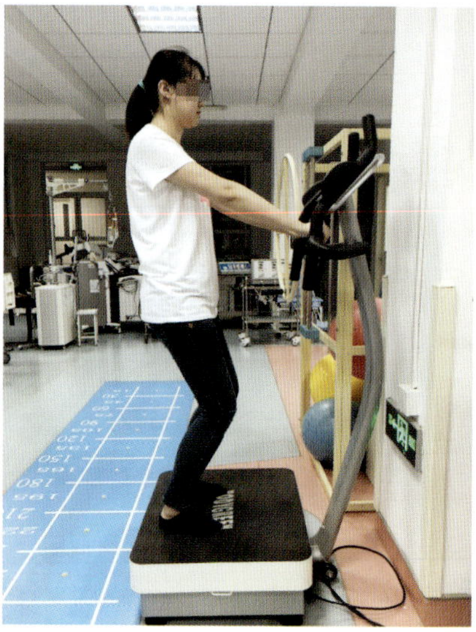

图 3-1-26 膝微屈式

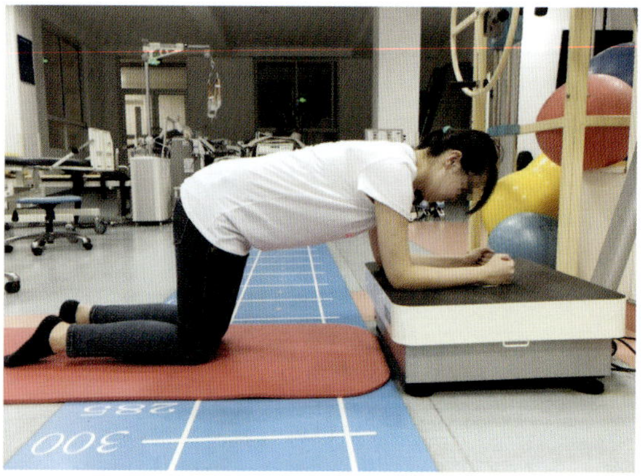

图 3-1-27 跪位式

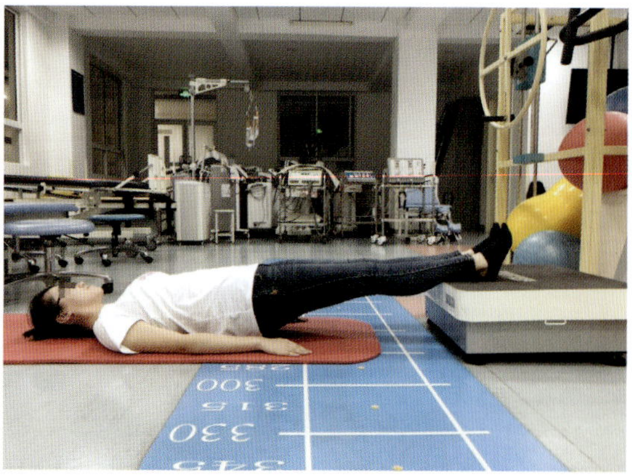

图 3-1-28 平卧式

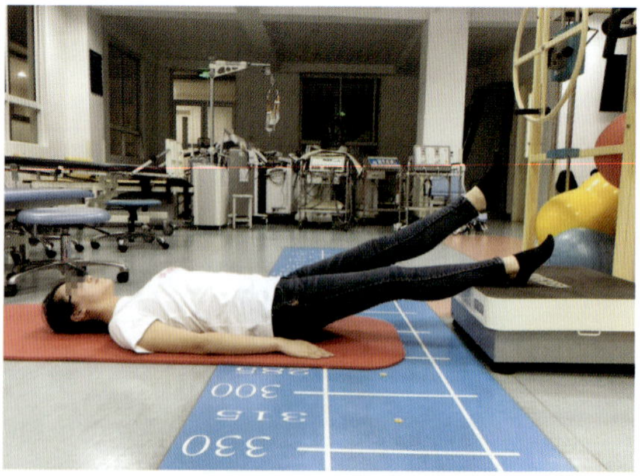

图 3-1-29 双腿交互式

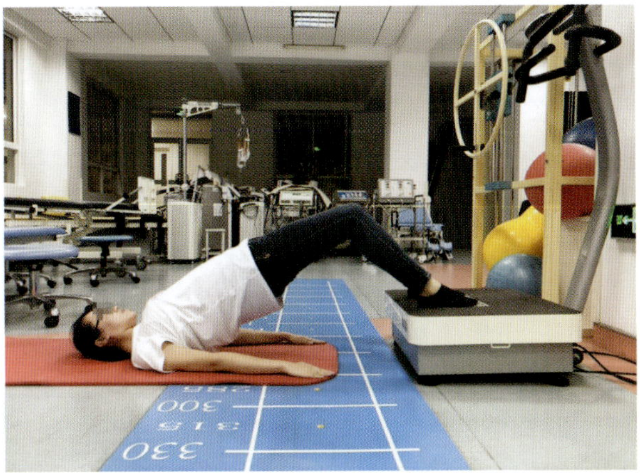

图 3-1-30 双桥式

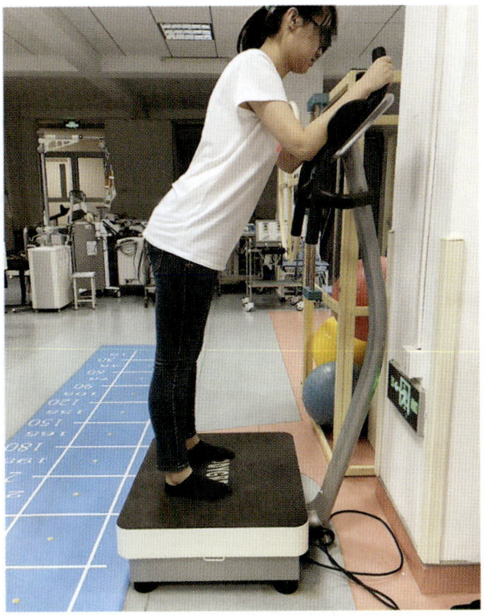

图 3-1-31 放松运动

(七) 日常生活指导

不正确的日常生活方式和姿势会加重腰背痛的症状，治疗师应该从人体功效学的角度对患者进行日常活动指导：卧坐体位转移时，从身体侧卧位双上肢用力辅助完成；进行梳洗、备餐等活动时，通过马步或前后弓步完成，同时一侧上肢支撑，避免过度弯腰活动，也可选择坐在椅子上完成；拾地面小或轻物品，通过屈髋、屈膝和前后弓步完成，过程中保持躯干伸直，物品尽量靠近躯干，也可选择使用拾物器快速完成。稍重或大件物品，通过在地面或桌面上平移完成，不必搬运，也可使用推车辅助。重的物品，请多人共同帮忙完成。

(王雪强 胡浩宇 黎景波)

第三节 骶髂关节炎

骶髂关节与腰部相邻，由其病损产生的疼痛，有时可以认为是下背痛的一部分。早在1928 年 Smith-Peterson 开创使用骶髂关节融合术治疗创伤性骶髂关节炎，但 1934 年后，人们逐渐把注意力集中到椎间盘上，对骶髂关节导致的下背痛出现了不少争论，其实由于骶髂关节造成的疼痛非常普遍，近期文献已经有许多论证，本节将对此做一简要概述。

一、概述

(一) 应用解剖

骶髂关节由骶骨与髂骨的耳状关节面相对而构成，结构上属滑膜关节(图 3-1-32)。关节面凹凸交错，关节囊紧张，并有坚强的韧带

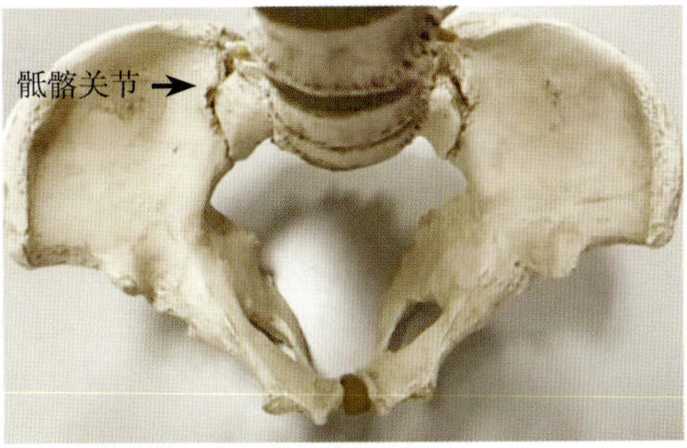

图 3-1-32 骶髂关节

进一步加强其稳固性，运动范围极小，骶骨承受来自躯干所负担的重力，并通过骶髂关节均匀地传达到髋臼及股骨或坐骨结节，又分别由耻骨水平支和降支形成的两个副弓支持加强，使之形成一个完整的应力传导环。

骶髂关节有广泛的神经支配以及髂总动脉、静脉丛等重要血管经过，因此在临床上表现为多种疼痛形式，如下背痛、臀区疼痛、大腿近端疼痛及腹股沟区疼痛。骶髂后韧带由 S2~4 神经支配，骶髂前韧带由 L2~S2 神经支配，骶髂关节韧带有致密的无髓神经纤维支配，伤害感觉系统分布遍及关节囊整个厚度。由于其神经支配的联系复杂，因此骶髂关节病变与下背痛有密切关系。常见的骶髂关节疼痛的原因包括骶髂关节损伤、骶髂关节炎、骶髂关节退行性变、骶髂部畸形等。在这里，我们主要介绍骶髂关节炎。

（二）骶髂关节炎的主要症状

1. 疼痛　疼痛是该病的主要症状，也是导致功能障碍的主要原因。特点为隐匿发作、持续钝痛，多发生于活动以后，休息可以缓解。随着病情进展，关节活动可因疼痛而受限，甚至休息时也可发生疼痛。睡眠时，因关节周围肌肉受损，对关节保护功能降低，不能和清醒时一样限制引起疼痛的动作，所以患者在睡眠中可能痛醒。

2. 晨僵和黏着感　晨僵提示滑膜炎的存在，但和类风湿关节炎不同，骶髂关节炎晨僵时间比较短暂，一般不超过 30 分钟。黏着感指关节静止一段时间后，开始活动时感到僵硬，如黏住一般，稍活动即可缓解。上述情况多见于老年人和下肢关节。

3. 其他症状　随着病情进展，患者可出现关节挛缩、不稳定、休息痛、负重时疼痛加重。由于关节表面吻合性差、肌肉痉挛和收缩、关节囊收缩以及骨刺等引起机械性闭锁，可发生关节功能障碍。

（三）骶髂关节炎的分型

1. 原发性骶髂关节炎　关节软骨细胞活性低下，髋部肌肉等软组织支持力量减弱，软骨呈退行性变。原发性骶髂关节炎往往受年龄、体质、遗传等因素影响。年龄越大，积累的损伤越多，老年人的关节软骨基质中黏多糖含量减少，纤维成分增加，软骨的韧性降低，易遭受损伤而产生退行性变。肥胖体形的人发病率较高。

2. 继发性骶髂关节炎　疾病等因素产生人体生物力学的不平衡，使承重区范围缩小，承重区关节软骨承受压力增加，导致关节软骨磨损引起骶髂关节的骨性关节炎。如，扁平髋、股骨头骨骺滑脱、关节面不平整，机械性磨损，可引起骨性关节炎。髋关节某些疾病损害关节软骨，如化脓性髋关节炎、髋关节结核、血友病、神经性髋关节病等。

二、康复评定

（一）骶髂关节疼痛诱发试验

1. 骨盆分离试验　患者仰卧，术者双手向下向外按压患者的髂前上棘。

2. 挤压骶骨试验　患者俯卧，术者按压骶骨上部。

3. 挤压骨盆试验　患者侧卧，术者双手重叠于上面的髂嵴处，向对侧挤压。

4. 骶髂关节后滑移或大腿后退试验　患者仰卧，健腿伸直，患腿屈膝屈髋 90°，按压其膝部使髂骨向后推移。

5. 骨盆扭转试验　患者左侧卧位，双手抱左髋极度屈曲，术者持右踝向后伸展右髋，使右侧骶髂关节扭转，反之可使左侧扭转。

6. 骶骨头端滑移试验　抵住骶骨的尾端，用力向头侧方向推动。

7. 抗阻力外展下肢试验 患者侧卧，患肢在上，令患者外展患肢，术者按压患肢与其对抗。

（二）Piedallu 征

患者取坐位，检查者自后方观察其髂后上棘是不是在同一水平线上，一般情况下，患侧偏低；腰前屈时，则患侧位置升高程度超过健侧。

（三）关节活动度检查

重点对腰椎与患侧髋关节活动度进行测量。活动前与活动后的关节活动度测量结果可进行比较。

（四）疼痛评定

疼痛的评定通常采用视觉模拟评分法（visual analogue scale，VAS），以确定患者疼痛程度，并根据评分结果采取必要的治疗。

（五）日常生活活动能力评定

常用的基本 ADL 评定量表有 Barthel 指数、Katz 指数、PULSES、修订的 Kenny 自理评定等。常用的工具性 ADL 评定量表有功能活动问卷、快速残疾评定量表等。

（六）功能评定

骨关节炎影响量表（arthritis impact measurement scale，AIMS）共 9 项，包括活动度（4 分）、体力活动（5 分）、灵巧度（5 分）、家务活动（4 分）、社会活动（5 分）、日常生活活动能力（4 分）、疼痛（4 分）、抑郁（4 分）、焦虑（6 分）。每项 5~8 个问题，满分 46 分，分数越高，提示骨关节炎对患者的生活质量影响越大。

（七）影像学评估

骶髂关节炎患者 X 线平片上显示关节退变，以增生及骨刺为主（图 3-1-33）。

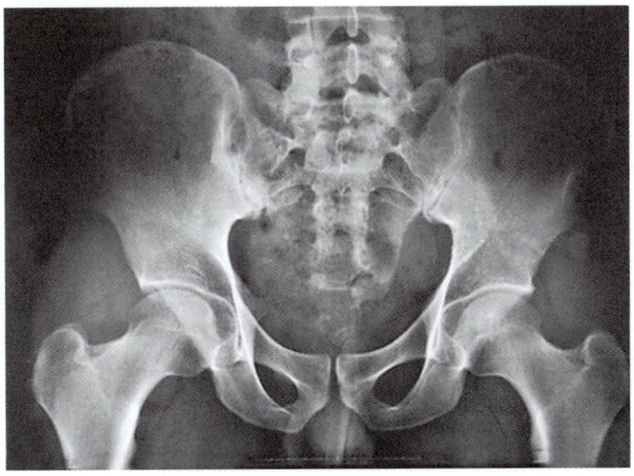

图 3-1-33 骶髂关节退变 X 线片，右侧更为严重

三、康复治疗

（一）治疗目的和原则

1. 目的 减轻疼痛，最大限度地恢复关节功能和延缓疾病发展。

2. 原则 早期应控制疼痛，促进肌肉功能恢复，维持关节的稳定性和运动控制能力。中、晚期还应维护或促进关节功能，最大限度地减少残疾。

（二）治疗方法

1. 物理因子治疗 冷疗、热疗、水疗、红外线、超短波、蜡疗、激光、经皮神经电刺激等均可增强局部微循环、缓解肌肉韧带结构紧张，减轻疼痛等症状。

2. 运动疗法

（1）按摩及关节松动术：应用中医按摩手法，缓解疼痛，减轻肌肉痉挛；应用 Maitland 技术Ⅰ、Ⅱ度手法来缓解关节的疼痛，Ⅲ、Ⅳ度手法来缓解关节的僵硬。使用时，要注意力度和使用时间、频度，观察患者反应，避免造成关节的损伤。

（2）主动训练：患者按关节应有的解剖运动平面，选择合适体位进行训练。动作应缓和，有节律，避免冲击和暴力性动作，关节活动尽量达到最大范围。应增加脊柱的稳定训练与髋关节的活动度训练。还应加强下肢的平衡和感觉训练。训练不应引起疼痛。

3. 药物治疗　疼痛时可以使用镇痛药,但不要长期使用,以免形成依赖或降低作用。可尝试采用软骨保护类药物(如硫酸氨基葡萄糖、硫酸软骨素)缓解症状。如果是局部压痛点明显者,可作痛点封闭,但轻易不选择手术治疗。

4. 治疗宣教　在治疗过程中让患者对该病有正确认识,体育训练要循序渐进,防止关节过度运动和负重,避免关节机械性损伤。严重时应制动或石膏固定,以防畸形。减轻体重,使用把手、手杖以减轻受累关节负荷。与职业有关者应调换工作。进行有关肌肉群的锻炼,可保持和改善关节活动,以增强关节的稳定性。

(徐　晖)

第四节　脊柱侧凸

一、概述

脊柱侧凸(scoliosis)是指脊柱的一个或数个节段在冠状面上偏离身体中线向侧方弯曲,通常伴有横断面上的椎体旋转和矢状面上的生理弧度改变,是一种脊柱结构性三维畸形。国际脊柱侧凸研究会(Scoliosis Research Society,SRS)指出:Cobb 角 <10° 视为正常变异,不影响功能;Cobb 角 >10° 即视为脊柱侧凸。部分脊柱侧凸有明确致病原因,如先天性脊柱侧凸,继发于骨骼、肌肉、神经系统疾患的侧凸;但更多的是原因不明的脊柱侧凸,即青少年特发性脊柱侧凸(adolescent idiopathic scoliosis,AIS),本节所述脊柱侧凸主要指 AIS。

青少年特发性脊柱侧凸占所有脊柱侧凸的 50%~80%,是一种严重影响青少年健康发育的脊柱畸形,发病率为 1.5%~3%,其中女性多于男性,比例约为 9∶1。AIS 如果得不到及时发现与处理,不仅影响患儿的体形和外观,其中部分患者侧凸会逐渐加重,导致严重的畸形,严重威胁患儿的身心健康。严重的脊柱侧凸不仅会造成身体外观异常、脊柱运动功能障碍或因骨盆倾斜而跛行,而且还可因胸廓畸形造成心、肺功能障碍。少数严重的脊柱侧凸可造成脊髓受压而致下肢瘫痪及排便功能障碍,因而,做到"三早一综合"即早期发现、早期诊断、早期治疗、综合康复极为重要。

(一)发病原因

特发性脊柱侧凸发病机制至今仍不清楚,许多研究表明特发性脊柱侧凸可能与遗传因素、神经传导通路功能失调、神经内分泌异常、生长不对称因素和生物力学因素等密切相关。

1. 遗传学因素　虽然 AIS 的病因未知,但一些流行病学调查显示特发性脊柱侧凸存在家族聚集性,特发性脊柱侧凸在患者的第一代旁系亲属的发生率达 7%,甚至高达 12%。临床上已报道有同患特发性脊柱侧凸的女性双胞胎或一家三代同患特发性脊柱侧凸的病例,提示遗传因素可能在 AIS 的发病过程中具有重要的作用,但其具体的遗传模式仍不清楚,目前倾向于认为 AIS 是复杂的多基因遗传病,可能存在多个基因的相互作用。

2. 神经传导通路功能失调　一些临床观察发现特发性脊柱侧凸患者常伴有姿势反射、本体反射和视觉反射障碍,由于这些障碍使得外界信息的传入和(或)脑干整合障碍,导致姿势控制障碍而发生脊柱侧凸,并且发现侧凸的严重程度和平衡异常的严重程度相关,提示姿势控制障碍是脊柱侧凸的病因之一。

3. 神经内分泌异常

(1) 骨代谢异常:AIS 患者常伴有骨密度降低的表现。有研究发现 AIS 患者的腰椎和股骨颈的骨密度显著低于正常人,进一步研究发现 AIS 患者成骨细胞中 RANKL/OPG 比值显著大于正常人,从而提出低骨密度可能与成骨细胞过度表达 RANKL 相关。

(2) 褪黑素:褪黑素由松果体分泌。将小鸡松果体切除后,成功诱发脊柱侧凸。有报道 AIS 患者血清褪黑素水平明显低于正常对照,提示血清褪黑素水平降低可能与其他因素共同作用引起脊柱侧凸。

(3) 雌激素:AIS 患者大多数为女孩,临床观察显示特发性脊柱侧凸女孩月经初潮时间较年龄相应的正常女孩提前,进一步的研究表明雌激素受体基因多态性与特发性脊柱侧凸的发生和发展有关,患者雌激素受体基因多态性不同,其侧凸的进展和预后有较大的差异,雌激素受体基因位点可能和特发性脊柱侧凸的发生有关,并且能够预测其未来的进展情况。

(4) 生长激素:临床上许多 AIS 女孩的身高比同龄对照组偏高,BMI 偏低。血清生长激素检测显示特发性脊柱侧凸组在青春早期水平较正常高,对生长激素的敏感性也较正常对照高,患者出现较早的生长发育高峰,导致脊柱、脊髓和肌肉的生长比例失调,从而诱发脊柱侧凸。

4. 生长不对称　AIS 患者可能有脊柱前柱和后柱生长不对称。有研究认为,脊柱后柱膜内成骨延迟,导致前柱软骨内成骨和后柱膜内成骨失衡,脊柱前柱生长过快而后柱生长缓慢,脊柱生长过快与脊髓生长比例失衡,导致脊柱侧凸发生。

5. 生物力学因素　任何造成脊柱生物力学改变的因素均可能导致侧凸,如骨盆倾斜影响脊柱稳定,腰背肌、腹肌发育不良、左右不平衡,双下肢不等长等,均可诱导脊柱侧凸的发生。

(二) 病理学变化

脊柱出现侧凸时,在弯曲弧的凹侧椎体所受的压力增大,凸侧所受的是张力,在这种异常的应力环境下椎体的发育受到影响,压力侧变薄而张力侧增厚,出现楔形变(图 3-1-34)。椎间盘在同样的异常应力环境下出现压力侧的薄弱和张力侧的肥厚。这种变化在顶椎附近更为明显。脊柱的这种继发性改变又反作用于侧弯,加重畸形。

畸形对胸廓的影响表现在由于侧弯和椎体旋转,凸侧的肋骨转向背侧,肋间隙增大,肋骨角也随之增大,形成向背侧的隆起,称驼峰或"剃刀背"(图 3-1-35)。凹侧的肋骨则发生相反的改变。这种胸廓畸形在胸椎侧弯时最为明显,对心肺功能的影响最大。一般当侧弯达 65°~75°才会出现明显的胸廓受限和肺功能损害,但是,如果有严重的胸椎前凸畸形,较小的侧弯也会出现明显的肺功能障碍。

一般来说,除先天性畸形外,在侧弯的早期大多为非结构性改变,为可逆的畸形。若引

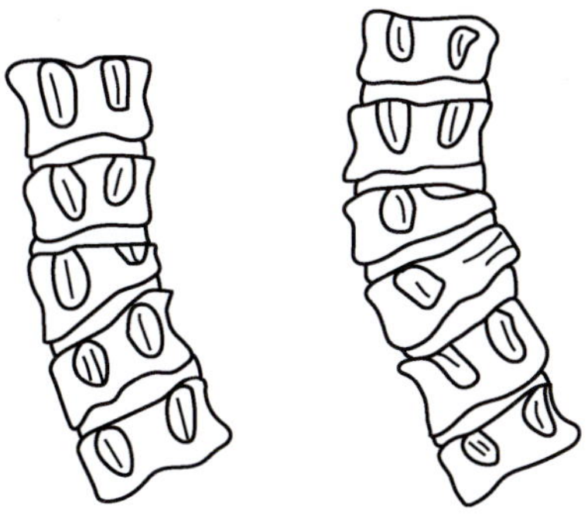

图 3-1-34　脊柱侧凸椎体变化

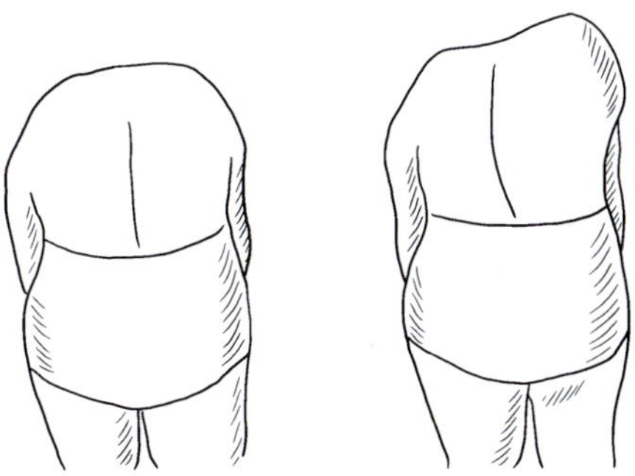

图 3-1-35　剃刀背畸形(右侧)

起侧弯的因素持续存在,形成上述的恶性循环,则凹侧的软组织常发生挛缩增厚,将出现结构性改变,成为僵硬的不可逆畸形。

(三) 脊柱侧凸的一些常用术语

1. 顶椎　脊柱侧凸中旋转最显著,偏离中轴线最远的椎体。
2. 端椎　位置最高或最低且对于凸侧或凹侧斜度最显著的椎体。
3. 非结构性弧　无结构性椎体改变,且在卧位时可被侧向屈曲矫正或矫正过度的弧。
4. 结构性弧　部分侧凸的脊柱缺乏柔软度且卧位侧向屈曲不能完全矫正的弧。
5. 主弧　最大的结构弧。
6. 原发弧　数个弧中最早出现的弧。
7. 代偿弧　在主弧上方或下方出现为保持躯干平衡的弧,它可能是结构性弧。

(四) 特发性脊柱侧凸的分型

1. 根据年龄分型

(1) 婴儿型:年龄在 3 岁以下,又分为自然消退的恢复型与进行性加重的进展型。

(2) 少年型:年龄在 3~10 岁之间,女性多见。由于生长发育较旺盛,畸形的进展也较快。

(3) 青年型:11 岁至发育成熟阶段。这部分患者由于处于青春期,生长发育迅速,因此,畸形的进展最快。

2. 根据侧弯的顶椎解剖部位分型

(1) 颈段侧弯:顶椎在 C1~C6 范围内。

(2) 颈胸段侧弯:顶椎在 C7~T1 之间。

(3) 胸段侧弯:顶椎在 T2~T11 之间。

(4) 胸腰段侧弯:顶椎在 T12~L1 之间。

(5) 腰段侧弯:顶椎位于 L2~L4 之间。

(6) 腰骶侧弯:顶椎在 L5~S1 之间。

3. 根据主侧凸的部位和次侧凸的结构性特征,将侧凸分为 6 型,即 Lenke 分型法。

(1) Lenke1 型:胸椎主侧凸。胸椎侧凸是主侧凸,上胸椎和胸腰段侧凸是次要的非结构性侧凸。

(2) Lenke2 型:胸椎双侧凸。胸椎侧凸是主侧凸,近段胸椎侧凸是结构性的次侧凸,胸腰段 / 腰段侧凸是非结构性的次侧凸。

(3) Lenke3 型:双主侧凸。胸椎侧凸和胸腰段 / 腰椎侧凸是结构性的,近段胸椎侧凸是非结构性的,胸椎侧凸是主侧凸,其 Cobb 角 $\geqslant$ 胸腰段 / 腰椎侧凸,或与后者相比不超过 5°。

(4) Lenke4 型:三主侧凸。上胸椎侧凸、主胸椎侧凸和胸腰段 / 腰椎侧凸均为结构性的。主胸椎侧凸和胸腰段 / 腰椎侧凸可能是主侧凸。

(5) Lenke5 型:胸腰段 / 腰椎侧凸。胸腰段 / 腰椎侧凸是结构性主侧凸,近段胸椎侧凸及主胸椎侧凸均是非结构性的。

(6) Lenke6 型:胸腰段 / 腰椎侧凸,主胸椎侧凸。胸腰段 / 腰椎侧凸是主侧凸,其角度至少比主胸椎侧凸大 5°,主胸椎侧凸也是结构性的,近段胸椎不是结构性的。

二、康复功能评定

(一) 临床评估

1. 症状　首先详细询问患者的完整病史,包括畸形出现的时间、进展情况、一般健康状况、身体发育状况和家族史，个人日常生活习惯等，女性应询问月经初潮时间。

2. 体征 患者自然站立，双足与肩同宽，尽可能暴露上身，观察皮肤有无异常（重点观察有无色素斑块、异常毛发）。检查者依次进行：双肩是否等高；双肩及肩胛是否对称；肩胛下角是否等高；胸廓有无畸形、畸形程度、左右胸廓是否对称；有无单侧肋骨隆凸或单侧肌肉挛缩；两侧腰凹是否等高、对称；骨盆有无倾斜旋转；双下肢是否等长等。

3. Adams 前屈试验（Adam forward bending test） 让患者把上衣脱掉，背对检查者，双脚并拢，双腿站直，双肘关节自然下垂，然后嘱咐其慢慢弯腰至 90°，检查者用中指和示指夹着脊柱棘突往下滑，观察能否划出正常的直线，另外，观察受试者在弯腰过程中，是否出现胸腰段两侧肌肉明显不等高的现象，如果划出的是直线且胸腰段肌肉基本等高，则提示试验结果阴性。如果划出的不是直线或者胸腰段肌肉明显不等高，又称剃刀背，则提示 Adams 前屈试验阳性，脊柱有侧凸畸形（图 3-1-36）。

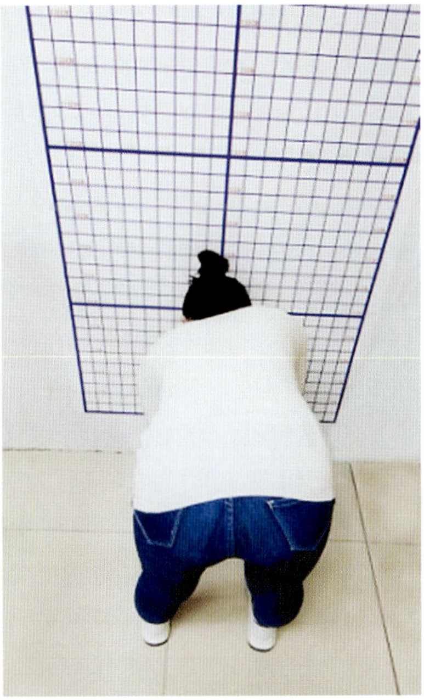

图 3-1-36 Adams 前屈试验

4. X 线检查 脊柱侧凸最终确诊需要进行 X 线片检查，标准的 X 线检查包括全脊柱站立位正侧位片，根据脊柱 X 线片对侧凸程度、类型作出诊断，有助于选择治疗方法和判断治疗效果（图 3-1-37、图 3-1-38）。

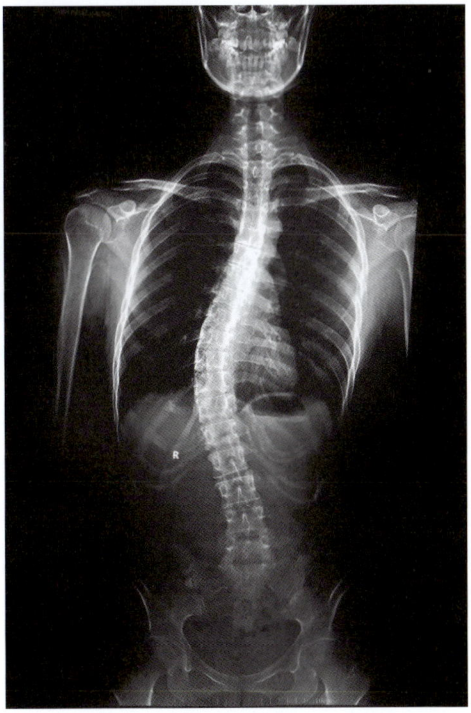

图 3-1-37 脊柱正位 X 线检查

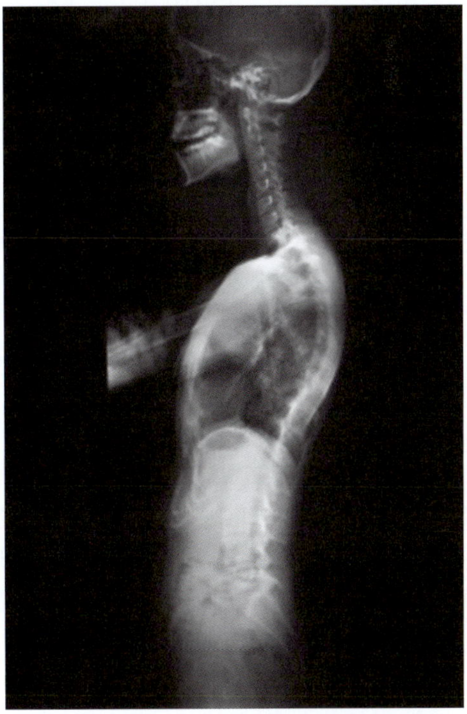

图 3-1-38 脊柱侧位 X 线检查

（二）康复评定

特发性脊柱侧凸的康复评定包括 Cobb 角测量、脊柱的旋转程度、骨成熟度、简体中文版 SRS-22 问卷评估。根据 X 线片确定侧凸的范围、位置、原发弧度、代偿弧度、椎体旋转情况和骨成熟度。

1. Cobb 角测量　Cobb 角是评定脊柱侧凸程度最常用的标准方法。Cobb 角测量方法：在脊柱 X 线正位片上，确定侧弯的上、下端椎，先在上端椎上缘作一水平线，再沿下端椎下缘作一水平线，最后作这两条水平线的垂直线，两垂线的夹角即为 Cobb 角，代表脊柱侧凸的程度(图 3-1-39)。

2. 脊柱的旋转程度　在脊柱 X 线正位片上，根据顶椎椎体椎弓根的位置可粗略判断脊柱的旋转程度。Nash-Moes 将椎体的旋转分为四度，判断标准为：凸侧椎弓根与对侧对称并紧贴椎体侧缘，为无椎体旋转移位；椎弓根离开椎体缘向中线移位为 1°旋转；移至中线附近为 3°，1°和 3°之间为 2°，越过中线则为 4°（图 3-1-40）。度数越大说明脊柱旋转程度越大。

3. 骨成熟度评定　最常用的骨成熟度评价方法是观察髂骨髂嵴骨骺的生长情况，髂嵴骨化呈阶段性，其骨骺随着年龄变化自髂前上棘至髂后上棘依次出现。骨成熟度的评定直接关系到治疗方法的选择，也有助于确定保守治疗方法持续的时间。Risser 将髂嵴分成四部来描述骨成熟度，即 Risser 征（图 3-1-41）。判断标准：髂嵴骨骺未出现为 0°，髂前上棘开始外侧 25% 以内出现骨骺为 1°；50% 以内出现为 2°；75% 以内出现为 3°；75% 以上出现为 4°，但骨骺未与髂嵴融合；全部融合为 5°。Risser 指数为 5 时，表示脊柱生长发育已结束。

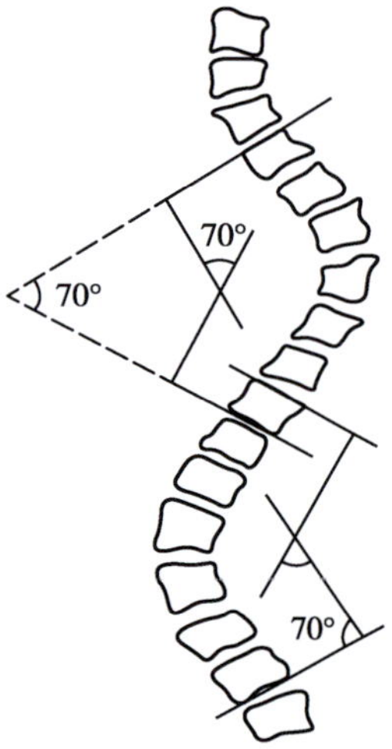

图 3-1-39　Cobb 角测量

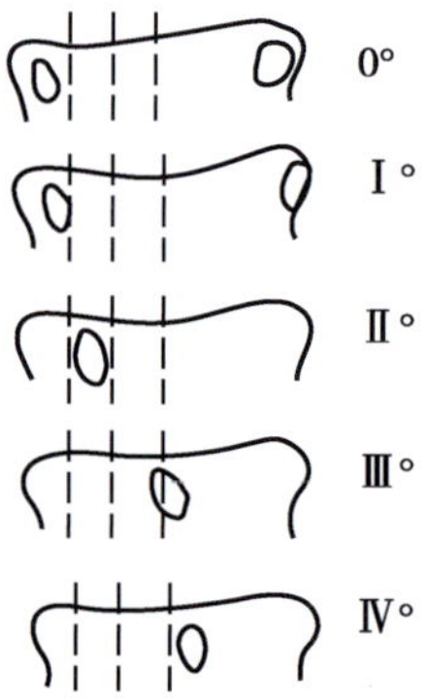

图 3-1-40　脊柱的旋转程度

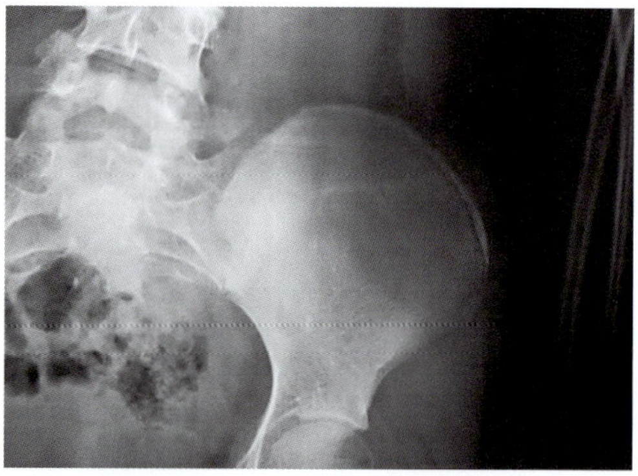
图 3-1-41　骨成熟度评定

4. 简体中文版 SRS-22 量表评估　简体中文版脊柱侧凸研究会 22 项患者问卷量表(SRS-22)是针对中国内地 AIS 患者的多维量表，是一种简单、实用、脊柱侧凸专用的健康相关生存质量测评工具，拥有良好的信度和效度，不但适用于术后患者，也适用于保守治疗的患者和健康对照者，具体的应用请参考第二篇第一章第五节。

三、临床治疗方案

关于特发性脊柱侧弯的治疗，应根据畸形发现的年龄、发展速度、侧弯角度、生长发育的程度、外观畸形、躯干肌的平衡及未来发展趋势等因素，选择非手术和手术治疗。但总的治疗原则是在青春期发育终止前尽可能地选择非手术治疗。其实,绝大部分脊柱侧弯患者属于轻中度,建议佩戴矫正支具以及合理的运动治疗,配合其他治疗方法来达到延缓和减轻病情的发展,获得满意的治疗效果。

临床上特发性脊柱侧弯的治疗方法的选择主要依据是 Cobb 角的大小,不同的角度有不同的治疗方案。目前国际主流学术界对于 Cobb 角的分类还存在争论,但大多数还是采取以下分类制订治疗方案。

Cobb 角 <10°:注意日常生活中的姿势,配合运动锻炼,每隔 6 个月拍一次 X 线检查,角度无明显增大时,定期随访观察。

Cobb 角 10°~20°:除上述方法外,可增加体表电刺激,并且密切关注脊柱侧弯的进展情况,每 3 个月拍 X 线复查,如有发展的倾向,可及时佩戴矫形支具。

Cobb 角 20°~40°:以矫形支具为首选治疗方法,配合运动疗法、体表电刺激、手法治疗等综合治疗,可以取得良好的治疗效果。

Cobb 角 40°~50°:这个角度范围介于手术与非手术治疗之间,要结合患者自身情况综合决定保守治疗还是手术治疗。

Cobb 角 >50°:同时伴有脊柱旋转畸形者,需进行手术治疗,但手术治疗前后可配合适当的运动疗法、姿势训练等,以提高和巩固手术治疗效果。

四、康复治疗方案

脊柱侧弯的保守治疗的目的是阻止脊柱侧弯的进展、预防呼吸功能障碍、预防或治疗背部疼痛并改善外观等。保守康复治疗包括定期观察、运动疗法、电刺激、牵引治疗、矫形器治疗等多种方法。一般需根据患者年龄、侧凸程度和进展情况来选择和制订治疗方案。早期发现、早期矫治是获得良好治疗效果的关键。

(一) 定期观察

一般而言,当患者 Cobb 角 <20°时可以定期观察,Cobb 角在 20°~40°且发育完全成熟者也可以定期观察随访。定期观察时,3~6 个月拍摄 X 线片 1 次,在 6 个月 ~1 年内,如果侧凸有加重或 1 年中 Cobb 角增加 5°~10°以上者,说明病情在持续发展,应使用矫形器等治疗方案。观察期限要待骨龄成熟为止。

(二) 运动疗法

脊柱侧凸的运动疗法可以追溯到公元前 500 年,但直至 20 世纪初才首次以科学的方法对运动疗法进行探究。目前国际上对脊柱侧凸运动疗法越来越重视,运动疗法作为单一的保守治疗、矫形器治疗的辅助治疗、术前术后康复治疗被广泛应用,需要指出的是很多专家将一般运动疗法和脊柱侧凸特定运动疗法(physiotherapeutic scoliosis-specific exercises, PSSE)混淆了,导致在不同国家和地区对运动疗法的有效性评价不一。PSSE 包含专门针对脊柱侧凸的特定运动训练方法,根据患者的侧凸位置和程度制订个性化方案,基于特定主动矫正模式和运动训练,同时进行稳定性训练,包括神经运动控制、本体感觉训练和平衡训练等,并结合日常生活活动,让患者开展家庭康复。

在国际上,PSSE 有众多的学派,主流学派有 Schroth 疗法、DoboMed 疗法、Side shift 疗法、Lyon 疗法、脊柱侧凸科学训练法(SEAS)、脊柱侧凸功能性个体化治疗(FITS)等。患者参与治疗的形式也有不同分类,常见的有门诊治疗、住院强化训练、家庭康复、门诊 - 家庭结合康复等形式。

特发性脊柱侧凸多存在双侧椎旁肌力不平衡,凸侧肌力下降而凹侧肌力增强,因此增强凸侧椎旁肌肌力，设法消除凹侧肌肉所产生的拮抗收缩反应是训练的重点。根据这一治疗目的，可设计相应的矫正体操动作，指导患者练习。

1. 矫正体操

(1) 适应证：适用于 Cobb 角在 40°以下的脊柱侧凸及配合侧凸矫形器的治疗。

(2) 作用原理：选择性地增强维持姿势的脊柱肌肉力量。通过增强凸侧骶棘肌、腹肌、腰大肌、腰方肌的肌力，调整两侧的肌力平衡，牵引凹侧挛缩的肌肉、韧带和其他软组织，以达到矫形目的。

(3) 方法：矫正体操通常在卧位或匍匐位进行，以利于消除脊柱的纵向重力负荷。脊柱处于不同斜度时，脊柱的侧屈运动可集中于所需治疗的节段，即选用特定姿势练习矫正特定部位的脊柱侧凸。如膝胸位，肘胸位和腕膝位相对应的集中点分别为 T3、T6、T8 附近。在上述体位、姿势下，就可利用肩带、骨盆的运动进行矫正动作。如抬举左上肢可使胸椎左凸，矫正胸椎右侧凸；提起左下肢可使骨盆右倾引起腰椎右凸，矫正腰椎左侧凸；同时进行上述动作，可矫正胸右腰左的双侧凸。以胸椎右侧凸腰椎左侧凸为例，设计一整套矫正体操如下：

1) 俯卧位，左上肢向上、右上肢向下伸展，抬起头、胸背部，吸气；放下，呼气(图 3-1-42)。

2) 俯卧位，左上肢向上、右上肢向下伸展，左腿后伸直腿抬高，髂前上棘不能抬离治疗床面，吸气；放下，呼气(图 3-1-43)。

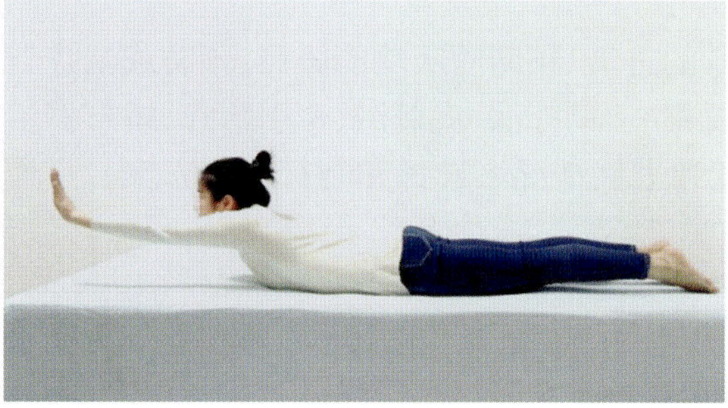

图 3-1-42 动作一

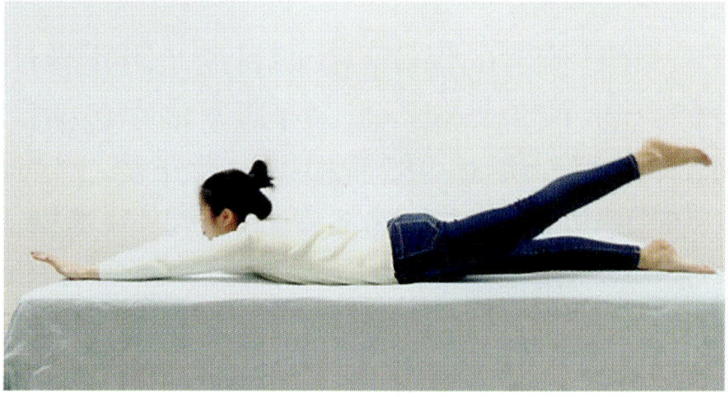

图 3-1-43 动作二

3) 俯卧位，左上肢向上、右上肢向下伸展，抬起头、胸背部，同时左腿后伸直腿抬高，髂前上棘不能抬离治疗床面，吸气；放下，呼气(图 3-1-44)。

4) 俯卧位，肘膝着地，抬起头、胸及左手，吸气；放下，呼气(图 3-1-45)。

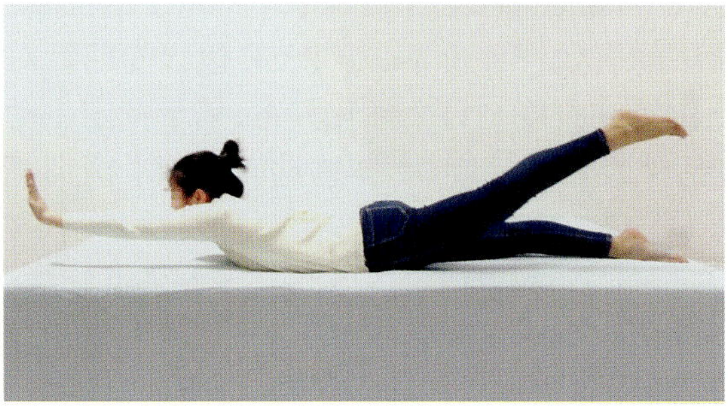

图 3-1-44 动作三

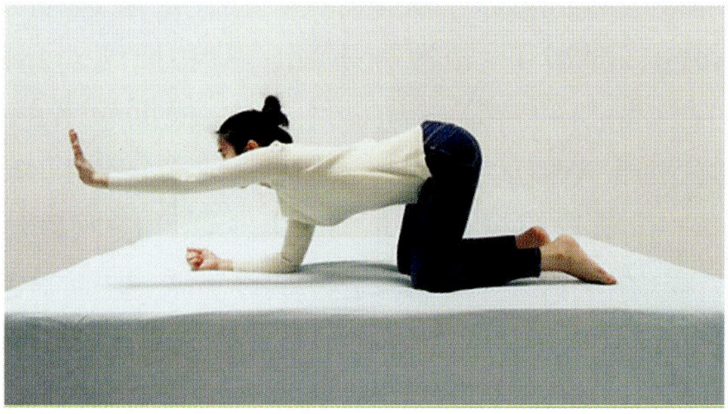

图 3-1-45 动作四

5）俯卧位，手膝着地，左腿后伸直腿抬高，骨盆保持与治疗床面平齐，吸气；放下，呼气（图 3-1-46）。

6）仰卧位，左上肢向上、右上肢向下伸展，呼气时收腹躯干下压治疗床面；放松、吸气（图 3-1-47）。

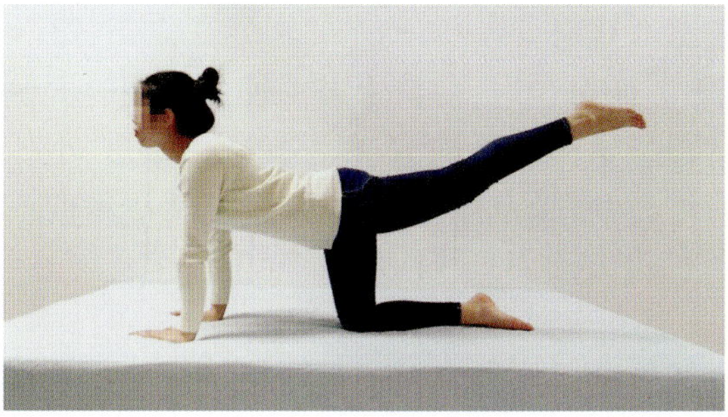

图 3-1-46 动作五

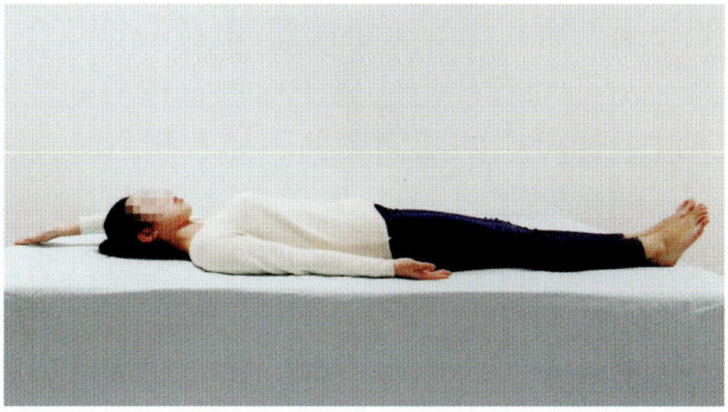

图 3-1-47 动作六

7）仰卧位，左上肢向上、右上肢向下伸展，屈左腿做单桥运动，吸气；放下，呼气（图 3-1-48）。

8）仰卧位，左上肢向上、右上肢向下伸展，左腿直腿抬高，吸气；放下，呼气（图 3-1-49）。

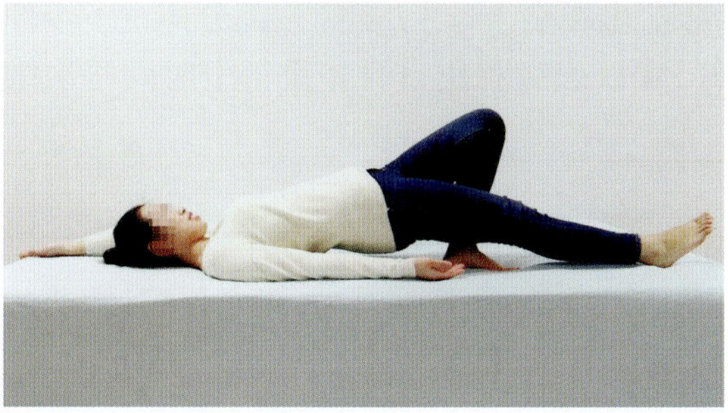

图 3-1-48 动作七

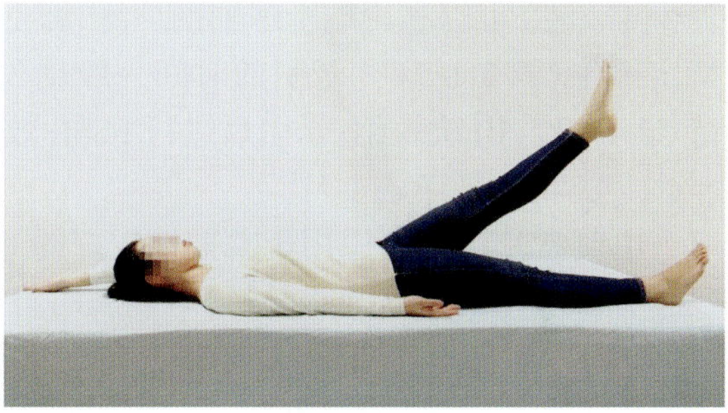

图 3-1-49 动作八

9）左侧卧位，腰下垫小枕（半拳高），左上肢向上、右上肢向下伸展，同时躯干向右侧屈，吸气；放下，呼气（图 3-1-50）。

10）右侧卧位，胸下垫小枕（半拳高），左上肢向上、右上肢向下伸展，左下肢外展抬高，吸气；放下，呼气（图 3-1-51）。

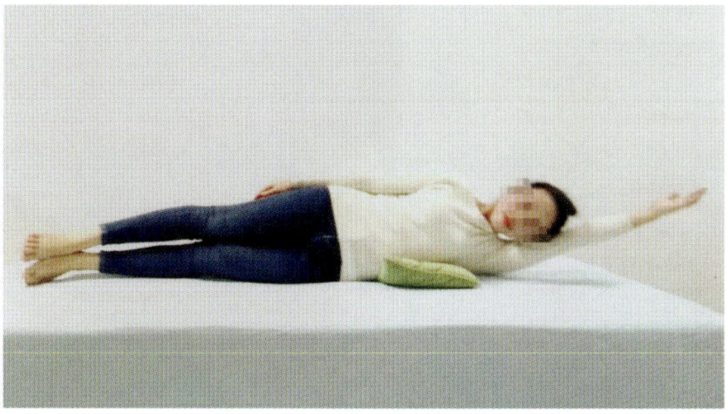

图 3-1-50 动作九

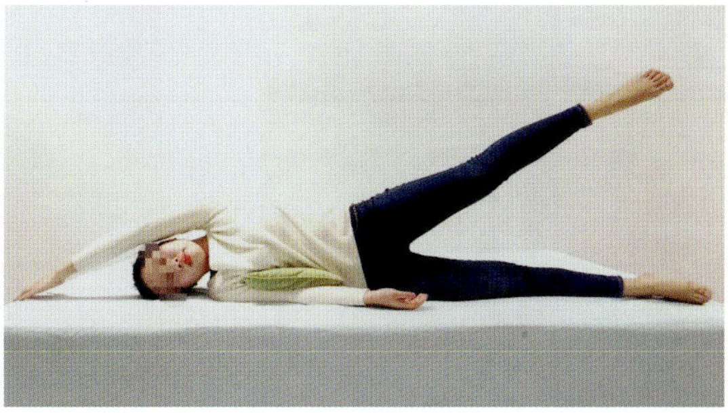

图 3-1-51 动作十

注意:胸左腰右侧凸的患者在训练时,必须将肢体的左右完全倒过来进行;单纯胸右或腰左侧凸的患者训练时去除肢体的伸展动作;单纯胸左或腰右侧凸将肢体的左右完全倒过,不加伸展进行训练。

做矫正体操时要求:动作平稳缓慢,充分用力,准确到位,并至少保持5秒,每个动作重复10次,每天坚持训练2~3组,以感觉肌肉疲劳为度。后期可用沙袋增加肢体负荷,增强训练效果。矫正操配合矫形器、电刺激等综合方法,效果更佳。

2. 不对称爬行 属于增加脊柱柔韧性的练习。俯卧位时,一侧上肢前伸过头同时同侧下肢后伸可牵伸同侧脊柱。如右侧凸时,左臂右膝尽量向前迈进,右臂左腿随后跟进,但始终不超越左臂和右腿,方向为向右侧成弧形的前进;胸右腰左侧凸时,左臂和左腿尽量向前迈进,右臂右腿随后跟进但始终不超越左臂左腿,前进方向为直线向前。

(三)牵引

单纯牵引不能矫正脊柱侧凸,但可以通过牵伸椎旁肌群和脊柱韧带连接结构从而增加脊柱的柔韧性,缓解脊柱前凸的症状,使紊乱的小关节复位,减小脊柱侧凸的角度。目前常用的牵引方法是利用脊柱牵引设备进行治疗,也可采用患者自身体重进行牵引,常见的胸右腰左侧凸患者可以利用肋木、单杠悬吊对椎旁肌群牵伸矫正侧凸(图3-1-52);为了精准康复,有效牵伸单侧凸,可以让患者凹侧单手悬吊,这样重力作用在凹侧肌群的牵引力会大于凸侧,针对性更强,但对患者上肢和手部的力量要求较高(图3-1-53);对一些上肢力量较弱的青少年女性,可以利用瑞士球辅助训练,即上肢固定,坐在瑞士球上,支撑一部分体重下牵伸特定部位(图3-1-54)。牵引的时间一般越久越好,建议患者利用自身体重牵引时间每次维持30~60秒,10次每组,牵引后进行PSSE效果更好。

(四)电刺激疗法

电刺激疗法主要适用于柔韧性较好的Cobb角<40°以下的儿童和青少年特发性脊柱侧凸患者。从生物力学观点分析,电刺激时将电极置于凸侧的有关肌肉群,使之收缩,侧凸的

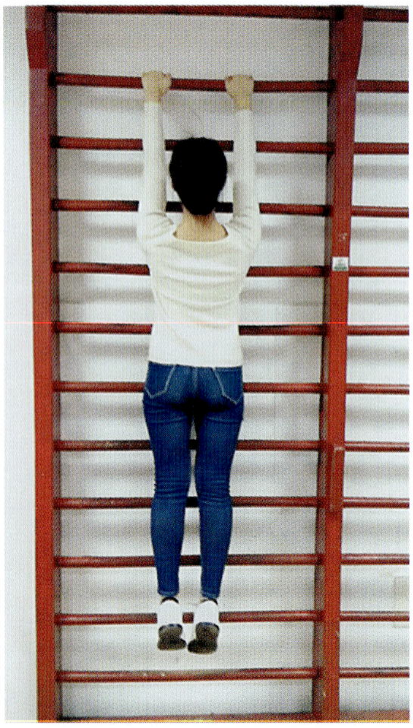

图3-1-52 自体悬吊

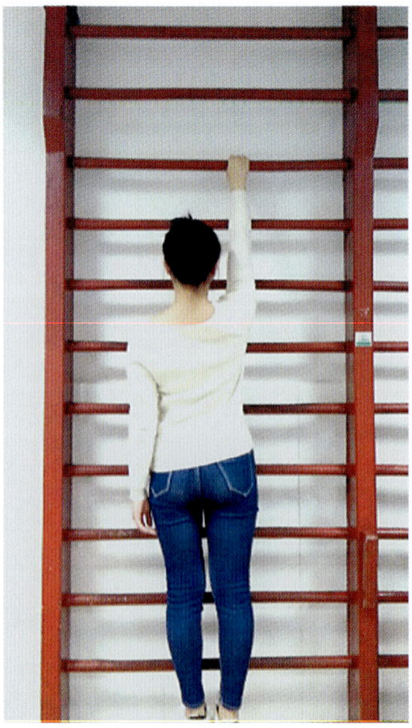

图3-1-53 单手悬吊

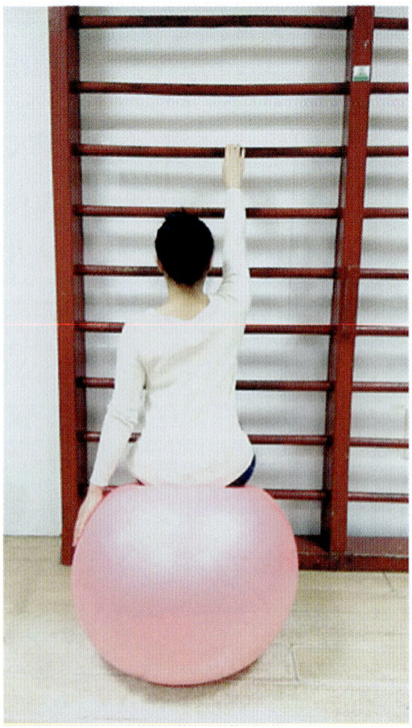

图3-1-54 瑞士球支撑悬吊

脊柱获得持续的矫正力，通过肋骨的传导作用于脊柱侧凸的畸形部分。长时间的收缩锻炼，使凸侧的有关肌肉逐渐变得比凹侧粗壮有力，脊柱两侧的不平衡收缩牵拉，从而使脊柱侧凸获得矫正。

电刺激疗法成功的关键是选择正确的刺激部位，适当的刺激强度和坚持长期治疗。

1. 刺激位置　找出与顶椎相连的肋骨，在此肋骨与腋后线及腋中线相交点做好标志，作为放置电极板的中心参考点。在中心参考点的上、下方向 5~6cm 处作好标志为电极板的中心。同一组电极板的中心距离不能小于 10cm。

2. 刺激强度及时间　一般从 30~40mA 开始，每次 0.5 小时，每天至少 2 次，2 周后强度逐渐达到 60~70mA。

3. 效果评定　电刺激时肉眼观察到肌肉收缩脊柱侧凸有改善或矫正变直，医生可触摸到棘突左右移动，进行电刺激时与无电刺激时的 X 线片对比，Cobb 角矫正 10°以上为达到理想效果的标志。如未达到以上要求，可围绕参考中心点前后调整电极位置，找到最佳刺激点。

（五）矫形器疗法

保守治疗特发性脊柱侧凸的最有效方法是配戴脊柱侧凸矫形器。利用矫形器治疗脊柱侧凸的目的是纠正或控制脊柱弯曲，改善平衡及外观，使脊柱稳定。国际脊柱侧凸研究会对 AIS 矫形器治疗的纳入标准进行了统一：年龄≥10 岁；Risser 征 0~2 级；原发弯 Cobb 角 20°~40°，并且之前未接受任何治疗；对于女性患者，月经未至或月经已至但不满 1 年。结合我国国情，以及青少年发育特点，在进行矫形器治疗前，须对患者发育成熟与否、Cobb 角的大小和侧凸的类型等指标进行评估以确定是否适合矫形器治疗。对于 Risser 征 <1，Cobb 角 <20°的患者可先观察，如果发现有 5°以上的进展则应使用矫形器。

矫形器的作用原理主要通过矫形器内部的压垫在畸形突出的部位施加外力，根据生物力学三点或四点矫正规律来矫正侧凸。三点加力用于单纯胸腰段侧凸或腰段侧凸，四点加力多应用于双侧凸。治疗胸段侧凸时，压垫压在侧凸凸侧，主要在侧凸顶椎相连的肋骨上，对抗力则产生在侧凸的腋下吊带和骨盆外侧，从而将凸侧椎体推向正常的位置。依照此原理，制作了多种不同矫形器，目前计算机 3D 技术已应用到矫形器设计制作领域，使得矫形器治疗更加合理、精准、个体化。

1. 矫形器分类　目前 AIS 的矫形器种类较多，包括以 Milwaukee 矫形器为代表的颈胸腰骶矫形器（cervico-thorax lumbus sacrum orthoses，CTLSO）；以 Boston 矫形器为代表的胸腰骶型矫形器（thorax lumbus sacrum orthoses，TLSO）；以及目前国内应用比较广泛的是改良 Chenuau 矫形器：

（1）密尔沃基（Milwaukee）脊柱侧凸矫形器：由骨盆托、一根前支条和两根后支条、胸椎和腰椎压力垫和带有枕骨托和喉部托的颈环等结构组成。主要适用于 T6 以上颈胸段的脊柱侧凸。

（2）波士顿（Boston）脊柱侧凸矫形器：采用模塑成形的系列化预制产品，根据患儿的躯干尺寸和侧凸的类型，选择型号并剪切修整，粘贴压力垫等过程制作。适用于下胸段和腰段的脊柱侧凸。

（3）改良色奴（Chenuau）脊柱侧凸矫形器：由法国色奴博士开发的脊柱侧凸矫形器，是目前国内应用较多的矫形器。制作上采用石膏绷带取阴模，石膏阳模修型，由高温软化后的聚乙稀高温热塑板紧密贴覆于阳模上，经抽真空后冷却定型，然后打磨修饰，试穿后修整矫形器边缘，用尼龙搭扣固定，完成矫形器制作。这种矫形器的特点是具有系列的针对脊柱侧凸和椎体旋转的三维压力垫和释放空间，通过压力垫和释放空间引导患者的脊柱运动、呼吸运动和脊柱伸展，是一种主动式的抗脊柱侧凸和旋转的矫形器。适用于T6以下胸腰段的脊柱侧凸。

上述三种矫形器，目前均可采用计算机3D打印技术，取模、设计、修型、制作一体化完成，矫形器更加精美，作用部位也更加精准，舒适度也更高。

2. 矫形器的使用条件　选择了合适的矫形器后，要想使矫形器起到最佳的治疗效果，必须要满足下列三个条件：

(1) 患者的骨骼发育尚未成熟且Cobb角度适中，佩戴矫形器后影像学改变明显。

(2) 矫形器必须由接受过专业培训的矫形器治疗师量身定制。

(3) 患者的依从性好。

3. 矫形器的穿戴要求　为减少因穿戴矫形器的不适感导致患者难以坚持，应指导患者进行合理的穿戴。

(1) 初始穿戴时，应从第1~2天，每次穿戴0.5~1小时，每天白天穿戴3~4次，夜间入睡前穿戴0.5~1小时；第3~4天，每次穿戴2~3小时，每天白天穿3~4次，夜间入睡穿戴1~2小时；第5~6天，每次穿戴4小时，白天尽量坚持穿戴，夜间入睡穿戴1~2小时，以后逐渐增加穿戴时间，至2周后，每天应至少穿戴22小时，余下1~2小时行皮肤及矫形器清洁卫生和做矫正体操、电刺激等。

(2) 初始穿戴1个月后复查X光片，进行调整。以后每3~6个月复查1次X线片，密切观察，调整更换，一直穿戴到骨龄成熟。

(3) 何时停用矫形器是一件非常重要的事情，可通过逐渐减少穿戴时间，同时X线片检查观察脊柱变化情况以确定矫形器是否停用。若确定脊柱无退变，方可脱下矫形器，但还要坚持治疗性锻炼。具体方法是取下矫形器4~6小时后拍摄X线片，如Cobb角无改变，可将矫形器佩戴时间减至20小时，4个月后复查无变化减为16小时，再过3~4个月无变化减为12小时，再过3个月复查，除去矫形器24小时后，X线片无改变方可停止使用。观察期间若侧凸畸形加重则仍需恢复23小时佩戴。

（李　彦）

第二章

上　　肢

第一节　肩关节痛

一、肩袖损伤

（一）概述

肩袖是附着于肱骨大结节的冈上肌、冈下肌、小圆肌和附着在肱骨小结节上的肩胛下肌构成的袖口状组织，是盂肱关节最主要的动态稳定结构。肩袖肌群能够支持和稳定盂肱关节，其凹面压迫效应使肱骨头局限于关节内。肩袖还能够维持一个密闭的关节腔，有助于保持滑液、营养关节软骨和预防继发性骨关节炎。肩袖间隙是肩袖结构中最薄弱的部位，具有限制肱骨头下移和肩关节外旋的作用，其撕裂会导致盂肱关节松弛、不稳。

肩袖损伤（rotator cuff injury，RCI）在中老年和肩关节创伤中比较常见，其发病率占肩关节疾患的 17%~41%，是引起肩痛的一个重要原因。RCI 会引起肩关节不稳或继发性关节挛缩、肌肉萎缩、脂肪浸润等，最终导致功能障碍。

RCI 是内在和外在因素共同作用的结果。内在因素有肩袖力量不平衡、肩袖肌灵活性差、肩袖肌腱的乏血管区、组织退变等；外在因素有肩峰下撞击、肩关节反复使用、创伤性损伤、肩锁关节形状、周围肌肉不平衡或肌力弱等；其他危险因素有吸烟、性别、优势手、姿势、职业、遗传、高胆固醇血症、甲状腺疾病等。RCI 以与年龄相关的退变及外伤、撞击学说最多，调查发现 60 岁以上的发病率达 45%，也有研究提出遗传因素对 RCI 的全层撕裂起重要作用。

（二）康复功能评定

研究发现只有 1/3 的 RCI 患者有临床症状，随着撕裂大小的发展变化，无症状的患者逐渐出现症状，因此应注重早期发现和治疗。对于肩部有外伤史、肩前方疼痛伴肱骨大结节近侧或肩峰下压痛点；肩坠落试验和撞击试验阳性；盂肱关节内摩擦音；上臂抬举困难或疼痛弧征阳性，四项中一项阳性者都应考虑 RCI 的可能性。评估时对侧肩应同时评估，同时应注意与相关疾病进行鉴别，如肩锁关节炎、颈椎病、冻结肩、盂肱关节炎、撞击综合征、肺上沟瘤、胸廓出口综合征、肩关节不稳、肱二头肌肌腱炎、钙化的肩部肌腱炎、肩胛下神经卡压等。

1. 问诊　包括患者的主诉、现病史、既往史、职业及家族史，其目的是使物理治疗师更好地理解患者问题的本质，分析是否有其他影响症状的因素存在。通过问诊，需要明确以下问题：患者的年龄、性别、从事的职业、什么部位出现症状、损伤的原因、症状程度及持续时间、哪些姿势或动作会加重或减轻症状、是否影响生活自理能力、是否影响到睡眠等。

2. 视诊　视诊是最关键的一步，主要从以下几个方面去看：体形、步态、表情与姿态、脊柱的形态观察。全脊柱的形态的观察从三个角度进行。

(1) 正面观：头应正直，鼻应该与胸骨柄、胸骨、剑突、脐在一条直线上。双侧的髂前上棘应与水平面平行，髌骨应指向前方，双下肢应直，不能膝外翻或膝内翻，腓骨小头应平行，内踝和外踝都应平行，双足内侧的纵向足弓应明显，双侧角度应相同。

(2) 侧面观：耳廓、肩峰、髂嵴的最高点是否在一条直线上。骨盆中立位时，髂前上棘应低于髂后上嵴。

(3) 后面观：双肩高度是否一样，脊柱与双侧肩胛骨的角度（比如翼状肩），双侧髂后上嵴连线应与水平面平行，是否存在侧移或侧弯（或伴旋转）。

3. 触诊　肩锁关节、肱二头肌长头腱、Bankart 点、喙肱韧带及喙突、肩峰下区、肱骨大结节近侧等部位有无压痛，肩袖间隙分裂于喙突外缘有无压痛。为了与颈椎病鉴别，还需了解颈椎有无压痛。

4. 特殊体征

(1) 冈上肌：裂隙试验、Jobe 试验（空罐和满罐试验）、肩坠落试验。

(2) 冈下肌和小圆肌：外旋衰减征、冈下肌试验、号手征。

(3) 肩胛下肌：背离试验、内旋衰减征、拿破仑试验。

(4) 撞击诱发试验：肩峰下撞击（Neer 征、Hawkins 征、疼痛弧征）；喙突撞击试验；肩锁关节撞击（交臂试验）。

(5) 盂肱关节稳定性试验：沟槽征、恐惧试验、再复位试验、负荷移位试验。

(6) 肱二头肌长头腱和 SLAP 损伤评估：Yergason 试验、Speed 试验、O'Brien 试验。

5. 疼痛评估　使用视觉模拟评分法、面部表情量表法、压力测痛法、疼痛日记评分法等任意一种方法评估患者在不同体位、不同活动状态下、不同时间段有无疼痛及疼痛的剧烈程度。

6. 关节活动度评估　主要检查肩前屈，外展，内旋，外旋（外展 0°位和肩外展 90°位）的主、被动活动度。早期被动活动无明显受限，如果伴发不稳则提示可能是全层撕裂；病程 3 个月以上，关节挛缩严重者肩关节前屈、外展小于 45°。

7. 肌力评估　用 MMT 评估肩袖肌群的肌力及肩关节周围肌肉的肌力。

8. 感觉评估　疼痛程度、性质、激惹性，本体感觉评估。为了与颈椎病等疾病鉴别，需评估患侧肩及手部的温度觉、轻触觉。

9. 功能评估　肩袖的生活质量分数（RC-QOL）、Penn 肩关节评分（PSS）、Constant 肩关节评分系统、肩关节疼痛和功能障碍指数（SPADI）、加州大学肩关节评分系统（UCLA）、简明肩关节功能测试（SST）、肩关节病情指数（SSI）、美国肩与肘协会评分系统（ASES）。

10. 影像学评估　X 线、CT、MRI、肌骨超声等。

11. ADL 评定　常用的基本 ADL 评定量表有 Barthel 指数、Katz 指数、PULSES、修订的

Kenny 自理评定等。常用的工具性 ADL 评定量表有功能活动问卷、快速残疾评定量表等。

12. 精神状态评定　焦虑自评量表、抑郁自评量表等。

（三）康复治疗方案

RCI 患者的康复治疗旨在促进肩袖损伤的修复，减少固定的影响，改善和维持关节活动度，提高肩关节动态稳定性和运动控制的能力。表 3-2-1 是肩袖损伤的保守治疗康复流程。

表 3-2-1　RCI 保守治疗的康复治疗方案

时期	康复治疗方案
Ⅰ期（最大限度保护期）	治疗目的： 减轻疼痛和炎症，组织修复与重建，改善姿势，防止肌肉萎缩和关节挛缩，维持关节活动，改善近端（肩胛）及远端的肌力 治疗方法： 1. 三角巾舒适悬吊 2. PROM 过渡到 AAROM 练习 (1) 关节松动术Ⅰ~Ⅱ级； (2) 钟摆式练习； (3) 对侧肢体协助进行主动关节前屈、水平面上肩关节内收外展（图 3-2-1、图 3-2-2） (4) 体操棒进行肩关节外展 45°时肩关节内外旋，逐渐增加到外展 90°时肩关节内外旋运动（图 3-2-3） (5) 颈肩部肌肉自我牵伸 3. 肌力练习 (1) 肢体近端肘、腕、手 AROM 练习； (2) 肩关节屈伸、外展、内外旋等长练习（亚极量、无痛）； (3) 侧卧位肩胛稳定性练习：内收、外展、下降训练，逐渐过渡到抗阻训练 4. 纠正习惯性姿势，给予矫形衣辅助，避免患肢举过头的动作 5. 物理因子治疗　冰敷、超声波、微波、低能量激光、TENS 和直流电离子导入等 注意： 避免练习中产生疼痛 晋级标准： 1. 日常活动时 VAS：2/10 疼痛 2. 达到治疗师规定的肩关节活动度
Ⅱ期（中度保护期）	治疗目的： 缓解疼痛、减轻炎症，维持关节 ROM，改善肩胛周围肌力和稳定性，改善肩肱节律和神经肌肉控制，独立进行轻度 ADL 治疗方法： 1. 继续前一阶段的训练，耐受范围内增大 PROM 2. 动态关节松动术 3. 贴扎、EMG 激活肩部肌肉 4. 肩部各肌群的等长训练 (1) 空罐训练；中立位的内外旋亚极量运动（图 3-2-4）； (2) 中立位长力臂三角肌收缩（图 3-2-5）； (3) 俯卧位伸展、水平外展外旋、划船姿势练习 5. AAROM 训练　气压功率仪；滑轮训练；水疗（水槽训练）

续表

时期	康复治疗方案
Ⅱ期(中度保护期)	6. 肩胛稳定性练习(图 3-2-6) 7. 等张训练 拉力器训练等 注意: 允许部分功能性活动,可短时间患肢过头运动,但不能负重 晋级标准: 1. 肩关节内外旋 AROM 达 80% 或更多 2. 可耐受肩关节解除悬吊 3. 肩关节在抬高 90°范围内肩肱节律正常
Ⅲ期(力量训练期)	治疗目的: 改善肌肉力量和耐力,维持关节 ROM,改善神经肌肉控制,恢复运动功能治疗方法如下: 1. 继续前一阶段训练 2. 肩关节等张练习过渡到等速练习 (1) 肩胛前伸、后缩练习; (2) 侧卧位内外旋哑铃练习; (3) 肩胛平面内弹力带抗阻训练(图 3-2-7、图 3-2-8) 3. 肩关节神经肌肉控制练习 (1) 闭链运动(图 3-2-9); (2) 动态稳定性练习(图 3-2-10) 4. 柔韧性练习 各轴向的牵伸(图 3-2-11)。 5. 机器训练 上肢功率训练仪。 晋级标准: 1. MMT 肌力达到 5/5; 2. 肩关节外展全范围肩肱节律正常
Ⅳ期(回归运动期)	治疗目的: 最大限度提高柔韧性、肌力及神经肌肉控制能力,等速测试接近正常内外旋比值(66%)对称度达 85%,能在家中和健身房独立训练 治疗方法: 1. 继续前一阶段训练,肩袖和肩带肌群抗阻肌力练习:哑铃、悬吊、划船机、等速练习等 2. 继续柔韧性和稳定性练习 3. 调整运动链相关的颈椎、胸椎、腰椎骨盆等的生物力学问题 4. 增加运动训练及娱乐性体育活动,如攀岩,打网球,打高尔夫球 注意: 每天进行肩、前臂、胸和肩胛肌肉的拉伸和加强训练可以降低肩袖(再)损伤风险(图 3-2-12、图 3-2-13)

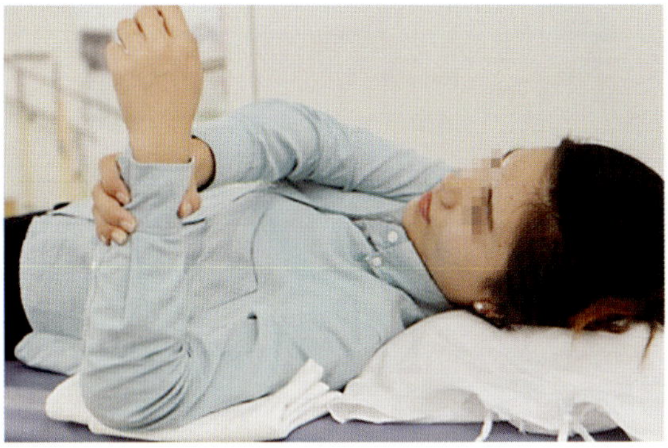

图 3-2-1 协助肩外展运动

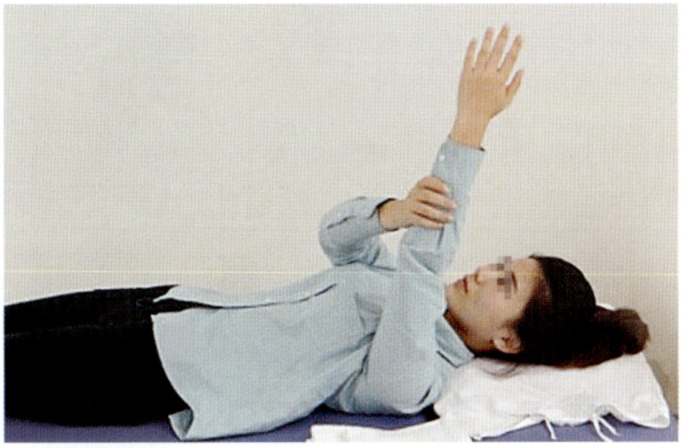

图 3-2-2 协助肩前屈运动

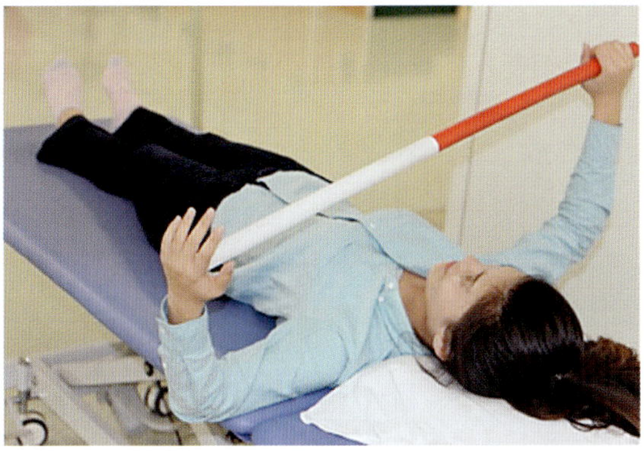

图 3-2-3 体操棒肩内外旋运动

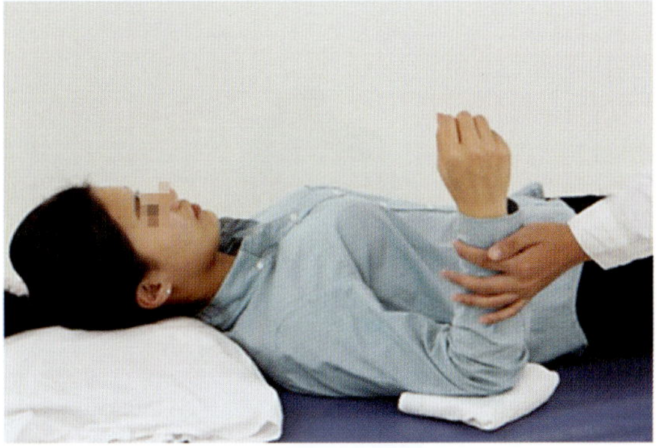

图 3-2-4 中立位内外旋运动

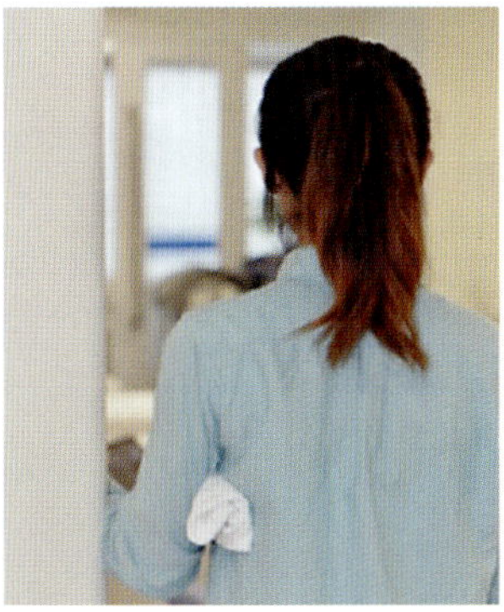

图 3-2-5 三角肌收缩训练

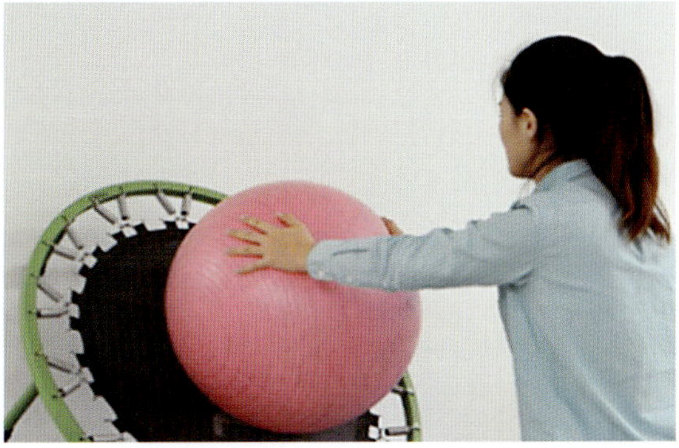

图 3-2-6 肩胛稳定性练习

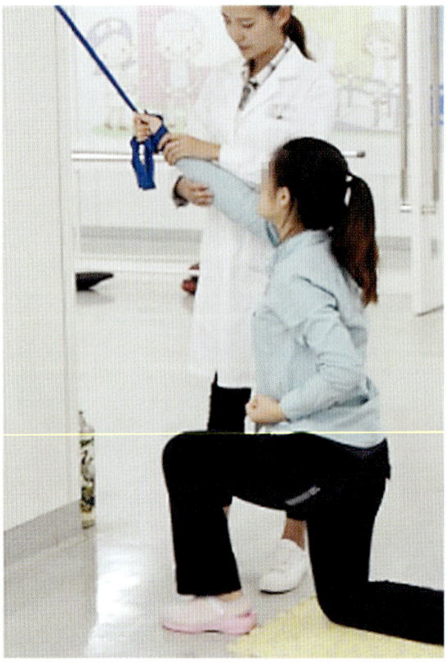

图 3-2-7 肩胛平面内肩后伸抗阻训练

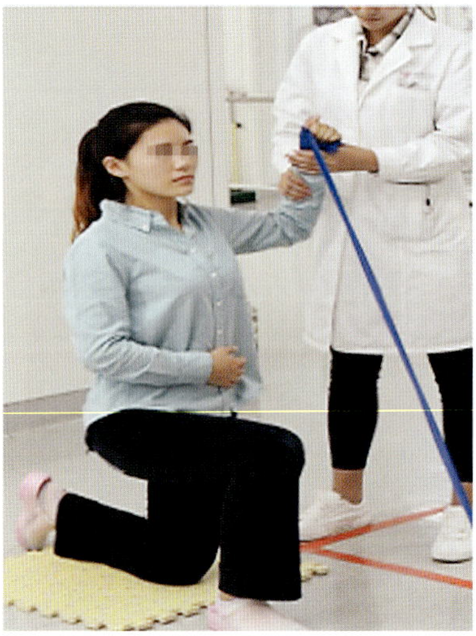

图 3-2-8 肩胛平面内外旋抗阻训练

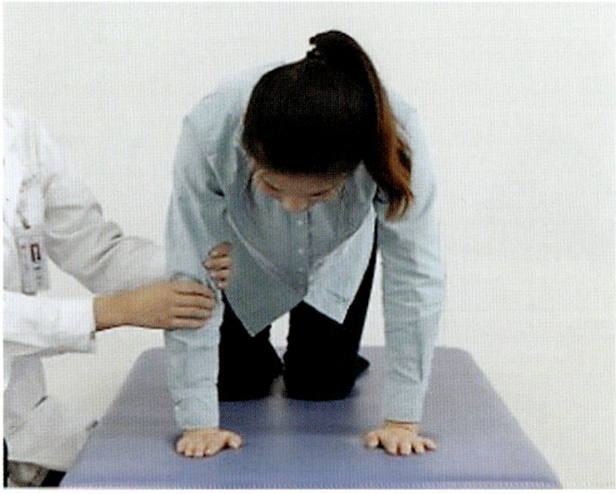

图 3-2-9 闭链运动

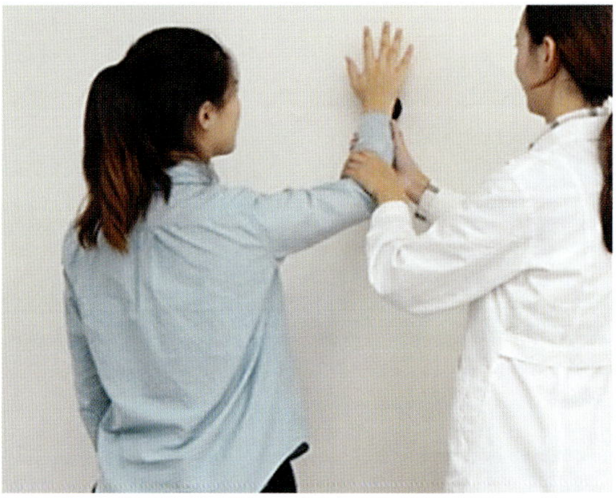

图 3-2-10 动态稳定性练习

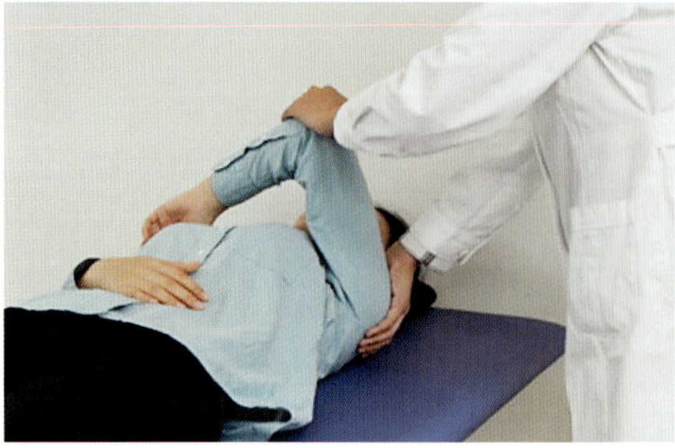

图 3-2-11 各轴向牵伸

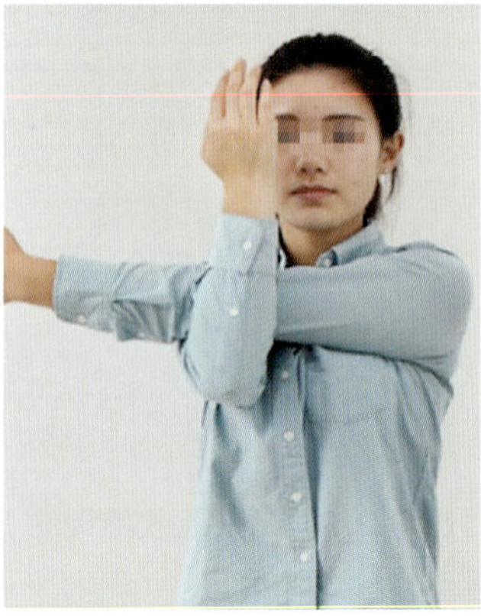

图 3-2-12 肩后部肌群牵伸

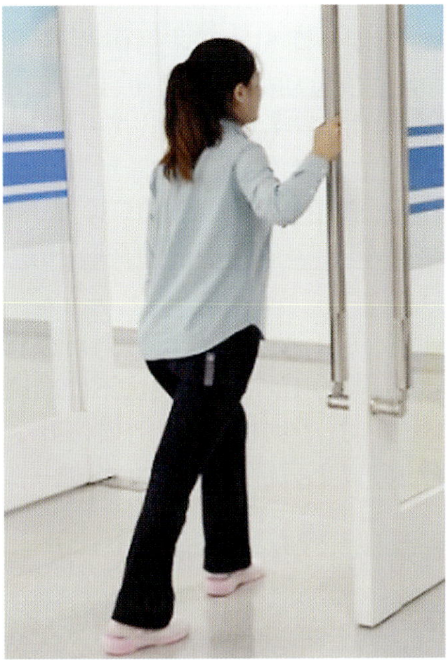

图 3-2-13 肩前部肌群牵伸

影响康复治疗的因素包括年龄、职业、损伤性质急慢、撕裂大小、期望水平以及依从性。肩袖撕裂大于 1cm、治疗前症状持续 1 年以上以及显著肩关节功能减退者疗效不佳，撕裂大于 3cm、疼痛超过 6~12 个月的患者预后较差。严重急性 RCI、合并肩峰下撞击以及慢性 RCI 保守治疗≥6 个月仍存在慢性撕裂症状者需要考虑手术治疗。

二、肩关节不稳

（一）概述

肩关节不稳（shoulder instability，SI）是指各种原因导致的盂肱关节在某个或多个方向上稳定性欠佳，无法使肱骨头稳定于关节窝内，而出现脱位倾向的一种关节紊乱。Bankart 在 1923 年最早使用 SI 一词，并首次描述了复发性肩关节脱位后盂唇或关节囊自盂缘撕脱的现象，即 Bankart 损伤。传统的 SI 定义只表示前方或后方脱位，随着研究的进展，SI 的内涵逐渐扩大。肩痛患者中 SI 占 5% 左右，最常见的是肩关节前方不稳（ASI）。

盂肱关节的稳定性主要由动态和静态稳定结构共同维持。静态稳定结构包括盂肱韧带、喙肱韧带、肩袖间隙、盂唇、关节腔内负压、喙肩弓和关节盂，主要是在运动末期对肩关节起稳定作用；动态稳定结构包括肩袖肌群、三角肌、肱二头肌长头腱、肩胛周围肌肉、肩关节本体感觉，主要作用是保持肱骨头在运动时位于肩胛盂中心，也可以增加静力稳定结构的牵张力。盂肱关节的关节盂的关节面只覆盖了肱骨头大约 1/3 的关节面，基本不能提供关节的稳定，且其骨性结构的缺损会明显提高 SI 的发病率。肱骨大结节是肩袖肌肉的重要附着点，其缺损将导致 SI 及复发脱位的发生。正常肩胛骨的盂肱关节面具有 3°~11°后旋角，如果出现超过 5°的前旋，会造成 ASI；如果出现超过 15°的后旋，则会造成肩关节后方不稳定（PSI）。SI 的病因可分为①创伤性：有外伤史，往往引起肩关节的脱位或者半脱位，可能会发生 Bankart 损伤、骨性 Bankart 损伤、Kim 损伤、Hill-Sachs 损伤、前后盂唇骨膜袖套样损伤、盂肱韧带撕脱等。95% 的 SI 患者为创伤性 SI。②非创伤性：分为复发性 SI 和先天性 SI，前者常由于肩关节脱位术后、重复的过顶运动如投掷运动、长时间的微创伤等引起盂唇撕脱、关节囊撕裂、盂缘骨折或韧带肌肉损伤，导致关节不稳定，青年人的复发率较高；后者由于先天关节盂发育不全、关节囊松弛、关节盂过度后倾、骨性结构异常等导致关节不稳。约 4% 的 PSI 患者无明确外伤史。50% 的患者出现双肩不稳定，表现为多向性。③麻痹性：肩周围肌肉或神经麻痹导致的 SI。④精神性：患者有意识的随意脱出关节，应注意情感与精神状态的评估。

对 SI 的分型现在还没有达成共识，按照不稳的方向可以将 SI 分为前方、后方、下方、多向不稳。SI 只是一个临床症状，传统的 Thomas 分类法不能准确包括所有病理类型。现在人们倾向于将 SI 按照频率、病因、方向、严重程度、解剖损伤五个要素进行综合分类，ISAKOS 学会提出的改良版 FEDS 系统包含以上大部分要素，值得进一步临床探讨。

（二）康复功能评定

90% 的 SI 可通过病史及体检确诊，评估时对侧肩及颈椎、胸椎、肘关节应同时进行评估，以排除相关疾病。

1. 问诊　包括患者的主诉、现病史、既往史、职业及家族史，其目的是使物理治疗师更好地理解患者问题的本质，分析是否有其他影响症状的因素存在。通过问诊，需要明确以下问题：患者的年龄、性别、从事的职业、什么部位出现症状、损伤的原因、症状程度及持续时间、哪些姿势或动作会加重或减轻症状、是否影响生活自理能力、是否影响到睡眠等。

2. 视诊　视诊是最关键的一步，主要从以下几个方面去看：体形、步态、表情与姿态、脊柱的形态。

3. 触诊　触诊内容包括肱二头肌长头肌肌腱、肩袖间隙及肩锁关节等。复发性肩前方脱位或 Bankart 损伤在肩盂前方及前下方可有压痛；肩袖间隙分裂于喙突外缘有压痛，被动外旋时疼痛加重；先天性发育不良及麻痹性、随意性肩关节半脱位往往无固定压痛点。

4. 关节活动度评估　肩关节各方向及肩胛平面的 AROM 和 PROM；坐位、卧位测量外展 0° 和 90° 位时的内外旋，注意有无疼痛、僵硬；是否存在多个关节过度活动（Beighton 量表）。

5. 肌力评估　用 MMT 评估肩关节动态稳定结构中的肌力，尤其是外展和旋袖肌群的肌力，应区分是疼痛还是解剖病理变化所致的肌力减退。

6. 松弛程度　可根据移位程度用 Hawkins 分级评估。

7. 感觉评估　若存在神经损伤则应评估温度觉和轻触觉；本体感觉的评估也是必要的。

8. 疼痛评估　主要是静息和活动时的疼痛评估，应记录疼痛程度、性质及激惹性。

9. 功能性评估　牛津大学肩关节不稳评分（OSIS）、美国肩与肘协会评分系统（ASES）、美国加州大学肩关节评分（UCLA）具有较高的敏感性和可信度。

10. ADL 评定

11. 精神状态评估　焦虑自评量表、抑郁自评量表。

12. 特殊体征

（1）松弛度：沟槽征特异性较高，常提示肩关节下方或多向不稳定。

(2) 相关刺激试验:Jerk 试验,Kim 试验,后方应力试验,负荷移位试验,前抽屉试验,后抽屉试验,前方恐惧试验,复位试验。以上试验中提示 ASI 的前方恐惧试验与复位试验组合特异性较高;提示 PSI 的 Jerk 试验与 Kim 试验组合有较高的灵敏性;后方应力试验有较高的特异性。

(3) 伴随病变试验:O' Brien 试验、Crank 试验、旋转挤压试验、肱二头肌负荷试验、前滑动试验、Yergason 试验、Speed 试验。

13. 影像学评估　X 线、CT、MRI、肌骨超声等。

14. 鉴别诊断　肩袖撕裂,肩峰下撞击综合征,内在撞击综合征,颈椎病(疼痛放射至肩),肱二头肌肌腱炎,盂唇病变,Ehlers-Danlos 综合征等。

(三) 康复治疗方案

非创伤性 SI 患者以保守治疗为主,创伤性 SI 或脱位后没有严重并发症、没有过顶运动要求或是有要求但为多方向不稳或软组织松弛的患者可采取保守治疗。SI 保守治疗以运动治疗为主,以增强肩袖肌力、提高肩胛骨稳定性、改善肩关节神经肌肉控制力来重建肩关节的动态稳定,必要时辅以物理因子和消炎镇痛药的治疗。但对于神经肌肉麻痹和精神性原因的 SI 应联合神经内外科及心理科进行治疗。

对于肩关节脱位患者,可行闭合手法复位,例如牵引推拿复位法、手牵脚蹬复位法、牵引回旋复位法等。复位后早期应制动,对于 18~28 岁 ASI 患者的制动,1~2 周应在无痛范围内开始早期关节活动;28 岁以上患者由于其组织修复能力下降,制动 2~4 周后开始关节活动。表 3-2-2 是肩关节不稳保守治疗的康复流程。

表 3-2-2　SI 保守治疗的康复治疗方案

时期	康复治疗方案
Ⅰ期(急性保护阶段时间)	治疗目标: 控制炎症和肿胀,减轻疼痛;预防肌肉萎缩和关节挛缩;恢复对肩胛骨的控制;独立进行轻度 ADL 治疗方法: 1. 三角巾悬吊保护及佩戴支具 2. 物理因子疗法　间歇性冰敷止痛,无热量或微热量超短波疗法、超声波疗法等 3. PROM 过渡到 AAROM　钟摆样运动;肩胛平面上用绳子和滑轮等 4. 固定姿势下进行手、腕、肘的等长抗阻训练(图 3-2-14) 5. 肩胛肌群抗阻力练习 6. 早期肩关节肌肉等长抗阻练习,第 2 周开始三角肌和肩袖肌在肩胛平面等张抗阻练习,背阔肌、肱二头肌和肱三头肌抗阻力练习(图 3-2-15) 注意: 1. 静态稳定结构的急性损伤早期应制动 3~8 周 2. 避免可引起关节囊前后结构应力增加的体位和关节活动度终末端运动 3. ASI 避免过度水平外展,PSI 注意前屈、外展位内旋的角度 4. 活动限制和日常生活活动范围的教育 晋级标准: 1. 日常活动时 VAS:(2~4)/10 疼痛,休息时 VAS:2/10 疼痛 2. MMT　内旋、外旋、前屈、外展 3 级 3. 本体感觉恢复正常

续表

时期	康复治疗方案
Ⅱ期(稳定恢复阶段时间)	治疗目标: 轻度疼痛或无痛 VAS:(0~2)/10;正常的 PROM;加强运动本体感觉;恢复关节静态稳定性,加强动态稳定性;改善内外旋肌力的平衡 治疗方法: 1. 增加活动度　通过关节松动术Ⅲ~Ⅳ级手法,也可借助肩梯、肋木、体操棒、高吊滑轮等训练方法增加肩关节活动度 2. 肩关节各方向渐进抗阻运动,肌肉等张抗阻训练 3. 肩关节肌力练习肩胛骨稳定肌肌力训练 (1) 改良中立位的内外旋(图 3-2-16);肩胛平面前屈外旋练习;划船运动;桌面俯卧撑 (2) 哑铃、墙拉力器或弹力带等器械练习(图 3-2-17) (3) 必要时用 EMG、贴扎激活肌肉,预防损伤 4. 本体感觉神经肌肉促进,肩胛运动控制练习(图 3-2-18) 5. 节律性稳定性练习 注意: 避免过度负重和超过关节活动度的运动;关节松动术前对肩关节及周围组织进行热疗或超声波 晋级标准: 1. 全范围无痛 PROM 2. 肌力达到(4~5)/5 级 3. 全范围正确的肩肱节律
Ⅲ期(运动强化阶段)	治疗目标: 提高肌力和耐力,力量训练时轻度疼痛或无痛 VAS:(0~2)/10;恢复运动时的神经肌肉控制;恢复肩关节动态稳定 治疗方法: 1. 去除制动,需要时冰敷,适当牵伸 2. 动态稳定性练习 3. 神经肌肉控制训练　桌上拍球、斜板上有节奏的俯卧撑(闭链运动)、肩胛骨控制练习 4. 耐力训练　定时训练 30~60 秒,增加运动量,每天重复不少于 3 次(图 3-2-19) 5. 超等长训练　胸前传球、过顶运动、墙面运球(图 3-2-20) 6. 平衡训练　平衡球等 注意: 1. 不要超高正常 ROM 过度活动,尤其在 90°外展外旋位时 2. 在无痛的活动度范围内进行适当的 ADL,避免过度负重或速度过快的动作以免再损伤 晋级标准: 1. 正常的 ROM 2. 良好的肩关节动态稳定性 3. 内外旋等速力量之比大于 66% 4. 无异常临床体征
Ⅳ期(重返运动阶段)	治疗目标: 保持最佳的力量和耐力;逐步增加活动水平,恢复正常运动功能,运动后无或轻度疼痛 VAS:(0~2)/10 治疗方法: 1. 牵伸和柔韧性练习 2. 力量、耐力和平衡性增强训练(继续进行第三阶段的所有练习) 3. 调整运动链相关的颈椎、胸椎、腰椎骨盆等的生物力学问题 4. 逐步增加核心和躯干的练习,开始渐进地参加体育活动

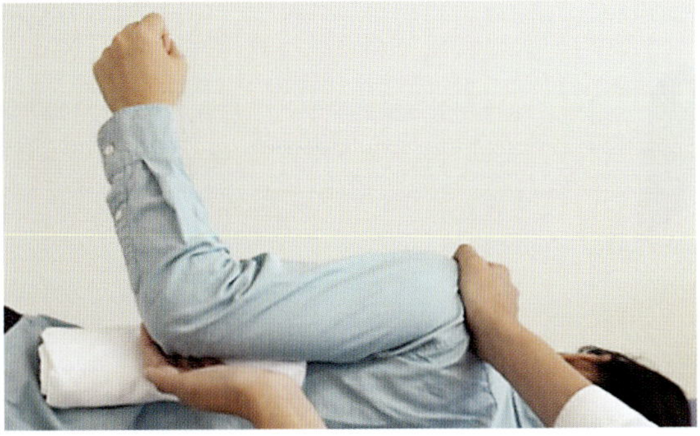

图 3-2-14 肘关节肌肉等长抗阻训练

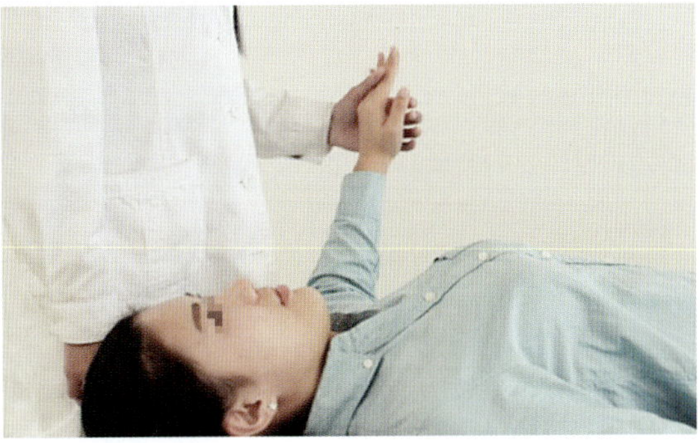

图 3-2-15 肩关节肌肉等长抗阻训练

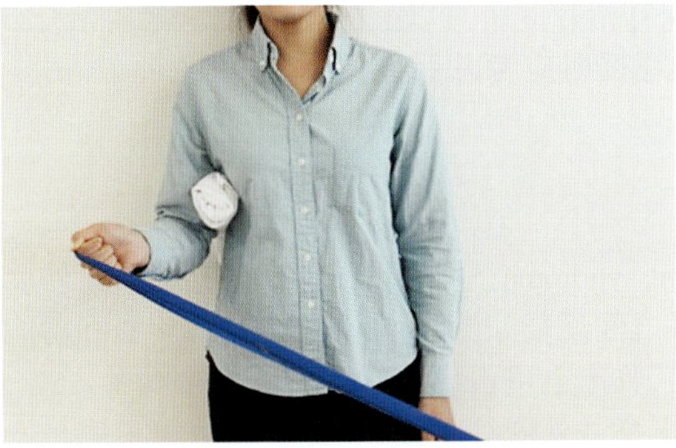

图 3-2-16 改良中立位内外旋训练

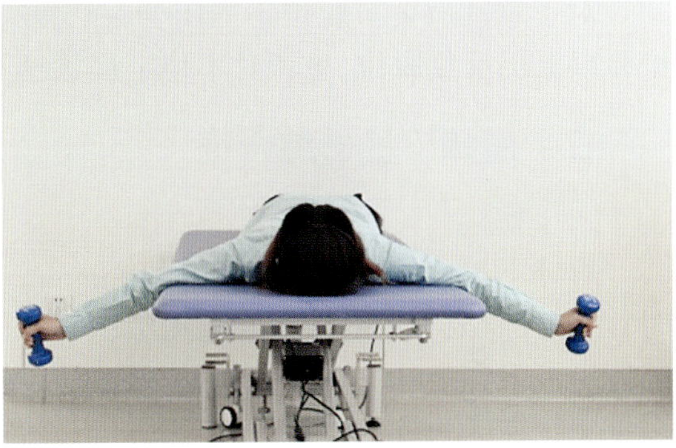

图 3-2-17 哑铃器械练习

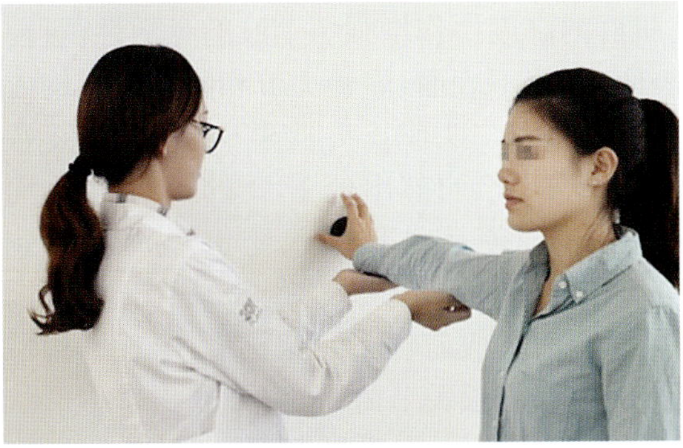

图 3-2-18 肩胛神经肌肉控制练习

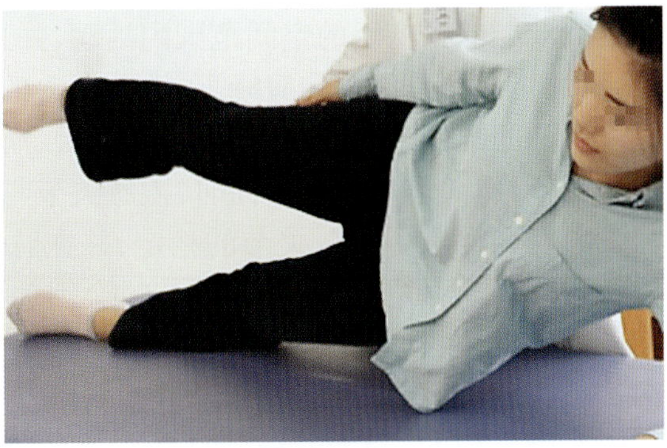

图 3-2-19 耐力训练

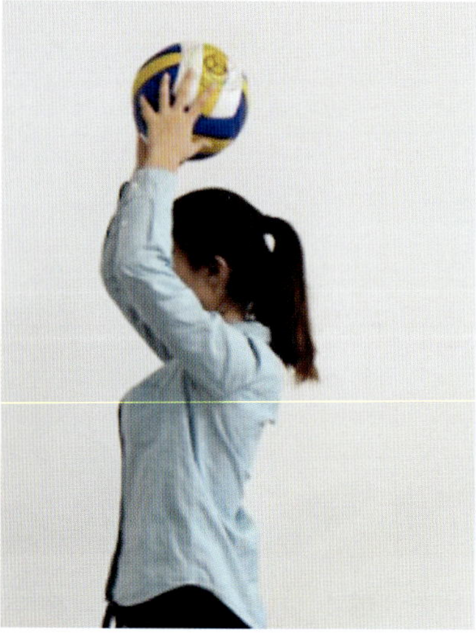

图 3-2-20 超等长训练

对于急性肩关节脱位不能闭合手法复位、保守治疗 6 个月以上疗效不明显、康复治疗 3 个月以上仍反复脱位、患者对不稳定症状已不能忍受时应考虑手术治疗。

三、肩峰下撞击综合征

(一) 概述

肩峰下撞击综合征(subacromial impingement syndrome,SAIS),是指当肩关节前屈、外展时,由各种原因导致肩峰下间隙内组织与喙肩弓之间反复摩擦、撞击引起的肩部疼痛和功能障碍等一系列症状。这个概念最早由 Neer 提出,临床上可占肩关节疼痛患者的 44%~65%,多见于年轻运动员和中年人。频繁进行肩关节上举并外展等上肢过顶运动的人群更容易发生撞击,Stocker 等报道游泳运动员患此病比例高达 47%。值得一提的是,肩峰的异常形态也会引发撞击,经 Morrison 和 Bigliani 研究发现肩峰分为三种类型:Ⅰ型平直形、Ⅱ型弧形、Ⅲ型钩形,其中Ⅱ型和Ⅲ型肩峰更容易引起撞击。

肩关节复合体由盂肱关节、胸锁关节、肩锁关节和肩胛胸壁关节组成,这一系列的关节使得上肢能够在广泛的空间范围内活动,并且其肌群的高度协作增强了上肢的灵活性、可控性,增加了活动范围。在肩峰下,由肱骨头的上表面、肩峰下表面、肩锁关节和喙肩韧带构成了肩峰下间隙,其内部容纳有冈上肌肌腱、肩峰下滑囊及肱二头肌长头肌腱等组织。在正常的情况下,肩关节外展或屈曲时,盂肱关节与肩胛胸壁关节会自然出现 2∶1 的运动比例,而肩袖肌群则保证了盂肱关节的稳定,并在肱骨向上滚动时使其向下滑动,防止摩擦、撞击到肱骨头与喙肩弓之间的组织,但有时会因为肩关节“解剖学”和“动力学”异常而出现撞击。解剖学异常是指肩峰下间隙因骨或软组织的结构异常而造成肩峰下间隙狭窄,出现结构性撞击征,可由肩峰下间隙内部及周围的组织炎症或肿胀、肩锁关节骨赘、肩峰或喙肩弓形状异常等因素引起;动力学异常是指肩关节稳定结构破坏或动力装置失衡而出现“功能性撞击征”,导致功能性撞击的因素包括肩袖肌群的疲劳、无力、紧张及控制不良,肩袖肌群的肌腱过度磨损和退化,盂肱关节不稳,盂肱关节下囊内部粘连,盂肱关节及肩胛胸壁关节的异常关节活动和错误姿势等,也包括一些其他诱发因素比如训练过失、职业或环境危害。

SAIS 的临床表现为肩峰前外侧的慢性钝痛，夜间加重，并且当患侧上肢进行 60°~120° 前屈或外展时疼痛加剧；患肩被动运动正常，而主动运动受限，另外可出现患肩外展和外旋肌力减弱。Neer 根据肩峰下组织退变和肩袖损伤程度将此征分为三期：Ⅰ期：肩峰下滑囊及肩袖组织的炎性充血水肿；Ⅱ期：肩峰下滑囊、肩袖组织的纤维化变性并增厚；Ⅲ期：骨性改变，肩袖肌、肱二头肌肌腱部分或全部撕裂。肩峰下撞击综合征不仅造成疼痛和活动受限，同时促使肩胛胸壁关节运动增加来弥补盂肱关节的功能受限，而且造成肩部和背部肌肉使用过度，对颈椎产生过度的压力。所以，肩峰下撞击综合征的治疗非常重要。绝大部分Ⅰ、Ⅱ期的肩峰下撞击症患者可通过保守治疗获得满意的疗效，而Ⅲ期和保守治疗无效的患者可根据病情行肩峰下滑囊切除、肩峰下减压和肩峰成形术等。

（二）康复功能评定

1. 问诊 包括患者的主诉、现病史、既往史、职业及家族史，其目的是使物理治疗师更好地理解患者问题的本质，分析是否有其他影响症状的因素存在。通过问诊，需要明确以下问题：患者的年龄、性别、从事的职业、什么部位出现症状、损伤的原因、症状程度及持续时间、哪些姿势或动作会加重或减轻症状、是否影响生活自理能力、是否影响到睡眠等。

2. 视诊 视诊是最关键的一步，主要从以下几个方面去看：体形、步态、表情与姿态、脊柱的形态。

3. 疼痛 触诊时有压痛，压痛部位主要在肩峰前下部至肱骨大结节区域内；与被动活动相比，肩关节主动活动疼痛更加明显。疼痛程度的评定可以采用 VAS（视觉模拟评分）、NRS（数字评分法）和 VRS（口述分级评分法）等方法。

4. 关节活动范围 用量角器测量肩关节各方向主被动活动度。

5. 肌力 肌力评定，评估肩周肌力是否减弱。

6. 功能评估 可以采用 DASH 量表、Neer 肩关节评分量表和 UCLA 量表等进行评价。

7. 相邻关节的检查 检查者主要对产生异常变形的关节多加注意，包括胸椎、颈椎等。

8. 影像学评估 X 线、CT、MRI、肌骨超声等。

9. ADL 评定 常用的基本 ADL 评定量表有 Barthel 指数、Katz 指数、PULSES、修订的 Kenny 自理评定等。常用的工具性 ADL 评定量表有功能活动问卷、快速残疾评定量表等。

10. 精神状态评定 焦虑自评量表、抑郁自评量表等。

11. 特殊检查

（1）Neer 撞击试验：检查者以手扶患侧前臂，使之于中立位前屈、上举，肩袖、大结节附着点撞击肩峰的前缘，出现肩痛为阳性，提示肩峰下撞击综合征。

（2）Hawkins 试验：患者坐位或站立位，肩关节和肘关节屈曲 90°，肩关节外展并内旋，拳头朝下，检查者握住其肘关节上端予以固定，并对其前臂远端前侧施力，使肩关节内旋至最大范围，引发患者肩峰部位疼痛为阳性，提示肩袖与肩峰或喙肩弓之间有撞击。

（3）疼痛弧试验：检查者嘱患者肩外展或被动外展其上肢，当肩外展到 60°~120° 范围时，肩部出现疼痛为阳性，这一特定区域的外展痛称为疼痛弧，提示冈上肌腱在肩峰下发生摩擦、撞击。

（4）空罐试验（empty can test）：患者肩关节外展 90°，然后内旋并水平内收 30°，前臂旋前拇指尖朝下，检查者向下施加阻力，患者上抬抗阻，出现疼痛为阳性，提示冈上肌肌腱病变。

（三）康复治疗方案

肩峰下撞击的治疗主要包括保守治疗和手术治疗。保守治疗主要包括药物治疗、物理因子治疗、姿势训练、手法治疗、运动疗法等，在正确指导下保守治疗能很大程度上缓解肩痛并改善肩关节的功能。持续保守治疗 3~6 个月症状无明显改善并排除其他疾病者应进行手术。表 3-2-3 是肩峰下撞击的保守治疗流程。

表 3-2-3 肩峰下撞击的保守治疗康复方案

时期	康复治疗方案
Ⅰ期（急性期或慢性发炎期）	治疗目标： 减轻疼痛和炎症，维持组织的完整性和关节活动度，防止肌肉萎缩，并保持正确姿势。增加患者对肩峰下撞击综合征的认识 治疗方法： 1. 消炎镇痛 (1) RICE 疗法：休息、冷敷、加压、抬高； (2) 药物疗法：NSAID（非甾体抗炎药）、皮质类固醇注射； (3) 物理因子疗法：干扰电、低强度的脉冲超声、无热量超短波 2. 维持关节活动度练习 (1) 钟摆练习； (2) 在无痛范围内进行肩前屈和肩胛上抬运动； (3) 肩外展 45°时在肩胛平面进行肩关节内外旋运动； (4) 小范围进行肩外展活动，范围逐步增加至 90°，在水平面内外展、内收肩关节运动； (5) 利用绳和滑轮在有限的无痛范围内进行肩前屈 3. 关节松动术 (1) 运用Ⅰ、Ⅱ级手法进行盂肱关节后向滑动（图 3-2-21）； (2) 运用Ⅰ、Ⅱ级手法进行盂肱关节长轴牵引（图 3-2-22） 4. 肌力强化及控制训练 (1) 进行肩关节外旋（图 3-2-23）、内旋（图 3-2-24）的肌肉稳定性练习：外旋训练时，上肢处于中立位，从贴近腹部的位置向外牵拉弹力带，然后缓慢复位。内旋训练做相反方向运动，注意防止肩关节在这一过程中发生外展； (2) 强化肩胛骨稳定肌群训练 1) 肩后伸抗阻训练：前臂前屈 45°，握紧弹力带后伸，并保持肘关节的屈曲（图 3-2-25）； 2) 肩胛后缩抗阻训练：屈肘，双手握弹力带后缩肩胛骨，缓慢回位（图 3-2-26）； 3) 肩胛前伸抗阻训练：患者仰卧位肩前屈 90°肘伸直，手握弹力带向上伸并抬离治疗床（图 3-2-27） 5. 姿势练习 (1) 胸肌牵拉练习手臂，如图放置，躯干转向对侧（图 3-2-28、图 3-2-29）； (2) 患者目视前方收下颌并向后、向下回缩肩胛（图 3-2-30） 6. 本体感觉训练　反复练习睁眼或闭眼状态下的关节运动姿势和平衡能力，在运动过程中从有意识到无意识反复刺激关节运动位置 7. 宣教 (1) 正确的体位摆放，将手臂保持在肩水平面以下或肩前方避免拉伤肌腱； (2) 患者运动时保持肱骨外旋位，避免大结节与肩峰的撞击； (3) 避免用患侧卧位休息，可用枕头保持患侧外展
Ⅱ期（亚急性期）	治疗目标： 继续强化训练；提高肩关节的稳定性，增加 ROM，重建肌肉平衡，并提高近端肱骨肌肉的控制

续表

时期	康复治疗方案
Ⅱ期(亚急性期)	治疗方法: 1. 增加 AROM 在肩关节外展 90°时进行内、外旋训练,并在水平面上外展、内收肩关节 2. 关节松动术 (1) 运用Ⅱ、Ⅲ、Ⅳ级手法进行盂肱关节向下、向前、向后滑动,并根据需要进行组合松动; (2) 患者侧卧位,肩关节最大角度内旋后,治疗师对其进行持续牵拉或关节末端震动(图 3-2-31); (3) 运用Ⅲ、Ⅳ级手法进行肩锁关节向下滑动(图 3-2-32); (4) 治疗师对患者进行肩胛骨的上抬、下降、前伸、回缩以松动肩胛胸壁关节 3. 牵伸训练 (1) 患者仰卧位,肩前屈内旋 90°,屈肘 90°,拇指朝下;治疗师在肘关节处施加向内的力以牵拉肩关节后侧(图 3-2-33); (2) 肩前屈牵伸:患者仰卧位,双手握拐,肘伸直,肩前屈至有牵拉感(图 3-2-34) 4. 肌力强化及肩关节控制训练 (1) 继续上一阶段训练; (2) 加强肩袖和肩胛骨稳定肌群训练: 1) 站立位拇指朝上,在肩胛平面内,肩抗阻力外展至 90°,缓慢回位后重复(图 3-2-35、图 3-2-36); 2) 站立位拇指朝上,肩向正前方前屈至 90°,缓慢回位后重复(图 3-2-37、图 3-2-38)。 3) 俯卧位拇指朝向上,肩水平面外展并后伸,缓慢回位并重复(图 3-2-39、图 3-2-40) 5. 姿势练习 (1) 继续牵伸胸小肌和肩胛肌群; (2) 肩关节前屈并将对侧手置于肩上,保持上斜方肌肌肉放松,避免耸肩 6. 本体感觉训练 以上肩关节训练可在接近运动终末范围内反复进行离心收缩,交替进行等长和等张训练
Ⅲ期(慢性期)	治疗目标: 进行积极的加强训练,继续增强肌肉的力量和耐力,进行功能训练 治疗方法: 1. 继续上阶段的牵伸和 AROM 训练 2. 肌力强化和肩关节控制训练 (1) 肩外展位外旋、内旋训练:患者上臂与肩同高,屈肘 90°,手握弹力带做外旋或内旋训练,缓慢回位后重复该动作(图 3-2-41、图 3-2-42); (2) Bodyblade 震动桨进行水平与垂直的震动对抗训练(图 3-2-43); (3) 患者俯卧位,手握弹力球长时间保持肩外展 90°、屈肘 90°体位(图 3-2-44); (4) 固定弹力带一端,向斜后上方牵拉弹力带另一端并后伸髋、膝、躯干,肩外展外旋 90°、屈肘 90°,缓慢复位后重复该动作(图 3-2-45、图 3-2-46); (5) 肩外旋牵伸训练:患肢屈肘,手握拐棍一端;健手握住拐棍另一端,辅助加压使患侧外旋(图 3-2-47); (6) 肩内旋牵伸训练:患者双手握毛巾如图示,健侧用力向上提拉使患侧内旋(图 3-2-48); (7) 站立位肩前屈牵伸训练:患者靠墙站立,手向上滑动,缓慢靠近墙面以牵伸肩后侧肌肉(图 3-2-49); (8) 四点跪位俯卧撑:四足支撑体位,与肩同宽。双臂向下撑使上背部弓起如骆驼背,缓慢回位后重复(图 3-2-50、图 3-2-51)。 (9) 平板支撑:患者俯卧前臂支撑,上背部下落后双肩向前,同时腰腹用力,使上背部弓起。缓慢回位并重复(图 3-2-52、图 3-2-53)

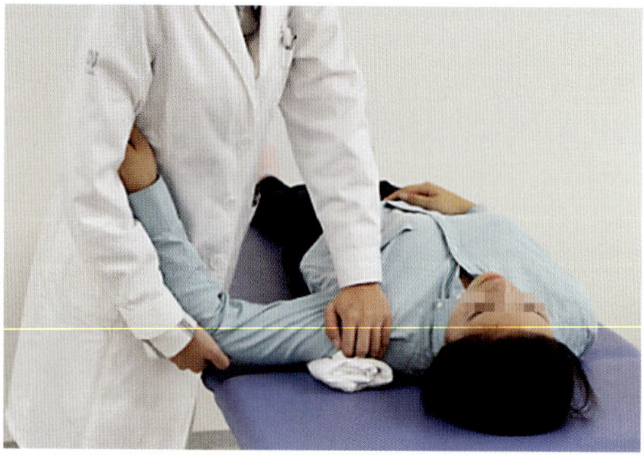

图 3-2-21 盂肱关节后向滑动

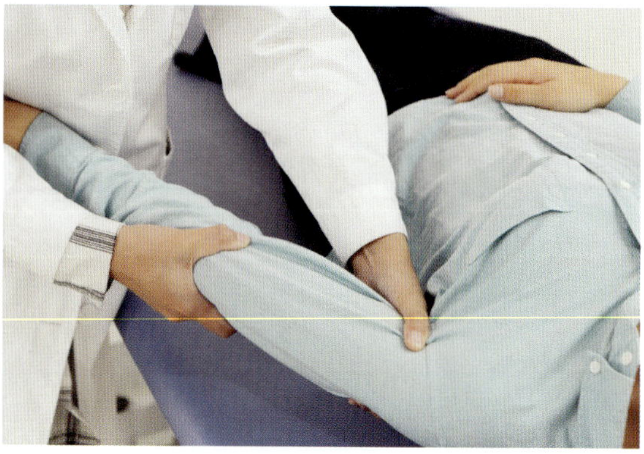

图 3-2-22 盂肱关节长轴牵引

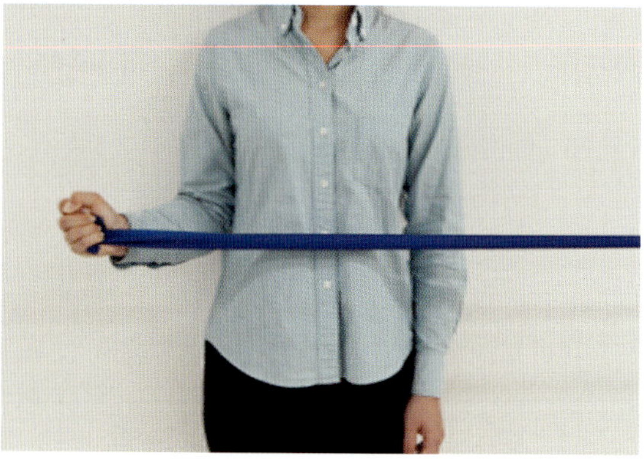

图 3-2-23 肩关节外旋抗阻训练

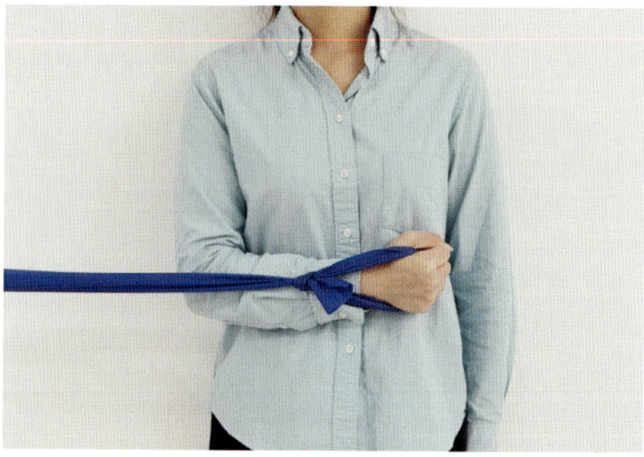

图 3-2-24 肩关节内旋抗阻训练

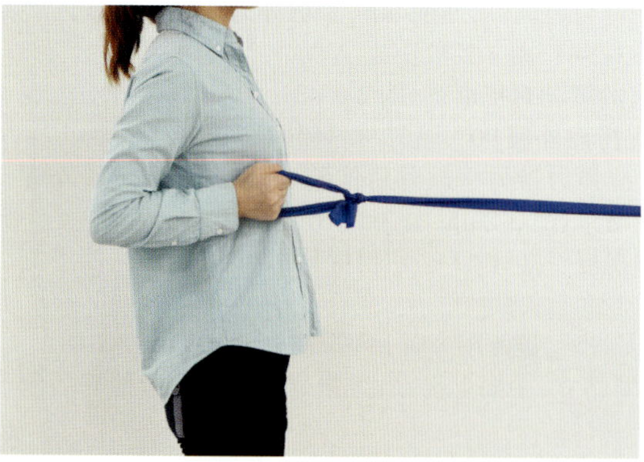

图 3-2-25 肩后伸抗阻训练

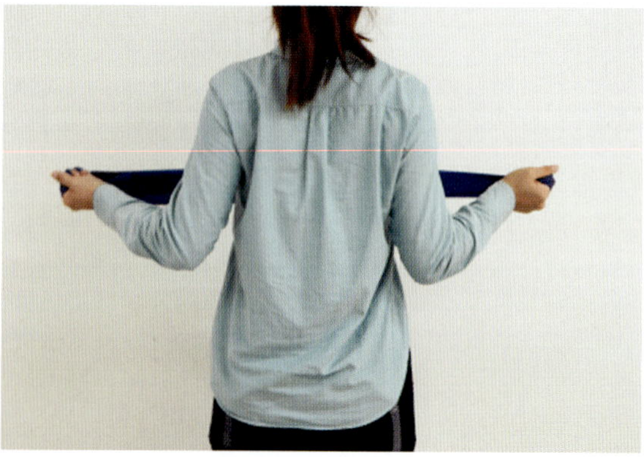

图 3-2-26 肩胛后缩抗阻训练

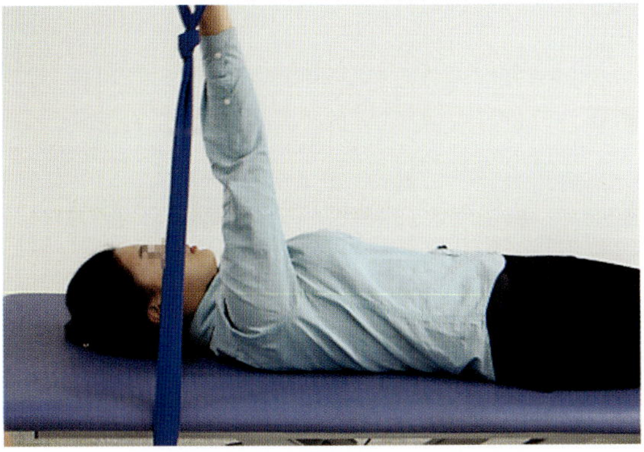

图 3-2-27 肩胛前伸抗阻训练

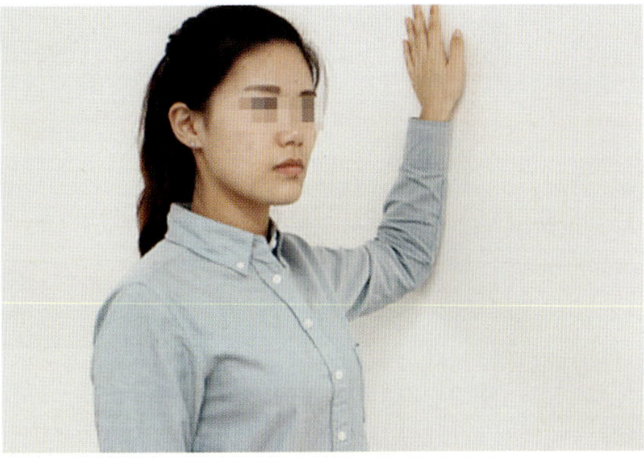

图 3-2-28 胸肌牵拉训练起始

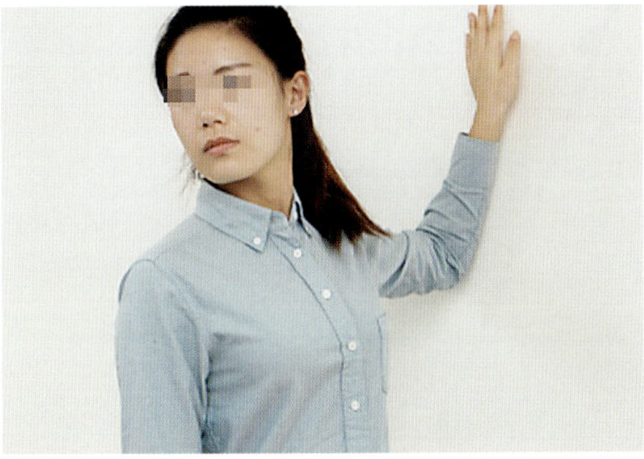

图 3-2-29 胸肌牵拉训练终末

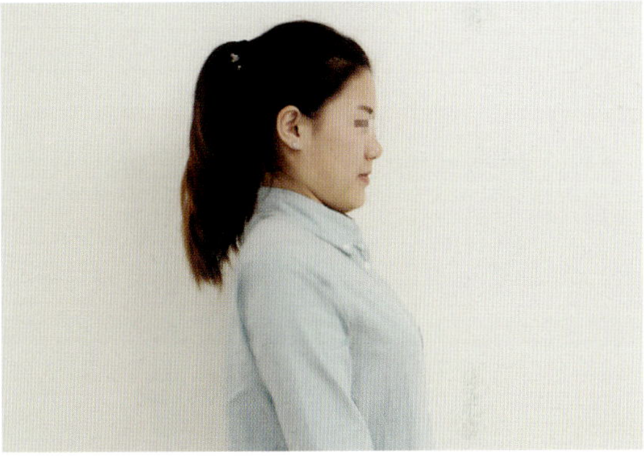

图 3-2-30 回缩肩胛训练

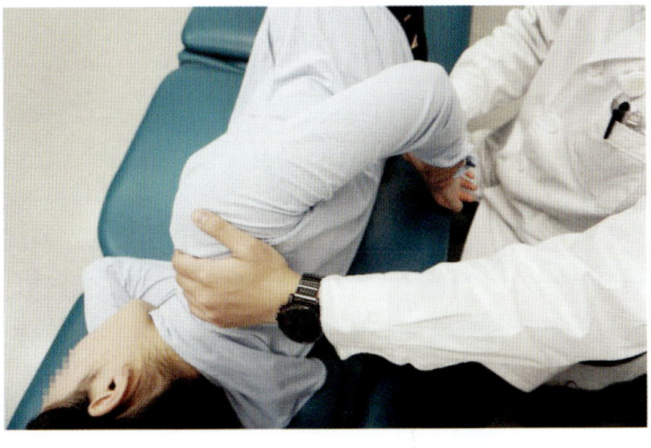

图 3-2-31 肩关节内旋训练

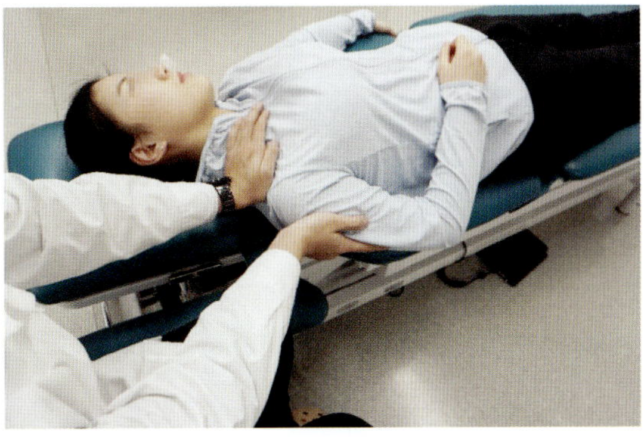

图 3-2-32 肩锁关节向下滑动

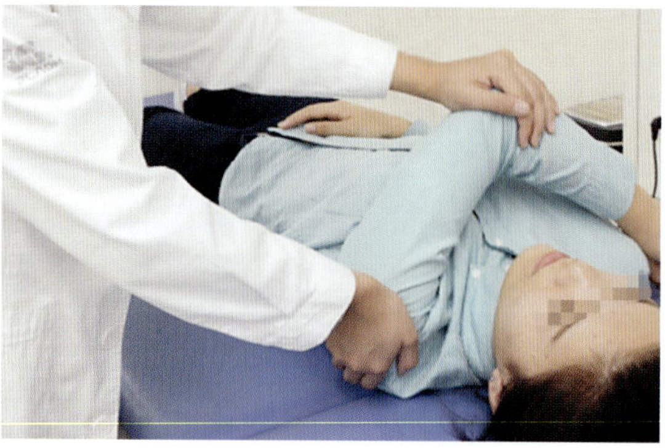

图 3-2-33 肩关节后侧牵伸

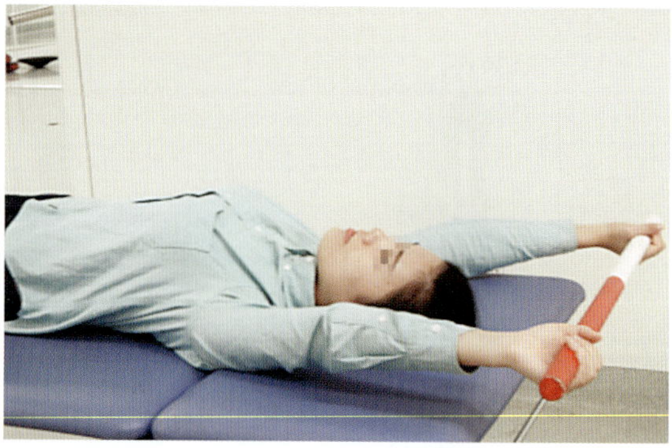

图 3-2-34 肩前屈牵伸

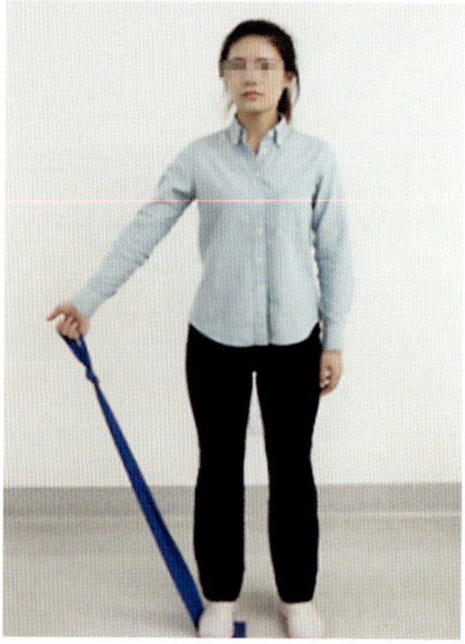

图 3-2-35 肩外展抗阻训练起始

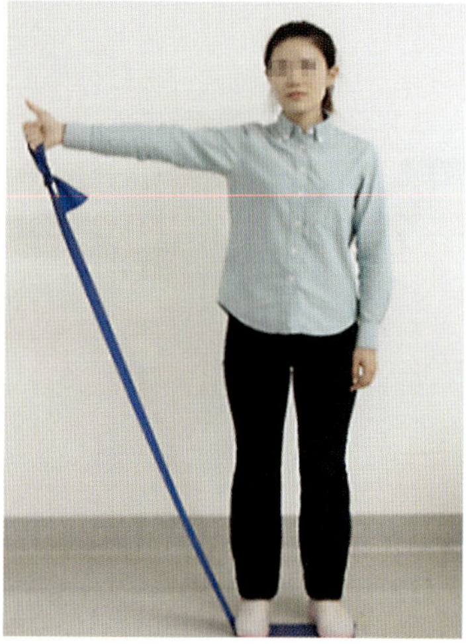

图 3-2-36 肩外展抗阻训练终末

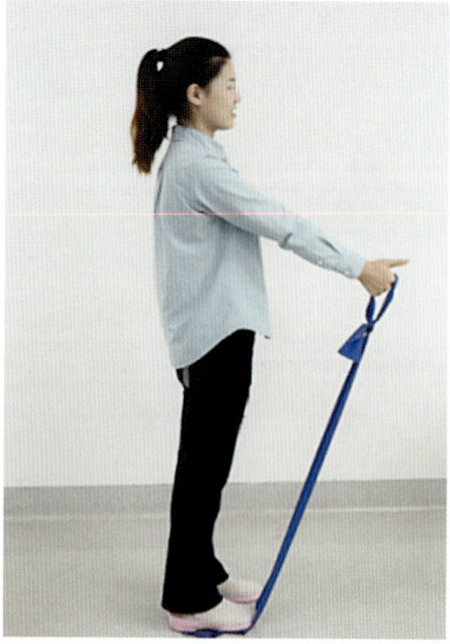

图 3-2-37 肩前屈抗阻训练起始位

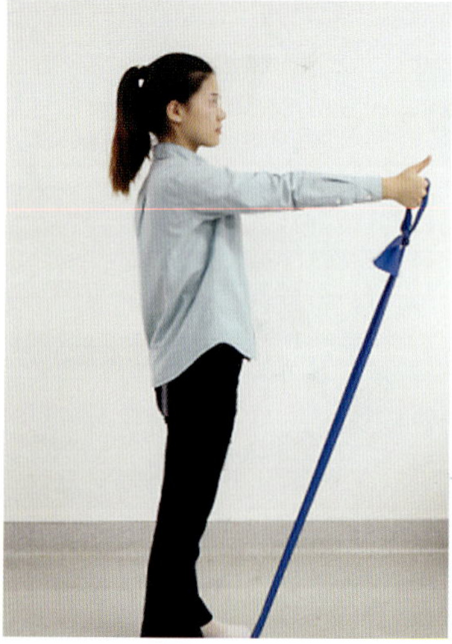

图 3-2-38 肩前屈抗阻训练终末位

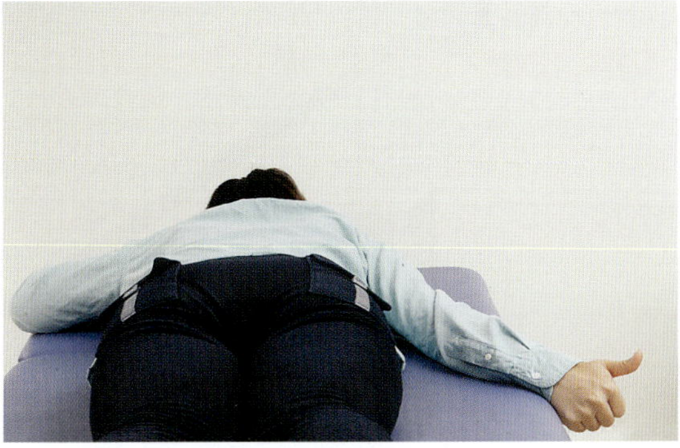

图 3-2-39　肩水平外展下后伸训练起始位

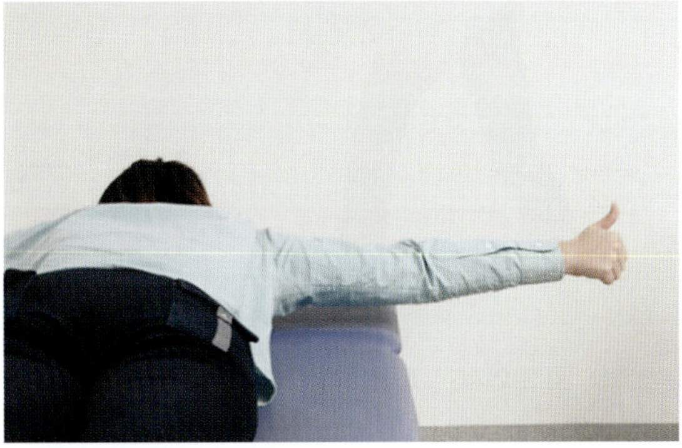

图 3-2-40　肩水平外展下后伸训练终末位

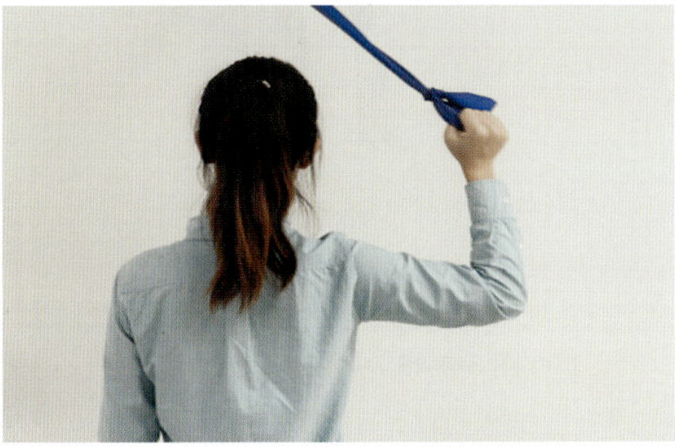

图 3-2-41　肩外旋抗阻训练

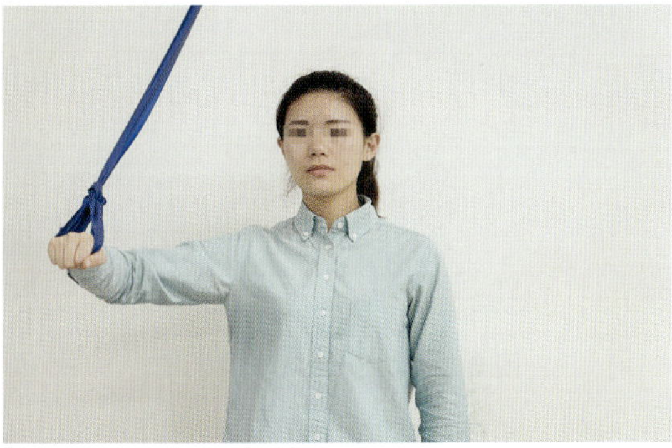

图 3-2-42　肩内旋抗阻训练

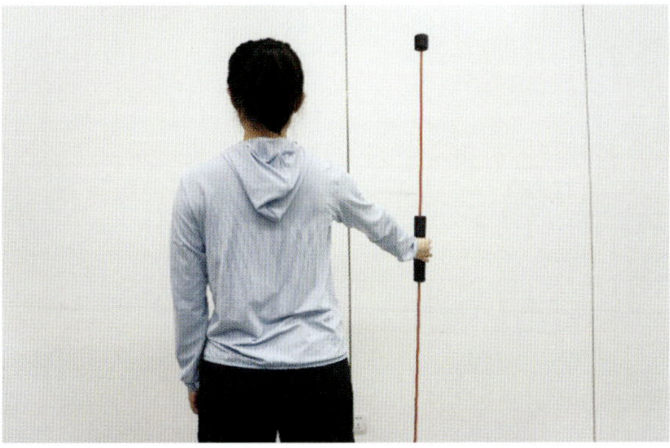

图 3-2-43　震动浆对抗训练

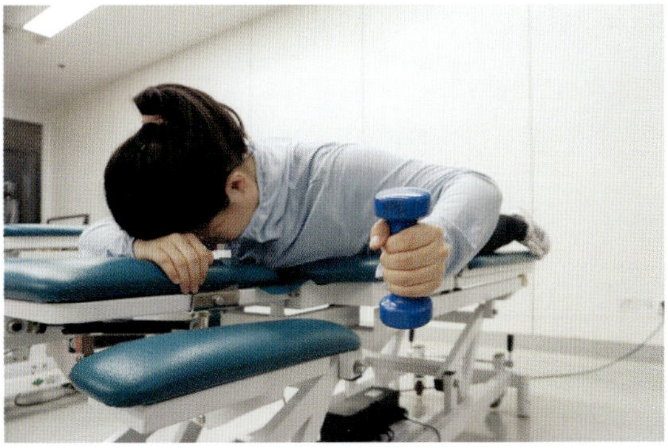

图 3-2-44　肩胛骨控制训练

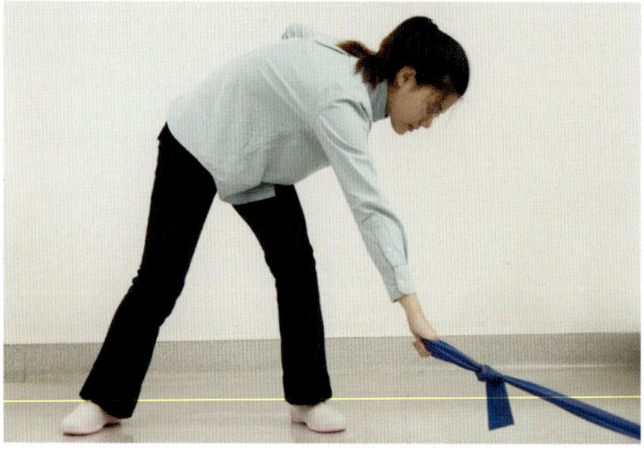

图 3-2-45 肩关节控制训练起始位

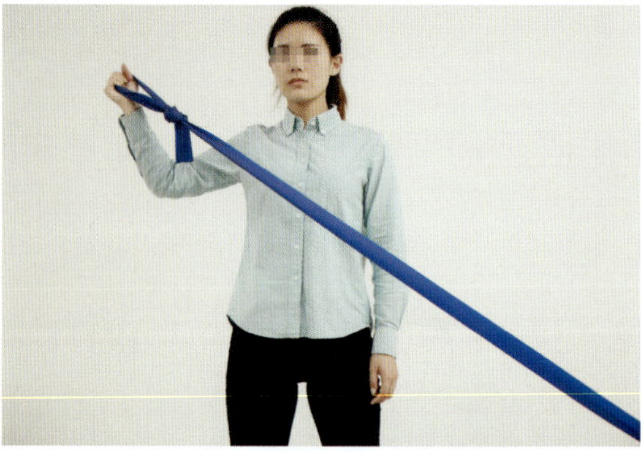

图 3-2-46 肩关节控制训练终末位

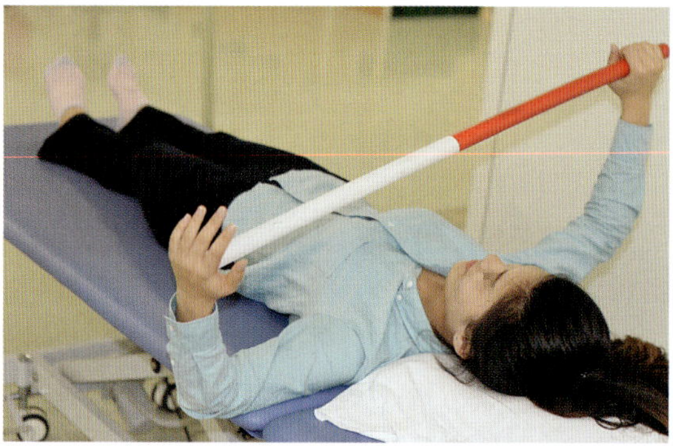

图 3-2-47 肩外旋牵伸训练

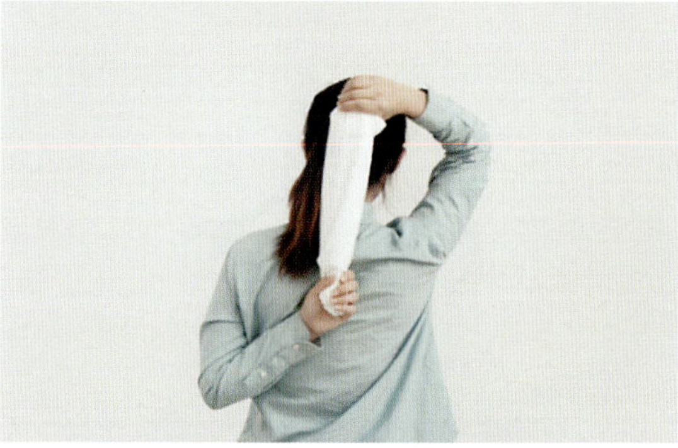

图 3-2-48 肩内旋牵伸训练

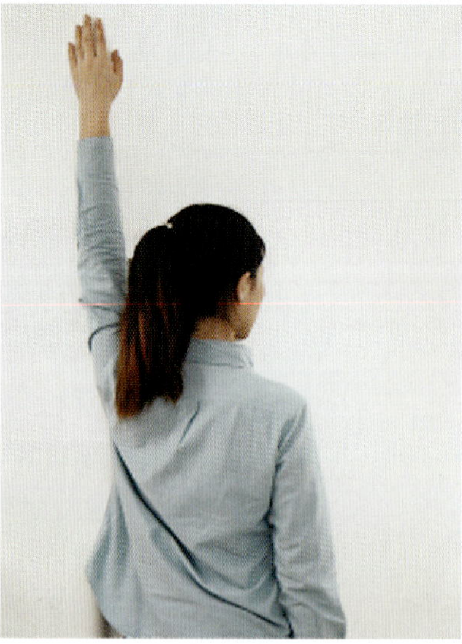

图 3-2-49 肩前屈牵伸训练

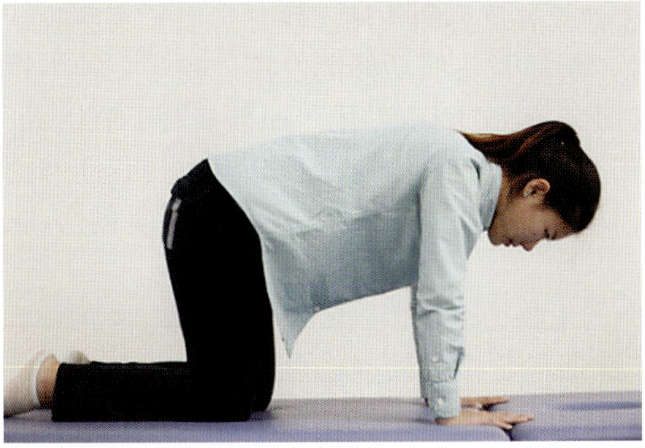

图 3-2-50 四点跪位俯卧撑起始位

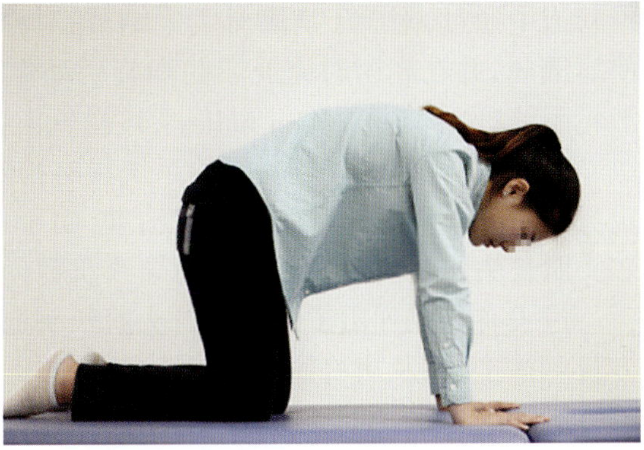

图 3-2-51 四点跪位俯卧撑终末位

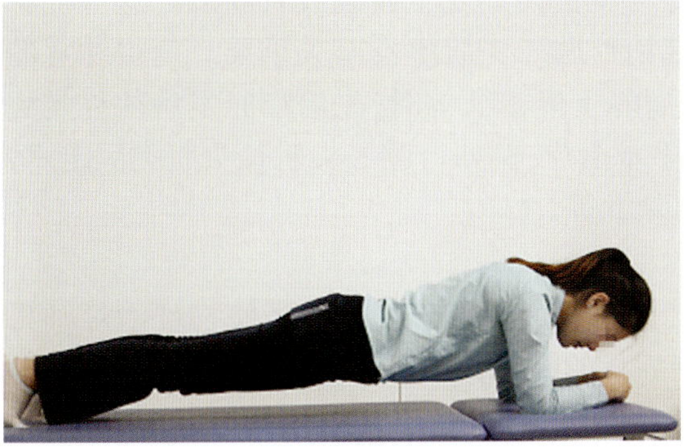

图 3-2-52 平板支撑起始位

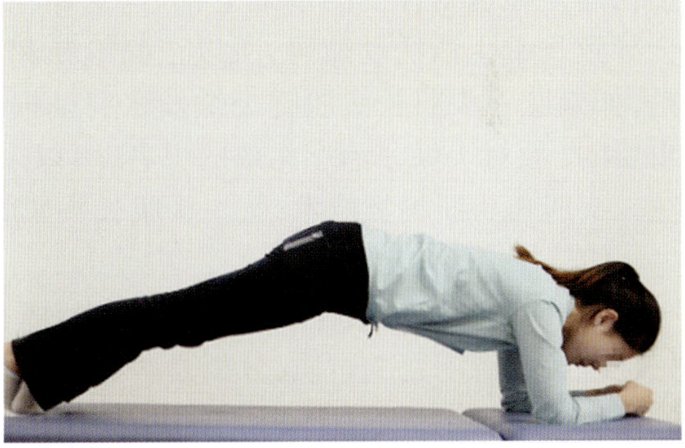

图 3-2-53 平板支撑终末位

注意事项：

1. 日常生活中避免上肢高于肩水平面的持物动作，需要长时间持重物时保持肘关节屈曲并靠近身体。

2. 不在疲劳时进行高强度对抗性体育活动。

上述康复指导方针并不是一成不变的，康复的训练方法和目标应该根据患者病情和康复需求来调整。

四、肱二头肌长头肌腱炎

(一) 概述

肱二头肌长头肌腱炎(long head of biceps tendinitis，LHBT)是引起肩关节前侧疼痛及功能障碍的常见原因之一，肱二头肌长头肌腱在肩关节活动时长期遭受磨损而发生退变和粘连，使肌腱滑动功能发生障碍。其中原发性肱二头肌长头肌腱炎占 5%，而另外 95% 的患者常常伴随肩关节其他病变存在，例如肩袖损伤、肩峰撞击征、盂肱关节不稳、盂肱关节炎等。患者可能主诉肩部前内侧疼痛，并且通常集中在肱骨结节间沟处，可辐射到三角肌，或向下涉及手；疼痛可能会因过顶上举活动而加重；夜间疼痛通常加重，尤其是患者采取患肩侧卧位时。

肱二头肌长头肌经肱骨结节间沟进入肩峰下间隙前部，在结节间沟与横韧带形成的纤维管道中通过，附着于肩胛骨盂上结节，对稳定肱骨起着重要的作用。肱二头肌长头肌收缩使肩前屈，并在屈肘时完成屈曲和旋后动作。肱二头肌长头肌功能的发挥依赖于一种生物滑轮系统（biceps reflection pulley），该滑轮由盂肱韧带、盂肱上韧带、冈上肌与肩胛下肌组成，肱二头肌长头肌充当吊绳，滑轮系统具有稳定和保护肱二头肌长头肌腱的作用，使其能够稳定灵活滑动而实现正常的肩关节活动，由于过度使用和不恰当的生物力学原因反复创伤，肱二头肌长头肌腱出现病理改变而导致肌腱炎。

过去有研究列出了以下肱二头肌长头肌腱炎的生物力学原因：喙肩韧带增厚，喙肩弓下方骨刺撞击，以及肩峰脱位的发生等。涉及肱二头肌滑轮系统的损伤也可能导致肱二头肌长头肌腱的失稳，出现病理变化。另外，肩袖和盂唇病变以及结节间沟的退行性改变也会引起肱二头肌长头腱炎。

炎症最初期肱二头肌长头肌腱充血、腱鞘水肿、细胞浸润甚至纤维化、腱鞘增厚、粘连形成，使肱二头肌长头肌腱滑动发生障碍，引起结节间沟处疼痛。大部分肱二头肌长头肌腱的损伤建立在退行性变的基础上，一旦受到轻微外力就会使其发生撕裂或者断裂。这些症状会导致日常生活活动障碍，所以正确诊断和早期治疗肱二头肌腱炎至关重要。值得注意的是，如果肱二头肌长头肌腱炎继发于肩袖损伤、肩峰下撞击征等时，先治疗原发病往往是更重要的。而对于保守治疗无效的患者，可以采用手术治疗，例如行肱二头肌长头肌腱固定术，肱二头肌长头肌腱复位术，肱二头肌长头肌腱切除术等。

（二）康复功能评定

1. 问诊　包括患者的主诉、现病史、既往史、职业及家族史，其目的是使物理治疗师更好地理解患者问题的本质，分析是否有其他影响症状的因素存在。通过问诊，需要明确以下问题：患者的年龄、性别、从事的职业、什么部位出现症状、损伤的原因、症状程度及持续时间、哪些姿势或动作会加重或减轻症状、是否影响生活自理能力、是否影响到睡眠等。

2. 视诊　视诊是最关键的一步，主要从以下几个方面去看：体形、步态、表情与姿态、脊柱的形态。

3. 疼痛　疼痛程度的评定可以采用 VAS（视觉模拟评分）、NRS（数字评分法）和 VRS（口述分级评分法）等方法。

4. 关节活动范围　用量角器测量肩关节活动度，当外展外旋活动度明显减少时，可怀疑是肱二头肌长头肌腱炎。此外，当患者在肩外展外旋位做肘的屈伸活动时，结节间沟处可有摩擦感。

5. 肌力　采用徒手肌力评定（MMT），评估肱二头肌肌力是否减弱。

6. 功能评估　可以采用 DASH 量表和 UCLA 量表等进行评价。

7. 相邻关节的检查　检查者主要对产生异常变形的关节多加注意，包括胸椎、颈椎等。

8. 影像学评估　X 线、CT、MRI、肌骨超声等。

9. 精神状态评定　焦虑自评量表、抑郁自评量表等。

10. 特殊检查　肱二头肌抗阻力试验（Yergason 试验）和速度测试。

（三）康复治疗方案

治疗方法包括药物治疗、物理治疗、手法治疗等，可消除炎症、减轻水肿及疼痛，恢复无痛的关节活动范围，保持正确的肩肱节律，增强肩关节的稳定性。表 3-2-4 是肱二头肌长头肌腱炎的康复流程。

表 3-2-4 肱二头肌长头肌腱炎的康复治疗方案

时期	康复治疗方案
Ⅰ期(急性期)	治疗目标： 消炎镇痛，恢复肩、肘关节全范围的 PROM、维持肌肉平衡及正确的姿势适应 治疗方法： 1. 消炎镇痛 (1) RICE：休息、冰敷、上肢悬吊、加压； (2) 药物治疗：非甾体抗炎药或局部皮质类固醇注射； (3) 物理因子治疗：激光、电离子透入疗法、湿热疗法、低强度的超声波治疗等 2. 被动关节活动度练习 在无痛范围内进行最大限度的肩前屈、外展、屈肘、伸肘等 3. 姿势矫正 矫正肩胛骨的异常位置 4. 肩胛骨稳定性训练 (1) 肩胛稳定肌群的间歇性等长收缩训练； (2) 肩胛骨运动的徒手抗阻训练： 1) 肩胛上抬、下压训练：治疗师一手置于肩胛上、另一手置于肩胛下提供阻力(图 3-2-54)； 2) 肩胛前伸、后缩训练：治疗师一手置于肩胛内缘，另一手在喙突处提供阻力； 3) 肩胛上回旋、下回旋训练：治疗师一手置于肩胛下角，一手在肩峰和喙突提供阻力。患者的体位可由侧卧位进展到坐位，阻力逐渐增大(图 3-2-55) 晋级标准： 患者需完成 80% 的 PROM，完成仰卧位肩关节前屈 90° 1 分钟以上，且肿胀、疼痛没有加重
Ⅱ期(功能恢复期)	治疗目标： 增强肩、肘关节的稳定性和 AROM，相关肌群的柔韧性，以及神经肌肉控制能力治疗方法： 1. 楔形垫进阶训练 从仰卧位逐渐至坐位的 AROM 训练。患者通过逐渐直立的位置来提高肩关节抗重力的能力(图 3-2-56~ 图 3-2-58) 2. 肱二头肌和肱三头肌的强化训练 患者仰卧位，患者通过屈肘、伸肘进行肱二头肌和肱三头肌的抗阻练习(图 3-2-59、图 3-2-60) 3. 在倾斜板上进行扶球的闭链运动，以增强其肩、肘控制及本体感觉(图 3-2-61) 4. 利用墙壁提供的阻力进行肩、肘关节等长收缩的练习(图 3-2-62) 5. 肩胛骨稳定性训练 (1) 滑壁训练：患者双臂用力牵拉弹力带，并在墙壁上进行滑壁运动(图 3-2-63)； (2) 患者坐于 bobath 球上，双手用力向两侧牵拉弹力带(图 3-2-64)； (3) 患者俯卧于弹力球上，双手持哑铃保持肩水平外展(图 3-2-65)； (4) 患者侧卧，头枕健侧手，患侧屈肘做肩前屈和后伸的抗阻训练(图 3-2-66)； (5) 患者手臂放置在肩胛骨平面内，用手掌挤压训练球，将球固定于手掌与墙壁之间。治疗师通过对患者手臂进行干扰训练患者盂肱关节的动态稳定性(图 3-2-67) 晋级标准： 患者能重复肩关节主动外展或前伸至 80% ROM 30 次，且没有上斜方肌的代偿；重复侧卧位肩外旋至 80% ROM 30 次，且训练后疼痛或肿胀无增加

续表

时期	康复治疗方案
Ⅲ期（肌耐力训练期）	治疗目标： 进行积极的肌力强化与肌肉控制训练，增加肌耐力与肌力，开展功能训练 治疗方法： 1. 相关肌群的肌力强化与肌肉控制训练 (1) 用弹力带施加阻力，重点是肩胛骨后缩和上斜方肌的活动（图 3-2-68）； (2) 肩外展 30°，拉弹力带进行肩关节外旋（图 3-2-69） 2. 神经肌肉控制训练　进行侧卧位外旋抗阻训练，抗阻时进行向心和离心收缩，在运动末端范围内进行节律稳定性训练 晋级标准： 能在肩关节外展 30°时完成 1 分钟的抗阻外旋运动；能在肩关节前屈 90°时维持稳定 1 分钟，且训练后疼痛或肿胀无增加
Ⅳ期（回归训练期）	治疗目标： 消除疼痛，进一步强化肌力与肌耐力，恢复肩、肘关节全范围的 ROM，及恢复到以前的功能活动水平 治疗方法： 1. 患者肩关节外展 90°、外旋 90°位，稳定、有节律地牵拉弹力带（图 3-2-70） 2. PNF 训练　使用 1kg 的实心球进行 PNF D2 反向投掷（图 3-2-71~ 图 3-2-74） (1) 开始时，治疗师将球从患者的肩膀上扔过； (2) 患者抓住球并握其减速前伸至脚前； (3) 然后加速将球从肩膀上扔过，扔给治疗师

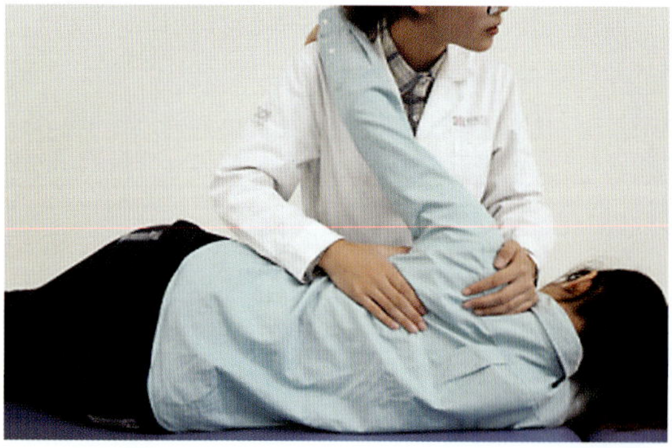

图 3-2-54　肩胛上抬、下压抗阻训练

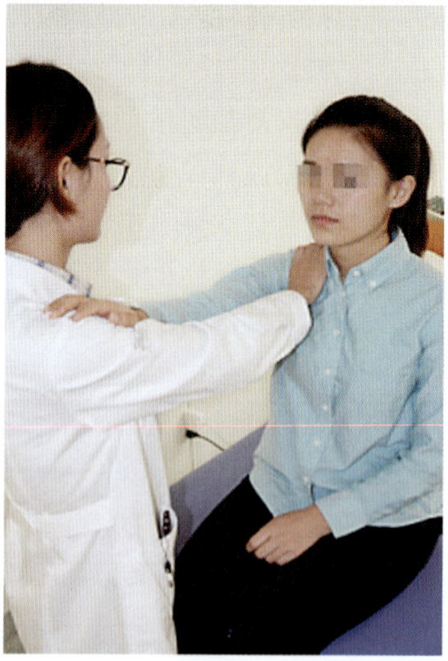

图 3-2-55　肩胛上回旋、下回旋抗阻训练

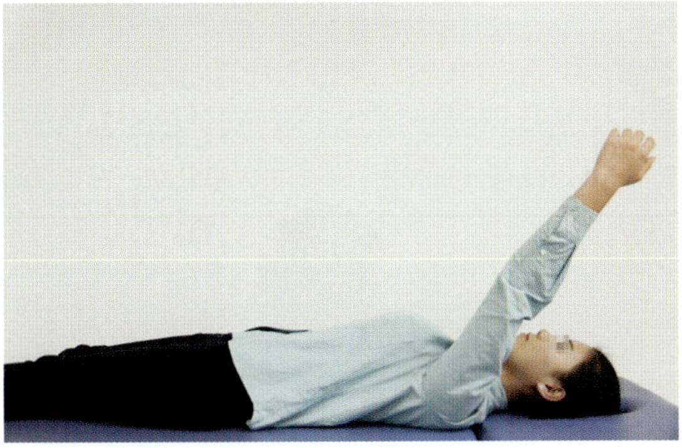

图 3-2-56 楔形垫进阶训练一

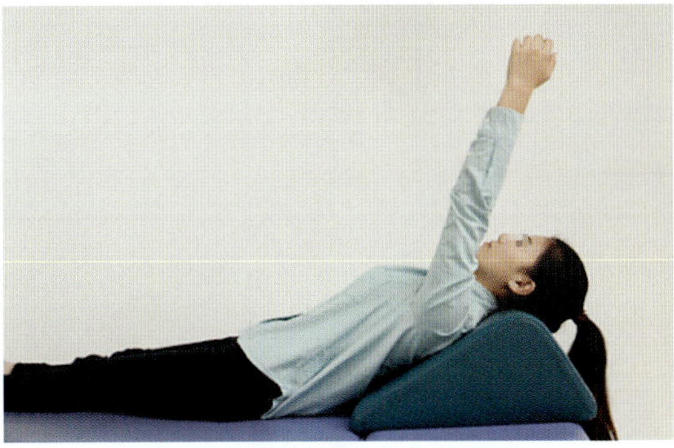

图 3-2-57 楔形垫进阶训练二

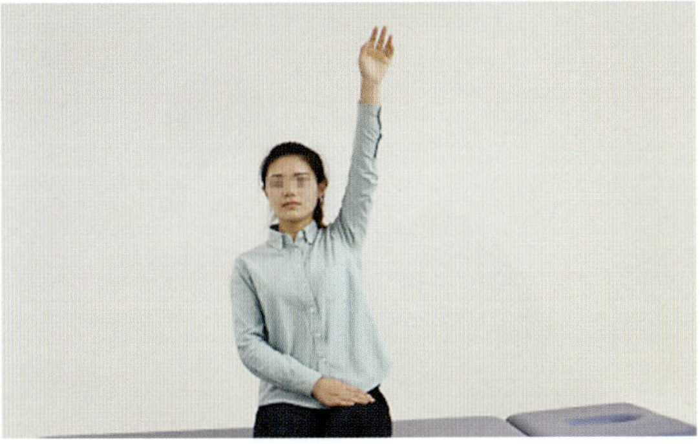

图 3-2-58 楔形垫进阶训练三

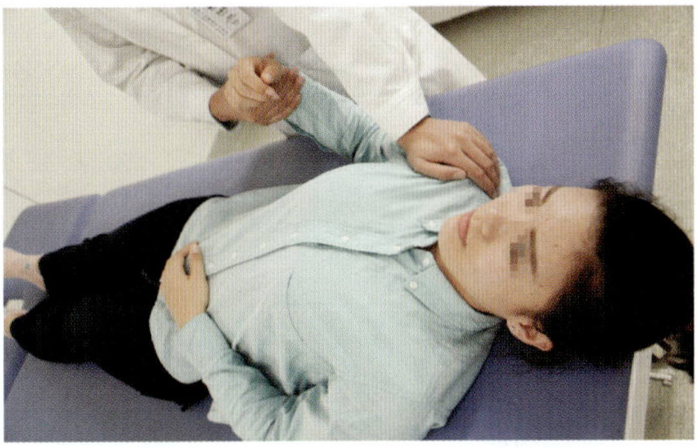

图 3-2-59 肱二头肌抗阻训练

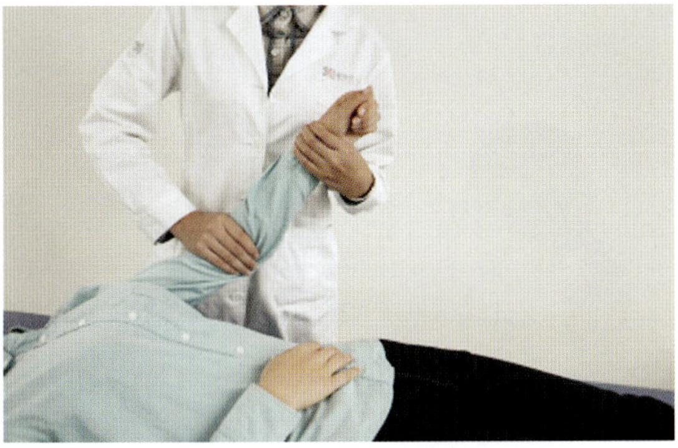

图 3-2-60 肱三头肌抗阻训练

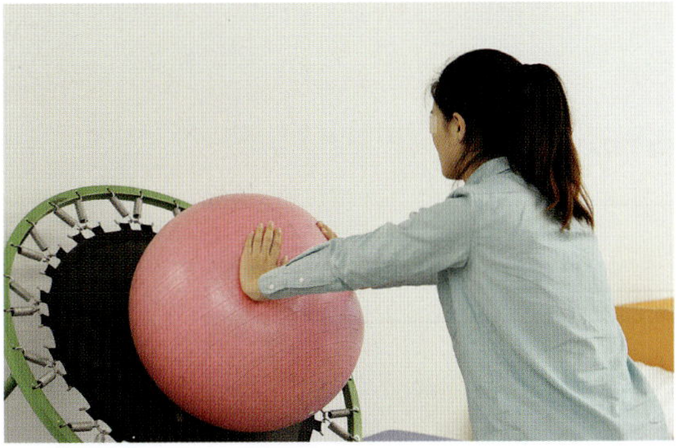

图 3-2-61 倾斜板扶球运动

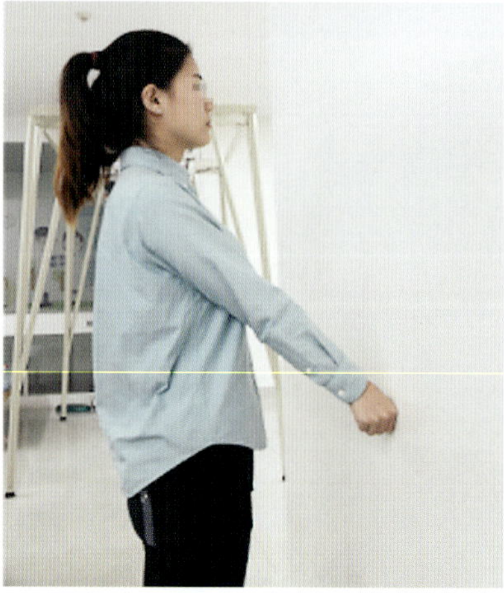

图 3-2-62 肩关节的等长收缩

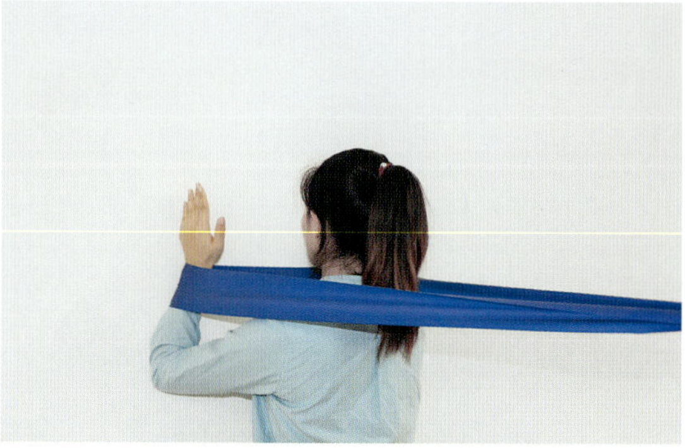

图 3-2-63 滑壁训练

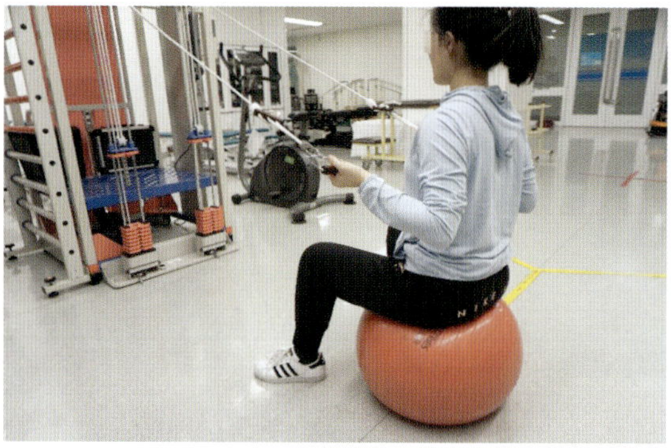

图 3-2-64 肩胛骨后伸稳定训练

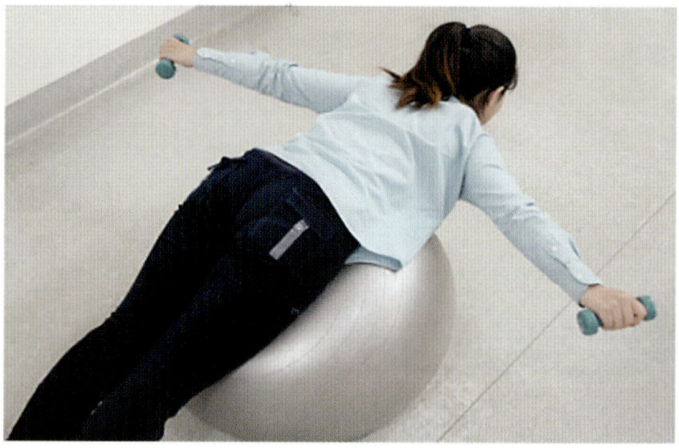

图 3-2-65 肩外展稳定性训练

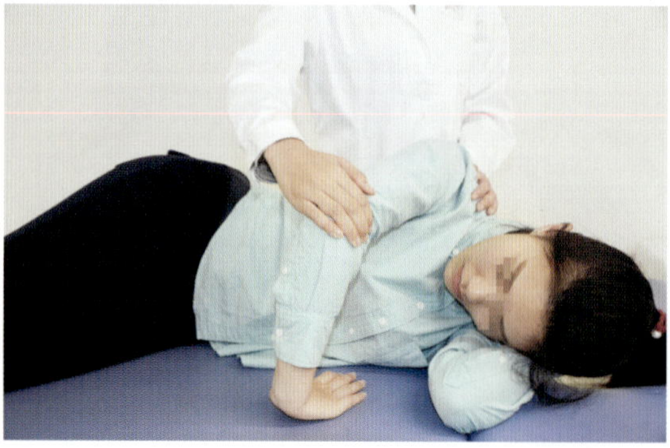

图 3-2-66 肩前屈和后伸的抗阻训练

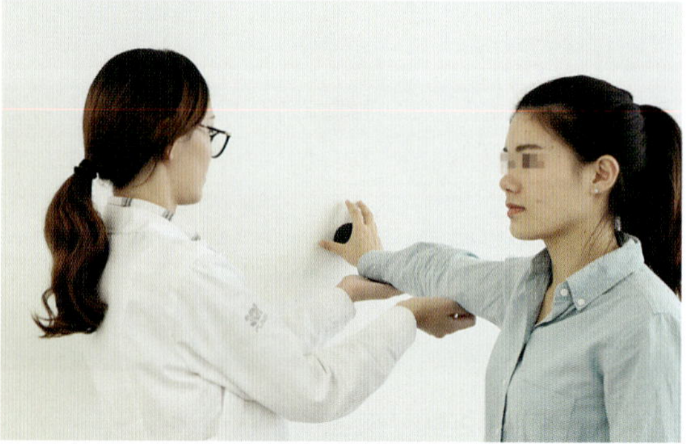

图 3-2-67 盂肱关节动态稳定性训练

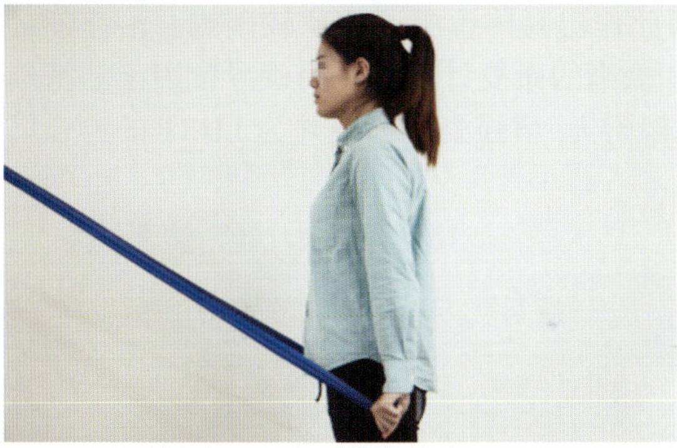

图 3-2-68 肩胛骨后缩抗阻训练

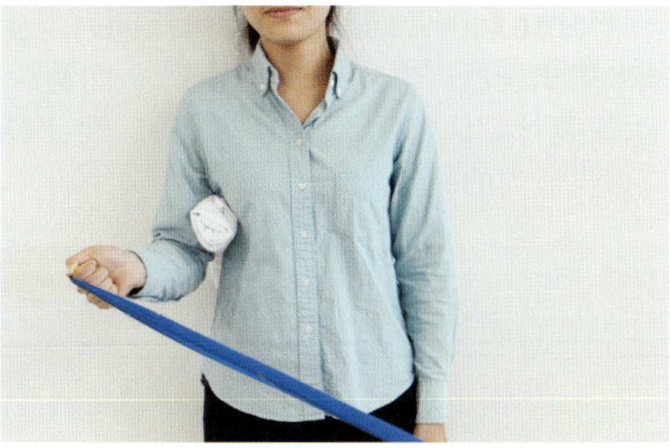

图 3-2-69 肩关节外旋抗阻训练

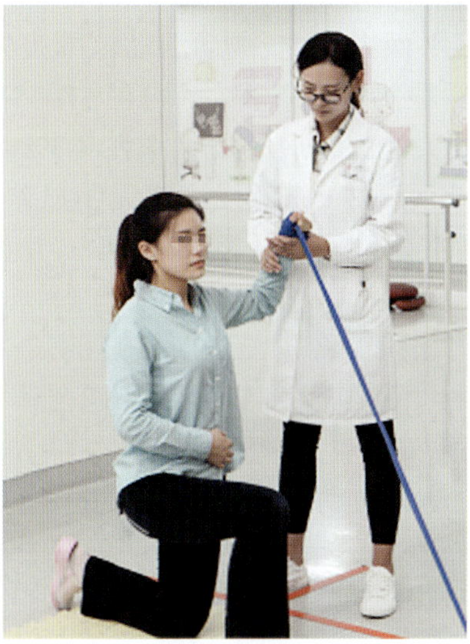

图 3-2-70 肩关节外展外旋抗阻训练

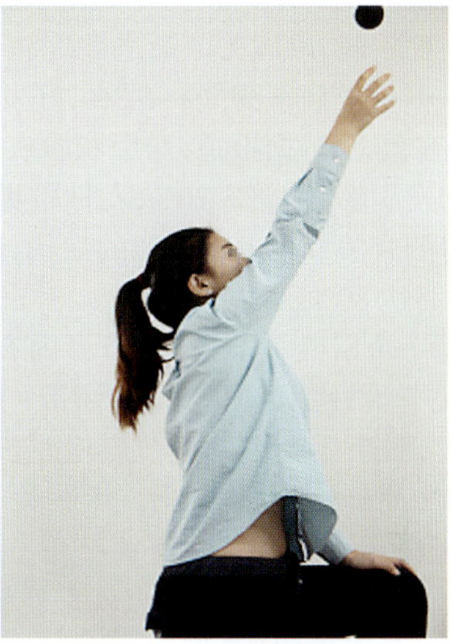

图 3-2-71 PNF 训练一

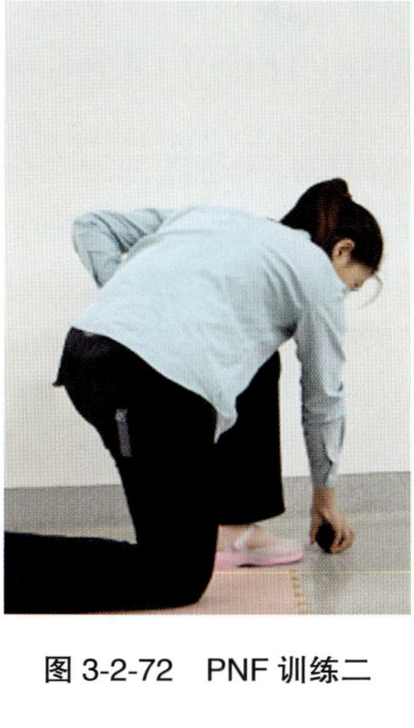

图 3-2-72 PNF 训练二

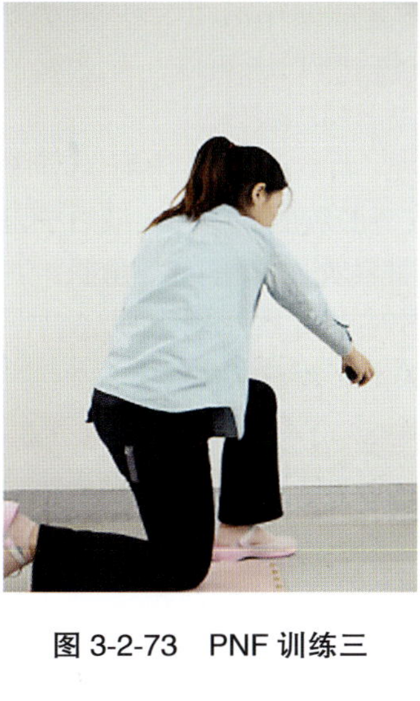

图 3-2-73 PNF 训练三

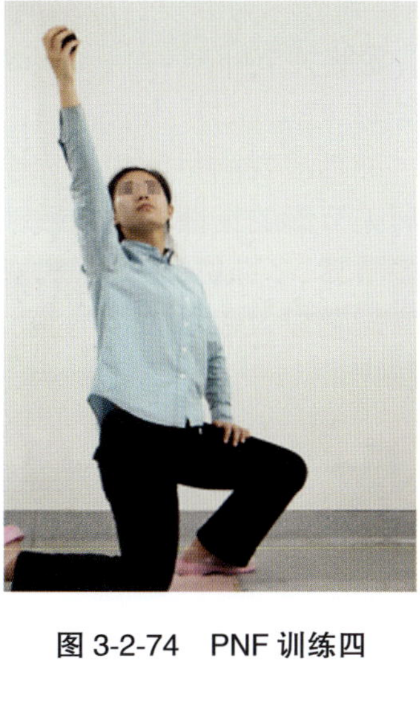

图 3-2-74 PNF 训练四

LHBT 病变常同其他肩部疾病同时发生，因此作出具体诊断通常比较困难。治疗师必须准确识别所有潜在的致病因素，从而制订一个恰当的康复计划。在明确异常因素的基础上，康复计划应侧重于恢复动态稳定性、恢复肌肉耐力、增强姿势适应并为 LHBT 的愈合反应提供适当的刺激。

（解 涛　王 峰　郭雪园）

第二节 冻 结 肩

一、概述

冻结肩（frozen shoulder，FS）又称粘连性关节囊炎（adhesive capsulitis，AC）。它是临床上比较常见的一种疾病，以肩关节渐进性疼痛和多平面内的主、被动活动范围丧失为特征。冻结肩在正常人群中发病率为 2%~5.3%，好发年龄段为 40~65 岁，平均在 51~55 岁之间，所以也常被称为“五十肩”。据报道，与甲状腺疾病相关的冻结肩的发生率在 4.3%~38% 之间，与糖尿病相关的发病率为 10%~20%，女性较男性多见。左、右侧发病率无明显差异，20% 的单侧发病患者对侧肩关节会出现类似的症状，同时在两侧发病的概率达 14%，并且这部分患者 5 年内复发率高达 80%。

肩关节是一个滑液关节，在关节囊内有一个滑膜，将肱二头肌肌腱的长头包绕在节间沟中。盂肱关节囊、喙肱韧带、盂肱韧带（上、中、下）组成关节囊韧带复合体。Neviaser 通过组织活检发现，患病者盂肱关节囊增厚、挛缩，关节囊滑膜下层慢性炎症和纤维化，因而提出了“粘连性关节囊炎”的概念。盂肱关节主动和被动的活动通常会在多个平面内受限，有时受限甚至会超过 50%。在肩关节中立位外旋时关节活动度会明显降低，这是冻结肩的一个典型体征。该病重要的特点就是肩袖间隙和喙肱韧带的挛缩、肩胛胸壁关节的异常活动（比如外展时伴随的“耸肩”的异常运动）以及肩部肌肉力量的下降（尤其是肩胛下肌和冈上肌）。冻结肩分为原发性和继发性，因为疼痛而导致患者肩部各向活动受限而没有明显的发病原因导致的冻结肩被称为原发性冻结肩；而由创伤或其他相关的原因导致的冻结肩，则被称为继发性冻结肩。继发性冻结肩进一步又分为全身性（如糖尿病、甲状腺疾病等），盂肱关节外型（如肱骨远端骨折、胸腔疾病等），盂肱关节内型（如肩袖损伤、肱骨近端骨折等）。

冻结肩发病机制尚未完全清楚，新的研究认为肩关节关节囊内成纤维细胞的增多会引起肩关节囊的炎性挛缩，导致肩关节腔容积的减少，最后引起盂肱关节活动受限。病理变化为多滑囊、多部位的病变，病变范围累及肩峰下或三角肌下滑囊、肩胛下肌下滑囊、肱二头肌长头腱鞘以及盂肱关节滑膜腔，同时也可累及冈上肌、肩胛下肌及肱二头肌长头腱，喙肩和喙肱韧带。

二、临床表现

冻结肩通常被认为是一种自限性疾病，根据关节囊粘连的过程，冻结肩可分为以下四个阶段（表 3-2-5）。

表 3-2-5 冷冻肩分期

阶段	持续时间	特点
粘连前期	0~3 个月	患者主诉在关节活动范围末疼痛剧烈，休息时疼痛，夜间疼痛明显，睡眠受到影响。肩关节前屈、外展、内外旋受限，在麻醉情况下检查肩关节活动范围正常或较少损失。关节镜检查：弥漫性盂肱关节囊滑囊炎，无粘连。在早期临床诊断中常被怀疑为肩峰下撞击。由于没有明显的 ROM 的受限或者受限较小，在无肩袖损伤的情况下出现肩关节外旋范围减少是出现粘连的标志
渐冻期	4~9 个月	由于疼痛导致的活动度渐进性减少，并有显著的前屈、外展、内旋、外旋活动障碍，夜间痛严重。关节镜检查：弥漫性的滑膜炎，伴有周围血管生成及滑膜下瘢痕的肥大增生，且在麻醉状态下出现部分关节活动度的丢失
冻结期	10~15 个月	疼痛减轻，肩关节活动明显受限，肩关节主、被动活动范围明显受限。关节镜检查：没有血管增生，只有纤维增生的滑膜炎，关节囊增厚和关节腔容量减少，关节囊和韧带纤维化导致腋隐窝消失，麻醉下 ROM 严重受限
解冻期	16~24 个月	疼痛开始消退，但在症状出现后的 16~24 个月内有明显的僵硬。这一阶段通常会进展到疼痛消失，但是即使在麻醉下检查，运动限制可能持续不变。肩关节活动逐渐提高，逐步恢复。关节镜检查显示关节囊韧带纤维化粘连，关节滑液减少

通常情况下将被动外旋受限的程度作为判断病情严重程度的标准：外旋角度≥45°为轻度；外旋角度在 10°~45°之间为中度；外旋角度≤10°为重度。

三、康复评定

（一）问诊

包括患者的主诉、现病史、既往史、职业及家族史，其目的是使物理治疗师更好地理解患者问题的本质，分析是否有其他影响症状的因素存在。通过问诊，需要明确以下问题：患者的年龄、性别、从事的职业、什么部位出现症状、损伤的原因、症状程度及持续时间、哪些姿势或动作会加重或减轻症状、是否影响生活自理能力、是否影响到睡眠等。

（二）视诊

视诊是最关键的一步，主要从以下几个方面去看：体形，步态，表情与姿态，脊柱的形态。全脊柱的形态观察内容如下：

1. 正面观　头应正直，鼻应该与胸骨柄、胸骨、剑突、脐在一条直线上。双侧的髂前上棘应与水平面平行，髌骨应指向前方，双下肢应直，不能膝外翻或膝内翻，腓骨小头应平行，内踝和外踝都应平行，双足内侧的纵向足弓应明显，双侧角度应相同。

2. 从侧面观　耳廓、肩峰、髂嵴的最高点是否在一条直线上。骨盆中立位时，髂前上棘应低于髂后上嵴。

3. 从后面观　双肩高度是否一样，脊柱与双侧肩胛骨的角度（比如翼状肩），双侧髂后上嵴应与水平面平行，是否存在侧移或侧弯（或伴旋转）。

（三）触诊

肌张力、皮肤温度的变化。肩周肌肉、肱二头肌长头腱、Bankart 点、喙肱韧带及喙突、肩峰下区、肱骨大结节近侧等部位有无压痛，肩袖间隙分裂于喙突外缘有压痛。

（四）疼痛评估

使用视觉模拟评分法、面部表情量表法、压力测痛法、疼痛日记评分法等任意一种方法评估患者在不同体位，不同活动状态下，不同时间段有无疼痛及疼痛的剧烈程度。

（五）关节活动度检查

盂肱关节的外展外旋、内收外旋、外展内收、前屈和外展的角度受限（冻结肩患者一般只有正常人活动度的一半，尤其是被动外展和外旋）。对于严重疼痛的患者可在局麻下检查，可发现麻醉状态下外展和外旋仍受限，且至少在两个以上运动平面上。通过肩关节活动度的检查能够预测软组织挛缩的主要部位：①肩关节中立位外旋受限说明挛缩位于前上方，如肩袖间隙和喙肱韧带；②肩关节外展外旋受限说明挛缩位于前下方，如下盂肱韧带；③肩关节外展内旋受限说明挛缩部位在后方，如果是创伤或手术引起的关节外粘连，则各个方向活动均会减小。

（六）肌力检查

采用徒手肌力测量法测量肩外展、外旋和内旋肌力，但常由于活动度的限制而影响评估。对于严重疼痛患者可在局麻下检查。

（七）肩关节功能量表

1. UCLA 肩关节功能评定　总分为 35 分。优 34~35 分，良 29~33 分，差 <29 分。

2. Constant-Murley 肩功能评定　其中包括疼痛、ADL、ROM、肌力（MMT）四项评定内容。

（八）相邻关节的检查

包括颈椎、胸椎、肩胛骨等。

（九）影像学评估

X 线、CT、MRI、肌骨超声等。

（十）ADL 评定

常用的基本 ADL 评定量表有 Barthel 指数、Katz 指数、PULSES、修订的 Kenny 自理评定等。常用的工具性 ADL 评定量表有功能活动问卷、快速残疾评定量表等。

（十一）精神状态评定

焦虑自评量表、抑郁自评量表等。

（十二）肩关节功能量表

1. SPADI　SPADI 是一个 13 项患者的自我报告工具，有 2 个领域，5 个疼痛项目，8 项残疾。每个领域的得分都是同样加权的总分。总得分从 0 到 100，0 表示没有痛苦或困难。

2. DASH　DASH 是一个 30 个问题的患者自我报告问卷。分数从 0 到 100 不等，0 表示没有残疾。

3. ASES（美国肩肘外科协会评分）　ASES 目前评分方法采用基于患者的主观感受评分，包括疼痛（50%）和生活功能（50%）两部分，满分 100 分，分数越高表示肩关节功能越好。ASES 评分与年龄相关性低，可信度较高。

四、康复治疗方法

目前物理治疗仍是冻结肩的首选治疗方法，其主要目的是缓解疼痛、减少肩关节活动受限的程度以及恢复肩关节的活动度。物理治疗的方法很多，如肢体被动活动，关节松动术、肌力训练、自我牵伸、家庭训练，以及相应的物理因子治疗等。表 3-2-6 是冷冻肩康复治疗流程。

表 3-2-6 冷冻肩的康复治疗方案

分期	康复治疗方案
粘连前期	1. 症状 剧烈疼痛为主 2. 目的 缓解疼痛和不适，恢复运动 3. 目标 控制活动度的减少，在可接受范围内进行 ROM 训练，活动范围不受限，但需治疗师和患者进行沟通来预防损伤 4. 方法 药物止痛、关节皮质类固醇注射结合物理因子治疗，做关节活动训练和功能训练 (1) 物理因子治疗：包括冰敷、超声波、经皮神经电刺激疗法等。在治疗前进行温湿热敷，治疗结束后进行冰敷； (2) 关节活动度训练 1) 被动 ROM 训练：在无痛或可忍受疼痛范围内（VAS≤3 分）对患者进行被动关节活动度的训练，包括前屈、内收位外旋、外展位外旋及水平内收（图 3-2-75~ 图 3-2-78）； 2) 主动 - 辅助、主动 ROM 训练：①利用 T 形棒做内外旋动作（图 3-2-79）； ②爬墙运动：患者站立，患侧面向墙，手指逐渐向上爬行，可用健侧手辅助做前屈、外展动作，直至疼痛不能再向上为止（图 3-2-80、图 3-2-81）； ③后伸训练：患者平行站立于门框内，患侧肩关节后伸握住门框，同时健侧腿向前迈一步呈弓箭步降低身体重心，以此进行后伸的训练（图 3-2-82） (3) 关节松动术治疗：采用Ⅰ、Ⅱ级手法，在关节附属活动的起始端到中点范围内进行。以缓解疼痛为目的，治疗应在无痛或可忍受疼痛范围内（VAS≤3 分）进行； (4) 肌力训练：根据疼痛情况而定，适当进行肩袖肌群及肩周围其他肌群训练（三角肌、斜方肌、前锯肌等）； (5) 家庭训练：用以巩固治疗效果，限制组织的炎症和疼痛，例如钟摆运动：弯腰至上身与地面平行，手臂自然下垂。首先是前后方向的摆动，待适应基本无痛后再增加左右侧向的摆动。疼痛明显时在健侧手的保护下摆动手臂。随病情好转逐渐增大运动幅度（图 3-2-83） 此外 AROM、AAROM 均可在家庭中进行。家庭训练计划应该从一开始就执行，且在关节活度末端维持 3~5s，患者应该每天做 3~5 次的练习
渐冻期	1. 症状 疼痛为主，肌肉痉挛 2. 目的 减轻疼痛和不适，减少痉挛，改善肩部运动，提高肩袖和肩胛稳定结构的强度和耐力 3. 目标 ROM 前屈可达 140°，外旋可达 45°，内旋可达第 12 胸椎棘突 4. 治疗方法 (1) 物理因子治疗：冰敷、超声波、经皮神经电刺激、干扰电治疗。在治疗前进行温湿热敷疗法，在治疗结束末进行冰敷； (2) 关节活动度的训练：包括被动、主动 - 辅助和主动关节活动度训练（同上一阶段）。除上述外，让患者坐于治疗床上，患侧肩外展 30° 抓住治疗床边缘，身体向健侧倾斜，以牵拉患侧肱骨，使肱骨向足侧滑动。进行全方位的肩关节周围软组织牵伸治疗，以保持软组织的延展性，维持正常的关节活动范围（图 3-2-84）； (3) 肌力训练：此阶段重点是肩袖肌群肌力训练，每周 3 次，每次 8~12 次重复 3 组 1) 等长收缩训练：站立于墙边，患手抵住墙壁做外展或外旋动作，训练过程中发力要循序渐进，注意控制疼痛的程度（图 3-2-85）； 2) 等张收缩训练：起始位置在中立位，屈肘 90°。弹力带一端固定，患侧手抓住弹力带另一端，做内、外旋动作。在疼痛可忍受范围内，内外旋角度均应大于 45°（图 3-2-86）； 3) 哑铃训练：用轻重量哑铃进行内、外旋肌力训练。患者仰卧于治疗床上，肩关节轻度前伸，分别在健、患侧卧位下进行外旋、内旋肌力训练。训练过程中不应产生明显疼痛，尽量增大内外旋角度（图 3-2-87）；

续表

分期	康复治疗方案
渐冻期	(4) 关节松动术治疗:采用中等强度的手法治疗,在超过附属性运动 50% 以上的范围内进行松动。松动的幅度和时间应持续到组织抵抗,进行适度的关节囊牵伸手法(长轴牵引和分离牵引),避免关节囊挛缩。在不产生明显疼痛的情况下,还应进行肌肉等其他软组织牵伸,将牵伸的强度和持续时间持续至产生组织抵抗; (5) 家庭训练:在家庭训练活动过程中,教育患者在不产生明显疼痛的情况下获得运动和功能的进步。包括 AROM 和 AAROM 均可在家庭中进行。继续进行钟摆动作,活动角度要根据实际情况而定。此外还可以让患者仰卧位,双侧上臂垂直床面,肘屈曲 90°,支撑起上身使肩抬离床面,使肱骨由后向前滑动(图 3-2-88)
冻结期	1. 症状 剧烈疼痛已减轻,关节挛缩功能障碍加重 2. 目的 减轻疼痛,防止关节挛缩加重,增加肩关节的活动度 3. 方法 (1) 物理因子治疗:热疗,电刺激、超声治疗; (2) 关节活动度的训练:依然遵循幅度由小到大,循序渐进(控制疼痛)的原则。应继续进行肩关节外展、外旋、后伸、前屈、内旋运动以及全方位的牵伸 此外还包括一些其他训练方法:利用滑轮系统进行训练。双手分别握住两个滑轮拉环,健侧上肢向下用力带动患肢上举以锻炼患肩外展、上举功能,还可以患肩内旋,患侧手反转握环,健侧用力向下带动患臂于内旋位外展,锻炼内旋、外展功能(图 3-2-89)。训练活动范围从小到大,循序渐进。每个动作 10 次,每次 15min (3) 关节松动术:僵硬期疼痛明显时采用Ⅱ、Ⅲ级手法(VAS≤3 分),疼痛不明显时采用Ⅳ级手法。分别做盂肱关节的分离,长轴牵引,向头侧滑动,向足侧滑动,前后向滑动,外展摆动,侧方滑动,水平内收摆动,后前向转动,内旋摆动及肩胛骨松动等。(由后向前滑动更能改善外旋功能),每次治疗约 20min,每天进行 1 次 (4) 动态关节松动术 1) 改善外旋角度(图 3-2-90): 患者体位:仰卧位,患侧肩胛下垫毛巾卷,中立位屈肘 90°,双手分别握住木杖两端 治疗师体位:面对患者站在健侧,双手向下加压患者盂肱关节,使其产生向后的滑动,指导患者用木杖将患侧肩活动到外旋范围末。动作维持 10s,重复 5~10 次。在训练过程中患侧肘一定要靠在体侧,并且要确保操作在无痛范围内进行(根据需要调整等级和方向) 2) 改善内旋活动(图 3-2-91) 患者体位:站立位,在背后用健手抓住毛巾上端,患手达到内旋无痛最大活动范围时抓住毛巾下端; 治疗师体位:面对患者患侧站立,一手置于患者患侧腋下抓住肱骨近端,稳定肩胛骨,另一只手置于肘窝。治疗师腹部抵住患者肘关节防止外展。当患者健手拉患手时,治疗师下拉肱骨使其向下滑动。注意整个治疗过程在无痛范围进行 (5) 肌力训练:除应继续进行肩袖肌力训练外,还应进行肩胛稳定强化训练 1) 双侧肩胛稳定强化训练:利用瑞士球进行肩胛骨前伸的训练,俯卧将瑞士球放在大腿下面,双手伸直支撑身体,做肩胛骨后缩、前伸动作,训练前锯肌。可随着能力的提高逐渐将瑞士球向小腿方向移动来增加训练难度(图 3-2-92); 2) 单侧肩胛稳定强化训练:准备动作与双侧肩胛稳定训练相同。在维持好身体姿态前提下,将健侧手臂前伸,让患侧肩胛骨(前锯肌)承受更多负重来进行强化训练(图 3-2-93); 3) 哑铃训练(背阔肌,斜方肌、菱形肌):患者俯卧,手持哑铃分别做前屈、水平外展和后伸动作,并在动作末端保持 5~10s,加强肩胛区运动控制训练(图 3-2-94、图 3-2-95);

续表

分期	康复治疗方案
冻结期	4) 弹力带训练:肩胛骨后缩训练(图 3-2-96); 5) 耸肩训练:患者站位,双手持哑铃放于体侧,做肩胛上提动作,以此训练斜方肌和肩胛提肌(图 3-2-97); 6) 三角肌中束肌力等张强化训练:站立位双手持哑铃,手臂侧平举(图 3-2-98); 7) 三角肌前束等张收缩强化肌力训练:站立位手臂持哑铃前屈(图 3-2-99) (6) 神经肌肉再教育:将家庭训练与患者的工作和娱乐活动相结合,与日常生活相结合。在家庭训练中要对患者进行耐心的教育,以达到良好的训练效果; (7) 家庭训练 1) 前侧关节囊牵拉训练:患者面朝门的一侧,患侧肩外展 90°、屈肘 90°,前臂抵住门框边缘,身体向健侧旋转,使肱骨外旋并牵拉关节囊前侧(加强训练:此基础上可将患侧的脚向前迈一小步,辅助加强身体旋转角度,增大外旋角度,图 3-2-100); 2) 推墙壁强化训练:患者站立位,面对墙,双手撑球推墙壁; 3) 肩袖旋转肌等张收缩训练:用轻重量哑铃进行内旋肌力训练,以及肩外旋肌的强化训练(图 3-2-101、图 3-2-102)
解冻期	1. 症状　疼痛消退,肩关节 ROM 逐渐恢复 2. 方法 (1) 物理因子治疗:热疗、电刺激、超声治疗等; (2) 关节活动度训练:同上一阶段。此阶段疼痛明显减轻甚至消失,因此在做关节活动度训练时可适当增大强度; (3) 关节松动术:采用Ⅲ、Ⅳ级手法,治疗在关节活动范围末进行,治疗师应感觉到明显的软组织抵抗。在疼痛可耐受范围内,适当延长松动时间和增加治疗幅度,以获得更多的进步。治疗后注意局部冰敷; (4) 动态关节松动术:同上一阶段。注意治疗在关节活动范围内进行; (5) 肌力训练:对于防止肌萎缩,增加肌肉力量及肌肉弹性,维持关节稳定,应进行肩部肌肉抗阻肌力训练(可借助弹力带、哑铃、拉力器及上肢、臂部肌力训练器进行),负荷从轻至重逐步增加,1 次 / 天,每次训练量应以练习后肌肉有酸胀感,轻度疲劳为限; 1) 相关肩袖肌群的等长、等张收缩训练以及肩胛稳定结构的肌力强化训练均同上; 2) 中下斜方肌肌力训练:患者俯卧位,双肩外展 90°、前臂悬于床外做肩胛骨内收训练(图 3-2-103); 3) 前锯肌肌力训练:弹力带一端固定于墙壁,患者取坐位,双手分别持弹力带另一端,肩胛前伸手臂伸直,弹力带要与前臂平行,拉动弹力带进行前锯肌肌力的训练(图 3-2-104); 4) 双手支撑躯体训练:患者坐位或站立位,双手在双杠或椅子两侧扶手上,将身体撑起(图 3-2-105); 5) 三角肌和冈上肌肌力训练:患者站立位,起始位手臂前伸,内旋轻微内收到终末位于屈曲,外展,外旋位(图 3-2-106); 6) 肩周肌肌力及耐力加强训练:患者仰卧位或站立位,以对角线伸展模式和对角线屈曲模式进行接、扔球训练 3. 并发症　如果运动的丧失持续,疼痛持续,患者可能需要手术干预、麻醉下操作以及关节镜松解治疗

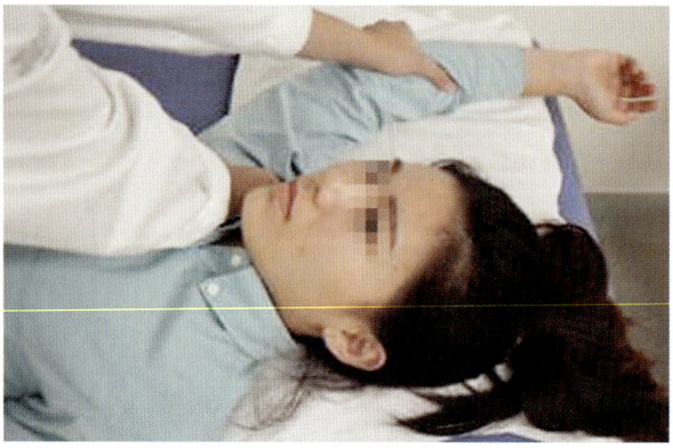

图 3-2-75 被动前屈

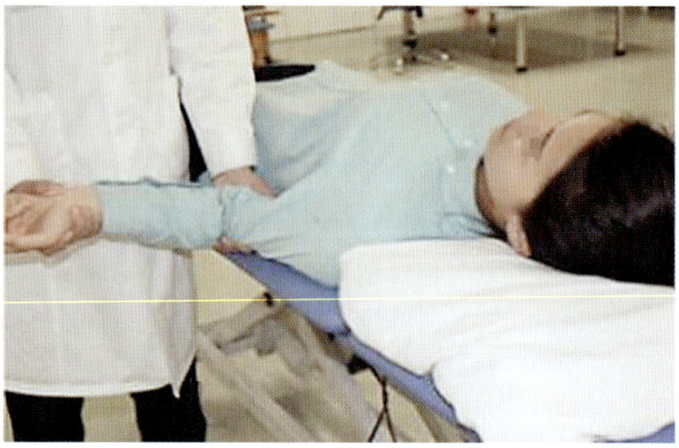

图 3-2-76 被动内收外旋

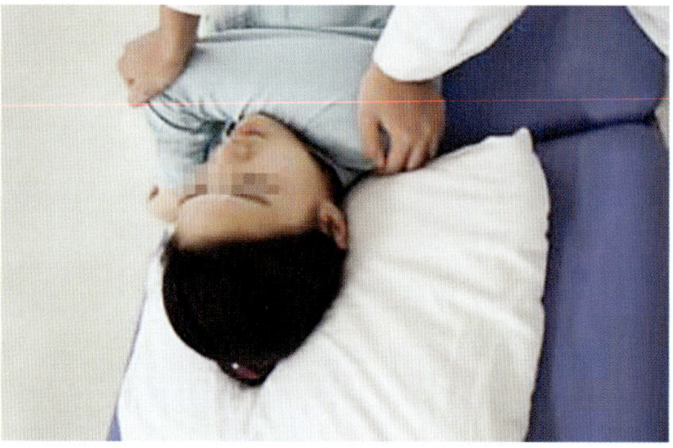

图 3-2-77 被动水平内收

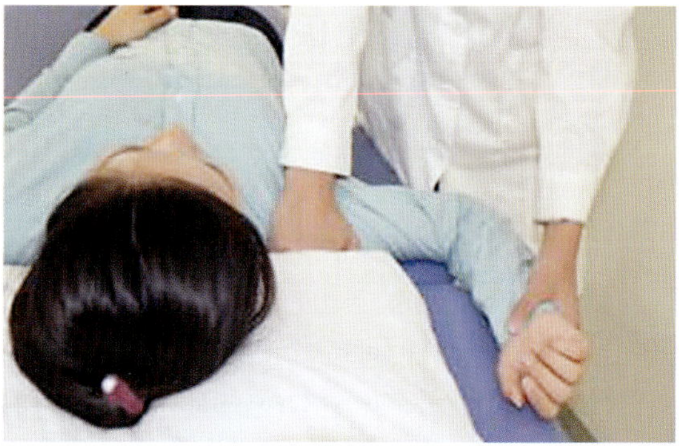

图 3-2-78 被动外展外旋

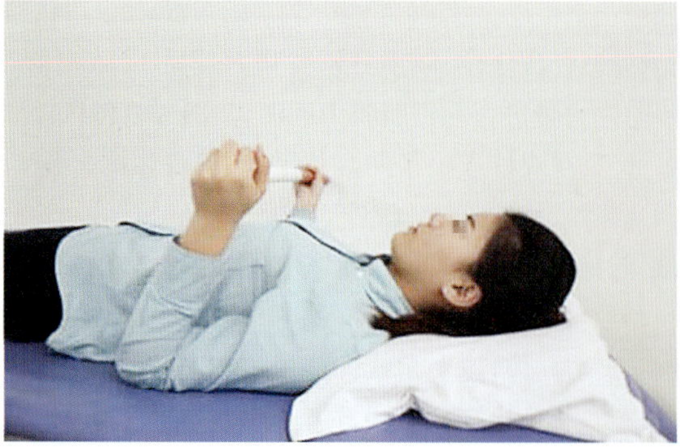

图 3-2-79 主动 - 辅助关节活动度训练

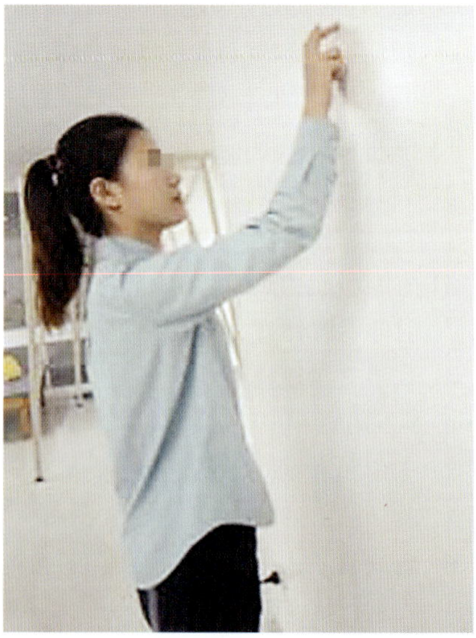

图 3-2-80 肩前屈爬墙运动

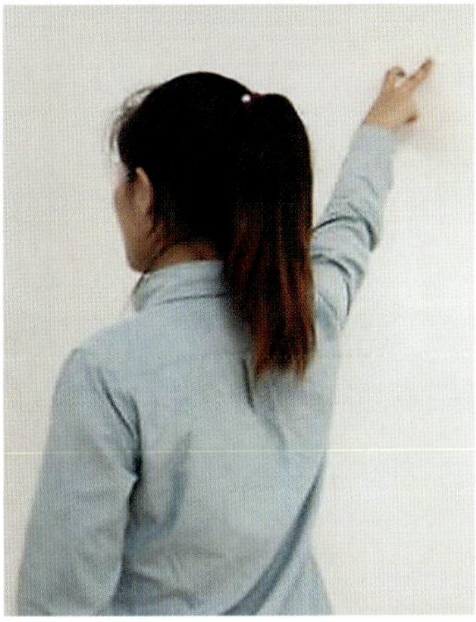

图 3-2-81 肩外展爬墙运动

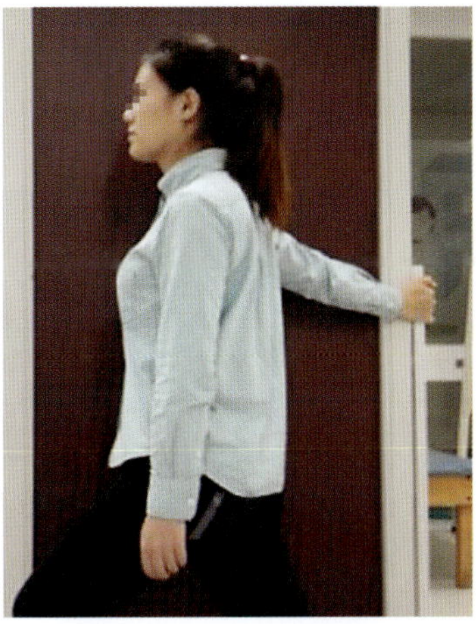

图 3-2-82 后伸训练

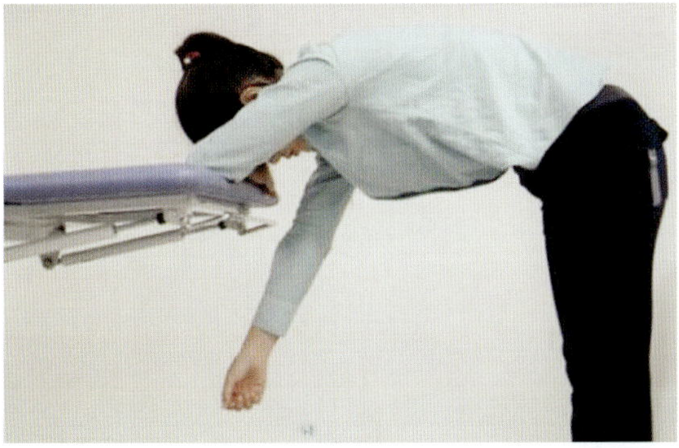

图 3-2-83 钟摆运动

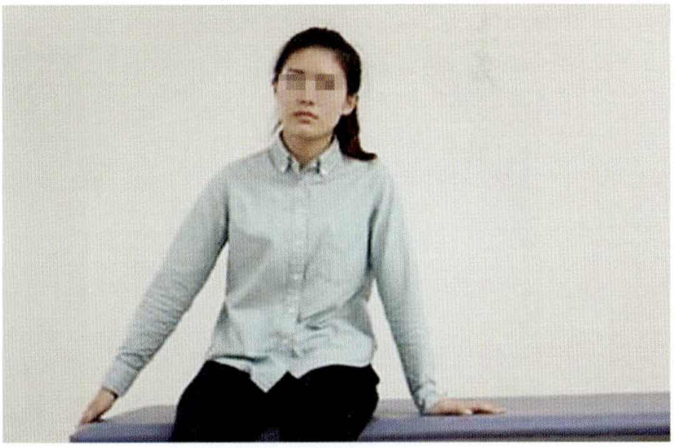

图 3-2-84 牵拉患侧肱骨，使其向足侧滑动

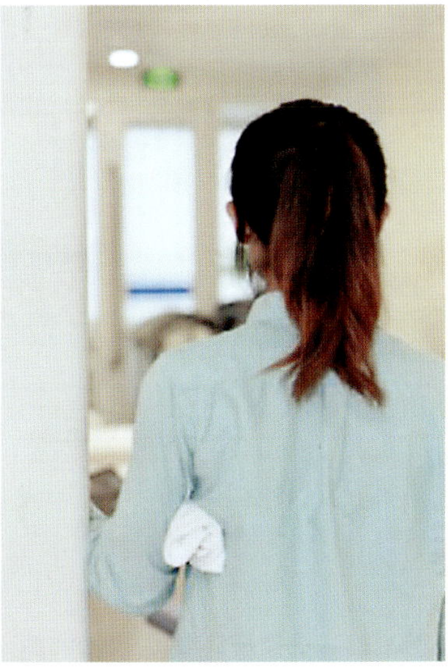

图 3-2-85 肩外展、外旋等长收缩训练

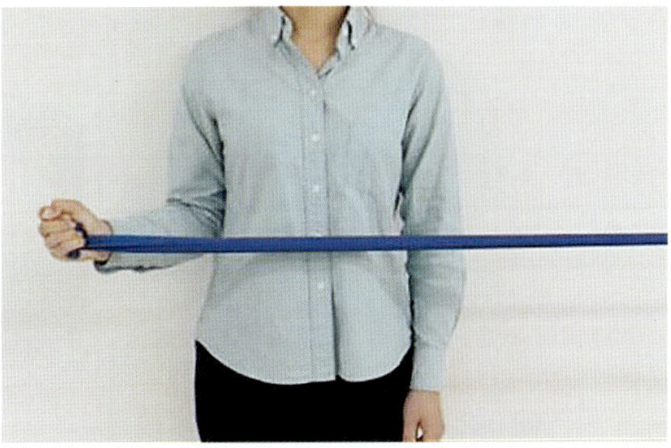

图 3-2-86 肩内、外旋等张收缩训练

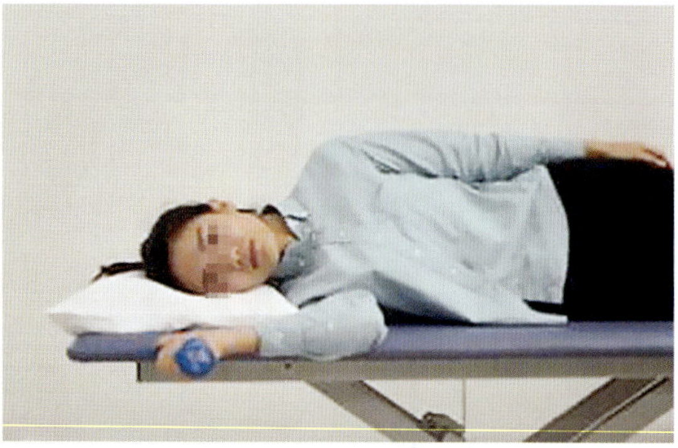

图 3-2-87 哑铃训练

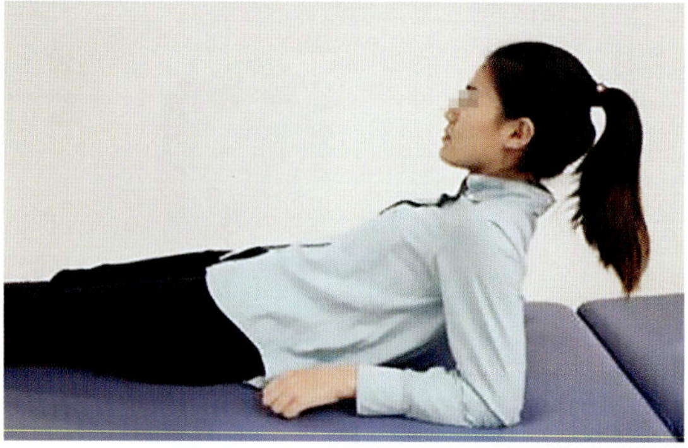

图 3-2-88 肱骨由后向前滑动

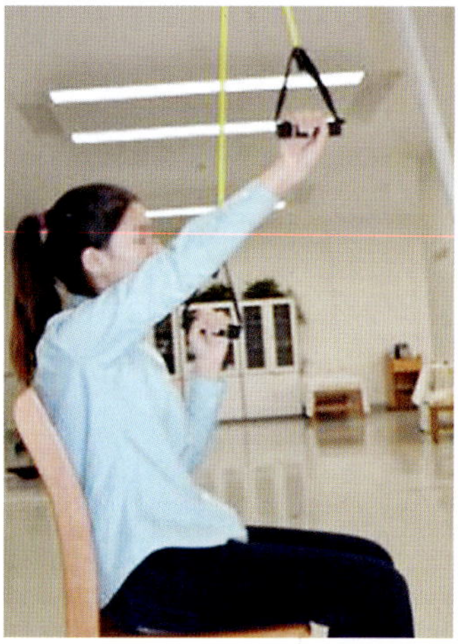

图 3-2-89 滑轮系统训练

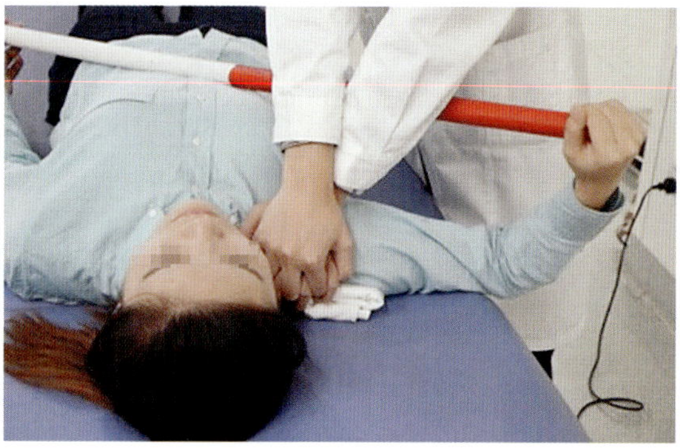

图 3-2-90 动态关节松动术改善外旋角度

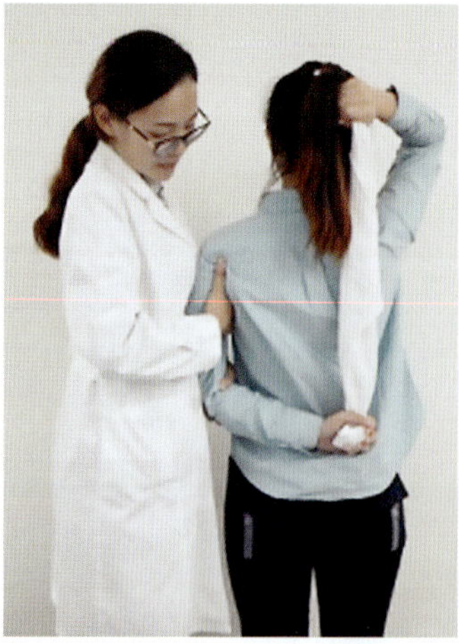

图 3-2-91 动态关节松动术改善内旋活动

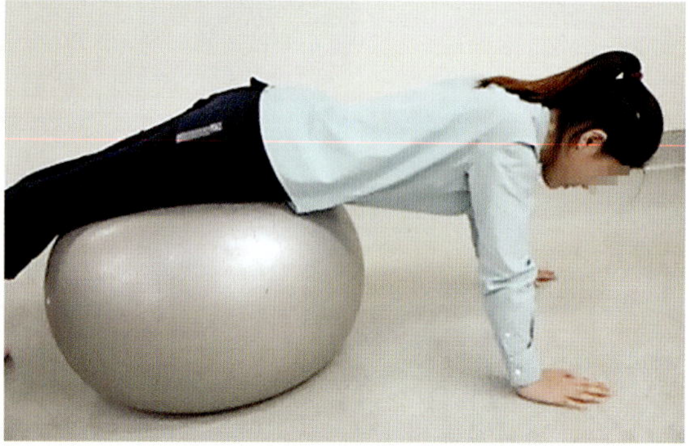

图 3-2-92 双侧肩胛稳定强化训练

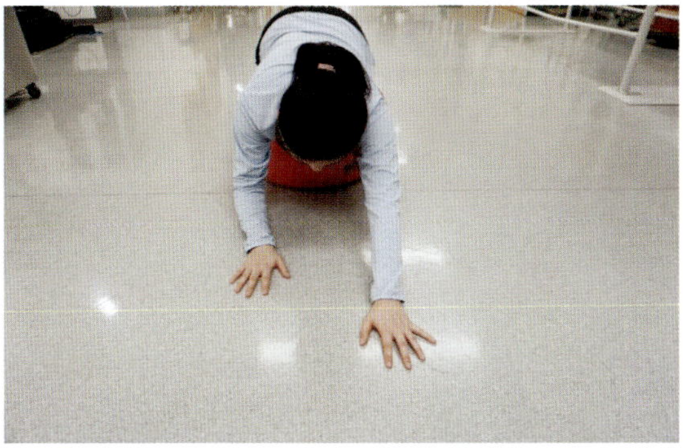

图 3-2-93 单侧肩胛稳定强化训练

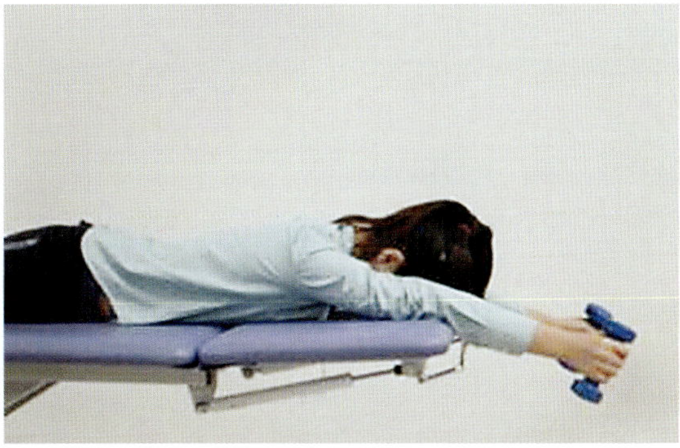

图 3-2-94 哑铃进行肩胛前屈训练

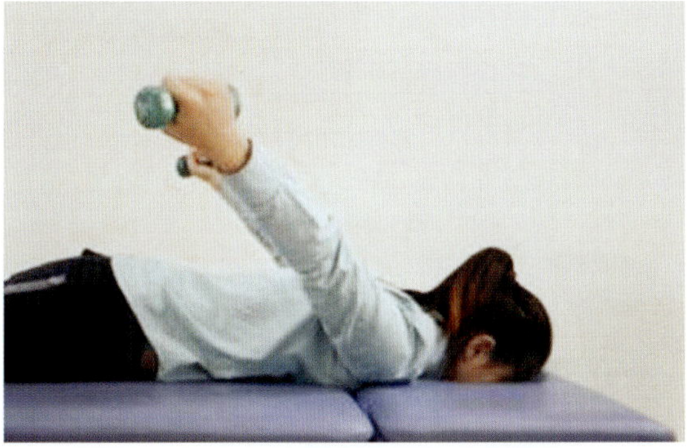

图 3-2-95 哑铃进行肩胛后缩训练

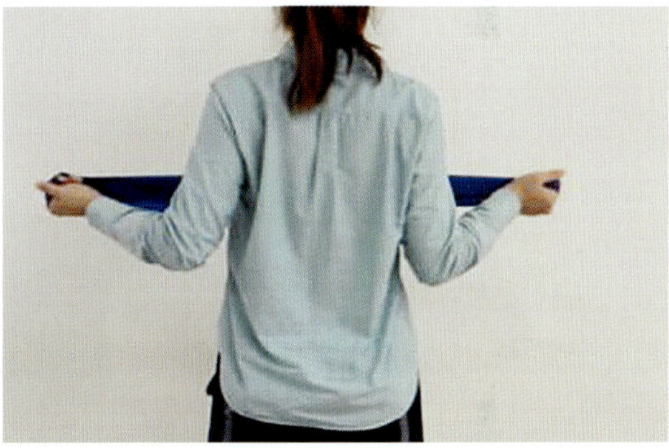

图 3-2-96 弹力带进行肩胛后缩训练

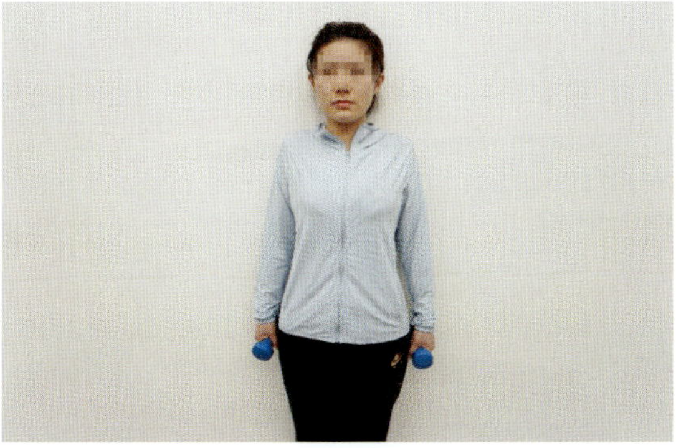

图 3-2-97 耸肩训练

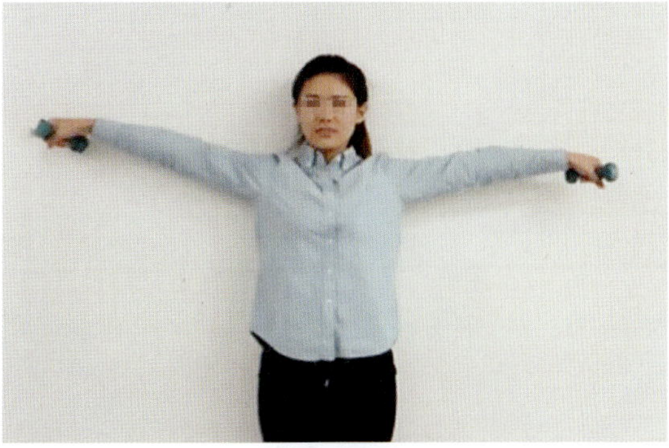

图 3-2-98 三角肌中束等张收缩强化肌力训练

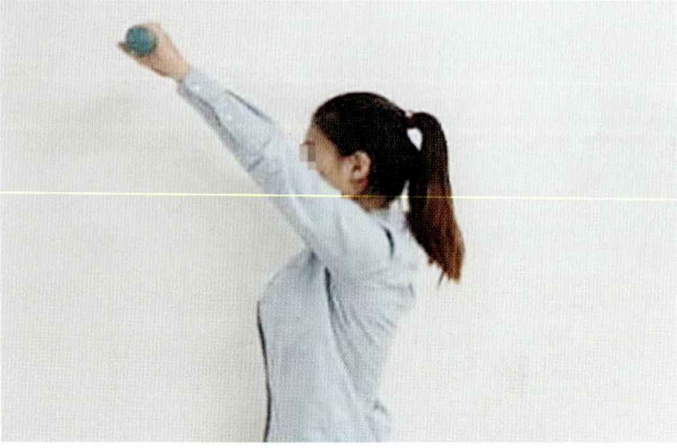

图 3-2-99 三角肌前束等张收缩强化肌力训练

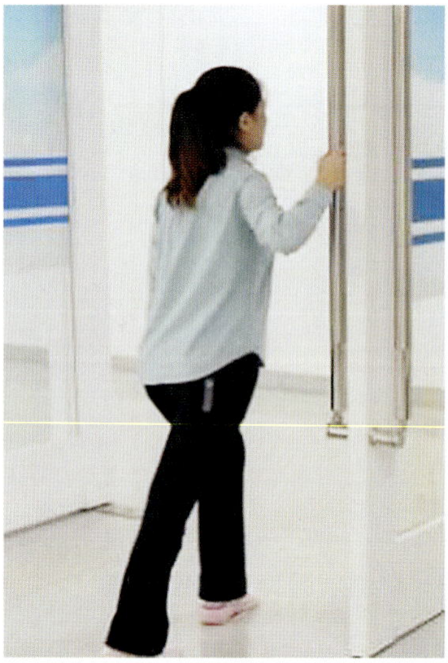

图 3-2-100 前侧关节囊牵拉训练

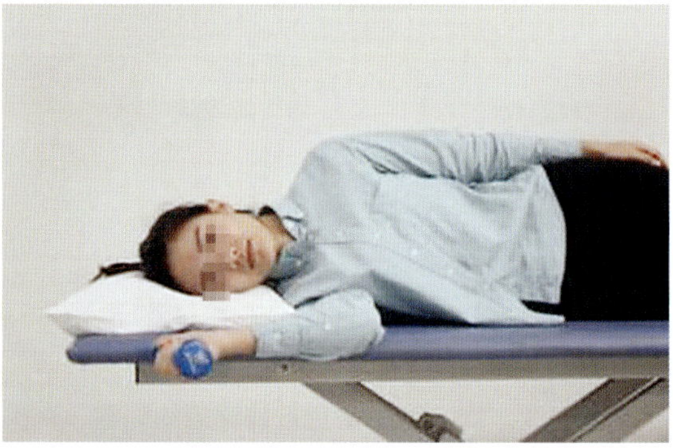

图 3-2-101 肩袖内旋等张收缩训练

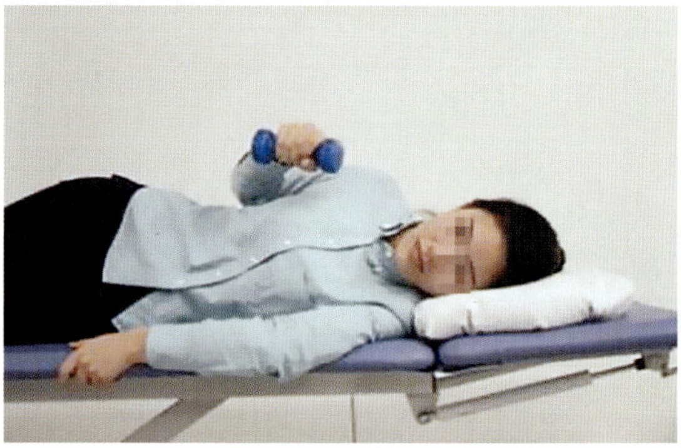

图 3-2-102 肩袖外旋等张收缩训练

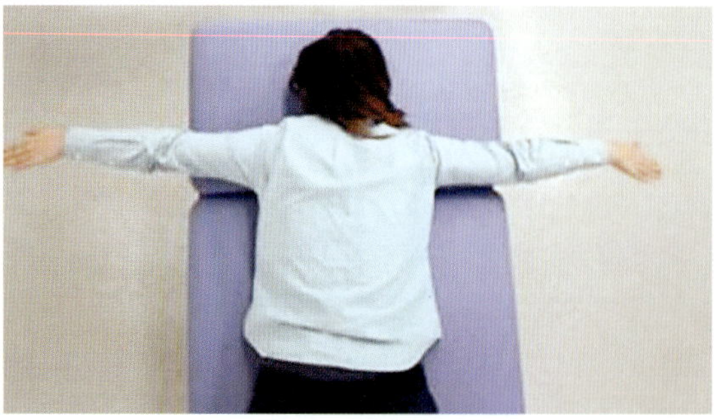

图 3-2-103 中下斜方肌肌力训练

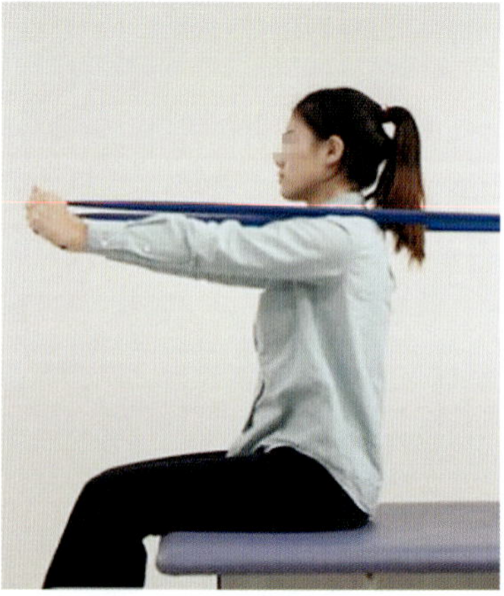

图 3-2-104 前锯肌肌力训练

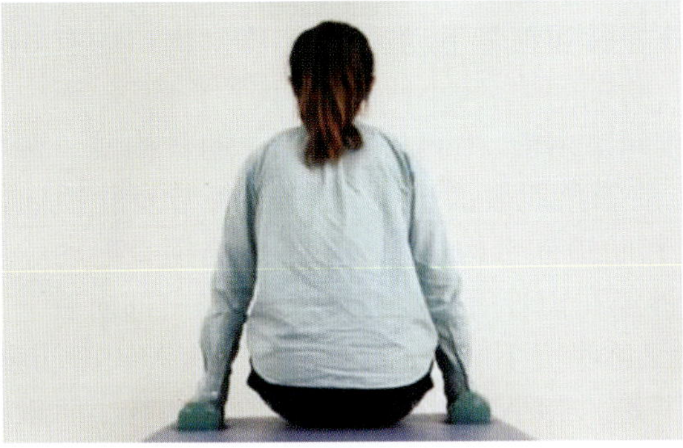

图 3-2-105　双手支撑躯体训练

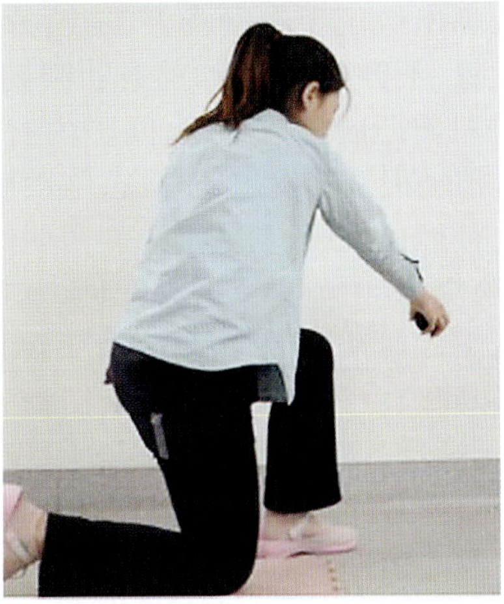

图 3-2-106　PNF 三角肌、冈上肌肌力训练

以上总结的仅仅是基于人为分期的冻结肩常规康复流程，临床应用时可以根据不同情况加以调整，为患者制订出个性化的康复方案。

在冻结肩的康复过程中，建议让患者了解自己的症状，比如：有哪些症状表明他们已经患有冻结肩，并且让患者了解疾病的发展及恢复过程。此外还应督促患者在日常生活活动中继续使用患侧肩。患者还应积极接受良好的治疗项目，包括教育、活动和伸展运动，以及治疗师所做的关节松动术，这些治疗可以帮助控制症状，并使患者的肩部运动和功能恢复得更快。手法治疗或运动疗法之前的热疗也可以使治疗更为有效。当然，有些情况下医生可能会建议患者进行皮质类固醇注射，再结合关节松动和伸展运动、功能训练等，也可提高冻结肩的治疗效果。

（解　涛　孙新瑶）

第三节　胸廓出口综合征

一、概述

胸廓出口综合征（thoracic outlet syndrome，TOS）是指多种原因致使臂丛神经、锁骨下动、静脉在肋锁间隙、斜角肌间隙及胸小肌与肩胛喙突附着处受到不同程度的压迫而引起的一种动态疾病。其特征为颈、肩、臂、手部疼痛、麻木、无力、感觉异常、肢端缺血或肌肉萎缩，并在手臂上抬或颈肩部过度活动时被激发。临床中大部分 TOS 患者都表现为肥胖、劳累，或有肩颈部疾病、外伤等病史，造成肩颈部肌群失衡、炎性水肿、痉挛及粘连，从而对臂丛神经和锁骨下动、静脉产生压迫而出现症状。

胸廓出口综合征的发病率为 0.1%~8%。青中年发病率较高，多发于 20~50 岁。其中女性发病率明显高于男性，为男性的 3~4 倍，主要与女性肌肉不发达、胸部组织使肩部易下沉、胸廓出口狭窄和低胸骨的解剖结构等因素有关。儿童的发病率极低，据文献报道，多由颈肋所致。

胸廓出口位于胸壁浅表，是锁骨上窝到腋部之间的一个潜在性长段腔隙性结构。由上方锁骨，下方第1肋骨，前方肋锁韧带，后方斜角肌共同围成。出口表面覆盖有胸锁筋膜及各种肌肉肌腱和骨组织，间隙内有臂丛神经和血管通过。其中神经血管结构包括臂丛C5~T1神经根及其发出的分支，腋动脉、腋静脉和锁骨下动、静脉。胸廓出口中有6处部位可发生神经血管压迫，分别为斜角肌间隙、肋锁间隙、胸小肌间隙、肱骨头前区、正中神经根通道、腋窝，其中前三个最为常见。斜角肌间隙由前、中斜角肌和第1肋骨构成。臂丛神经与锁骨下动脉从中间穿过，锁骨下静脉于前斜角肌表面越过、与胸锁关节及肋锁韧带相接触；肋锁间隙由第1肋骨、锁骨、锁骨下肌和肋锁韧带构成。臂丛神经与锁骨下动脉从其外侧穿过，锁骨下静脉从其内侧穿过。臂丛神经在锁骨后分为三个分支，当肩部向后下方活动或锁骨受伤时此位置会变窄；胸小肌间隙(又称喙突下间隙)由胸小肌、喙突和锁胸筋膜构成。臂丛神经与锁骨下动、静脉经过锁骨后方并进入胸小肌间隙，神经血管束在胸小肌近喙突止点处改变走行方向后进入腋部及上肢。当上肢处于外展体位并过度运动时可能会引起臂丛神经的损伤。

二、病因

胸廓出口综合征的发病机制比较复杂，主要分为解剖结构性原因与功能性原因。

(一) 解剖结构性原因

解剖结构性原因最为常见。解剖结构异常使臂丛神经与锁骨下动、静脉在胸廓出口通路上的某一段受到刺激和压迫。解剖学致病因素好发于三个间隙。表3-2-7详细介绍了导致TOS发生的间隙异常情况(斜角肌间隙、肋锁间隙、胸小肌间隙)，表3-2-8为颈肋与TOS发生的关系。

表3-2-7 斜角肌间隙、肋锁间隙、胸小肌间隙异常情况

异常分类	斜角肌间隙	肋锁间隙	胸小肌间隙
软组织异常(约占解剖结构性异常的58%)	横膈膜韧带异常 C7至第1肋骨间韧带异常； 前中斜角肌间隙中的肌束异常	包绕臂丛神经干和锁骨下动、静脉周围的纤维束	喙突软骨纤维束异常 胸锁筋膜异常或扩张
骨性异常(约占27%)	颈肋(分型见表3-2-8)； C7横突过长； 第1肋骨异常	第1肋骨畸形或骨折； 锁骨畸形或骨折； 锁骨胸骨后脱位	第1肋骨异常
肌肉结构异常(占极少数)	前斜角肌肥大； 中斜角肌痉挛	锁骨下肌畸形	胸小肌止点处腱性组织异常增厚

表3-2-8 颈肋分类

分类	与TOS关系
颈肋短小，刚超过横突	—
颈肋超过横突较多，末端游离或与第1肋骨相连接	—
不完整颈肋，并以纤维带与第1肋骨的肋软骨相连接	仅与神经型TOS相关
完整颈肋，并以肋软骨与第1肋骨的肋软骨相连接	神经型TOS或动脉型TOS

（二）功能性原因

颈椎受损和肩带肌肉的不平衡可引发相关肌肉组织的增厚和纤维化，从而导致胸廓出口狭窄，出现胸廓出口综合征。外伤、姿势不良、职业及运动因素等都是胸廓出口综合征的诱发因素。

1. 外伤　锁骨、第1肋骨骨折导致的骨愈合不全或形成骨痂，可能会压迫神经血管束。

2. 姿势不良　头颈位置不良、圆肩、肩上抬超过90°可引起肋锁间隙变小、胸小肌间隙内血管神经束的牵张增加，胸锁乳突肌短缩，增加了第1肋骨对臂丛神经下干的压迫，产生神经症状。在女性中较为常见，多因肌肉无力所致，也可因神经源性疾病或外伤引起。

3. 职业因素　工作中上肢反复超过肩部以上的动作可以引起胸廓出口综合征。主要包括负重工作，直接承重、手臂反复运动、手上举超过肩部的工作等。

4. 运动因素　举重、划船及游泳等运动可导致斜角肌肥大，引起臂丛神经、血管的压迫。

三、分型

据文献报道，根据损伤或受压的部位不同，将TOS分为神经型、血管型、创伤性神经血管型三大类，其中神经型TOS的发病率最高，占TOS的90%~97%。

（一）神经型TOS

1. 根据Roos分型　将神经型分为臂丛上干型、臂丛下干型、全臂丛型三种类型，其中臂丛下干型最为典型。

2. 根据Wilbour分型　将神经型分为争议性TOS（又名非特异性TOS）和真性TOS两大类。其中争议性TOS较为常见，发病率占神经型的绝大多数，约为99%；真性TOS的发病率较低，约为人群的1/10 000，主要见于女性。“有争议”意味着不确定性，其病例缺少特有的结构形态异常和电生理检查异常的诊断依据。而真性TOS发病率极低，但其临床表现可以用解剖和电生理诊断异常的客观诊断依据来印证。

（二）血管型TOS

根据压迫的血管部位不同分为动脉型和静脉型TOS两大类。动脉型TOS：为锁骨下动脉或腋动脉受压，在男女中的发病率大致相同，占TOS的1%~5%，虽极少发生，但为最危险的的类型；静脉型TOS：为锁骨下静脉或腋静脉受压，占全部类型TOS中的2%~5%，男性为此病易感人群。

（三）创伤性神经血管型TOS

极为罕见，多见于成年男性。

四、临床表现

（一）神经型TOS

神经性TOS好发于成年女性，根据Roos分型可分为臂丛上干型TOS、臂丛下干型TOS以及全臂丛型TOS；根据Wilbour分型可分为真性TOS和争议性TOS。神经性TOS诱因多见于臂丛神经受压，患者主要以颈肩部的不适及上肢放射痛为主诉。感觉神经先受累，表现为疼痛及感觉异常，其中前臂内侧和手部感觉异常或麻木较为常见；运动神经后受累，表现为进行性肌力减退及肌肉萎缩。

1. 臂丛上干型TOS　治疗师对此类性TOS进行感觉检查，其主要表现为颈肩部的不适，上臂外侧针刺痛觉减退，拇、示、中指感觉异常等，可伴头痛，但假性心绞痛（前胸壁疼痛及面部疼痛、麻木）较少出现；运动检查主要表现为主动肩外展及屈肘无力，被动肩外展及屈肘正常。

2. 臂丛下干型TOS　治疗师对此类性TOS进行感觉检查，其主要表现为患侧上肢酸痛、无力、畏寒，前臂内侧皮肤针刺痛觉减退，手部麻木等；运动检查主要表现为患肢肌力较正常稍差，亦存在鱼际肌、小鱼际肌萎缩的可能。

3. 全臂丛型TOS　治疗师对此类性TOS进行感觉检查，其主要表现为患侧颈、肩、手部感觉异常，伴有同侧头皮、面部的感觉障碍以及嗅觉、味觉的改变。运动检查主要表现为颈、肩、手部运动异常。

4. 真性TOS　治疗师对此类性TOS进行感觉检查，其主要表现为神经干支配区疼痛、麻木、感觉异常；皮肤发冷、敏感，枕头痛，可能会产生雷诺现象（由于血管神经功能紊乱引起的肢端小动脉痉挛性疾病）；运动检查主要表现为患侧颈肩部肌肉无力、痉挛，精细运动消失，客观无力。

5. 争议性TOS　治疗师对此类性TOS进行感觉检查，其主要表现为神经干支配区疼痛、感觉异常，脸面部疼痛，听觉或视觉障碍，头疼等；运动检查主要表现为精细运动消失，主观无力；其他表现为心动过速，呼吸困难，吞咽困难，眩晕，耳鸣以及入睡困难。

（二）血管型TOS

血管型TOS分为动脉型和静脉型TOS两大类。其中动脉型TOS好发于20~30岁青年人，锁骨下静脉受压是其诱因；静脉型TOS好发于20~30岁男性，锁骨下动脉血栓形成或动脉瘤致血管狭窄、血流受阻而造成局部缺血，从而诱发静脉型TOS。

1. 动脉型TOS　治疗师对此类性TOS进行检查，视觉主要表现为上肢皮肤苍白；感觉检查表现为上肢疼痛，发冷，有沉重感，感觉异常；运动检查表现为上肢无力，极易疲劳；此外还可能出现锁骨下动脉瘤，血栓形成。上肢活动幅度增大可导致疼痛并引起桡动脉搏动减弱。

2. 静脉型TOS　治疗师对此类性TOS进行检查，视觉主要表现为患手及手臂肿胀、发青，肩和胸部静脉凸显；感觉检查表现为上肢疼痛，感觉异常；运动检查表现为手指僵硬；此外还可能出现血栓形成。

（三）创伤性神经血管型TOS

创伤性神经血管型TOS好发于成年男性，因创伤造成神经、血管功能障碍而造成TOS。视觉检查可见创伤部位皮肤挫伤、肿胀，有时亦有上肢肿胀；感觉检查表现为病灶处敏感、疼痛，上肢放射性痛以及手臂、前臂、手、内侧环指、小指感觉的丧失等；运动检查表现为尺神经和正中神经支配的肌肉无力。

五、诊断及鉴别诊断

（一）诊断

TOS的诊断到目前为止仍是临床医学的难题，诊断要点包括：

1. 中青年女性。
2. 手及上肢疼痛、麻木、乏力及肌肉萎缩。
3. 前臂内侧皮神经支配的前臂皮肤有感觉障碍。
4. Adson、Eden、Wright、Roos等特殊试验阳性。

5. X 线片可见劲肋或第 7 颈椎横突过长；肌电图检查可示尺神经锁骨下传导速度及 F 反应异常等。

6. 偶有非典型症状及体征出现，如假性心绞痛型、椎动脉受压型、交感神经刺激型等。

（二）鉴别诊断

TOS 临床表现各异，易与其他疾病混淆，神经型 TOS 应与累及上肢神经的疾病相鉴别，如神经根型和脊髓型颈椎病、脊髓空洞症、下运动神经元病变、颈椎损伤、上肢神经损伤和神经嵌压症等。此外还需与肩关节撞击症、肩周炎、肩关节不稳、肌纤维织炎、纤维肌痛综合征、复杂局部疼痛综合征、冠心病心绞痛等相鉴别；血管型 TOS 应与血管炎、Raynaud 病和血管畸形等疾病相鉴别。以下对几种疾病进行简要的鉴别诊断：

1. 颈椎病　颈椎病是临床常见疾病，其中神经根性颈椎病可引起颈肩痛、上肢不适和麻木，严重者可有肌肉萎缩、颈部肌筋膜炎、神经炎、颈部肌肉劳损、甚至心绞痛、偏头痛、牙痛、舌下神经炎、肋间神经炎及神经官能症等。TOS 是以前、中斜角肌和第 1 肋骨为主要的嵌压因素，但临床上出现典型的臂丛神经下干和锁骨下动脉受压的症状并不多，可通过 X 线胸片显示的椎间孔情况，与颈椎病相鉴别。

2. 平山病（Hirayama disease，HD）　又称青年远端肌萎缩症，临床表现为上肢无力，远端及前臂肌萎缩。平山病的肌肉萎缩持续 1~3 年后病情会自发性缓解，主要发生在日本等亚洲国家，符合 HD 的诊断标准：

（1）青春早期隐袭起病，男性多见。

（2）局限于上肢远端，手指及腕无力，伴手和前臂远端肌萎缩。

（3）寒冷麻痹和手指伸展时出现束颤。

（4）症状为单侧或一侧明显。

（5）所有患者均无感觉、锥体束、下肢或小脑症状和体征，无颅神经损害及括约肌功能障碍。

（6）病史中无脊髓灰质炎、毒物暴露或周围神经麻痹史。

3. 上肢周围神经卡压综合征　神经卡压综合征是指周围神经受到某周围组织的压迫，而引起疼痛、感觉障碍、运动障碍及电生理学改变的疾病。肘管综合征、腕管综合征等临床表现易于与神经型胸廓出口综合征混淆。

六、康复评定

（一）问诊

包括患者的主诉、现病史、既往史、职业及家族史，其目的是使物理治疗师更好地理解患者问题的本质，分析是否有其他影响症状的因素存在。通过问诊，需要明确以下问题：患者的年龄、性别、从事的职业、什么部位出现症状、损伤的原因、症状程度及持续时间、哪些姿势或动作会加重或减轻症状、是否影响生活自理能力、是否影响到睡眠等。

（二）视诊

视诊是最关键的一步，主要从以下几个方面去看：体形、步态、表情与姿态、脊柱的形态。

（三）Autar 量表

评估出现锁骨下动静脉血栓的风险。

（四）疼痛评估

使用视觉模拟评分法、面部表情量表法、压力测痛法、疼痛日记评分法等任意一种方法评估患者在不同体位，不同活动状态下，不同时间段有无疼痛及疼痛的剧烈程度。

（五）感觉评估

在安静环境下，嘱患者闭合双眼，并采取双侧肢体对比检查，可进行浅感觉、深感觉及复合觉的检查，明确肢体皮肤感觉是否异常，从而判断感觉神经的功能状态。

（六）关节活动范围测量

在保证患者安全的前提下，在允许限度内，测量颈椎、肩关节手指关节各个方向的主动和被动活动范围。

（七）肌力评定

采用徒手肌力测量法（MMT）测量肩关节五大肌群（前屈、后伸、外展、外旋及内旋肌群）、腕关节肌群（掌屈、背伸肌群）以及掌指关节肌群的肌力。此外还可通过仪器评定握力、捏力等方法了解患者手部肌力情况。

（八）相邻关节的检查

颈椎、胸椎、肩胛骨等。

（九）常用量表

肩关节评定简表（SST）、UCLA 肩关节评分系统、Constant-Murley 法、Carroll 手功能评定法。

（十）ADL 评定

常用的基本 ADL 评定量表有 Barthel 指数、Katz 指数、PULSES、修订的 Kenny 自理评定等。常用的工具性 ADL 评定量表有功能活动问卷、快速残疾评定量表等。

（十一）精神状态评定

焦虑自评量表（SAS）、抑郁自评量表（SDS）。

（十二）特殊检查

1. 斜角肌挤压试验（adson test）　患者坐位、挺胸，肩关节外展 90°，肘关节伸直。检查者一只手触及被检查侧桡动脉搏动，一边嘱患者将头转向被检查侧，然后嘱患者后伸头颈的同时将上肢推向后方并旋后，同时嘱患者深吸气，并保持吸气状态。桡动脉搏动消失或减弱为阳性，提示神经血管束中的血管受到斜角肌或颈肋的压迫。

2. 肩外展试验（wright test）　患者坐位、挺胸，前臂旋后，头颈转向对侧。检查者分别在患上肢肩外展 90°、135°、180°位时触及其桡动脉，并记录上肢及头颈活动过程中桡动脉搏动的变化。桡动脉搏动消失或减弱为阳性体征，提示腋动脉受到胸小肌压迫或因神经血管束过长引起的喙突异常。

3. 上臂缺血试验（roos test）　又称三分钟举臂试验，患者站立挺胸，双臂外展 90°，外旋位屈肘 90°，掌心向前。检查者嘱患者双手反复握拳，手指全部伸直为一次动作，频率稳定为 1 次 / 秒，不能坚持 60 秒为阳性。

4. Halstead 试验（costoclavicular test）　即肋锁骨部压迫试验，患者挺胸，双肩适当用力向后向下采取军人站姿。检查者触及其桡动脉搏动变化，桡动脉搏动减弱或消失或出现锁骨下区杂音为阳性。提示在锁骨和第 1 肋骨之间锁骨下动脉受压产生脉搏改变。

5. Elvey 上肢张力试验（ULTT）　患者坐位，双侧肢体同时主动完成动作进行对比，试验分成三步。第一步：双上肢伸直外展 90°；第二步：双侧腕关节背屈；第三步：头颈分别向检查侧及对侧侧屈。出现上肢麻木、疼痛、脉搏减弱或消失为阳性。

6. 其他试验　增压试验（elevated stress test）、锁骨上叩击试验（moslege test）、肋锁挤压试验（eden test）、锁骨上压迫试验、颈部牵拉试验、上肢外展外旋试验（AER）、斜角肌压痛试验等。

（十三）影像学检查

X 线胸片、CT、磁共振成像、彩色多普勒超声检查、肌电图检查、肌骨超声等。

七、治疗方法

TOS 治疗方法主要包括保守治疗和手术治疗。保守治疗主要包括体态调整、呼吸训练、手法治疗、物理因子治疗、药物治疗、局部痛点封闭注射治疗等方法。对于处于疾病早期且无明显神经、血管受压体征的 TOS 患者都应首选保守治疗（表 3-2-9）。保守治疗通过恢复颈肩部肌肉平衡、减轻胸廓出口周围组织的炎性水肿，从而缓解肌肉紧张乃至痉挛对神经血管的压迫，以达到扩大胸廓出口处空间的目的。研究表明，约 60% 的 TOS 患者通过保守治疗可使症状完全缓解，近 90% 的患者主诉颈部及肩胛区的不适症状减轻。经过 1~3 个月保守治疗后症状无改善甚至加重的患者主要适用于手术治疗。

（一）保守治疗

详见表 3-2-9。

表 3-2-9 胸廓出口综合征的保守治疗方案

治疗方法	治疗方案
体态调整	不良姿势：头前位、圆肩、驼背、长时间伏案工作、睡觉时环抱手臂于头顶 1. 训练正确姿势及发展脊柱的自觉控制 治疗方法：患者坐位。进行屈曲训练时指引患者卷曲整个脊椎，先屈曲颈部，然后是胸椎及腰椎；进行伸展训练时，先触摸腰椎并指引腰椎伸展，然后是胸椎并且在伸展时吸气以利胸腔上举。在伸展过程中需要注意指引患者专心于肩胛内收并给予缓和的阻力以及轻压患者臀部上缘令患者抬头做中轴伸展。以上训练可通过口头和视觉增强矫正姿势 2. 训练中轴伸展 治疗方法：患者坐位或站位，手臂放松至体侧。轻触患者人中并协助其调整至中立位，进行下颌内收及脊柱挺直的矫正动作，并助其专注于此动作的感觉 3. 训练肩胛后缩 治疗方法：患者坐位或站位。令患者后缩两侧肩胛骨，治疗师触摸两侧肩胛下角，并指引其正确的运动轨迹，同时施与缓和阻力 注意：患者如若做出耸肩动作，则令其放松重新开始该动作 4. 训练胸廓及胸椎的控制 治疗方法：患者站位，胸廓的姿势会影响腰椎及骨盆的姿势。当患者出现脊柱前凸时，令其吸气并伸展胸廓。指引患者恢复正常的体态，避免脊柱过伸
呼吸训练	1. 放松呼吸肌及辅助肌群，减少呼吸困难，同时放松肩部肌群 治疗方法： (1) 患者坐位，身体前倾，前臂置于大腿上方以缓解呼吸急促； (2) 患者坐位，身体前倾，趴在枕头上放松，以缓解呼吸急促（图 3-2-107）； (3) 患者站位，身体前倾，手置于身体前方的 桌面上且以上肢支撑部分体重以缓解呼吸急促（图 3-2-108）； (4) 患者放松后做主动耸肩，肩关节及手臂绕圈，肩关节水平外展及内收以放松肩部肌群 2. 减少患者呼吸急促的发作次数 治疗方法：嘱患者处于放松体位，根据图 3-2-107 和图 3-2-108 的动作来放松上胸廓并尽量活动下胸廓，强调放松且有控制的横膈呼吸

续表

治疗方法	治疗方案
呼吸训练	注意:开始时患者呼吸节律浅快,一旦患者可控制呼吸则节律会减慢。必要时,提供氧气 3. 改善患者呼吸模式,强调横膈肌呼吸;降低呼吸做功、呼吸速率及辅助肌的使用;功能性活动时进行控制性呼吸 治疗方法(呼吸运动):嘱患者进行放松的横膈肌呼吸,减少上胸廓运动。可进行侧边肋式呼吸、圆唇呼吸(避免用力呼气)及吸气阻力运动。患者在站立、行走、爬楼梯等姿势下应练习控制性呼吸
手法治疗	1. 胸锁关节松动术 (1) 后向滑动:患者仰卧位,治疗师双手将拇指置于锁骨近端前面,拇指发力做锁骨向后的滑动(图 3-2-109); (2) 前向滑动:患者仰卧位,治疗师拇指在下,其余四指在上,环绕住锁骨,并将锁骨向前提起; (3) 尾向滑动:患者仰卧位,治疗师手指置于锁骨上方,同(2)描述,手指将锁骨由近端向尾端拉; (4) 头向滑动滑动:患者仰卧位,治疗师手指位置同(1),示指向上用力 2. 肩锁关节松动术　前向滑动:患者坐位,治疗师站于患者身后,一手固定肩峰,另一手拇指置于锁骨后方或患者俯卧位,将毛巾卷置于肩关节下方固定肩峰。治疗师的拇指向前推患者锁骨(图 3-2-110) 3. 盂肱关节松动术 (1) 分离牵引:患者仰卧位,手臂置于休息位。治疗师一手的拇指在前,四指在后置于患者腋下,位于盂肱关节边缘的远端。另一手由肱骨内侧面支撑肱骨,双手用力将肱骨向外侧牵引(图 3-2-111); (2) 尾端滑动:患者仰卧位,手臂置于休息位,或将手臂外展至最大角度,当手臂外展角度接近或超过 90°时,上臂应外旋。治疗师一手置于患者腋下,提供一级牵张,另一手的虎口置于肩峰,在上位的手将肱骨向下滑动(图 3-2-112)或患者坐位,肩外展 90°、肘屈曲 90°,治疗师一手托住肘关节,一手置于肱骨近端,施以向足底方向的力产生肱骨的尾端滑动(图 3-2-113); (3) 后向滑动:患者仰卧位,手臂呈休息位。治疗师背朝患者,将患者手臂靠在治疗师躯干作为支撑或患者肩关节前屈 90°,前臂内旋且手肘屈曲,手臂可置于水平内收位。治疗师置一软垫在肩胛骨下方固定肩胛。用远端手握住肱骨远端,以提供一级牵张。近端手置于肱骨近端,施以向后的力产生肱骨的后向滑动(图 3-2-114); (4) 前向滑动:患者俯卧位,手臂呈休息姿势垂出床缘,肩下垫一软枕。治疗师一手将患者手臂固定于大腿上并提供一级关节牵张。另一手置于肱骨近端施加向前向内的力(图 3-2-115) 4. 第 1、2 肋的松动术 (1) 前向滑动:患者俯卧位,头转向患侧(右侧)。治疗师左手固定头颈部,右手置于右侧第 1、2 肋的背侧面,右手向下发力进行第 1、2 肋的松动(图 3-2-116); (2) 肋椎关节分离:患者俯卧位,治疗师双手分离背侧的第 1、2 肋的肋椎关节(图 3-2-117); (3) 患者仰卧位,治疗师双手分离正面的第一、二肋的胸肋关节(图 3-2-118)

续表

治疗方法	治疗方案
手法治疗	5. 肩胛胸壁关节松动术　治疗师一手置于肩峰上方控制动作的方向，另一手的手指勾住肩胛骨的内缘和下角，分别向头部方向，骶骨方向和侧方活动患者肩胛骨，也可做环形活动增强肩胛骨和胸部的活动范围(图 3-2-119) 6. 斜角肌的牵拉技术　患者坐位，治疗师站于患者后侧。治疗师先指引患者做中轴伸展(收下颌，颈部处于中立位)，然后一手置于患者肋骨顶端以固定上肋骨。嘱患者颈部向健侧屈，另一手将患者头部固定在治疗师的躯干上并对头颈部向健侧做不同方向的侧屈以牵引到前、中、后斜角肌。斜角肌牵拉时嘱患者先吸气再呼气；再度呼气时，治疗师给患者施加适当的阻力，并保持几秒钟持续牵引。重复此步骤(图 3-2-120) 7. 肩胛提肌的牵拉技术　患者坐位，将头转向健侧并向前弯直到颈部后外侧感到轻微的拉力，然后患者将患侧手臂外展，双手置于头后。治疗师站在后面一手稳定肩胛骨，而另一手的肘部帮助患者外展手臂。患者抵抗固定手施加的阻力可做肌肉的等长收缩，然后放松。要增加牵张程度则增强肩关节外展，注意患者不可过度旋转颈部(图 3-2-121) 8. 胸肌的牵拉技术 (1) 松解胸大肌：患者坐位，双手置于枕后，治疗师在患者身后握住肘部，当患者将手肘展开(水平外展和肩胛内收)时令其吸气。当患者呼气时治疗师将手肘停在终点。无需对手肘做强迫性的牵张。当患者重复吸气时，治疗师将手肘向上向外移动到可移动的角度的终点，然后在患者呼气时停住(图 3-2-122)； (2) 松解胸小肌：患者坐位。治疗师一手置于患者肩胛骨后方，固定住胸廓，另一手置于喙突上。嘱患者吸气，治疗师将肩胛骨向后上运动至终点姿势，然后患者呼气，重复此过程。治疗师在每次吸气时重新调整此终点姿势，然后在患者呼气时稳住(图 3-2-123) 9. 颈椎病的治疗　一些 TOS 患者常伴有颈椎病变(如颈椎关节强硬、颈椎间盘突出症、颈椎间关节功能障碍)。颈椎病使神经营养的斜角肌、锁骨下肌、胸大肌和胸小肌兴奋，从而导致肌肉紧张、弹性缺失，软组织短缩并减小了肌间沟和肋锁间隙的空间。颈椎病的类型决定了其相应的治疗方法，如物理因子治疗、机械或手法牵引、牵拉软组织或松动脊柱、药物治疗、手术治疗等
物理因子治疗	治疗方法：包括高频电疗如超短波、微波；磁疗；低频脉冲电疗或中频电疗；冷疗、热疗、红外线疗法、高压氧治疗、颈椎牵引等物理疗法
药物治疗	治疗方法：包括肉毒杆菌、非类固醇类药物治疗、营养神经类药物、止痛药、骨骼肌松药、溶栓治疗等方法
局部封闭疗法	治疗目的：局部封闭疗法可减轻肌痉挛，改善肌肉营养，促进血液循环，促使慢性炎性组织吸收，从而减轻对臂丛神经血管束的压迫 治疗方法：用 0.25%~0.5% 利多卡因 2ml、加曲安奈德 1ml 混合液进行局部封闭，每周 1 次，连续 3~5 次。神经干受压型、血管受压型常选斜角肌间隙内封闭，用量 2ml；肩胛背神经受压，选取颈 4~5 横突配合肩胛骨内上角封闭，每个封闭点用 1~1.5ml；痛点封闭，取 1~3 个痛点进行封闭，每个痛点用量 1ml

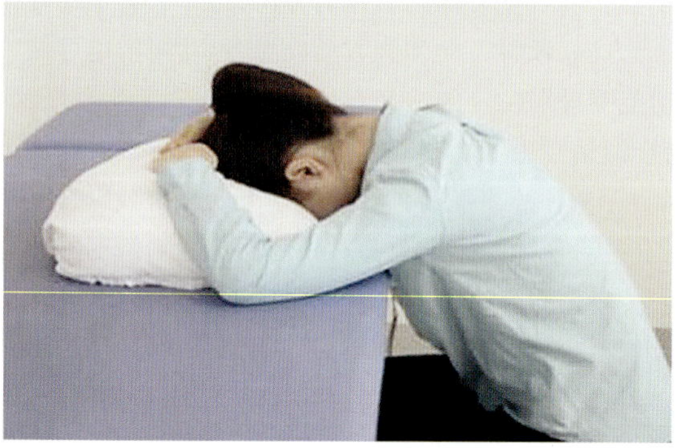
图 3-2-107 坐位呼吸训练

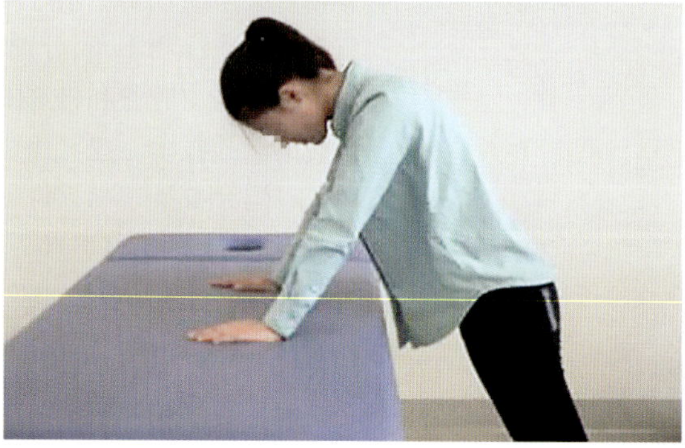
图 3-2-108 站位呼吸训练

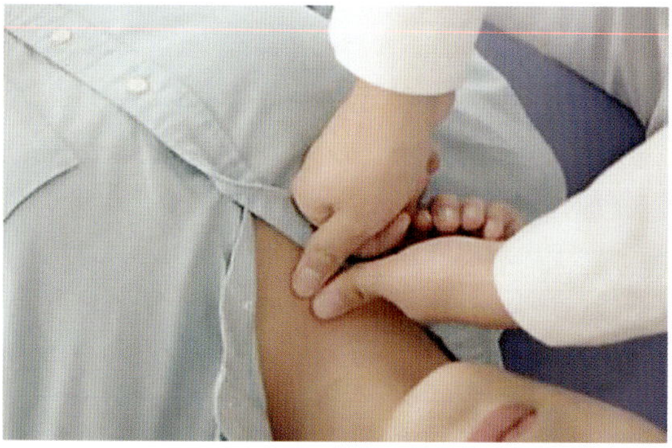
图 3-2-109 胸锁关节向后滑动

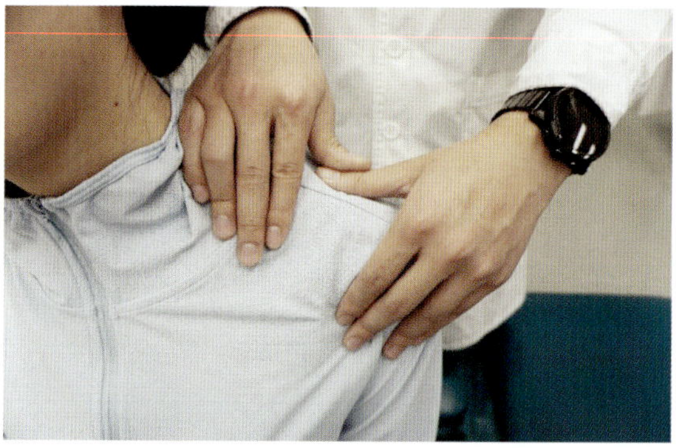
图 3-2-110 肩锁关节向前滑动

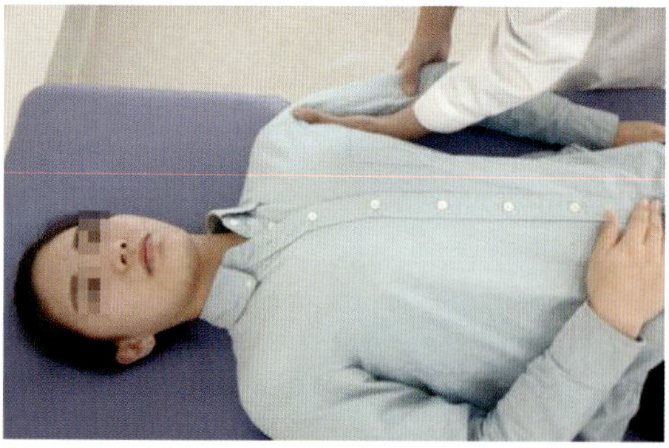
图 3-2-111 盂肱关节分离牵引

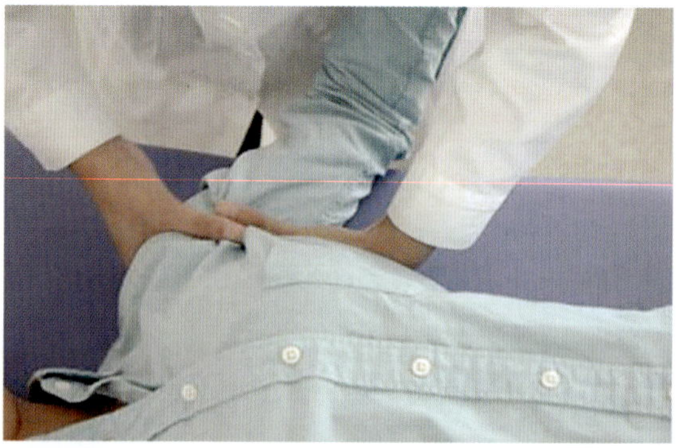
图 3-2-112 盂肱关节向尾端滑动(仰卧位)

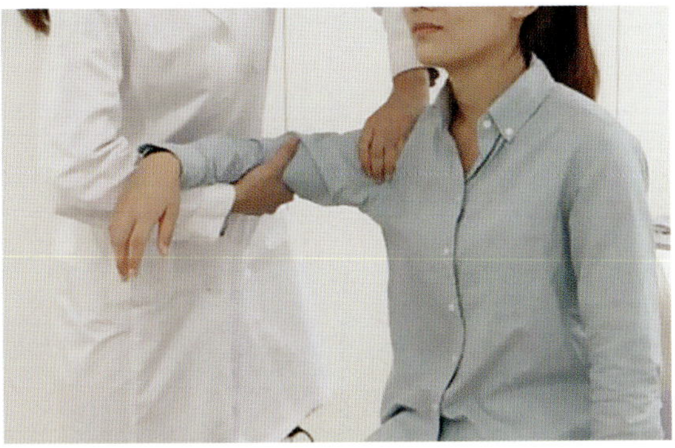

图 3-2-113 盂肱关节向尾端滑动(坐位)

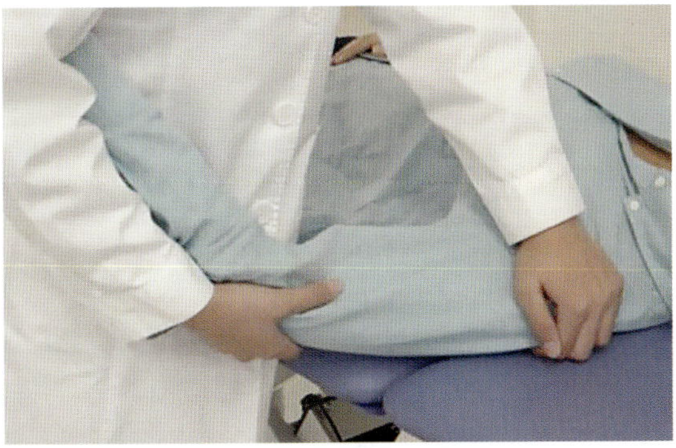

图 3-2-114 盂肱关节向后滑动

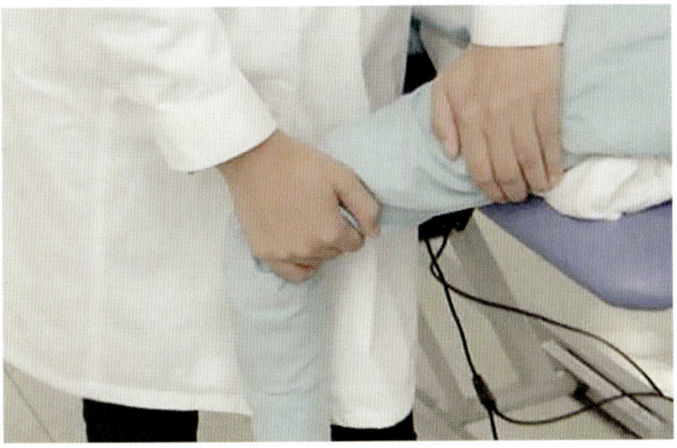

图 3-2-115 盂肱关节向前滑动

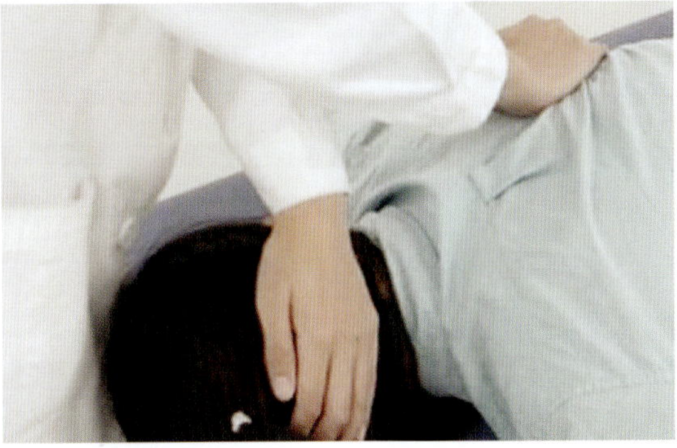

图 3-2-116 第 1、2 肋松动

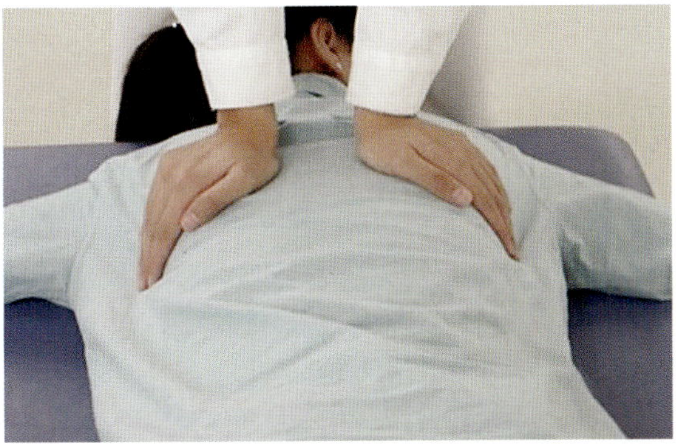

图 3-2-117 第 1、2 肋肋椎关节分离

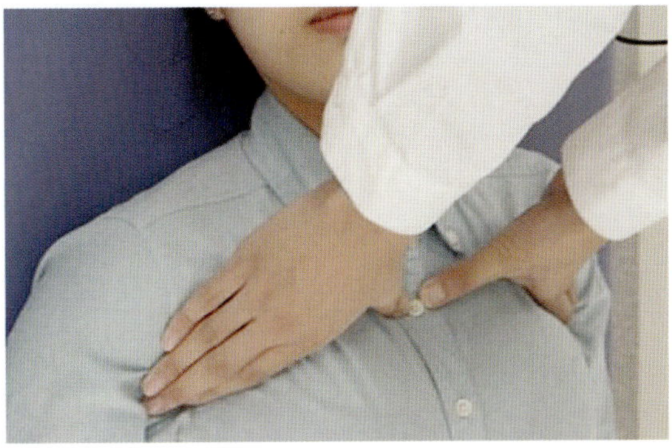

图 3-2-118 第 1、2 肋胸肋关节分离

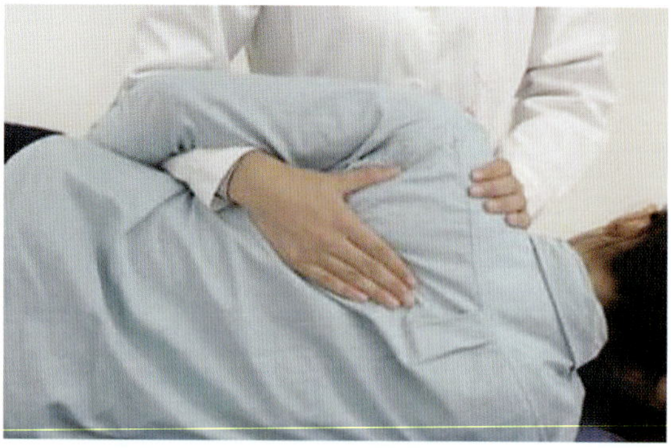

图 3-2-119 肩胛胸壁关节松动

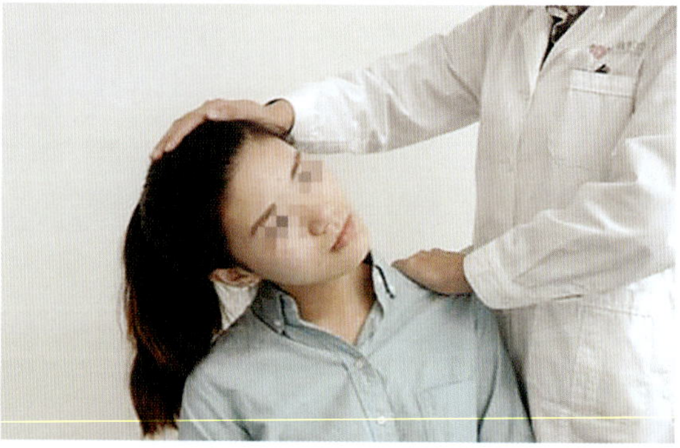

图 3-2-120 斜角肌牵拉

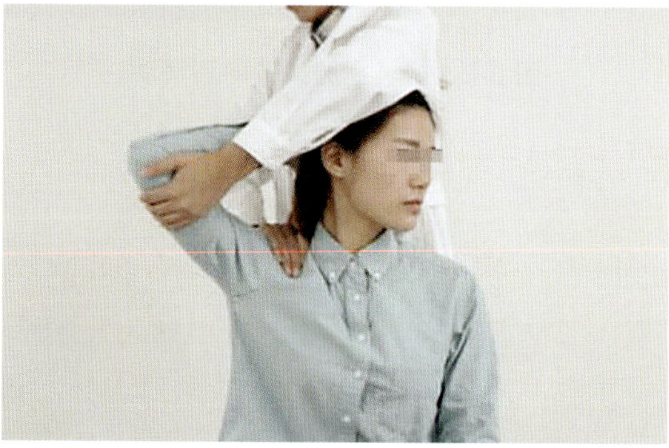

图 3-2-121 肩胛提肌的牵伸

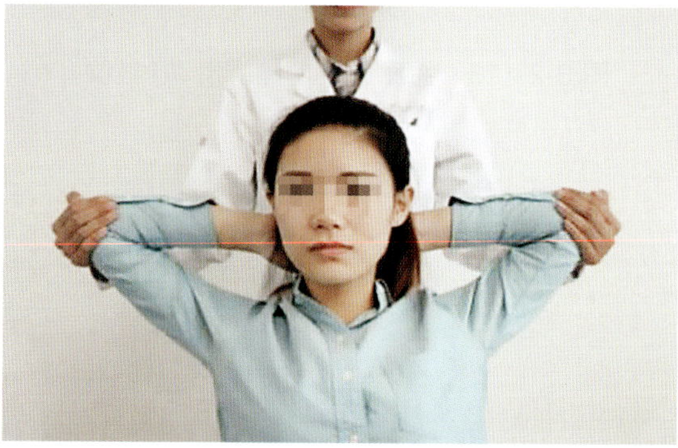

图 3-2-122 松解胸大肌

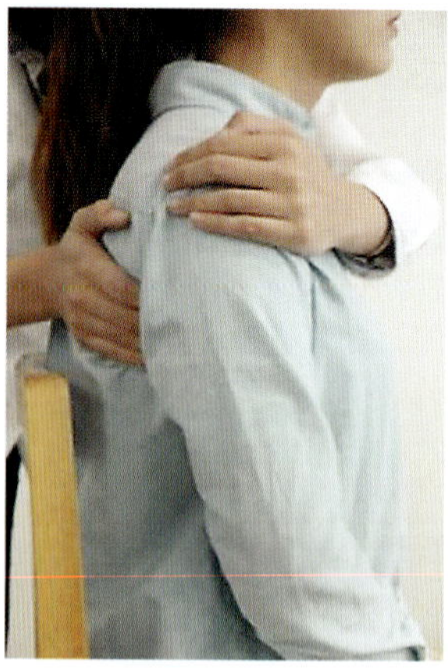

图 3-2-123 松解胸小肌

(二) 手术治疗

当患者保守治疗没有显著效果,或有严重神经或血管压迫引发并发症时应咨询神经科和外科。如果诊断明确并排除其他疾病,应进行手术治疗来解除压迫缓解症状。手术方法应根据不同的疾病类型进行选择。手术方式主要包括斜角肌切除术、第 1 肋切除术、斜角肌切除合并第 1 肋骨切除术、颈肋切除术、胸小肌切除术等。

(解 涛 朱亚琼)

第四节 肱骨外上髁炎

一、概述

肱骨外上髁炎是指多种原因引起肱骨外上髁处，即前臂和腕关节伸肌肌腱起点处的慢性损伤性，导致肘外侧疼痛的综合征。前臂伸肌起点特别是桡侧腕短伸肌，反复收缩牵拉导致肌腱起点慢性撕拉伤，造成积累性损伤，出现肘关节外侧疼痛，或累及整个前臂，尤其是前臂旋转背伸、提拉端推等动作时疼痛常常会加剧，多见于35~50岁男性及中老年人。网球运动员易发生此种损伤，故亦称为“网球肘”。此外乒乓球运动员、钳工、木工、家庭主妇等需反复腕关节伸展、前臂旋转的职业也亦好发。

二、病因

自1873年由Runge首次描述这一疾病以来，大约有30多种不同的疾病被怀疑是本病的病因，但大多学者都认为桡侧腕短伸肌起点的微撕裂是本病的主要病因。

桡侧腕长伸肌、桡侧腕短伸肌、指伸肌、小指伸肌、和尺侧腕伸肌这5块肌以一个共同的伸肌总腱起自肱骨外上髁，旋后肌也主要起自肱骨外上髁和尺骨外侧缘上部。前臂过度旋前或旋后位时，被动牵伸伸肌（握拳、屈腕动作）和主动收缩伸肌（伸腕动作）将对肱骨外上髁处的伸肌总腱起点产生较大张力，长时间反复强烈的收缩牵伸，易使总腱起点发生不同程度的积累性微小损伤。

病理变化为腱组织退变，而非炎症。病理变化包括肌腱胶原纤维断裂、肌腱部分撕裂、肌腱内钙化、局部血管增生和水肿等。研究证明，网球肘患者桡侧腕短伸肌腱内凋亡细胞和自噬细胞数量随着病变严重程度增加而升高，可提示为退变。

三、临床表现

（一）症状

常表现为肘关节外侧疼痛，一般起病缓慢。起病初期多为劳累后出现肘关节外侧酸胀不适或疼痛，随后逐渐加重，疼痛可向前臂及上臂反射，严重时可影响上肢活动。患者常述拧毛巾、扫地、端物、炒菜等动作时疼痛明显加剧，可出现前臂无力，甚至持物落地。

（二）体征

可于肱骨外上髁或桡骨头处有局限性的压痛点，甚至沿伸腕肌方向也有明显的压痛。前臂伸肌腱牵拉试验（Mills征）和腕伸肌抗阻试验阳性。

1. 伸肌腱牵拉试验（Mills征） 患者屈肘屈腕，前臂旋前，将患者肘关节缓慢伸直，若肘关节外侧出现疼痛为阳性。

2. 腕伸肌抗阻试验 患者握拳屈腕，让患者做伸腕伸指抗阻试验，若肘关节外侧出现疼痛为阳性。

（三）辅助检查

1. X线检查 多为阴性，有时可见肱骨外上髁骨质密度增高或钙化斑。

2. 超声检查 表现为肌腱内局部低回声区域，肌腱的纤维完全或部分分离、裂隙、撕裂，肌腱附着处可有钙化以及弥漫性异质性等。

3. MRI 检查　表现为伸肌腱 T1 加权像高信号，肌腱增厚，有时可见伸肌总腱起点肿胀。

四、康复评定

（一）Mayo 肘关节功能评分

Mayo 评分从肘关节疼痛、运动范围、稳定性、ADL 能力等 4 个方面进行综合分析，总分 100 分，优 90~100 分；良 75~89 分；可 60~74 分；差 0~59 分。

（二）肱骨外上髁炎的特异性评定标准

肱骨外上髁炎的特异性评定标准见表 3-2-10：

表 3-2-10　Roles-Maudsley 网球肘评价标准

评分	分级	临床表现
1	优	无疼痛，运动范围正常，活动正常
2	良	偶尔不适，运动范围正常，活动正常
3	可	长时间活动后感觉不舒服
4	差	疼痛导致活动受限

（三）肱骨外上髁炎的疗效评分

肱骨外上髁炎的疗效评分通常采用 Verhaar 网球肘疗效评分，见表 3-2-11。

表 3-2-11　Verhaar 评分

评分	分级	临床表现
1	优	外上髁疼痛完全解除，患者对治疗结果满意，没有感到握力下降，腕关节背伸时不诱发疼痛
2	良	外上髁疼痛偶尔发生，用力活动以后出现疼痛，患者对治疗结果满意没有或感到握力上有轻微下降，腕关节背伸时不诱发疼痛
3	可	用力活动后外上髁感到不舒服，但是与治疗以前相对要好得多，患者对治疗结果满意或中等满意，感到握力轻度或中度下降，腕关节背伸时诱发轻度或中度疼痛
4	差	外上髁的疼痛没有减轻，患者对治疗结果不满意，感觉明显握力下降

（四）疼痛评估

采用视觉模拟评分（VAS）进行临床疼痛测定。

五、康复治疗方案

肱骨外上髁炎是一种自限性疾病，非手术治疗手段常能起到非常好的疗效。Nirschl 将肱骨外上髁炎分为三期治疗，即治疗急性炎症期、治疗慢性炎症期和恢复肌力期。

（一）急性炎症期

1. 限制会产生疼痛的活动，改变运动方式　在肘伸直、旋前，腕屈曲，指伸直时，腕背伸肌群处于最伸长的姿势，因此，网球肘患者在日常生活在避免用这种姿势进行提拿东西（图 3-2-124），要改变动作的运动模式，如屈肘、旋后、腕背伸等姿势（图 3-2-125），暂停能引起肘关

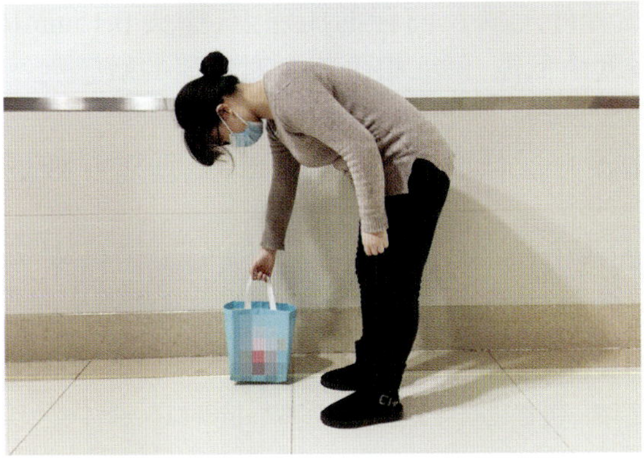

图 3-2-124　不正确的取物姿势

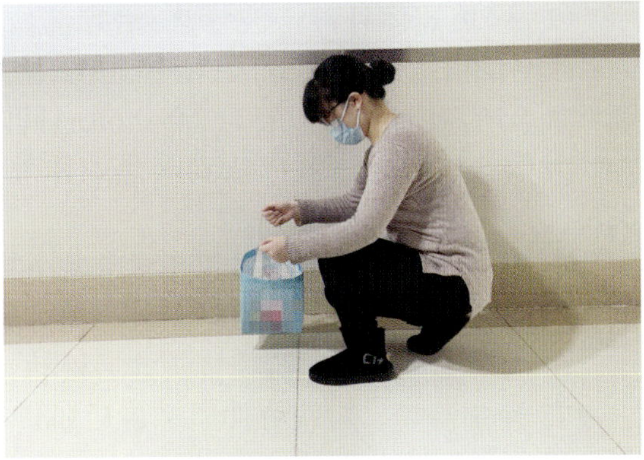

图 3-2-125　正确取物姿势

节外侧疼痛的各种动作，如不要用力做握拳腕背伸，前臂不要反复旋前旋后及抬重物动作，不要于旋前位抓持重物，尽可能于旋后位抬重物，并尽可能用双侧肢体等。职业运动员训练时，要采用正确的姿势打球，同时要选用合适的球拍，运动可适当使用护具。

2. 药物治疗　双氯芬酸钠缓释片 0.1g/ 次，1 次 /d；塞来昔布 0.2g/ 次，2 次 /d；外贴消炎镇痛膏或外涂双氯芬酸二乙胺乳膏剂等。

3. 物理因子疗法

(1) 冰敷：15~20min/ 次，4~6 次 /d。

(2) 电疗：采用中频脉冲电疗法、TENS 等。

(3) 超声波治疗：采用脉冲式，小剂量，5~10min/d，可配合双氯芬酸二乙胺乳膏剂进行药物导入治疗，能起到更好的效果（图 3-2-126）。

(4) 超短波：无热量，10~15min/d。

(5) 磁疗：静磁场法与动磁场法都有一定的疗效。

4. 冲击波疗法

(1) 发散式体外冲击波疗法：沿肱骨外上髁周围包括其上端及腕背伸肌的肌肉走向进行治疗，探头 0.38mmJ/mm^2，冲击次数 1200~2400 次，频率 10Hz，根据患者对疼痛的敏感度选择治疗强度，一般为 2.0~2.6bar；每次冲击 1500~2500 次，每次治疗间隔 5~7 天（图 3-2-127）。

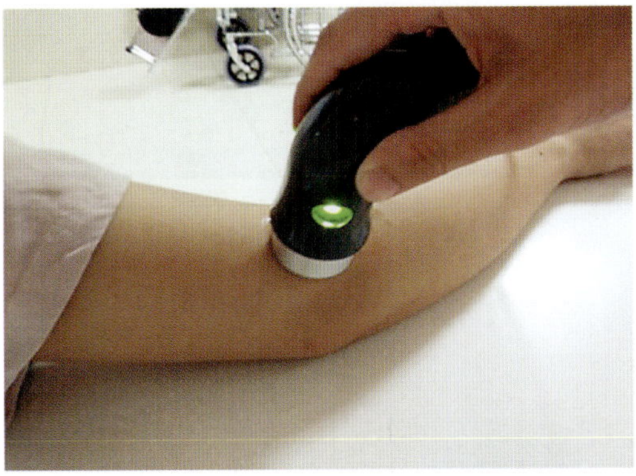

图 3-2-126　超声波治疗

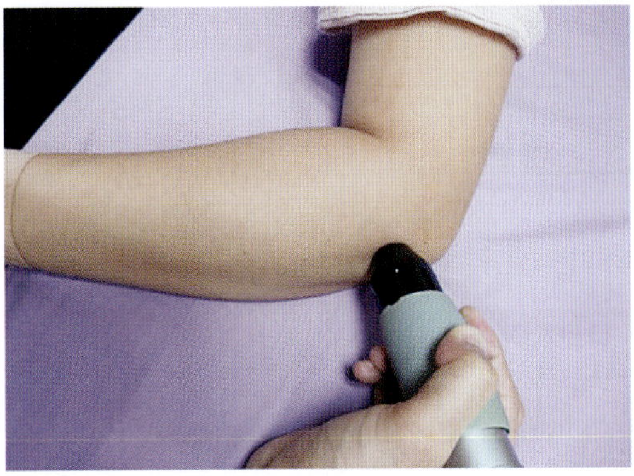

图 3-2-127　冲击波治疗

(2) 聚焦式体外冲击波疗法：治疗部位为肱骨外上髁及前臂的压痛点，探头 0.15mmJ/mm^2；每次冲击 1500~2200 次，频率 10Hz；治疗强度由低能开始，根据患者对疼痛的敏感度逐渐增加至所需能量级，一般为 2.0~2.6bar，间隔 1~5 天治疗一次，5 次为一周期。

发散式体外冲击波疗法和聚焦式体外冲击波疗法都能起到良好的疗效，前者疗效更突出。

5. 贴扎技术　外侧痛点采用 X 形贴布（自然拉力），再沿背伸肌群的止点到起点贴 Y 形贴布（自然拉力），最后也可在肱骨外上髁处辅以 I 形贴布（中等拉力）（图 3-2-128）。

6. 关节松动术　进行桡骨头前后松动，采用Ⅰ、Ⅱ手法。

7. 推拿治疗　对腕背伸肌和旋后肌进行推拿，缓解肌肉紧张和痉挛，同时还要注意上斜方肌和三角肌的推拿治疗。

8. 运动疗法

(1) 腕关节主动运动：嘱患者在无痛范围内，进行轻柔缓慢的腕关节屈曲、伸展、旋转运动，如患者主动运动时出现疼痛，则改为被动运动。

(2) 牵伸训练：患者伸肘放松状态，治疗师轻柔屈曲患者腕部，使患者感觉背伸肌有牵伸感，但无疼痛；保持 5~10 秒，重复 5~10 次。

(3) 肩胛部肌群肌力训练：主动进行肩部前屈、后伸、内收、外展、水平内收、水平外展各方向运动；可配合使用瑜伽弹力带进行各方向的抗阻训练，8~10 次 / 组，2~5 组 /d，根据患者疲劳情况和体能恢复情况，制订运动强度。

9. 护具治疗　肱骨外上髁炎是肘关节外侧前臂伸肌起点处长期受到过大拉力牵拉导致肌腱发炎疼痛，肘部矫形器对肌肉起点处通过加压固定，防止肌肉受到过大拉力，在运动时减轻对容易损伤部位的牵拉。此矫形器是由柔性具有一定弹性的布料制成。在选择矫形器时，一定要根据患者的肘部围度选择相应尺寸的矫形器，另外矫形器的压力的大小需要调节到合适的程度，一般在运动前佩戴好矫形器（图 3-2-129）。

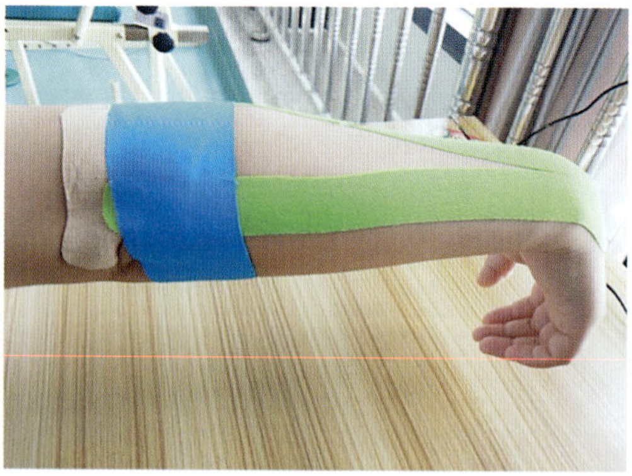

图 3-2-128　贴扎治疗

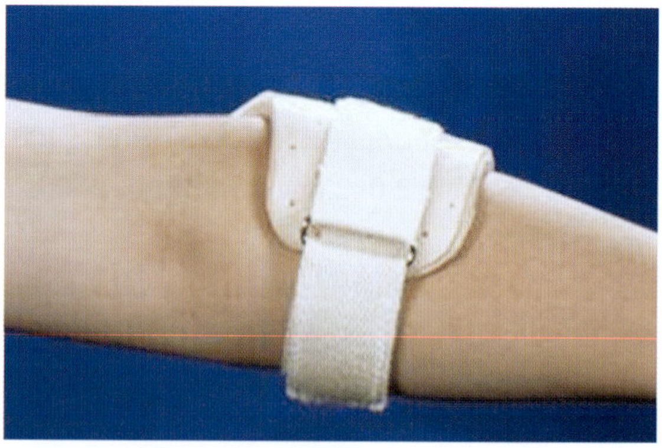

图 3-2-129　肱骨外上髁炎支具

（二）慢性炎症期

1. 物理因子治疗

(1) 热疗：20~30min/d。

(2) 电疗：采用中频脉冲电疗法、TENS 等。

(3) 超声波治疗：采用脉冲式，中剂量，5~10min/d，可配合双氯芬酸二乙胺乳膏剂进行药物导入治疗。

(4) 超短波：微热量，10~15min/d。

(5) 磁疗。

2. 冲击波、贴扎技术、推拿治疗均能起到良好的疗效。

3. 运动疗法

(1) 继续增强肩胛肌群和肩袖肌群肌力：肩袖旋转肌群肌力训练、前锯肌肌力训练以及减少上斜方肌群使用，加强下斜方肌肌力训练等；

(2) 上肢 PNF 训练：进行上肢 D1、D2 屈伸的对角线模式训练（图 3-2-130~ 图 3-2-133）。

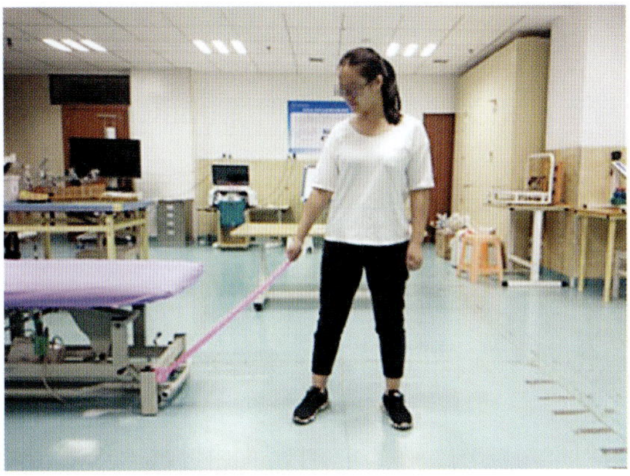

图 3-2-130　上肢 D1 伸

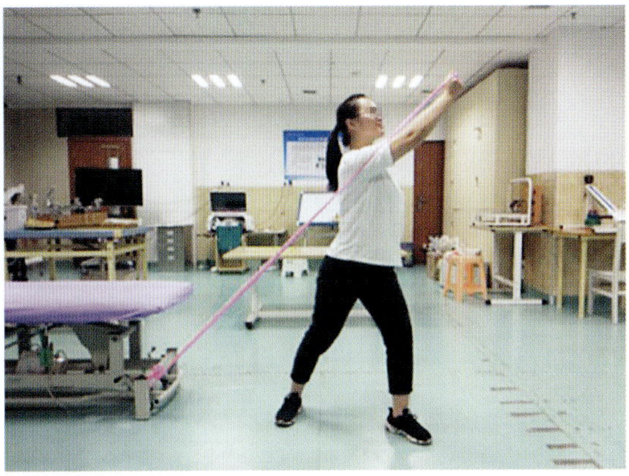

图 3-2-131　上肢 D1 屈

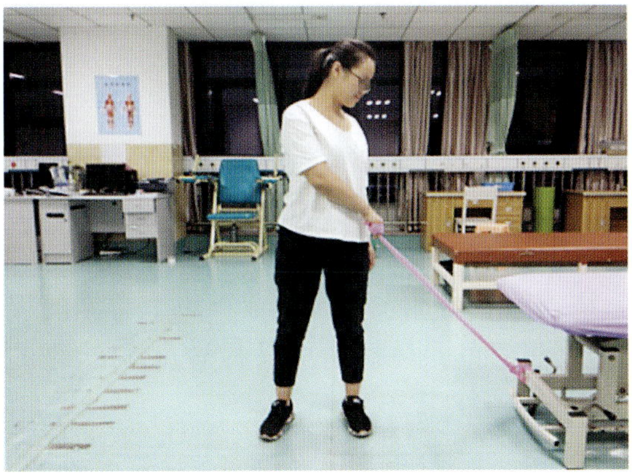

图 3-2-132　上肢 D2 伸

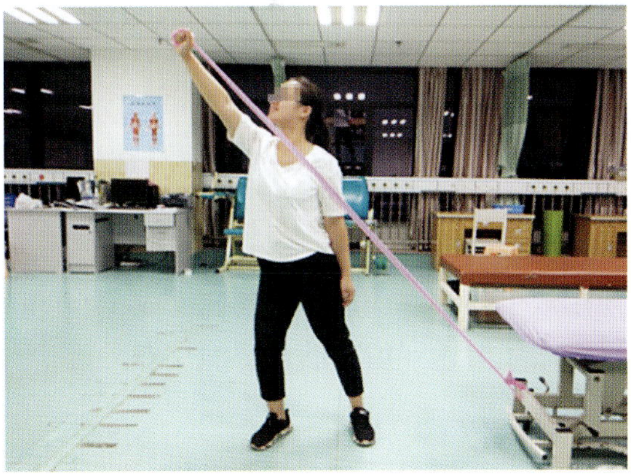

图 3-2-133　上肢 D2 屈

(3) 进行腕背伸、屈曲肌力训练：肌力训练时应先在肘屈曲位进行，以减少疼痛，训练过程中逐步增加手肘伸直的程度。

(4) 腕背伸肌群离心运动训练：是治疗网球肘行之有效的方法，如患者手臂支撑，伸肘、前臂旋前、伸腕、握拳、掌心朝下，健侧手握住患侧手，让患侧手抗健侧手的阻力缓慢下降（也可用哑铃充当阻力）。整个过程在无痛范围内进行离心运动，5~15 次 / 组，3 组 /d。具体根据患者的疼痛情况，制订运动强度和阻力大小（图 3-2-134）。

(5) 继续注意运动方式的改变以及护具的使用。

(三) 恢复肌力期

1. 物理因子治疗 如热疗、电疗、冲击波等。

2. 贴扎技术 在进行运动训练时应用。

3. 运动疗法

(1) 继续增强肩胛肌群和肩袖肌群肌力,进行抗阻训练。

(2) 腕背伸肌群肌力训练:向心运动和离心运动配合训练。

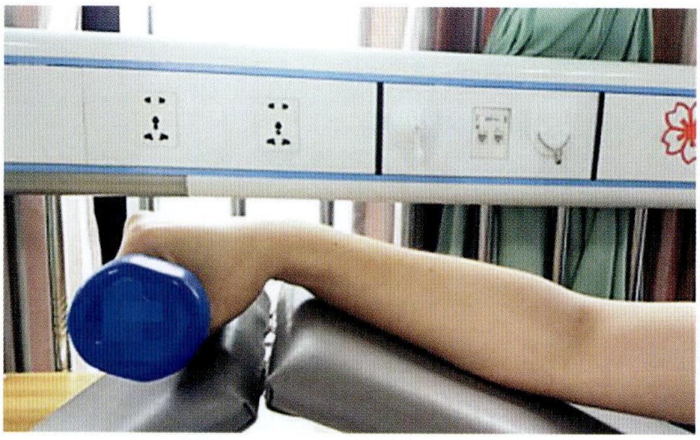

图 3-2-134 腕背伸肌群离心运动训练

(3) 运动员在进行患肢肌力训练时,要注意与运动相关肌群的肌力训练(如网球运动员的前后击球、发球等动作)。

(4) 强调整体情况,包括身体的核心肌群的训练、下肢肌力的训练。

4. 其他治疗技术

(1) 注射治疗:除了上述的一系列的治疗方法,也可用皮质类固醇局部注射,如泼尼松龙2ml加1%利多卡因2ml进行痛点局部浸润注射,每周1次,可连续2~3次,一般短期获益明显,但易复发。

(2) 富含血小板血浆注射治疗:近年来有学者研究发现,局部注射富血小板血浆(PRP)对网球肘能起到良好的疗效,特别是慢性患者。

(3) 中医药的运用:传统治疗中的针灸、中药熏药、小针刀对网球肘也有明显的疗效。

(4) 手术治疗:少数患者经长期(6~12个月)保守治疗仍无效,可考虑行手术治疗,包括开放清创、联合或不联合修复,经皮减压,关节镜清创术等。术后要获得良好疗效,需进行全面系统康复训练。

急性期和恢复期,患者进行日常活动时建议佩戴肱骨外上髁炎支具;病情严重者,增加佩戴腕关节固定支具。梳洗拧毛巾时,可使用健手单手完成,或患手固定,健手拧毛巾完成;清洗衣物时,建议使用洗衣机辅助;拿小物品,使用健手单手完成;大小中等、重量轻的物品,使用双手的手掌或前臂处共同完成;大且重物品,请找家属或朋友帮忙完成。以上总结的仅仅是网球肘保守治疗的常规治疗方案,临床上应根据患者的具体病情加以调整,制订合理的康复方案。

(沈水泵 黎景波 解 益)

第五节 肱骨内上髁炎

一、概述

肱骨内上髁炎是指多种原因引起肱骨内上髁处,前臂旋前圆肌和腕关节屈肌腱起点处的慢性损伤性,导致肘内侧疼痛的综合征,亦称为“高尔夫球肘”。前臂屈肌起点处,由于反复收缩牵拉导致肌腱起点慢性撕拉伤,造成积累性损伤,而出现肘关节内侧疼痛,并可向下蔓延，常伴随抓握肌力下降。肱骨内上髁较肱骨外上髁炎少见，多见于青壮年体力劳动者。本病发病与职业有关，常见于高尔夫球、网球和羽毛球运动员、油漆工、园丁、矿工、家庭妇女等。

二、病因

桡侧腕屈肌、掌长肌、尺侧腕屈肌、指浅屈肌、旋前圆肌的肌腱均起自肱骨内上髁处。当屈腕和屈指肌群的主动收缩和被动牵拉时，都将在屈曲肌腱附着处产生一定的应力。如果应力超过适应能力，将损伤屈肌总腱及其筋膜。患者多因腕关节背伸、前臂半旋前位时，受到肘的外翻拉力，使紧张的屈腕肌群突然被动过度牵拉，造成前臂屈肌腱在肱骨内上髁的附着处损伤。亦或经常用力作屈腕、屈指、前臂旋前动作时，屈腕肌和旋前圆肌反复紧张收缩，使肱骨内上髁附着处长期受到牵拉，而发生疲劳性损伤。急性损伤常见前者，慢性损伤多见后者。

当肌腱的细微撕裂愈合不良时，会使正常的生物力学发生改变，长期会导致内上髁肌腱附着处退行性改变。常见发生位置为旋前圆肌及桡侧腕屈肌的肌腱起点处。

三、临床表现

(一) 症状

一般慢性起病，常表现为肘关节内侧疼痛或酸痛不适，可向前臂内侧反射，尤其是主动前臂旋前、腕屈曲时症状加重，逐渐发展为肱骨内上髁持续性疼痛，肘关节不能充分伸展和屈曲。患者常诉手腕握力下降，或因疼痛患侧提物困难，拧毛巾、打字，甚至甩手都可能引起疼痛。长期病程患者，可出现肘关节活动受限。

(二) 体征

肱骨内上髁周围有局限性的压痛点，屈曲肌腱牵拉试验、握拳抗阻力屈腕试验、抗阻力前臂内旋试验阳性。

(三) 辅助检查

1. X 线检查　多为阴性，有时可见肱骨内上髁骨质密度增高或钙化斑。

2. 超声检查　表现为肌腱内局部低回声区域，可见肌腱厚度增厚，肌腱附着处可有钙化。

3. MRI 检查　显示屈肌腱局灶性的高信号，肌腱呈不同程度的不规则增粗，有时可见伸肌总腱起点肿胀。

4. 若患者有神经学改变，可予肌电图检查进行鉴别。

四、康复评定

对肘关节的疼痛程度、活动度、ADL，治疗后的疗效等进行评定，具体可参考肱骨外上髁炎的评定方法。

五、康复治疗方案

肱骨内上髁炎的非手术治疗和肱骨外上髁炎的治疗相似。急性期要限制活动、物理因子治疗控制炎症。在炎症消退后开始上肢的活动度、肌力的训练，及整体的功能锻炼。通常将肱骨内上髁炎分为三期治疗，即治疗急性炎症期、治疗慢性炎症期和恢复肌力期。

(一) 急性炎症期

1. 健康教育　限制活动，改变运动方式，暂停能引起肘关节内侧疼痛的各种动作，如不要用力做握拳抓握、提物等。发生肱骨内上髁炎的危险因素包括：反复屈腕和前臂旋前动作、训练方法错误、使用不良的设备、生物力学异常(力量不足、弹性不平衡)。因此，运动员训练时应注意打球姿势、训练方法是否正确，设备是否合适，躯干肢体力量、关节稳定性是否有异常。

2. 药物治疗　如双氯芬酸钠缓释、塞来昔布、或外贴消炎镇痛膏或外涂双氯芬酸二乙胺乳膏剂。

3. 物理因子疗法　冰敷、电疗(中频脉冲电疗法、TENS 等)、超声波治疗(配合双氯芬酸二乙胺乳膏剂进行药物导入治疗)、超短波(无热量)、磁疗等。

4. 冲击波疗法

(1) 发散式体外冲击波疗法：沿肱骨内上髁周围包括其上端及腕屈肌、旋前圆肌的肌肉走向进行治疗，根据患者对疼痛的敏感度，选择治疗强度。具体参数设置可参见肱骨外上髁炎，每次治疗间隔 5~7 天(图 3-2-135)。

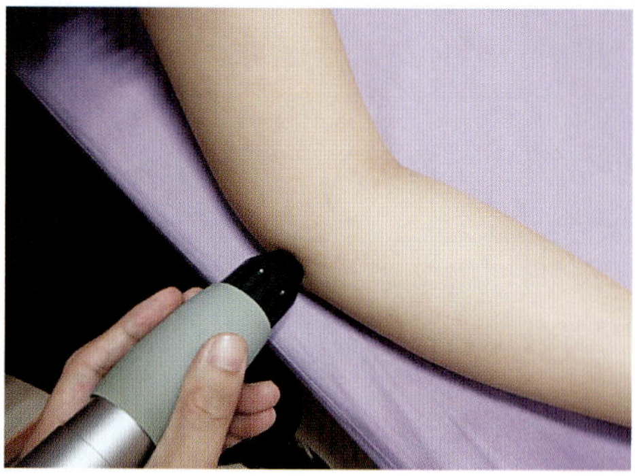

图 3-2-135　冲击波治疗

(2) 聚焦式体外冲击波疗法：治疗部位为肱骨内上髁及前臂压痛点；具体参数设置可参见肱骨外上髁炎，间隔 1~5 天治疗一次，5 次为一周期。

5. 贴扎技术　于肘内侧痛点采用 X 形贴布(自然拉力)，再沿腕屈肌群的止点到起点贴 Y 形贴布(自然拉力)(图 3-2-136)。

6. 推拿治疗　对腕屈曲肌群、旋前圆肌进行推拿，缓解肌肉紧张和痉挛。

7. 护具治疗　主要用于减轻活动时腕屈曲肌、旋前圆肌的负荷(图 3-2-137)。

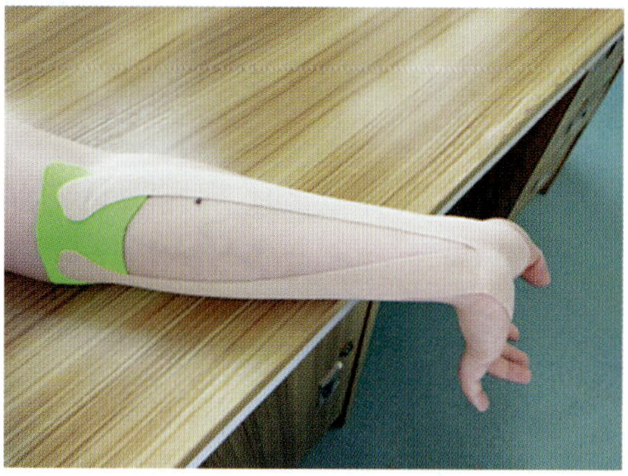

图 3-2-136　贴扎技术

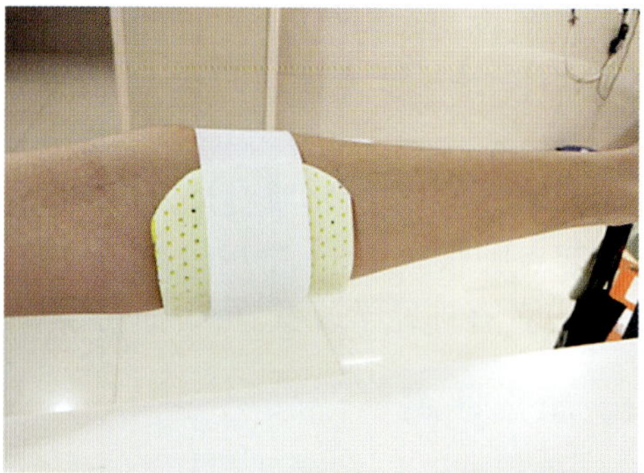

图 3-2-137　肱骨内上髁炎支具

8. 运动疗法

(1) 腕关节主动运动：嘱患者在无痛范围内，进行轻柔缓慢的腕关节屈曲、伸展、旋转运动，如患者主动运动时出现疼痛，则改为被动运动；

(2) 牵伸训练：患者伸肘放松状态，治疗师轻柔背伸患者腕部，使患者感觉屈曲肌群有牵伸感，但无疼痛，保持 5~10s，重复 5~10 次；

(3) 肩胛部肌群肌力训练：主动进行肩部各方向主动运动及抗阻训练，8~10 次 / 组，2~5 组 /d，根据患者疲劳情况和体能恢复情况，制订运动强度。

(二) 慢性炎症期

1. 物理因子治疗

(1) 热疗，20~30min/d。

(2) 电疗(中频脉冲电疗法、TENS 等)。

(3) 超声波治疗(可配合双氯芬酸二乙胺乳膏剂)。

(4) 超短波(微热量)。

(5) 磁疗。

2. 冲击波、贴扎技术、推拿治疗均能起到良好的疗效。

3. 运动疗法

(1) 继续增强肩胛肌群和肩袖肌群抗阻训练；

(2) 对上肢进行 PNF 锻炼：D1、D2 伸屈的对角线模式(图 3-2-138~ 图 3-2-141)。

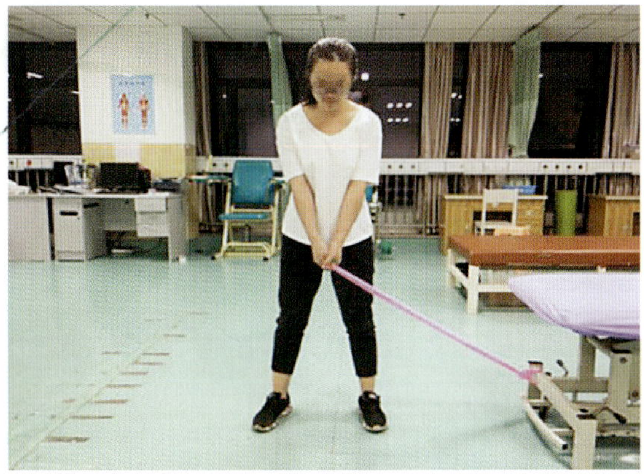

图 3-2-138 上肢 D2 屈训练起始位

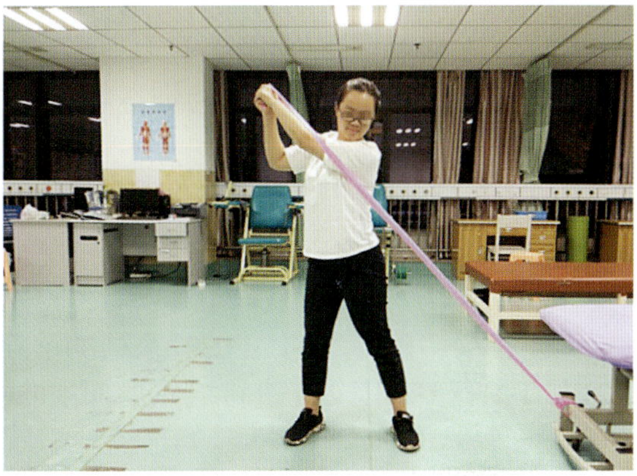

图 3-2-139 上肢 D2 屈训练终末位

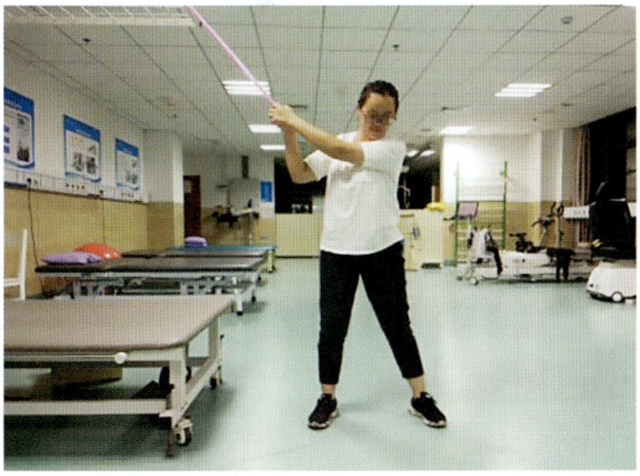

图 3-2-140 上肢 D2 伸训练起始位

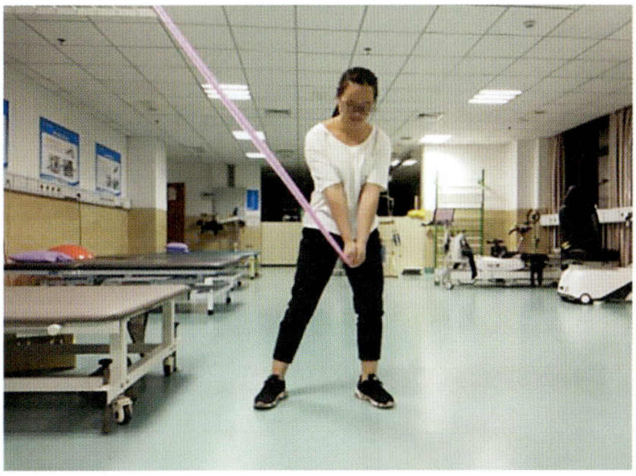

图 3-2-141 上肢 D2 伸训练终末位

(3) 进行腕屈曲、背伸肌力训练：肌力训练时应先在肘屈曲位进行，以减少疼痛，再逐步增加手肘的伸直的程度。

(4) 腕屈曲肌群离心运动训练：如患者手臂支撑，伸肘、前臂旋后、屈腕、掌心朝上，健侧手握住患侧手，让患侧手抗健侧手的阻力缓慢下降（也可用哑铃充当阻力）。整个过程在无痛范围内进行离心运动，5~15 次 / 组，3 组 /d。（图 3-2-142）具体根据患者的疼痛情况，制订运动强度和阻力大小。

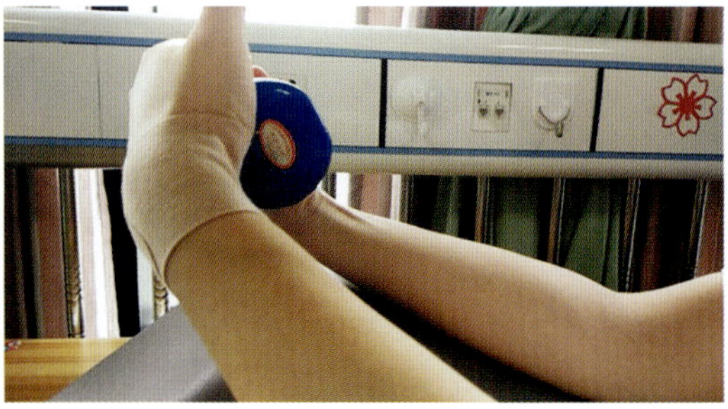

图 3-2-142 腕屈曲肌群离心运动训练

(5) 运动时可使用护具。

（三）恢复肌力期

1. 物理因子治疗，如热疗、电疗、冲击波等。
2. 贴扎技术在进行运动训练时运用。
3. 运动疗法

(1) 肩胛肌群和肩袖肌群肌力进一步加强。

(2) 腕屈曲肌群、旋前圆肌肌力训练：向心运动和离心运动配合训练。

(3) 运动员在进行患肢肌力训练时，要注意与运动相关的肌群的肌力训练（如挥杆、投掷等的动作）。

(4) 强调整体情况，包括身体的核心肌群的训练（尤其是腰部的核心肌群）、下肢肌力的训练。

4. 其他治疗技术

(1) 注射治疗：除了上述的一系列的治疗方法，也可用皮质类固醇局部注射，如泼尼松龙 2ml 加 1% 利多卡因 2ml 进行痛点局部浸润注射，每周 1 次，可连续 2~3 次，一般短期获益明显，但易复发。

(2) 富含血小板血浆注射治疗：局部注射富血小板血浆（PRP）对肱骨内上髁炎能起到一定的疗效，特别是慢性患者。

(3) 中医药的运用：传统治疗中的针灸、中药熏药、小针刀对肱骨内上髁炎也有疗效。

(4) 手术治疗：少数患者经长期（6~12 个月）保守治疗仍无效，在排除其他病因之后，可考虑行手术治疗，包括切除肌腱病变部分，增强局部血流以刺激修复反应，再将肌腱固定于肱骨内上髁，修补剩下的缺陷，处理同时存在的尺神经或内侧韧带病变。肱骨内上髁炎术后应保护在屈肘 90°、前臂正中位，并根据患者的病情变化，及时进行运动训练，从等长、等张运动，逐步进阶到较激烈的抗阻运动训练。

肱骨内、外上髁炎在康复治疗中，有一个不变的原则：需要减少可能致受累组织进一步退变的有害应力。在力量恢复大于健侧的 80% 之前，不建议回到平常的工作或运动。在回归工作或运动时，仍建议使用保护带一段时间。当运动员回到运动场时，应找出可能造成症状复发的不适当设备或技巧。

（沈水泵）

第六节 腕管综合征

一、概述

腕管综合征(carpal tunnel syndrome,CTS)又称鼠标手,是神经卡压综合征中最常见的一种。它是由于正中神经在腕部受到压迫而造成鱼际肌无力和手部正中神经支配区的疼痛、麻木及进行性的鱼际肌萎缩。凡是挤压或缩小腕管容量的任何原因都可压迫正中神经而引起CTS,现代社会人们每天长时间地使用电脑,反复在键盘上敲打和频繁点击鼠标,手腕关节因长期密集、反复和过度活动,导致腕部肌肉或关节麻痹、肿胀、疼痛、痉挛。办公室人员、教师、编辑、记者等都是腕管综合征的高发人群,CTS逐渐成为现代文明病。CTS好发年龄为30~50岁,女性为男性的5倍。双侧发病者占1/3~1/2,双侧发病者女：男为9：1。腕管综合征看似"小病",但延误治疗不仅错失治疗良机,严重者甚至有可能发展形成永久性活动不便,应尽早采取治疗措施,越早治疗越易根治。

腕管为一骨性纤维管,是一个由腕骨和屈肌支持带组成的骨纤维管道。其桡侧为舟骨及大多角骨;尺侧为豌豆骨及钩状骨;背侧为头骨、舟状骨及小多角骨;掌侧为腕横韧带。腕管顶部是横跨于尺侧的钩骨、三角骨和桡侧的舟骨、大多角骨之间的屈肌支持带。在腕管内有拇长屈肌腱、指浅屈肌腱、指深屈肌腱及正中神经通过。在腕部,正中神经穿行于掌长肌腱及桡侧腕屈肌腱深面之间,很容易受压(图3-2-143)。正中神经的末梢分出的感觉神经支配手掌表面一部分和拇指、示指、中指和环指桡侧掌侧皮肤,还分出感觉神经支配示指、中指和环指背侧皮肤(图3-2-144)。当正中神经受卡压时,相应支配区皮肤出现感觉异常。

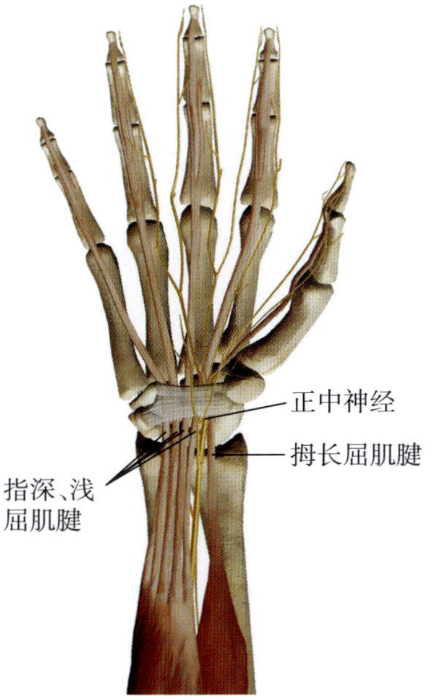

图3-2-143 正中神经位置示意图

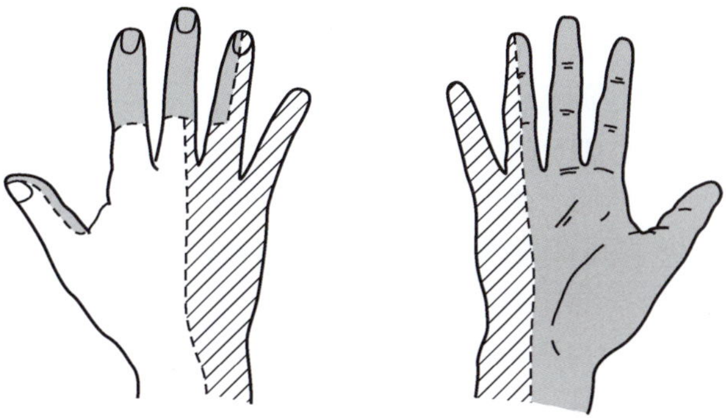
图3-2-144 腕管综合征时正中神经的感觉分布(图中灰色部分)

二、病因

引起 CTS 的原因大致可分为三类。

（一）局部因素

1. 引起腕管容积减小的因素　如 Colles 骨折、Smith 骨折、舟骨骨折及月骨脱位后畸形愈合，以及肢端肥大症等。

2. 引起腕管内容物增加的因素　如脂肪瘤、纤维瘤、腱鞘囊肿、腕管内肌肉位置异常（指浅屈肌肌腹过低、蚓状肌肌腹过高）、非特异性滑膜炎、血肿。

（二）全身性因素

1. 引起神经变性的因素　如糖尿病、酒精中毒、感染、痛风等。

2. 改变体液平衡的因素　如妊娠、口服避孕药、长期血液透析、甲状腺功能减退。

（三）姿势因素

用腕过度，手指及腕关节反复屈伸的劳动者。如计算机操作人员、扶拐杖走路的残疾人、音乐家、教师、编辑、记者、建筑设计师、矿工等。

三、临床表现

（一）临床表现

CTS 的主要表现是逐渐出现手指和手掌麻木，正中神经受压而出现示指、中指和环指麻木、刺痛或呈烧灼样痛，白天劳动后夜间加剧，夜间常被拇指、示指、中指三指的剧痛所惊醒，而猛烈甩手后可减轻。麻木主要在示指，其次是中指、拇指和环指。针刺时有感觉过敏或异常迟钝，而小指和环指的尺侧完全正常。叩击掌部中心或掌根部腕管处都可引起手指麻木。局部性疼痛常放射到肘部及肩部，拇指外展肌力差，偶有端物、提物时突然失手。少数患者可出现鱼际肌萎缩、麻痹、拇指处于手掌的一侧，不能转动。主要病因是由于使用电脑人群如上网族每天长时间接触电脑，重复着在键盘上打字和移动鼠标，手腕关节因长期密集、反复和过度的活动，逐渐形成腕关节的麻痹和疼痛。若对这种症候长期置之不理，可能会导致神经受损，手部肌肉萎缩。临床上，一部分患者会因长期病变，导致鱼际肌出现萎缩；甚至会出现间歇性皮肤发白、发绀；严重者可出现拇指、示指发绀、指尖坏死或萎缩性溃疡，成为不可逆的改变。

下述的症状的发生应高度怀疑 CTS 的发生：手掌、手指、手腕、前臂和手肘僵直、酸痛不适；手部刺痛、麻木、冷；握力和手部各部位协同工作能力降低；手部夜间疼痛；手部疼痛可以迁延到上肢，肩背部和颈部。

（二）临床分期

通过 CTS 的临床表现及体征可将其分为 3 期。

1. 早期　患者常常会在夜间觉醒，伴有手部的麻木、疼痛，疼痛严重者可有从腕部到肩部的放射痛和持续性手指的麻木、针刺感，用力甩动手腕可缓解不适症状。

2. 中期　患者长时间维持某种姿势或从事反复手腕部活动可出现手指的麻木、刺痛感，患者会出现持物不稳等运动功能障碍。

3. 晚期　此期的患者可出现鱼际肌萎缩，该期患者感觉异常可消失。

四、康复评定

(一) 问诊

包括患者的主诉、现病史、既往史、职业及家族史，其目的是使物理治疗师更好地理解患者问题的本质，分析是否有其他影响症状的因素存在。通过问诊，需要明确以下问题：患者的年龄、性别、从事的职业、什么部位出现症状、损伤的原因、症状程度及持续时间、哪些姿势或动作会加重或减轻症状、是否影响生活自理能力、是否影响到睡眠等。

(二) 特殊检查

1. Tinel 征　叩击腕部掌侧正中，造成正中神经支配区的麻木、疼痛，此即 Tinel 征阳性（图 3-2-145）。Tinel 征阳性的敏感性仅为 23%。

2. Phalen 试验　部分患者手腕关节极度屈曲大于 30 秒后手指感觉异常加重，此为 Phalen 试验阳性（图 3-2-146）。利用血压计在上臂加压至远端肢体静脉扩张可诱发症状出现。Phalen 征阳性的敏感性为 50%，特异性为 75%。

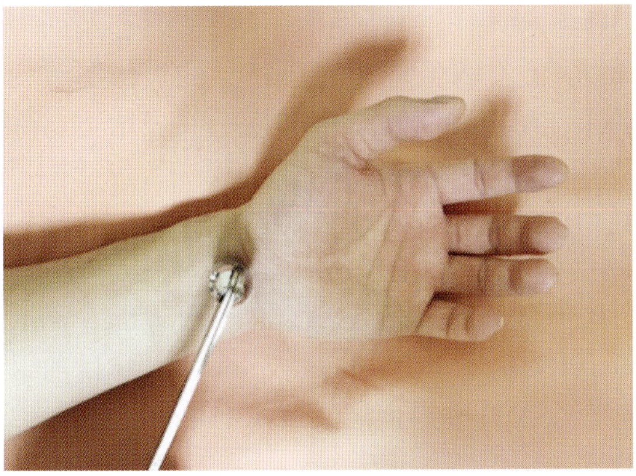

图 3-2-145　Tinel 征

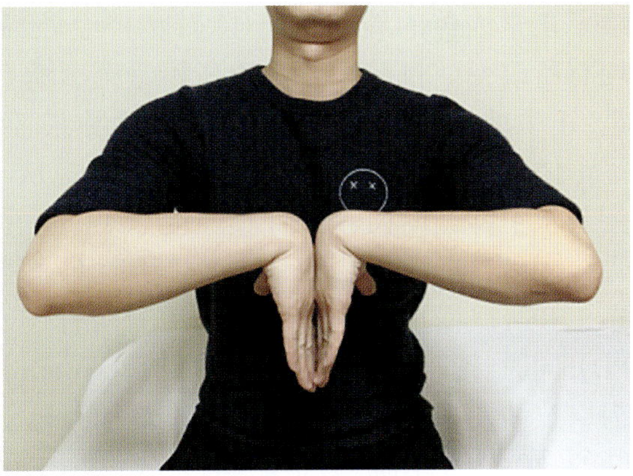

图 3-2-146　Phalen 试验

3. 腕部正中神经压迫试验　直接压迫腕横韧带部位，<30 秒引起正中神经支配区感觉异常为阳性。

(三) 疼痛评估

使用视觉模拟评分法、面部表情量表法、压力测痛法、疼痛日记评分法等任意一种方法评估患者在不同体位，不同活动状态下，不同时间段有无疼痛及疼痛的剧烈程度。

(四) 感觉功能检查

指尖两点辨别觉 >6mm 表明神经支配减退，手掌部正中神经支配区感觉亦多减退。

(五) 电生理评定

目前公认的诊断 CTS 的“金标准”仍是电生理检查。电生理检测特异性好，是十分可靠的诊断手段。若常规检测呈阴性，可利用掌刺激法或蚓状肌 - 骨间肌法等联合检测以提高诊断的敏感性。现我国临床应用的检测法主要为：

1. 测量至拇短展肌的末端运动潜伏期（distal motor latency，DML）。

2. 逆向法测量腕部至示指的感觉传导速度（sensory nerve conduction velocity，SCV）。

3. 在环指记录正中 - 尺神经感觉潜伏期的差值（distal sensory latency，ADSL）。还可利用针电极肌电图检测观察拇短展肌是否出现异常自发活动。

目前使用的电生理诊断标准由顾玉东等制定，绝对标准为 DML≥4.5ms（近年尚有其他研究提出，早期轻中度患者 DML≥3.8ms 或可诊断）或者腕 - 示指 SCV 40.0m/s；相对标准为 ADSL≥0.4ms；拇指、示指、中指感觉动作电位（sensory nerve action potential，SNAP）波幅较健侧下降 >50%；疾病早期或轻度 CTS 可仅有 ADSL 异常或至少 1 指（拇、示、中指）以上 SNAP 出现异常。然而，有些患者临床诊断为 CTS 而电生理测评却是正常的，还有研究表明临床症状和功能损害的严重性与电生理分类的严重性并不相关。因此，对其作出诊断一定要综合临床表现、体格检查、电生理测评等多方面表现。

（六）影像学评估

包括 X 线、CT、MRI、肌骨超声等。

1. 超声诊断　高频超声技术应用于 CTS 的诊断于近些年得到极大关注，相较其他辅助诊断技术，超声的优势在于无创、省时、价廉以及对正中神经及其周边组织结构显示清晰。Fowle 等对高频超声诊断 CTS 的敏感性和特异性进行 Meta 分析，其敏感性为 77.6%，特异性为 86.8%，由于其敏感性、特异性较低，目前仍不能完全替代电生理检查。最早 Fomage 等描绘了正常人体的周围神经（除臂丛神经外）超声图像，当周围神经受卡压时，其形态及回声均有所改变。目前无公认的高频超声诊断 CTS 的标准，CTS 高频超声最特异的声像图改变是：正中神经在腕部呈弥漫或局限性肿胀、回声减低，在腕屈肌支持带的近端明显增宽。除了声像图的改变，国内外大部分临床研究从不同角度对正中神经进行了定量测量，包括桡尺关节水平神经内径 D 和外膜厚度 d（纵向扫描腕管），桡尺关节、豌豆骨（腕管入口平面）和钩骨钩水平（腕管出口平面）这 3 个横截面上神经的横径 a、前后径 b、横截面积（cross-sectional area，CSA）（横向扫描腕管），以及测钩骨钩水平腕横韧带的掌侧位移（palmardisplaeement，PD）；同时计算出正中神经的膨胀率（fswellingratio，SR）、扁平率（flattening ratio，FR）。目前最为一致的发现是豌豆骨水平 CSA 增加，豌豆骨水平 CSA 的临界值定在 9.0~15.0mm 之间，诊断的敏感性在 70%~97% 之间，特异性在 57%~100%。

2. MRI　腕管 MRI 可以观察腕管内结构，清楚显示正中神经、屈肌肌腱等的大小、形态和毗邻关系。MRI 有极好的组织分辨率，能很好地显示腕管内结构，对于 CTS 的诊断、鉴别诊断和进一步寻找病因有重要的价值，并且能评价手术效果及预后。但由于检查本身耗时、花费大，患者不能接受，目前 MRI 不作为诊断 CTS 的常规检查。

（七）手功能评估

Carroll 手功能评定法、Jebsen 手功能测试、Sollerman 手 ADL 能力测试等。

（八）ADL 评定

常用的基本 ADL 评定量表有 Barthel 指数、Katz 指数、PULSES、修订的 Kenny 自理评定等。常用的工具性 ADL 评定量表有功能活动问卷、快速残疾评定量表等。

（九）精神状态评定

焦虑自评量表、抑郁自评量表等。

五、康复治疗

（一）健康教育

健康教育可以早期发现疾病，利于提供及时有效的健康照护，减缓病情的发展、降低潜在的致残性。CTS 最重要的处理措施是行为方式的改变和调整。家庭妇女是高危人群，应强调在日常生活中注意休息,避免腕关节过度劳损,经常伸展手、腕,适当休息可防止加重局部炎症病变及炎症渗出。以下为健康教育的主要内容:

1. 需要正确的、符合人体工效学的工具和工作场所;
2. 遵守正确的人体工效学的原则,通过正确的姿势减少工作负荷,避免长期的静态负荷;
3. 最大程度的降低负荷(比如改良工具);
4. 确保工人使用合适的工具(如合适的手把尺寸);
5. 避免承受关节运动的最大极限;
6. 避免重复性动作;
7. 保证足够的休息;
8. 避免腕关节用力扭曲、旋转、左右摆动,手指极度的弯曲,不舒适的上臂活动;
9. 尽量减少多种不利因素同时存在;
10. 需要营造健康的工作环境,不提倡连续工作,学会适当休息和自我调节。

(二) 休息、康复辅助支具固定

CTS 本身有一定自愈率,Padua 等经多中心研究证实,21% 患者即使不接受任何治疗,临床症状在休息 10~15 个月后也可改善。

腕部支具(图 3-2-147)固定是最常用的保守疗法,临床上常用腕手矫形器,佩戴后腕关节被控制在背伸 30°位。但这样的背伸角度会增加腕管内压力。有研究证实,腕部处于中立位时腕管内压力最低,腕关节背伸时压力进一步增加,故固定于中立位可降低腕管内软组织周围压力,促进血液循环,从而缓解正中神经压力,同时使神经轴浆运输加速,消除神经膜水肿,使得早期轻中度患者的临床症状得到明显改善。因此,控制症状最有效体位是中立位或休息位,但最利于手功能发挥的腕关节位置是背伸 30°。治疗师选择合适的矫形器时,一般根据患者症状轻重选择或订制腕手矫形器:如患者程度较重需要选择中立位或休息位的腕手矫形器;如程度较轻者可根据患者功能需要选择或定制具有一定背伸角度的腕手矫形器。

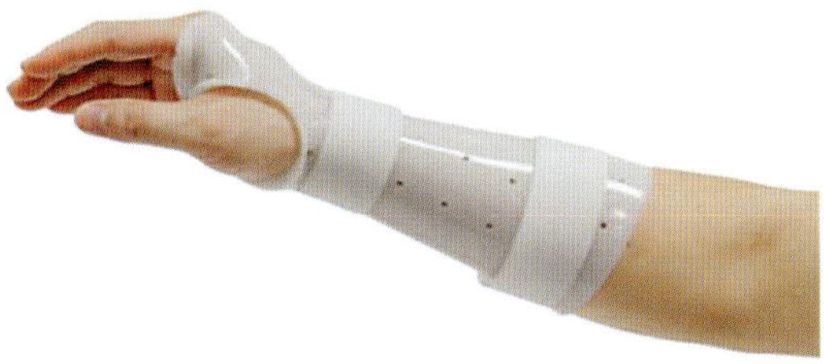

图 3-2-147 腕管综合征矫形器

腕托具有无创、经济、方面等优点,易于被患者接受。美国骨科医师学会最新发布的一份 CTS 临床实践指南提出,CTS 保守治疗推荐佩戴腕托,2~7 周症状仍然不能缓解,应更换治疗方法。

(三) 物理因子治疗

具有无创、无明显副作用的优点,可采用低剂量激光疗法、超声波疗法、超短波及磁疗等物理因子治疗,均对于 CTS 有一定疗效,尤以超声波治疗效果显著。

(四) 运动疗法

正中神经和肌腱滑行练习:正中神经和肌腱滑行练习于 1991 年由 Totten 和 Hotter 编制,其后很多研究的证实其可以有效缓解疼痛、肿胀和无力感。此练习可防止正中神经和周围肌腱粘连;扩大正中神经和腕横韧带之间的纵向接触面积;减轻腱鞘水肿;促进神经束的静脉循环;减轻腕管内压力。练习包括两个部分:①肌腱滑行练习包括手部的五个动作:伸直、钩状、拳状、桌面状、平拳状;②正中神经滑行练习由六个步骤组成:腕处于中立位,轻握拳;

腕处于中立位，伸指；伸指伸腕，使手成背伸状，手指并拢；保持前面的姿势，大拇指外展；保持前面的姿势，前臂旋后；保持前面的姿势，对侧拇指轻压该拇指。

（五）注射治疗

1. 类固醇类药物注射　类固醇药物有一定的抗炎及缓解局部组织水肿作用，进而降低腕管内的压力。适用于轻中度 CTS、其他保守治疗无效患者，尤其以感觉过敏为主的中重度 CTS 患者首选。超声引导注射方法为：患侧手腕自然伸展放于治疗床上，超声探头置于远侧腕横纹处、与前臂长轴垂直，可清晰显示腕管，选择正中神经的尺侧旁为进针点，回抽无血后，注入镇痛液（图 3-2-148、图 3-2-149）。

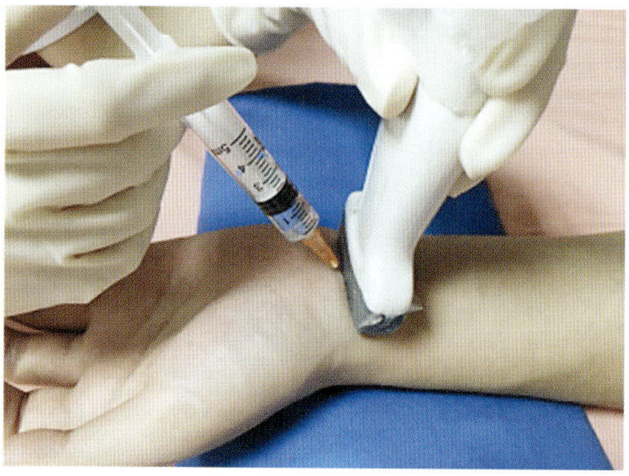

图 3-2-148　超声引导腕管综合征注射

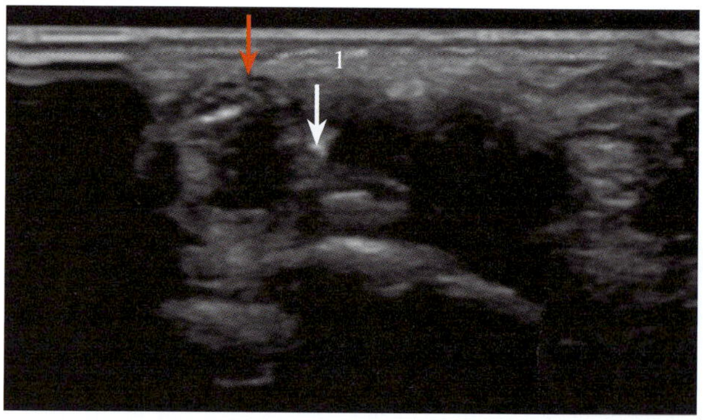

图 3-2-149　腕管综合征注射声像图

1：腕横韧带；上方箭头：正中神经；下方箭头：针尖

2. 其他营养成分的注射疗法　如维生素 B_6、甲钴胺、鼠神经生长因子等，可以增加局部神经营养，改善神经损伤及促进神经修复重建。

（六）小针刀治疗

小针刀可直达病灶所在，剥离粘连组织、松解卡压神经，从而使血管扩张，可增强局部组织营养供应，因神经末梢的强烈刺激可使局部组织新陈代谢提高，改善内部环境，缓解手指麻木、疼痛等症状。超声引导腕管综合征的针刀松解方法：患手和探头体位同注射，以 1% 利多卡因局麻后，采用平面外进针方式，对腕横韧带进行松解（图 3-2-150）。

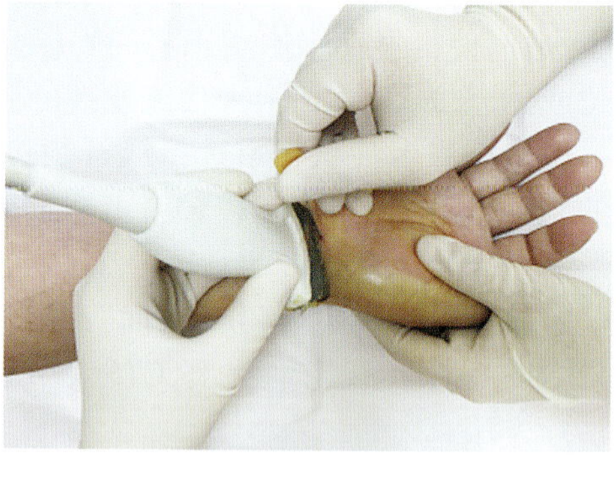

图 3-2-150　超声引导腕管综合征针刀松解

（七）中医治疗

1. 中药熏洗　可缩短疗程，提高疗效。方药组成：伸筋草、透骨草、红花、防风、荆芥、桂枝、川芎各 30g，煎水熏洗患部，每天早晚各 1 次，每次 30min。

2. 按摩疗法　经穴和经外奇穴包括大陵、内关、外关、阳溪、阳池、列缺、鱼际、劳宫、合谷等。反射区包括肾、输尿管、膀胱、肺、颈肩区等。反应点包括踝点、运动点、颈项点、肩点、痉挛刺激点、止痛点等。全息穴包括颈肩穴、足穴等。治疗以上述穴位为重点，采用按揉拿捏等手法，以腕关节为中心进行治疗：按揉大陵 100 次，其余经穴和经外奇穴每次选用 2~3 个，每穴按揉 30~50 次；推按各反射区 100 次；点按各反射点 200 次；掐按各全息穴 300 次。

每天按摩 1 次,10 次为 1 个疗程。运用手法时可配合冬青油膏及活血化瘀药膏,既能加强按摩的治疗效果,又可保护患者的皮肤。治疗结束时要做适当的拔伸牵引,以松解粘连、滑利关节。

3. 针灸治疗　取患侧曲池、内关,手指麻木、疼痛、感觉异常者,加四缝、十宣;鱼际肌萎缩者,加鱼际、劳宫、后溪;腕关节痛甚者,加大陵、养老、列缺;痛及前臂者,加手三里、曲泽。诸穴合用,通络活血,消肿止痛,祛瘀生肌,诸症得解。选用 0.35mm×0.50mm 毫针,行平补平泻手法,出现针感后加电脉冲治疗仪,波型为连续波,频率为 1Hz,强度以患者耐受为限,留针 20min,1 次 /d。

(八) 内镜治疗

1989 年,Okutsu 和 Chow 首先报道在内镜下进行腕部屈肌支持带切开术。无论是单切口,双切口在行正中神经解压方面均有其优势,在治疗效果方面无明显区别,均有术后疼痛轻、康复快、对解剖结构损伤小等优点。

目前内镜下治疗腕管综合征已经取得较大的进展,但对于不熟练的操作者也会带来不良反应,不良反应主要包括松解不完全、掌浅弓损伤、尺神经损伤和正中神经损伤,其中以松解不彻底最为常见。针对此,Agee 提出内镜下治疗的操作规范:术者需熟悉解剖、如插入受阻则不能勉强、保证视野清晰、不要用内镜探查腕管、内镜无法达到效果时及时采用开放手术。在难易度方面,双切口相比单切口法更容易被初学者接受,但是双切口法在操作时需要腕关节背伸,对于存在功能障碍的患者则无法进行。

内镜治疗禁忌证:患者需做神经松解、腱鞘切除、屈肌支持带作 Z 形成形术或 Guyon 管松解术;怀疑腕管内有占位性病变,或腕管内有肌肉、肌腱、血管等其他严重的异常情况;患者局部有感染、手部严重水肿等;腕管综合征手术失败复发者;术前拇短展肌失用但无明显正中神经感觉的改变,提示正中神经有变异者;既往有屈肌腱损伤或腕部手术史者。

(九) 手术治疗

严重 CTS 患者手术是治疗的重要方式,疗效肯定。临床 30%~40% 的 CTS 患者需进行手术治疗,指征主要有:骨折、脱位或占位性病变造成的正中神经卡压;鱼际肌萎缩、正中神经分布区有明显感觉减退、电生理检查属重度;保守治疗无效。

六、预防

CTS 平时的预防很重要,主要注意这几点:①键盘应放置在身体正前方中央位置,以持平高度靠近键盘或使用鼠标,可以预防腕管受到伤害;②手腕尽可能平放姿势操作键盘,既不弯曲又不下垂;③肘部工作角度应大于 90°,以避免肘内正中神经受压;④前臂和肘部应尽量贴近身体,并尽可能放松,以免使用鼠标时身向前倾;⑤确保使用鼠标时手腕伸直,坐姿挺直并最好使用优质背垫,双脚应平放地面或脚垫上;⑥显示屏放置在身体前面的高度以不使头部上下移动为宜,当坐正之后,双眼应与屏幕处于平行直线上,确保显示屏的亮度适中;⑦工作期间经常伸展和松弛操作手,可缓慢弯曲手腕,每小时反复做 10s,也可每小时持续做 10s 的握拳活动。

(郭友华　马　超　解　益)

第七节 狭窄性腱鞘炎

一、概述

腱鞘炎(tenosynovitis)系指腱鞘因机械性摩擦而引起的慢性无菌性炎症改变。腱鞘分为两层,外层为纤维性腱鞘,内层为滑膜。滑膜分为壁层和脏层,脏壁层两端形成盲囊,其间含有少量滑液,起润滑和保持肌腱活动度的作用。频繁活动引起过度摩擦,在早期可使腱鞘发生充血、水肿、渗出等无菌性炎症反应;反复创伤,则发生慢性纤维结缔组织增生、肥厚、粘连等变化,腱鞘厚度增加致使腱鞘狭窄,肌腱呈现两端变粗或受损部位增生变粗成纺锤体形。临床表现为局部疼痛、压痛及关节活动受限等,常发生在桡骨茎突和手指屈指肌腱鞘。

桡骨茎突狭窄性腱鞘炎是由于拇指或腕部活动频繁,使拇短伸肌和拇长展肌肌腱在桡骨茎突部腱鞘内长期相互反复摩擦,导致该处肌腱与腱鞘产生无菌性炎症反应,局部出现渗出、水肿和纤维化,鞘管壁变厚,肌腱局部变粗,造成肌腱在腱鞘内的滑动受阻而引起的临床症状。桡骨茎突及其周围组织解剖见图3-2-151。

屈指腱鞘炎,又称扳机指或弹响指,是指深、浅屈肌腱通过掌骨头掌侧区域的炎症。主要原因是肌腱在短期内活动频繁、用力过度或慢性寒冷刺激,导致腱鞘组织发生炎性反应,变厚,引起鞘管狭窄,肌腱在鞘管内活动受到限制,由于炎性反应存在,屈指时引起局部疼痛。手指屈肌腱及腱鞘解剖见图3-2-152。

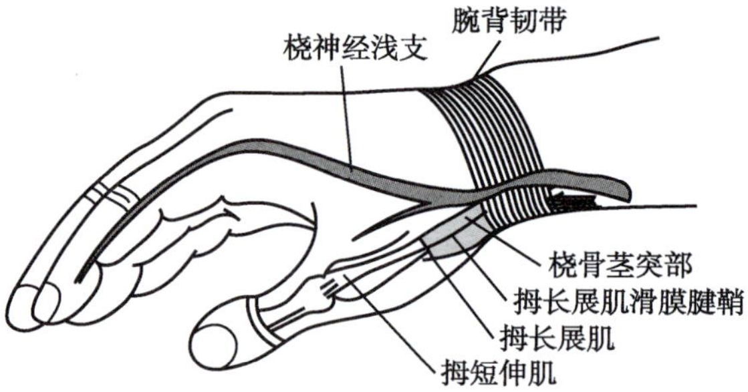

图 3-2-151 桡骨茎突及其周围组织解剖

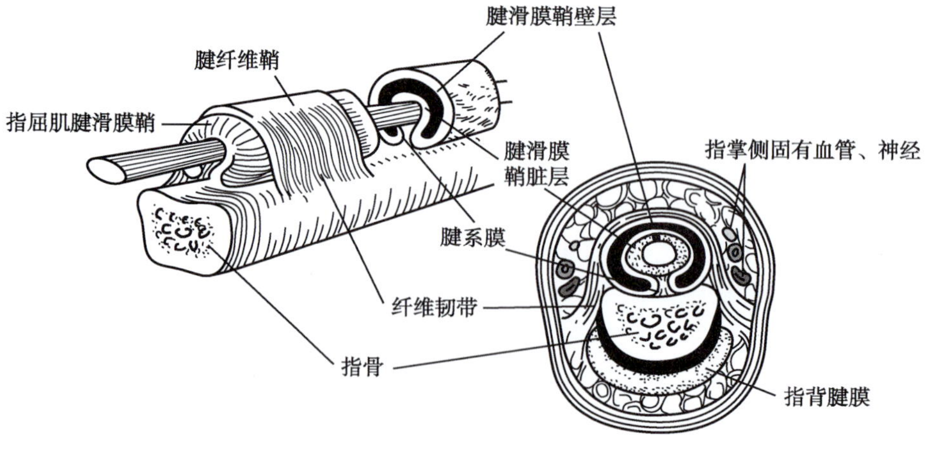

图 3-2-152 手指屈肌腱及腱鞘解剖

二、病因与病理

狭窄性腱鞘炎的病因包括：慢性损伤，如肌腱在腱鞘内长期、反复和快速用力活动；急性损伤，如暴力作用于腱鞘引起腱鞘损伤；先天性肌腱异常等。

桡骨茎突狭窄性腱鞘炎在病理上早期腱鞘充血、水肿及渗出增多，反复损伤，迁延不愈，则肌腱和腱鞘发生慢性结缔组织增生、肥厚，肉芽组织形成，透明性变和粘连等病理变化。腱鞘韧带的水肿和增生使骨-纤维道狭窄，压迫水肿和增生的肌腱形成局部肿大，限制肌腱的滑动，并产生疼痛。

弹响指又叫扳机指，是由于狭窄性腱鞘炎所引起的。屈指肌腱及腱鞘均呈水肿、增生、肉芽组织形成等慢性炎症性病理变化。腱鞘因受压和摩擦而增厚，在同一部位的肌腱由于摩擦变粗，形成一个球状的膨大部。因此当它通过狭窄的腱鞘时遇到暂时性的阻塞，一旦强行通过则产生一个弹响，故称弹响指或扳机指。较严重者则肌腱的膨大部不能通过腱鞘的狭窄部，肌腱的膨大部被阻于腱鞘狭窄部的近端，则手指不能伸直，称为闭锁。

三、临床表现

桡骨茎突狭窄性腱鞘炎多见于中年以上，女性多于男性（约 6∶1），好发于哺乳期（俗称抱婴手）及更年期女性和手工操作者，起病缓慢。临床表现主要为桡骨茎突部隆起、疼痛，腕和拇指活动时疼痛加重，局部压痛。

手指腱鞘炎起病缓慢，最初表现为晨起时患指发僵、疼痛，活动后消失。随着病情的进展，患指逐渐出现疼痛加重，并伴有弹响感，伸屈受限，最后发展为患指闭锁。临床检查发现，在患指的掌指关节处，即指横纹处有疼痛或肿胀，在患指的掌骨头上可触及一大小不等的痛性结节，随着患指的屈伸而移动，出现弹响感，呈扳机指状态。严重者不能执筷、握笔和扣纽扣，严重影响日常生活和工作。

四、临床诊断

（一）桡骨茎突狭窄性腱鞘炎的诊断依据

桡骨茎突处隆起、疼痛，可有前臂及拇指放射痛，活动腕及拇指时疼痛加重，不能提重物；桡骨茎突处明显压痛，有时可触及硬结节。腕和拇指活动稍受限；握拳尺偏试验（Finkelstein 征）阳性。

（二）手指腱鞘炎的诊断依据

手指有损伤或劳损史；手指掌面指横纹处有疼痛、压痛或可触及痛性结节；手指屈伸功能受限；屈指抗阻试验阳性。根据患者卡压的程度不同，临床上分为四度。Ⅰ度：局部有疼痛、压痛及肿块；Ⅱ度：疼痛、压痛及肿块伴摩擦感，偶见弹响；Ⅲ度：经常发生弹响，偶有闭锁；Ⅳ度：经常有闭锁。

五、康复评估

（一）问诊

包括患者的主诉、现病史、既往史、职业及家族史，其目的是使物理治疗师更好地理解患者问题的本质，分析是否有其他影响症状的因素存在。通过问诊，需要明确以下问题：患者的年龄、性别、从事的职业、什么部位出现症状、损伤的原因、症状程度及持续时间、哪些姿势或动作会加重或减轻症状、是否影响生活自理能力、是否影响到睡眠等。

(二) 疼痛评定

疼痛的评定通常采用视觉模拟评分法(visual analogue scale,VAS),以确定患者疼痛的程度,并根据评分结果采取必要的治疗。

(三) 腕关节和掌指关节活动度评定

采用量角器分别测定腕关节背伸、掌屈、桡侧偏和尺侧偏的关节活动度,及掌指关节屈、伸活动度,也可以采用电子量角器来测定。

(四) 腕关节和掌指关节周围肌群肌力评定

采用徒手肌力评定法评定腕关节背伸、掌屈、桡侧偏和尺侧偏的肌力,及掌指关节屈、伸肌力,也可以采用电子测力计测量。

(五) 手功能评估

采用 Carroll 手功能评定、Jebsen 手功能测试量表评估患手的精细功能。

(六) 影像学评估

X 线、CT、MRI、肌骨超声等。

(七) ADL 评定

常用的基本 ADL 评定量表有 Barthel 指数、Katz 指数、PULSES、修订的 Kenny 自理评定等。常用的工具性 ADL 评定量表有功能活动问卷、快速残疾评定量表等。

(八) 精神状态评定

焦虑自评量表、抑郁自评量表等。

六、康复治疗

(一) 药物治疗

在患病初期,患者仅有局部疼痛,卡压症状不明显时,可给予非甾体抗炎药口服。例如,塞来昔布 200mg/ 次,2 次 /d,或美洛昔康片 7.5~15mg/ 次,1 次 /d。复方血栓通胶囊 2 粒 / 次,3 次 /d。也可以使用双氯芬酸二乙胺乳膏剂外涂或中药外敷。

(二) 休息及制动

适量休息,限制手指活动,避免反复屈伸运动。早期佩戴固定和保护类矫形器(图 3-2-153)是临床上常用于窄性腱鞘炎患者的治疗器具。此类型矫形器一般采用低温热塑材料量身定制,也可以选择类似的成品类型的矫形器。采用固定、保护,控制或矫正等原理将病变部位固定于功能位或者休息位,一般需要固定 2~4 周。

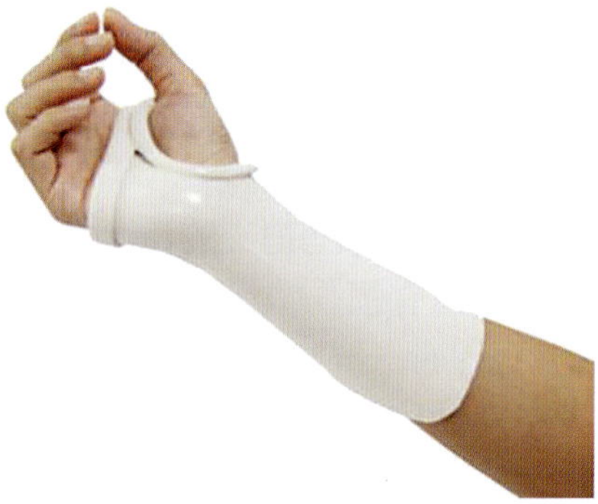

图 3-2-153 腱鞘炎矫形器

(三) 物理治疗

1. 超短波治疗 在疾病早期,可使用微热剂量的超短波治疗,1 次 /d,连续 10 次为 1 疗程。

2. 热敷 可采用 55~60℃蜡饼外敷于病变部位,每次 30min,1 次 /d,连续 10 次为 1 疗程。

3. 超声波治疗 可采用接触移动法,在起病早期使用 0.1~0.4w/cm^2,中期 0.5~0.7w/cm^2 的剂量,每次 5~10min,1 次 /d,连续 10 次为 1 疗程。

（四）局部封闭治疗

1. 桡骨茎突狭窄性腱鞘炎的注射治疗　患侧上肢平放在治疗台上，腕部取中立位稍尺偏，超声探头纵行放置在患者腕部。在超声下显示拇长展肌、拇短伸肌肌腱及腱鞘，常规消毒后将注射针穿刺进入腱鞘内，将 1~2ml 镇痛液注入腱鞘。如针尖刺入鞘内，注药阻力小，局部皮肤不隆起（图 3-2-154）。可用支具将腕部固定于背伸 20°，桡偏 15°，拇指对掌位 1 周。

2. 手指腱鞘炎的注射治疗　患侧手平放在治疗台上，手放松伸展，超声探头纵行放置在患手。在超声下显示屈肌肌腱及腱鞘，常规消毒后将注射针穿刺进入腱鞘内，将 1ml 镇痛液注入腱鞘（图 3-2-155）。对严重Ⅲ度、Ⅳ度患者可加针刀松解。保守治疗效果不佳者，可考虑狭窄性腱鞘炎松解术。

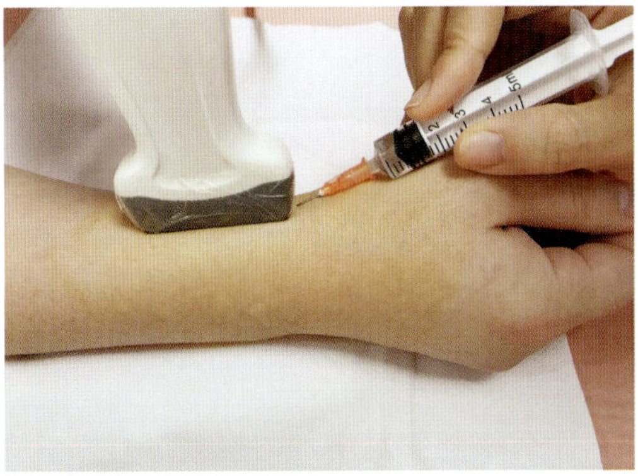

图 3-2-154　超声引导桡骨茎突狭窄性腱鞘炎注射

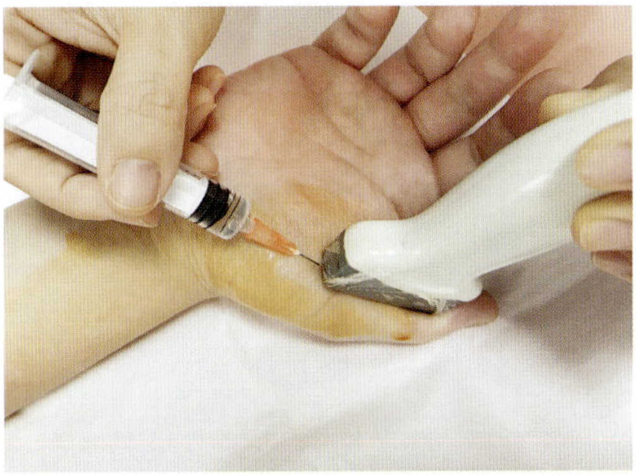

图 3-2-155　超声引导手指腱腱鞘炎注射

（五）日常生活指导

桡骨茎突狭窄性腱鞘炎或手指腱鞘炎患者，早期使用支具固定，避免过多使用患手进行日常生活，同时可借助腕关节和肘关节等相邻部位进行部分代偿活动。进行日常活动时，可借助辅助器具或改变部分生活习惯更好地完成日常生活中各种活动，如使用纽扣辅具、加粗手柄的勺子和牙刷、单手拧毛巾技巧、使用购物车或背包外出购物等。

（伍少玲　马　超　黎景波　解　益）

第三章

下 肢

第一节 髋骨性关节炎

一、概述

髋关节骨性关节炎是一种常见的、发病率随年龄增加的慢性进行性骨关节病,也是骨科常见疾患,多见于老年人,发病率随年龄增大而增高。随着人口老龄化,越来越多的人患有髋关节骨性关节炎,主要表现是髋关节疼痛和活动受限,病理表现为慢性进行性软骨变性和软骨下及关节周围新骨形成。流行病学研究表明,成人髋骨性关节炎的患病率为0.4%~27%。髋骨性关节炎可分原发性和继发性两种类型,原发性发病机制目前尚不十分清楚;继发性是指在发病前髋关节有其他病变存在。虽然这两种类型髋关节骨性关节炎病因有着明显区别,但后期的临床表现及病理改变都相同,治疗方法在后期也基本相同。

髋关节对平衡和姿势控制的作用主要受关节囊机械性感受器的影响。由于感受器的存在,髋关节能对位置的变化、压力以及姿势的控制、平衡和移动采取的运动作出反应。整个运动链的反射性肌肉收缩,称为平衡策略。

髋关节和骨盆的功能性联系:骨盆的运动引起髋关节和腰椎关节的运动,臀部的肌肉组织互相作用造成骨盆运动。屈髋肌使骨盆前倾;伸髋肌使骨盆后倾;外展肌和内收肌,使骨盆向外侧倾斜;旋转肌使骨盆旋转。当股骨在髋关节上移动时,为了防止过度的骨盆运动,骨盆必须由腹肌,竖脊肌,多裂肌和腰方肌稳定。当骨盆在髋关节的轴线前方旋转,骨盆的髂前上棘向前方和下方移动,从而更接近股骨的前部,这是由于髋关节屈曲和腰椎的伸展造成的,造成此活动的肌肉是屈髋肌和背伸肌。站立时,躯干的重力线落在髋关节的轴前方,这就是骨盆前倾的时刻,此时,髋关节的稳定性由腹肌和伸髋肌提供。

二、病因与风险因素

髋骨性关节炎的发生、发展与以下因素有关:

（一）年龄

髋骨性关节炎最常见的易感因素就是年龄。这一疾病主要影响中年人和老年人，特别是 60 岁以上的老年人。研究发现，年龄与髋关节炎高度相关，60~64 岁调整比值比 AOR 为 1.30（95%CI：0.60~2.81），65~69 岁为 2.38（95% CI：0.83~3.44），70~74 岁为 2.38（95% CI：1.15~4.92）。

（二）发育障碍

许多研究已经表明，发育障碍如股骨头缺血性坏死综合征、先天性髋关节脱位、股骨头骨骺滑脱征与过早发生的髋关节炎之间有密切关系。大部分的证据还表明，髋关节炎也与股骨和髋臼发育不良有关。

（三）种族

研究表明，与欧洲裔的白种人相比，在非白种人，包括亚洲人、非洲人和东印度人中，原发性髋关节炎的患病率很低。因此，种族似乎在髋关节炎的发生过程中发挥了一定的原因。然而，这个原因目前尚未明确。

（四）性别

极少数的研究调查了性别与髋骨性关节炎之间的关系。研究发现，男性髋关节炎的患病率稍高于女性（男性与女性患病率分别为 3.2% 与 3%）。虽然患病率几乎没有存在任何的性别差异，但男性和女性在患髋关节炎的临床类型不同。女性多为股骨向内上方移位，而男性则向外上方移位。有较强证据表明，在髋关节炎的进展过程中，外上方移位是一个重要的预后因素。

（五）遗传

兄弟姐妹患病率的研究资料显示，髋关节炎有明显家族遗传性，提示遗传可能在关节炎的发病过程中发挥了一定的作用。尽管遗传作用的影响仅仅是猜测，但引起髋关节炎的基本条件是结构受损（如胶原），或是软骨变性，或是骨代谢障碍。髋关节炎常常与遗传因素连在一起；另一些研究表明，遗传因素可能在髋关节炎的发展过程中发挥了作用，或在降低女性髋关节炎的发病风险中发挥了作用。

（六）职业

许多欧洲和美国的研究者已经发现，长期从事提重物工作的男性髋骨性关节炎发病率高，特别指出的是，农业劳动已经被认为是引发髋关节炎的高风险职业。目前已经提出一些可疑的风险因素，包括长期提举重物、驾驶拖拉机（振动）、在不平的地面上行走。

（七）体育运动

流行病学研究表明，参与某些竞技体育活动会增加骨性关节炎的风险。跑步引起骨性关节炎的风险性很低，但高强度、直接冲撞性的运动，如美式橄榄球和曲棍球，可能会增加髋关节炎的风险。

（八）损伤史

髋关节损伤史与髋关节炎有关。髋部近端骨折会导致髋关节关节表面的变化，从而造成关节负荷异常，与髋关节炎的发生有关。

（九）体重指数

最新的证据表明，BMI 与髋关节炎之间无关。较为明显的是，肥胖可能会引起髋关节炎进一步加重，但与最初发病无关，所以减轻体重具有重要的治疗价值。

（十）两侧下肢不等长

一些研究表明，两侧下肢长度存在差异很可能是导致髋关节炎的重要原因。

三、临床表现

原发性和继发性髋关节骨性关节炎在症状和体征方面无明显差异。主要症状有三个方面。

（一）疼痛

早期在过度活动后出现，休息后缓解。随病情进展，休息也不能缓解。疼痛常伴有跛行，部位可在髋关节的前方或侧方或大腿内侧。

（二）晨僵

典型的僵硬感常出现在清晨，持续时间一般不超过 15min，而髋关节活动后疼痛减轻。

（三）功能障碍

关节僵硬，关节屈曲、外旋和内收畸形。

四、康复评定

（一）问诊

包括患者的主诉、现病史、既往史、职业及家族史，其目的是使物理治疗师更好地理解患者问题的本质，分析是否有其他影响症状的因素存在。通过问诊，需要明确以下问题：患者的年龄、性别、从事的职业、什么部位出现症状、损伤的原因、症状程度及持续时间、哪些姿势或动作会加重或减轻症状、是否影响生活自理能力、是否影响到睡眠等。

（二）视诊

视诊是最关键的一步，主要从以下几个方面去看：体形、步态、表情与姿态、脊柱的形态。全脊柱的形态观察内容如下：

1. 正面观　头应正直，鼻应该与胸骨柄、胸骨、剑突、脐在一条直线上。双侧的髂前上棘连线应与水平面平行，髌骨应指向前方，双下肢应直，不能膝外翻或膝内翻，双侧腓骨小头应与水平面平行，内踝和外踝也应与水平面平行，双足内侧的纵向足弓应明显，双侧角度应相同。

2. 侧面观　耳廓、肩峰、髂嵴的最高点是否在一条直线上。骨盆中立位时，髂前上棘应低于髂后上嵴。

3. 后面观　双肩高度是否一样，脊柱与双侧肩胛骨的角度是否正常（比如翼状肩），双侧髂后上嵴是否与水平面平行，是否存在侧移或侧弯（或伴旋转）等。

（三）疼痛评定

疼痛的评定通常采用视觉模拟评分法（visual analogue scale，VAS），以确定患者疼痛的程度，并根据评分结果采取必要的治疗。

（四）髋关节活动度评定

采用量角器分别测定髋关节屈曲、后伸、内旋、外旋、内收、外展的关节活动度。

（五）髋关节周围肌群肌力评定

采用徒手肌力评定法评定髋关节屈曲、后伸、内旋、外旋、内收、外展的肌力。也可以采用电子测力计测量。

（六）髋关节功能和下肢功能评定

可采用西安大略和麦克马斯特大学骨关节炎指数（Western Ontario and McMaster Universities

Osteoarthritis Index，WOMAC)、Harris 髋关节评分、下肢功能量表(lower extremity functional scale，LEFS)等量表来评定。

(七) 步行功能评定

可采用 6min 步行试验、起立 - 行走计时测试、上下楼梯试验等评定患者步行和上下楼梯功能。

(八) 影像学评估

X 线、CT、MRI、肌骨超声等。影像学研究，特别是 X 线平片为中至重度的髋关节炎提供了确诊的依据，然而，X 线片在显示早期骨关节炎的变化时的用处不大。影像学上出现关节间隙变窄很可能已经是关节炎晚期的表现。关节间隙变窄被认为是髋关节炎患者最具指示性和预测性的关节改变，此外关节间隙变窄在上外侧较上内侧更为多见。正常髋关节间隙为 3~5mm。间隙缩小大于或等于 0.5mm 是与临床相关、有意义的缩小宽度。关节间隙小于 2.5mm 为中度的髋关节炎，而关节间隙小于 1.5mm 为重度的髋关节炎。

除了关节间隙缩小，其他标准，包括骨赘、骨刺和软骨硬化，也被用来评定髋关节炎患者。K-L 分级(Kellgren/Lawrence scale)用来确定与髋关节炎有关的退行性改变。K-L 分级包括 4 个等级：第 1 级，无骨性关节炎的影像学证据；第 2 级，可疑的关节间隙变窄和可能的(微小的)骨赘；第 3 级，中度的明显的骨赘和关节间隙变窄；第 4 级，大骨赘，严重的关节间隙变窄，软骨下硬化，骨轮廓明显畸形。在使用 K-L 分级时需要特别注意，K-L 分级特别强调骨刺或骨赘，但并不是所有髋关节炎患者都存在骨赘。

(九) ADL 评定

常用的基本 ADL 评定量表有 Barthel 指数、Katz 指数、PULSES、修订的 Kenny 自理评定等。常用的工具性 ADL 评定量表有功能活动问卷、快速残疾评定量表等。

(十) 精神状态评定

焦虑自评量表、抑郁自评量表等。

五、康复治疗

治疗目的以减轻或消除疼痛，矫正畸形，改善或恢复关节功能，提高生活质量为主。两种类型的髋关节骨性关节炎在晚期虽然表现一样，但原发性髋关节骨性关节炎病变进展慢且轻，并有可能保持很长一段时间的无症状静止期；而继发性髋关节骨性关节炎无论采用何种非手术方式治疗，病变却持续进展，因此在治疗之前严格区分两种不同类型的髋关节骨性关节炎，对选择治疗方法有绝对的指导意义。治疗原则为考虑个体化因素，非药物治疗与药物治疗相结合，必要时果断采取外科手术治疗。

(一) 健康教育

对髋关节骨性关节炎患者进行健康教育，提供治疗及康复信息，如减轻体重，适量活动，减少不合理的运动，避免剧烈行走及长时间跑、跳、蹲。适当使用拐杖等辅助支具可明显减少髋关节负载，缓解症状。

(二) 心理治疗

疼痛很大程度上受心理因素影响，有的患者可能长期处于抑郁状态，应让患者认识疾病的性质和预后，对患者进行心理治疗，并在此基础上积极配合其他治疗。

(三) 药物治疗

可根据关节疼痛情况分阶梯式用药。治疗髋关节骨性关节炎的药物主要分 3 类：控制症状药物，包括镇痛药、非甾体抗炎药（NSAIDs）、糖皮质激素及透明质酸钠；改善病情药物；软骨保护药。

1. 控制症状药物　包括局部镇痛药物、关节腔局部注射药物等。

（1）局部镇痛药物治疗：选择局部外用药物包括 NSAIDs 的乳胶剂、膏剂、贴剂和非 NSAIDs 擦剂（辣椒碱）是治疗症状性髋关节骨性关节炎的推荐方案。对中、重度疼痛可联合使用局部药物和口服药物，同时也可选择关节腔局部用药。

（2）关节腔局部注射药物

1）透明质酸钠：口服药物治疗效果不佳者可联合关节腔注射透明质酸钠，通常每周 1 次，连续 5 次为 1 个疗程，每半年使用 1 个疗程。研究发现，在其注射 1 个疗程后 2 周，局部关节疼痛大多明显缓解。

2）糖皮质激素：仅适用对 NSAIDs 药物治疗 4~6 周无效的严重骨性关节炎或不能耐受 NSAIDs 治疗、持续疼痛、积液明显者。系统回顾研究发现，首次接受关节腔注射糖皮质激素者疼痛缓解率相对高。

2. 改善病情药物及软骨保护剂　包括氨基葡萄糖、硫酸软骨素、双醋瑞因等。

（四）物理因子治疗

可应用超短波、磁疗、经皮电神经刺激（TENS）、冲击波、中频电疗等改善患者髋关节疼痛。

（五）运动疗法

包括肌力、关节活动度、关节松动、牵伸、平衡、步态等。

1. 关节活动度训练　足够的关节活动度和关节周围软组织的良好弹性，对于保证软骨营养和健康、保护关节结构免受撞击性负荷的损害、功能、日常生活活动的舒适是非常必要的。重获或保持活动度与柔韧性的锻炼通常是通过低强度的常规锻炼、有控制的不引起疼痛的运动来实现的。可以采用徒手体操或被动牵伸方法来练习（图 3-3-1~ 图 3-3-4）。

2. 肌力训练　通常采用渐进性抗阻 / 力量训练、逐级增加难度的方式来进行训练。可以应用弹力带来自我训练（图 3-3-5、图 3-3-6）。

3. 手法治疗　主要包括三个内容：牵拉髋关节周围缩短的肌肉；髋关节牵引；在每个受限的方向的手法牵引（快速整骨技术）。

4. 平衡与步态　应用静态和动态站立位平衡训练改善患者双侧下肢不均匀负重，也可使用对侧（健侧）手杖以减轻患侧髋部负重和外展肌肉活动，指导患者正确手杖步行练习，缓解疼痛，改善髋关节炎患者的下肢平衡功能，减少跌倒风险。

5. 有氧练习和耐力练习　有氧练习通常采用强度在最大摄氧量的 60%~80%，持续至少 20 分钟。主要包括步行和水疗。

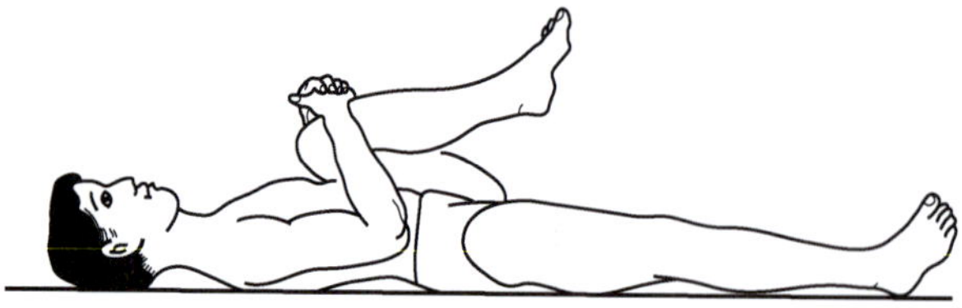

图 3-3-1　单侧髋关节屈曲运动

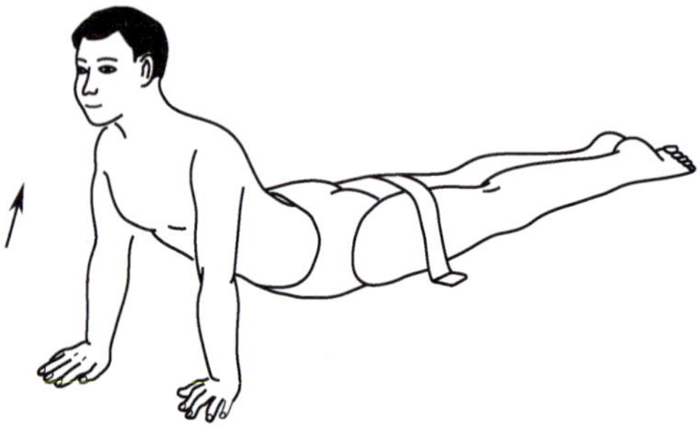

图 3-3-2　双侧髋关节后伸运动

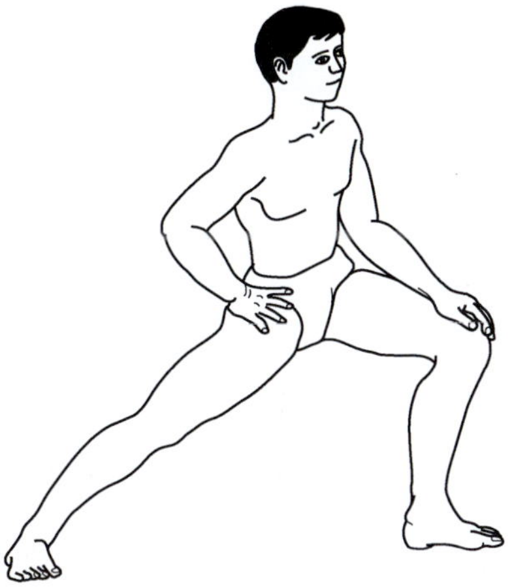

图 3-3-3 一侧髋关节屈曲、对侧髋外展活动

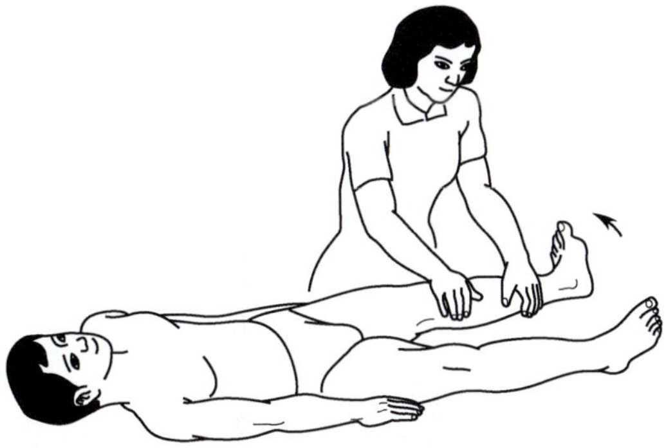

图 3-3-4 髋关节外旋运动

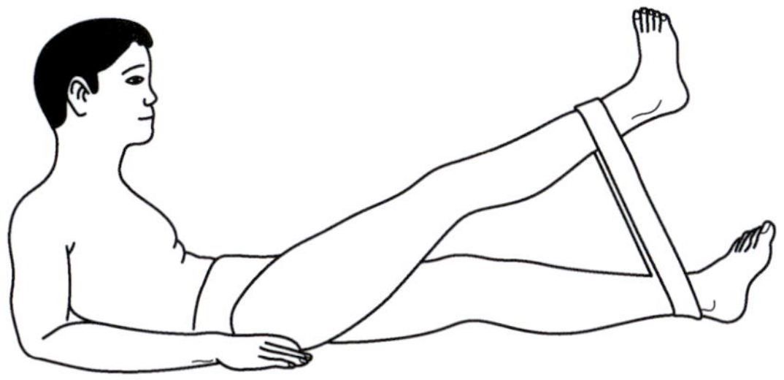

图 3-3-5 髋关节屈肌肌力训练

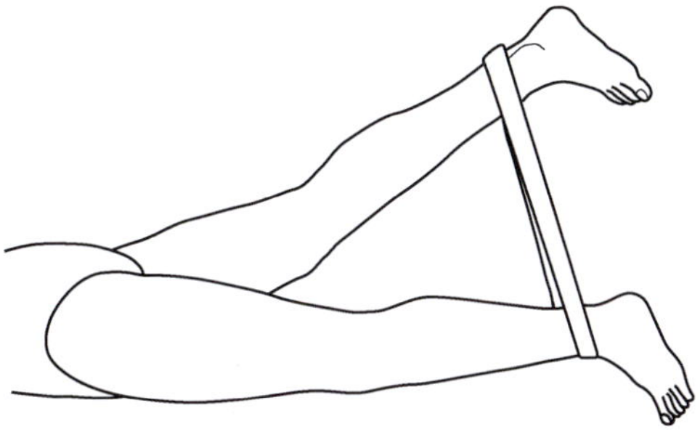

图 3-3-6 髋关节伸肌肌力训练

(六) 局部注射治疗

对经常规保守治疗效果不明显的髋骨性关节炎患者，可予超声引导下髋关节腔内注射玻璃酸钠或激素等，尤其对轻、中度患者效果明显。

超声引导髋关节腔内注射：患者仰卧位，髋关节置于中立位，超声探头纵向置于髋关节上方，超声显示髋臼、股骨头和髋关节腔，常规消毒后用注射针（长针）穿刺进入关节腔内，将镇痛液注入。若髋关节囊内有积液，则穿刺时有突破感，将液体抽尽后，再行注射（图 3-3-7、图 3-3-8）。

(七) 手术治疗

对于内科保守治疗无效的严重髋骨性关节炎患者，日常活动明显受限时，可按需要行手术治疗。手术治疗目的：减轻或消除髋关节疼痛；防止或矫正髋关节畸形；防止髋关节破坏进一步加重；改善髋关节功能。

手术方法的选择一般根据患者年龄、职业、生活习惯及个人的意愿而定。手术方法可分为两类：一是保留患者髋关节的手术，如关节镜下冲洗和游离体摘除术、骨赘切除术、髋臼囊肿刮除植骨术、截骨术、闭孔神经切断术等；另一类是髋关节重建术，如髋关节融合术、半髋置换术和全髋置换术。目前由于全髋关节置换技术的广泛应用及髋关节假体材料和工艺的迅速发展，对髋关节骨性关节炎晚期且年龄较大患者大多首选全髋置换术，术后大部分患者髋关节疼痛缓解，关节功能明显改善，生活质量提高。

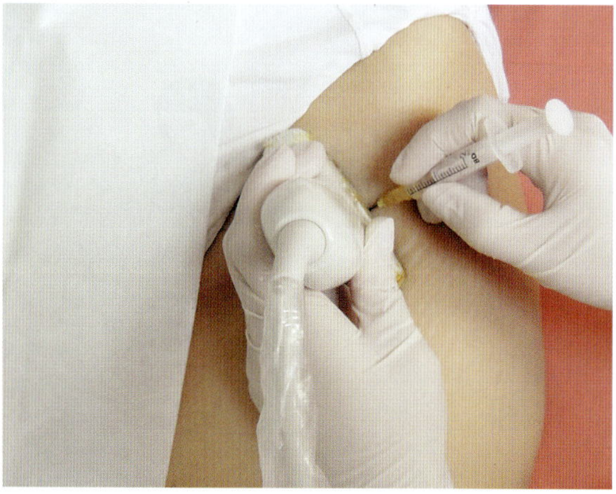

图 3-3-7 超声引导髋关节腔注射

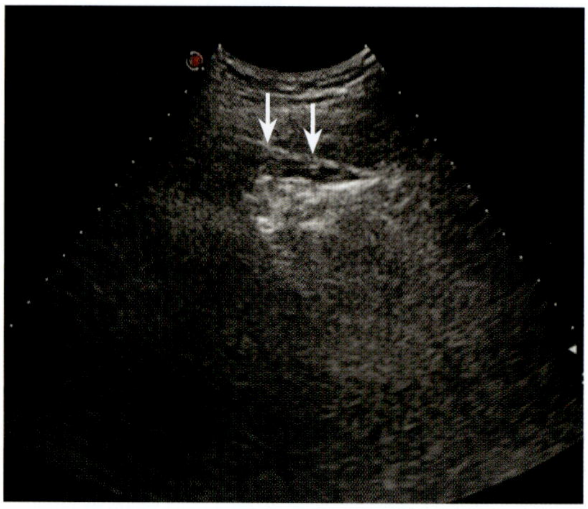

图 3-3-8 髋关节腔注射声像图

（马 超）

第二节 膝关节痛

一、膝关节滑囊炎

（一）概述

膝关节周围有许多滑囊，有些与关节相通，多数则是孤立存在。滑囊又称滑液囊或者黏液囊，它介于肌肉和肌腱附着处与骨隆起之间，囊内含有少量滑液，其作用是减少骨与肌肉、肌腱之间的摩擦，减轻压力，便于保持关节运动功能的灵活性。若膝部遭受反复机械性磨损或外力撞击膝部滑囊，引起局限性红肿、痛热、活动受限等现象，形成急性损伤或者慢性劳损引起滑囊炎。

（二）临床表现

临床上常见的膝部滑囊炎有：鹅足滑囊炎、腘窝囊肿、髌前滑囊炎和髌下滑囊炎等。其中以鹅足滑囊炎较为常见，鹅足滑囊位于鹅足肌腱下方，鹅足肌腱是缝匠肌、股薄肌和半腱肌相结合并与胫骨内侧相连的肌腱。它可能是以一个囊腔的形式存在，或在某些患者身上是以多个小腔的囊腔的形式存在。鹅足滑囊炎患者表现为膝关节内侧疼痛，在做膝关节外翻或外旋活动时疼痛会加重，患者往往不能下跪或下楼梯。

（三）康复评定

膝关节滑囊炎的评定应针对关节的生物力学及邻近关节如髋关节、踝关节功能异常对膝关节关节的影响，以及对患者的独立性和生活质量的影响程度进行评定。

1. 问诊　包括患者的主诉、现病史、既往史、职业及家族史，其目的是使物理治疗师更好地理解患者问题的本质，分析是否有其他影响症状的因素存在。通过问诊，需要明确以下问题：患者的年龄、性别、从事的职业、什么部位出现症状、损伤的原因、症状程度及持续时间、哪些姿势或动作会加重或减轻症状、是否影响生活自理能力、是否影响到睡眠等。

2. 视诊　视诊是最关键的一步，主要从以下几个方面去看：体形、步态、表情与姿态、脊柱的形态等。全脊柱形态的三面观：

(1) 正面观：头应正直，鼻应该与胸骨柄、胸骨、剑突、脐在一条直线上。双侧的髂前上棘连线应与水平面平行，髌骨应指向前方，双下肢应垂直于水平面，不能膝外翻或膝内翻，双侧腓骨小头应与水平面平行，内踝和外踝也应与水平面平行，双足内侧的纵向足弓应明显，双侧角度应相同。

(2) 侧面观：耳廓、肩峰、髂嵴的最高点是否在一条直线上。骨盆中立位时，髂前上棘应低于髂后上嵴。

(3) 后面观：双肩高度是否一样，脊柱与双侧肩胛骨的角度（比如翼状肩），双侧髂后上嵴应与水平面平行，是否存在侧移或侧弯（或伴旋转）等。

3. 疼痛评定　可以根据患者疼痛的部位、性质、程度、持续时间、缓解方式、服用止痛药类别、药量等进行评估，也可以通过目测类比评分法（VAS）来评定。

4. 关节压痛的评定　多采用 Ritchie 关节指数。

5. 感觉评估　以本体感觉评估为主。

6. 肌力测定　可采用徒手肌力检查法（MMT）或等速肌力测试仪判断膝关节周围肌群、髋关节外展肌群肌力减退的程度。

7. 关节活动范围的评定　量角器测量膝关节活动范围以作为康复治疗前后的对比。

8. 肢体形态测量　测量肢体围度，了解肌肉萎缩以及膝关节肿胀情况。

9. 力学分析　站立位观察支撑期股骨是否有内旋或膝关节外翻状态，观察双侧踝关节是否有后足旋前状态。

10. 步态及步行能力评定　利用三维步态分析或肉眼观察步态，评测患者的 3 米以及 10 米步行能力。

11. 膝关节功能评分　HSS 评分，Lysholm 评分，IKDC 评分，WOMAC 骨关节炎指数评分，AKS 评分。

12. 特殊检查　膝关节屈曲或内收抗阻试验，外翻应力试验。

13. 日常生活活动能力评定。

14. 精神状态评估　焦虑自评量表、抑郁自评量表。

（四）康复治疗

本病一般为持续性疼痛，易反复发作，对于疼痛、肿胀等症状及功能障碍者，在药物治疗的基础上给予康复治疗，以减轻或消除疼痛为主要目的，继而减轻膝关节肿胀，改善或恢复关节功能，提高生活质量。

康复治疗目标：消炎消肿，缓解疼痛；松解肌肉肌腱粘连；增强患肢髋膝周围肌群肌力，提高加强髋膝关节的稳定性；增强患侧本体感觉。

1. 急性期康复治疗

(1) 休息与运动之间的平衡：急性期需适当减少患侧下肢的运动，但不可制动。

(2) 物理因子治疗：应用超短波，消炎消肿镇痛、缓解肌肉痉挛、改善血液循环作用，急性期宜用无热量；超声波治疗，急性期选用间歇通断比，可减少组织粘连，缓解疼痛。

(3) 贴扎治疗：减压贴减轻疼痛，爪型贴改善下肢肿胀。

(4) 运动疗法：①加强髋周肌群肌力，以外展肌群为主；②膝关节内收训练；③屈曲肌群牵伸训练；④肌肉能量技术（MET），即在髋内收肌适当牵伸后无痛范围抗阻收缩 6~8s，再放松,可最大程度放松痉挛紧张肌肉群。活动量指征:活动以不引起疼痛为宜,活动后疼痛且症状加重延续到第 2 天则活动量过大,应予以调整。

2. 慢性期康复治疗

(1) 健康教育。①调节生活方式:减少不合理运动,减少每日运动总量,用减轻关节负荷的动作来完成日常生活活动。避免危险因素,保护膝关节。②减少膝部扭转运动较多的活动方式,如跳舞、爬楼梯和登山等。

(2) 缓解疼痛,松解粘连。①物理因子治疗:超声波治疗,超短波,磁疗、偏振光治疗;②深层肌肉刺激(DMS)治疗:放松紧张的肌肉;③筋膜松解术:利用筋膜松解小道具或徒手松解紧张的肌肉,如股薄肌,半腱肌等;④肌肉能量技术(MET)。

(3) 运动疗法。①加强股四头肌及腘绳肌等张抗阻肌力训练;②髋关节臀部肌群激活,尤其注意对臀中肌等长收缩控制力的训练;③站立位重心移动训练;④利用平衡垫进行膝关节控制强化、增强本体感觉的训练;⑤在不同体位下(双腿靠墙 30°、60°静蹲)练习关节的闭链控制能力;⑥单腿站立训练提高髋膝踝稳定性,膝关节可通过弹力带加适当阻力,训练时保持髌骨与足尖对线,强调在正确生物力学的力线上进行控制训练;⑦运动贴布:痛点米字减压贴,50%~80% 张力,贴布两端零张力。

(4) 矫形支具与辅助器。增加关节稳定性,减少负重。①护膝:适用于膝关节稳定性较差的患者。使用后可改善膝关节的稳定性,减轻疼痛和改善步行能力。②手杖:适用于滑囊炎患者步行时下肢负重疼痛加重或肌肉无力的患者。使用手杖以减轻负荷,达到减轻疼痛的目的。③轮椅:急性疼痛不能行走者使用。

(5) 心理治疗。膝关节疼痛患者,常因为疼痛或者日常生活功能障碍出现抑郁焦虑等症状,应及时进行心理辅导,使患者在认识上进行自我调整,增强治病信心。心理状态的改善,有助于预防和控制疼痛,提高治疗效果。

(6) 其他治疗方式。①中医、小针刀治疗等:松解粘连软组织;②手术治疗:非手术治疗无效,病情进行性加重,严重影响日常生活和工作时,可考虑手术治疗。手术单纯切除滑囊后壁,保留滑囊前壁。手术治疗的目的:减轻或消除疼痛,改善关节功能;防止疼痛引起代偿性运动,改变正常力线关系,加重关节破坏;提高患者生活质量。

二、膝关节韧带扭伤

(一) 概述

膝关节的关节囊松弛薄弱,关节的稳定性主要依靠韧带和肌肉。以内侧副韧带最为重要,其次为外侧副韧带及前、后交叉韧带。膝韧带抗拉力强,并具有一定的弹性,其功能为维持关节的稳定,并限制其超越生理范围的活动。非生理性暴力活动时,牵拉韧带超过其耐受时,即发生韧带损伤。部分损伤时称为捩伤,完全断裂时可撕脱其附着部位的骨质,甚至引起半脱位或全脱位。

内侧副韧带(medial collateral ligament,MCL)损伤为膝外翻暴力所致,通常是足直接接触地面,或者是膝关节外侧面受到直接撞击引起。外侧副韧带(lateral collateral ligament,LCL)损伤主要为膝内翻暴力所致,在膝关节韧带中最为少见,约占 4%,通常发生在软组织自股骨附着点撕脱或腓骨头弧形撕脱骨折时,多为后外侧角 PCL 过伸损伤的一部分。前交叉韧带(anterior cruciate ligament,ACL)损伤大多数发生在运动时,尤其是方向快速变化和跳跃时,如篮球、足球、橄榄球和滑冰等项目。后交叉韧带(posterior cruciate ligament,PCL)是限制胫骨相对股骨向后移位的主要结构，单纯 PCL 撕裂最常见的损伤机制是膝屈曲时胫前直接撞击。

MCL、PCL 损伤Ⅰ和Ⅱ度保守治疗效果良好，Ⅲ度损伤依据患者实际情况考虑手术治疗。

（二）康复评定

1. 问诊 包括患者的主诉、现病史、既往史、职业及家族史，其目的是使物理治疗师更好地理解患者问题的本质，分析是否有其他影响症状的因素存在。通过问诊，需要明确以下问题：患者的年龄、性别、从事的职业、什么部位出现症状、损伤的原因、症状程度及持续时间、哪些姿势或动作会加重或减轻症状、是否影响生活自理能力、是否影响到睡眠等。

2. 视诊 视诊是最关键的一步，主要从以下几个方面去看：体形，步态，表情与姿态，脊柱的形态等。

3. 疼痛评定 可以根据患者疼痛的部位、性质、程度、持续时间、缓解方式、服用止痛药类别、药量等来评估，也可以通过目测类比评分法（VAS）来评定。

4. 感觉评估 以本体感觉评估为主。

5. 肌力测定 可采用徒手肌力检查法或等速肌力测试仪判断膝关节周围肌群、髋关节外展肌群肌力减退的程度。

6. 关节活动范围评定 量角器测量膝关节活动范围以作为康复治疗前后的对比。

7. 力学分析 通过测量 Q 角来判断和衡量膝关节内外翻畸形，内外翻畸形影响正常步态，也影响到髋关节和踝关节的正常生物力线及负荷，畸形程度决定保守治疗和手术治疗的指征。

8. 步态及步行能力评定 利用三维步态分析或肉眼观察步态，评测患者的 3 米以及 10 米步行能力。

9. 特殊检查

（1）前交叉韧带损伤：Lachman 试验阳性，终末感消失或胫骨前移增加；轴移试验阳性，屈膝 30°~40° 位时，胫骨出现突然复位；6 米限时单足跳测试小于健侧的 80%，暴发性负荷动作时，股四头肌最大自收缩力量指数小于 80%。

（2）后交叉韧带损伤：90° 时抽屉试验阳性，终末感消失或胫骨后移增加；胫骨凹陷试验阳性，胫骨近端相对股骨髁前面的半脱位或“凹陷”；改良冲击试验或膨胀征阳性。

（3）内侧和外侧副韧带损伤：屈膝 30° 时外翻、内翻应力试验引发疼痛，使股骨和胫骨间距离增加（松弛）；改良冲击试验或膨胀征阳性。

10. 单脚跳测试 包括单脚单跳、单脚三级交叉跳远、单脚三级跳远和 6 米计时跳。

11. 膝关节功能评分 包括 HSS 评分、Lysholm 评分、IKDC 评分、WOMAC 骨关节炎指数评分、AKS 评分等。

12. 日常生活活动能力（ADL）评定

13. 精神状态评估 焦虑自评量表、抑郁自评量表

（三）康复治疗

膝关节韧带损伤康复治疗目前已成为未手术患者的主要治疗途径，康复治疗目的为减轻患者疼痛肿胀；预防关节松弛；通过髋膝周围肌群训练，提高膝关节稳定性；增加患侧本体感觉等。膝关节韧带损伤后康复流程见表 3-3-1。

表 3-3-1 膝关节韧带损伤康复治疗方案

时间	康复治疗方案
术后 2 周	治疗目的： 消炎消肿，缓解疼痛，预防膝关节进一步损伤与松弛，保持肌肉张力，防止肌肉萎缩 治疗方法： 1. 损伤 48h 内，即刻冰敷，冰袋置于患膝 10~20min/ 次，隔 2h 冰敷一次，避免热敷 2. 物理因子治疗　应用超短波，消炎消肿镇痛、缓解肌肉痉挛、改善血液循环作用，急性期宜用无热量；超声波治疗选用间歇通断比，可减少组织粘连，缓解疼痛 3. 运动功能贴扎　减压贴减轻疼痛，爪型贴改善下肢肿胀 4. 制动与运动之间的平衡 (1) 踝泵和踝关节环绕运动； (2) 向心性按摩、空气波压力治疗仪（IPC）、梯度等级弹力袜等减轻肿胀，促进下肢血液循环； (3) 股四头肌再训练（股四头肌电刺激），膝下垫毛巾卷等长收缩； (4) 仰卧位支具锁定在 0° 位直腿抬高，侧卧位外展； (5) 髌骨松动术； (6) ACL 损伤主动屈曲 / 辅助下主动伸膝 0°~90°，PCL 损伤主动伸膝 / 辅助下主动屈膝 0°~90°； (7) 水中训练
术后第 2~6 周	治疗目的： 逐渐负重练习，恢复步行能力 治疗方法： 1. 当股四头肌控制良好时（直腿抬高没有疼痛和迟滞），在支具角度开启到 0°~50° 时进行渐进性负重（可耐受范围内负重）或水下步行练习 2. 小范围静蹲、重心转移训练 3. 本体感觉训练（生物力学踝关节平台系统） 4. 髋膝踝关节肌群抗阻练习，ACL 不做抗阻伸膝，PCL 不做抗阻屈膝 5. 6 周时，对膝韧带进行 KT1000 检查（不要做最大拉力检查）
术后第 6~14 周	治疗目的： 恢复正常关节活动度，独立步行，下肢在无痛且控制良好的条件下上下楼梯 治疗方法： 1. 渐进性静蹲练习 2. 单腿站立训练　髋膝踝稳定性训练，正确力线上控制训练 3. 等张练习伸膝、屈膝（闭链练习优先），注意渐进性抗阻训练的训练量 4. 上下 15~20cm 阶梯练习 5. 高阶本体感觉训练 6. 3 个月时膝韧带 KT1000 检测
术后第 14~22 周	治疗目的： 最大限度地提高力量和灵活性，单腿跳跃试验肢体对称度达 75% 以上 治疗方法： 1. 能顺利上下楼梯后，开始进行向前跑步练习 2. 继续下肢力量和灵活性练习 3. 等速训练（闭链练习优先） 4. 依据日常运动需求进行相应加速减速练习达到运动需求

续表

时间	康复治疗方案
术后22周后	治疗目的： 重返专项运动，单腿跳跃试验双下肢对称性达85%以上 治疗方法： 1. 继续强化下肢力量，灵活性和敏捷性 2. 使用专项运动支具保护膝关节 3. 强化功能性往返运动 4. 6个月时膝韧带KT1000检查

以上康复方案为膝关节韧带损伤后常规流程，临床应用时可以根据实际问题加以调整，为患者制订出个体化的康复方案。

三、膝关节半月板和软骨损伤

（一）概述

膝关节半月板损伤是第二大常见膝关节损伤，发病率为12%~14%，大约每10万人中就有62例发病。据报道，半月板撕裂与ACL撕裂的患者病史类似，如在接触或未接触外界的状态下膝关节突然转向，会有“砰”的响声。

根据膝关节镜手术的研究，关节软骨病变的患病率报道在60%~70%之间，单纯关节软骨损伤的发生率（30%）低于非单纯关节软骨损伤率（70%）。关节软骨损伤中有32%~58%是由创伤及非接触性机制所造成的，最常见位置是股骨内侧髁和髌骨关节面。内侧半月板撕裂（37%）和ACL断裂（36%）是伴随关节软骨损伤的最常见原因。

（二）临床表现

半月板损伤的主要症状有膝关节疼痛、关节积液、膝关节屈伸活动时有响声、有关节绞锁感，甚至屈伸受限。

（三）康复评定

包括膝关节半月板撕裂及关节疼痛和活动障碍的相关评估。

1. 问诊　包括患者的主诉、现病史、既往史、职业及家族史，其目的是使物理治疗师更好地理解患者问题的本质，分析是否有其他影响症状的因素存在。通过问诊，需要明确以下问题：患者的年龄、性别、从事的职业、什么部位出现症状、损伤的原因、症状程度及持续时间、哪些姿势或动作会加重或减轻症状、是否影响生活自理能力、是否影响到睡眠等。

2. 视诊　视诊是最关键的一步，主要从以下几个方面去看：体形，步态，表情与姿态，脊柱的形态等。

3. 疼痛评定　关节间隙压痛，可以通过目测类比评分法来评定。

4. 感觉评估　以本体感觉评估为主，患者存在“卡”或“锁住”史，需通过CT或MRI鉴别诊断半月板和软骨损伤。

5. 肌力测定　可采用徒手肌力检查法或等速肌力测试仪判断膝关节周围肌群、髋关节外展肌群肌力减退的程度。

6. 关节活动范围评定　量角器测量膝关节活动范围以作为康复治疗前后的对比。

7. 步态及步行能力评定　利用三维步态分析或肉眼观察步态，评测患者的10m步行能力、计时起立-行走测试及6min步行能力。

8. 特殊检查

(1) 半月板损伤:过伸试验、过屈试验阳性;McMurray 试验伴有疼痛或“咔哒”声阳性;Thessaly 测试膝关节屈曲 5°或 20°时膝内侧或外侧关节间隙有不适感或有“卡”感。

(2) 髌骨软化症:髌骨研磨试验阳性、浮髌试验阳性。

9. 力学分析

(1) 站立位观察支撑期股骨是否有内旋或膝关节外翻状态。

(2) 观察双侧踝关节是否有后足旋前状态。

(3) Q 角测量,评估髌骨轨迹。

10. 膝关节功能评估　HSS 评分,Lysholm 评分,IKDC 评分,WOMAC 骨关节炎指数评分,AKS 评分。

11. 单脚跳测试　单脚单跳、单脚三级交叉跳远、单脚三级跳远和 6m 计时跳,用于青年成人。

12. 日常生活活动能力(ADL)评定。

13. 精神状态评估　焦虑自评量表、抑郁自评量表。

(四) 康复治疗

对于Ⅰ度和Ⅱ度撕裂可选择保守治疗,Ⅲ度撕裂考虑关节镜手术治疗,亦需根据撕裂部位、程度等决定。本文针对半月板撕裂Ⅰ度和Ⅱ度康复治疗予以描述。

1. 急性期康复治疗(1~2 周)　主要目的为消炎消肿,缓解疼痛。

(1) 冰敷:损伤 48h 内,即刻冰敷,冰袋置于患膝 10~20min/ 次,隔 2h 冰敷一次,避免热敷。

(2) 物理因子治疗:应用超短波,消炎消肿镇痛、缓解肌肉痉挛、改善血液循环作用,急性期宜用无热量。超声波治疗急性期选用间歇通断比,可减轻组织粘连,缓解疼痛。

(3) 运动功能贴扎:减压贴减轻疼痛,爪型贴改善下肢肿胀。

(4) 运动疗法:加强髋周肌群肌力,以外展肌群为主;股四头肌电刺激(EMG)、等长收缩;踝泵练习等。活动量指征:活动以不引起疼痛为宜,活动后疼痛且症状加重延续到第 2 天则活动量过大,应予以调整。

2. 慢性期康复治疗(2~6 周)　主要目的为增强髋膝周力量及稳定性,逐步恢复步行能力。

(1) 物理因子治疗:超声波治疗;膝关节超短波,微热量。

(2) 加强股四头肌及腘绳肌等张抗阻肌力训练(如果半月板后角撕裂,腘绳肌抗阻延迟)。

(3) 髋关节臀部肌群激活训练,尤其臀中肌等长收缩控制力。

(4) 利用平衡垫进行膝关节控制、本体感觉训练。

(5) 在不同体位下(双腿靠墙 30°、60°静蹲)练习关节的控制能力。

(6) 单腿站立训练提高髋膝踝稳定性,注意在正确力线上进行控制训练。

3. 慢性期康复治疗(6 周后)　主要目的为恢复上下楼梯及运动能力。

(1) 加强股四头肌及腘绳肌等张抗阻肌力训练。

(2) 髋关节臀部肌群激活训练,尤其训练臀中肌等长收缩控制力。

(3) 在股四头肌控制良好下进行上下 15~20cm 阶梯训练。

四、膝骨关节炎

（一）概述

膝骨性关节炎（knee osteoarthritis，KOA）是膝关节的一种最常见的、缓慢发展的慢性退行性关节炎，又称为膝关节退行性关节病、骨性关节病。其特征是膝关节软骨发生原发性或继发性退行性变，软骨下骨硬化或囊性变、关节边缘骨质增生、滑膜增生、关节间隙变窄、关节囊挛缩、韧带松弛或挛缩和肌肉萎缩无力等，继而出现不同程度的疼痛、触痛、肿胀、摩擦声、变形、膝关节屈曲或伸直障碍、关节僵硬与不稳定，导致功能减退甚至丧失，影响患者生活自理和社会活动的参与。其变性的原因至今未明，但关节面的劳损和营养障碍是重要的诱发因素。

原发性 OA 多发生于中老年，发病率随年龄而增加，女性多于男性。流行病学调查表明，60 岁以上的人群中患病率可达 50%，75 岁以上的人群中则达 80%。该病的致残率可高达 53%。无明确的全身或局部诱因，与遗传、肥胖、内分泌、代谢障碍及外伤和磨损等因素有一定的关系。OA 好发于负重大、活动多的关节，如膝、脊柱（颈椎和腰椎）、髋、踝和手等关节，其中膝关节的发生率最高。本病与关节的应力负荷密切相关，肥胖者的下肢关节应力负荷较大，易发生此病。

继发性 OA 可发生于任何年龄，常继发于下列情况：先天性关节畸形；各种原因引起的关节面不平整；关节外畸形致关节对合不良；关节不稳定；某些关节疾病使关节软骨受损；医源性因素，如长期不恰当地使用皮质激素引起关节软骨病损等。

（二）临床表现

膝骨关节炎主要表现是膝关节疼痛、肿胀和打软腿。肿胀与活动量有关，休息后肿胀缓解，打软腿以蹲起或上下楼梯中比较明显。严重的膝骨关节炎患者，膝关节发生变形，形成膝内翻或膝外翻，并随着病情加重，变形加重。

（三）康复评定

膝关节 OA 的评定应针对关节的生物力学及其功能障碍对邻近关节的影响以及对患者的独立性和生活质量的影响程度进行评定。

1. 问诊　包括患者的主诉、现病史、既往史、职业及家族史，其目的是使物理治疗师更好地理解患者问题的本质，分析是否有其他影响症状的因素存在。通过问诊，需要明确以下问题：患者的年龄、性别、从事的职业、什么部位出现症状、损伤的原因、症状程度及持续时间、哪些姿势或动作会加重或减轻症状、是否影响生活自理能力、是否影响到睡眠等。

2. 视诊　视诊是最关键的一步，主要从以下几个方面去看：体形、步态、表情与姿态、脊柱的形态等。

3. 疼痛评定　可以根据患者的疼痛的部位、性质、程度、持续时间、缓解方式、服用止痛药类别和药量等来评估，也可以通过目测类比评分法（VAS）来评定。

4. 关节压痛的评定　多采用 Ritchie 关节指数。

5. 感觉评估　以本体感觉评估为主。

6. 肌力测定　可采用徒手肌力检查法或等速肌力测试仪判断股四头肌和腘绳肌肌力减退的程度，以及彼此之间肌力比值（H/Q）。

7. 关节活动范围评定　量角器测量关节活动范围以作为康复治疗前后的对比。

8. 肢体形态测量　观察患者肌肉萎缩以及膝关节肿胀情况。

9. 畸形分析 通过测量Q角来判断和衡量膝关节内外翻畸形，内外翻畸形影响正常步态，也影响到髋关节和踝关节的正常生物力线及负荷，畸形程度是决定保守治疗和手术治疗的指征。

10. 膝关节功能评分 HSS评分、Lysholm评分、IKDC评分、WOMAC骨关节炎指数评分、AKS评分等。

11. 步态及步行能力评定 利用三维步态分析或肉眼观察步态，评测患者的3m以及10m步行能力。

12. 日常生活活动能力（ADL）评定。

13. 精神状态评估 焦虑自评量表、抑郁自评量表。

（四）康复治疗

本病的特征为间歇性发作，对于有局部疼痛肿胀等症状及功能障碍者，在药物治疗的基础上给予康复治疗，可以减轻或消除疼痛、矫正畸形、延缓病情进展、改善或恢复关节功能和提高生活质量。治疗目的：消炎消肿，缓解疼痛；减轻关节畸形，保持和（或）提高膝关节活动度；增强患肢肌力，预防股四头肌萎缩；提高股四头肌和腘绳肌肌力的协调性，增加关节稳定性，防止关节畸形和疼痛的加重和复发；增强患侧本体感觉。

1. 急性期的康复治疗 目的为消炎消肿，缓解疼痛。

（1）休息与运动之间的平衡：急性期需适当减少患侧下肢的运动，但不可制动。

（2）物理因子治疗：应用低、中频电疗（经皮、干扰电），可促进局部血液循环、缓解疼痛；应用高频电疗，消炎镇痛、缓解肌肉痉挛、改善血液循环作用，急性期宜用无热量；也可用超声波治疗，减轻组织粘连，缓解疼痛。

（3）运动功能贴扎：改善下肢肿胀。

（4）运动疗法：关节活动度训练以股四头肌为主的肌力增强训练。股四头肌在膝关节的稳定和代偿机制上起重大的作用，可以预防OA屈曲畸形的发生，急性期以伸膝末端等长收缩训练为主。活动量指征：以活动后有轻度疼痛为宜，如果活动后第2天疼痛仍未消失，则活动量过大，应予以调整。

2. 缓解期的康复治疗 主要目的为改善恢复膝关节活动度，提高膝关节周围肌力及膝关节稳定性：

（1）健康教育

1）调节生活方式：减少不合理运动，减少每日运动总量，避免危险因素，保护膝关节，用减轻关节负荷的动作来完成日常生活活动。

2）适当进行有氧运动：自行车、游泳、散步、太极拳等。

3）减体重训练：减轻膝关节负荷。

4）戒烟：吸烟会促进骨关节炎症状。

（2）防止关节屈曲畸形，改善伸膝角度：膝关节的屈曲畸形不仅严重影响患者的行走功能，也是康复治疗及手术治疗很难解决的问题，预防膝关节的屈曲畸形至关重要。

1）蜡疗：放松腘绳肌，为手法治疗牵伸腘绳肌提供基础。

2）DMS：放松膝关节后方肌群。

3）手法治疗有以下5种。①仰卧位伸膝：在放松大腿屈肌群的前提下，用持续牵伸的手法，使膝关节伸直，在牵伸时可增加小腿外旋的力，每次牵伸时间大于15s，共5~8次。②俯卧位伸膝：先放松大腿屈肌群，将患膝移至床边，髌上缘于床边，治疗者一手固定于大腿，一手作用于小腿，使膝伸直，牵伸时间同上。③重物压直：仰卧位，伸患肢，于膝关节上方加沙袋，其重量根据患者的耐受力而定。一般加压重量以能持续加压 30min 所承受的重量为宜。前 10min 无明显疼痛，关节基本处于放松状态，中间 10min 轻度疼痛，后 10min 明显疼痛，但不勉强忍受。持续时间过短则为重量过大，持续时间过长而没有反应则重量过小。随着角度的改善，可垫高足跟，以获得更大效果。④髌骨的滑动：仰卧位，膝下垫以小枕，使之微屈。一手掌跟部置于髌骨下极，另一手置于其手背部，两肘伸直，向上向内侧方向推动髌骨。可在手法的基础上配合患者主动伸膝动作同时进行。⑤胫骨的前方滑动：仰卧位，屈膝约 25°（膝关节韧带以关节囊最松弛的位置）。一手置于股骨下端大腿前面，以固定膝部，另一手置于小腿近端腘窝处，向胫骨前方用力，使胫骨向前滑动。或者固定胫骨，向股骨施加向后滑动的力。

(3) 改善膝关节屈曲活动度

1）蜡疗：放松股四头肌，为手法治疗牵伸股四头肌提供基础。

2）DMS：放松膝关节前方肌群。

3）手法治疗：①卧位屈膝：俯卧位，大腿固定，被动屈曲小腿或俯卧位，被动屈膝的同时伸髋关节，在屈膝的同时可对大腿前群肌肉牵伸；②坐位屈膝：坐位，膝置于治疗床边，治疗者用手固定大腿或腘窝，另一手加力于患肢小腿前部，使膝屈曲，同时牵伸时增加小腿内旋；③髌骨滑动：患者仰卧位，膝垫以小枕，使之微屈，治疗者一手置于腘窝，以固定膝关节，另一手掌根部置于髌骨上方，肘伸直，向下和外侧方向推动髌骨。可在手法的基础上配合患者主动屈膝动作同时进行；④胫骨后方滑动：患者仰卧位，屈膝约 25°，治疗者一手于大腿外侧置于股骨下端腘窝处，以固定膝部，另一手虎口部置于胫骨粗隆处，肘伸直，向胫骨后方用力，使其向后滑动；⑤膝关节凹滑法：患者俯卧位，屈膝。患肢小腿远端置于治疗者腋下，治疗者一手置于小腿近端后面，另一手置于小腿近端前面，上身用力作用于小腿远端使膝屈曲的同时，胫前的手同时向胫骨后方用力，使胫骨向后滑动；⑥股骨胫骨间分离运动：患者俯卧位、大腿固定，屈膝约 25°，治疗者双手握紧患侧髁部，沿小腿长轴方向牵拉，使股胫关节面分离。用力大小依病情及患者疼感而定。

(4) 肌力训练

1）等长收缩训练：膝伸位股四头肌静力性等长收缩。

2）等张抗阻训练：强化股四头肌肌力，增强膝关节稳定性。

3）多角度抗阻训练：多角度抗阻训练可有效提高关节终末力量，增强膝关节伸直位最大负荷耐受量，还可避开产生关节疼痛的角度。患者坐位，膝放于治疗床边，在伸膝的不同角度，给予一定的阻力，使伸膝肌处于等长收缩状态。在肌力明显减弱的角度，重点进行此项训练。在出现疼痛的角度，不做此项训练，而在大于和小于疼痛角度的体位做抗阻训练，能使疼痛缓解。

(5) 关节稳定性训练

1）加强股内侧肌训练：利用生物反馈刺激股内侧肌，同时做伸膝末端抗阻收缩训练，起到增强膝关节稳定作用。

2）站立位重心移动训练。

3）利用平衡垫进行膝关节控制、本体感觉训练。

4）在不同体位下（双腿靠墙 30°、60°静蹲，单腿站立等）练习关节的控制能力。

5）同时可进一步加强患侧腿髋踝部的灵活性和肌肉控制能力。

(6) 矫形支具与辅助器：用于减少受累关节的负重。

1) 护膝：适用于膝关节 OA 而膝关节不稳定的患者。使用后可改善膝关节的稳定性，减轻疼痛和改善步行能力。

2) 手杖：适用于膝关节 OA 患者步行时下肢负重引起关节疼痛或肌肉无力支重困难者。使用手杖以减轻关节负荷。

3) 轮椅：膝不能行走者使用。

(7) 心理治疗：膝关节 OA 患者，常出现抑郁焦虑等症状，应及时进行心理辅导，使患者在认识上进行自我调整，增强治病信心。心理状态的改善，有助于预防和控制疼痛，提高治疗效果。

3. 手术治疗　非手术治疗无效，病情进行性加重，严重影响日常生活和工作时，可考虑手术治疗。利用关节镜可明确诊断、作冲洗治疗、取出游离体和切除骨赘等。必要时考虑手术治疗，如改变力线的胫骨高位截骨术、膝关节置换术等。手术治疗的目的：减轻或消除疼痛，改善关节功能；防止关节破坏进一步加重；防止、矫正畸形；提高患者生活质量。

（廖麟荣）

第三节　踝关节扭伤

一、概述

踝关节扭伤是骨科临床常见病，占关节韧带扭伤的首位，以青少年和运动爱好者多见。该病多因跑、跳、上下楼梯或行走在凹凸不平路面时，足跖屈落地，受力不稳而使踝部过度内翻或外翻造成，在足球、篮球、越野跑等运动项目中，由于需要反复跳跃、足部经常变向，踝关节扭伤发病率较高。如治疗不及时或不恰当，会导致韧带松弛，瘢痕形成，常遗留疼痛及关节不稳，继而发生骨关节炎等。

大部分踝关节扭伤是由过度内翻造成，这和踝关节的解剖特点关系密切。踝关节由距小腿关节和距下关节组成，周围韧带包括内侧三角韧带和外侧距腓前韧带、距腓后韧带和跟腓韧带。外侧韧带不如内侧坚强，且外踝比内踝低，关节外侧相对稳定。若运动时重心偏移到支撑腿之外，踝关节高速内翻，外侧韧带极易扭伤。据相关研究，跖屈位内翻时，距腓前韧带最先扭伤，其次为跟腓韧带；背屈内翻时，跟腓韧带最先扭伤，其次为距腓前韧带。

另外，踝关节不稳与扭伤互为因果。外侧踝关节再次扭伤的发生率在运动人群中高达70%~80%，可分为结构性不稳和功能性不稳两类。结构性踝关节不稳，指踝关节周围稳定结构受损，导致关节活动度超出正常范围，多为韧带松弛；功能性踝关节不稳，指源于神经肌肉性缺陷所导致的主观感觉性、反复性发作的不稳定，表现为关节运动的随意控制失常，但关节运动幅度尚正常。现有研究认为其与韧带损伤、踝关节肌力不足、肌肉反应时间延迟和本体感觉降低等因素有关。

缺乏安全防护知识和自我保护意识也是踝关节扭伤的重要因素。鞋子是大部分运动项目中最重要的装置，运动时应根据运动项目、运动场地、训练计划、个体足部解剖结构、陈旧性损伤等因素选择适宜的鞋子。

二、临床表现

踝关节扭伤的临床表现包括疼痛、肿胀(图 3-3-9),皮肤出现瘀斑,尝试行走及内外翻时症状加重,休息后疼痛、肿胀缓解。

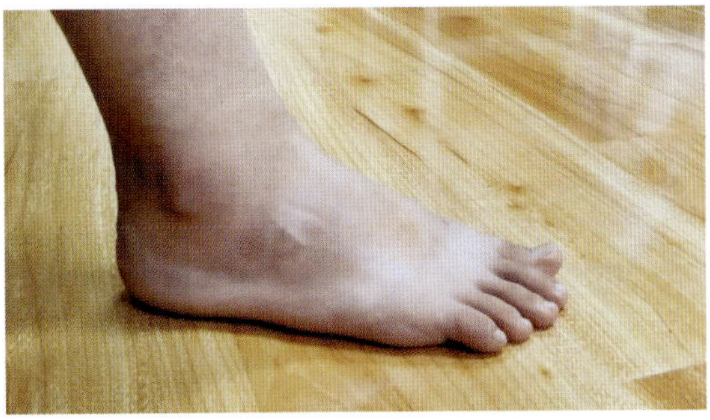

图 3-3-9 踝关节内翻扭伤后肿胀

三、康复评估

(一) 问诊

包括患者的主诉、现病史、既往史、职业及家族史,其目的是使物理治疗师更好地理解患者问题的本质,分析是否有其他影响症状的因素存在。通过问诊,需要明确以下问题:患者的年龄、性别、从事的职业、什么部位出现症状、损伤的原因、症状程度及持续时间、哪些姿势或动作会加重或减轻症状、是否影响生活自理能力、是否影响到睡眠等。

(二) 视诊

视诊是最关键的一步,主要从以下几个方面去看:体形,步态,表情与姿态,脊柱的形态。

(三) 疼痛评估

使用视觉模拟评分法、面部表情量表法、压力测痛法、疼痛日记评分法等任意一种方法评估患者在不同体位,不同活动状态下,不同时间段有无疼痛及疼痛的剧烈程度。

(四) 关节活动范围测量

在保证患者安全的前提下,在允许限度内,测量踝关节各个方向的主动和被动活动范围。

(五) 肌力评定

(六) 平衡功能评定

在患者可以坐起、站立、步行等时段,分别进行相应的平衡功能评定。

(七) 相邻关节的检查

检查者主要对产生异常变形的关节多加注意,包括骶髂关节、髋关节、膝关节等。

(八) 功能评估

美国足与踝关节协会踝与足功能评分(ankle-hindfoot scale,AOFAS)等。

(九) 影像学评估

X 线、CT、MRI、肌骨超声等。

(十) ADL 评定

常用的基本 ADL 评定量表有 Barthel 指数、Katz 指数、PULSES、修订的 Kenny 自理评定等。常用的工具性 ADL 评定量表有功能活动问卷、快速残疾评定量表等。

(十一) 精神状态评定

焦虑自评量表、抑郁自评量表等。

四、康复治疗

物理治疗

1. 急性期(0~72h)按照 PRICE 原则保护扭伤处、休息、冰敷、加压、抬高下肢。

(1) 冷疗:冰袋法敷患处 10~15min 或间接冰贴法(冰块隔毛巾等衬垫贴敷)20~30min。

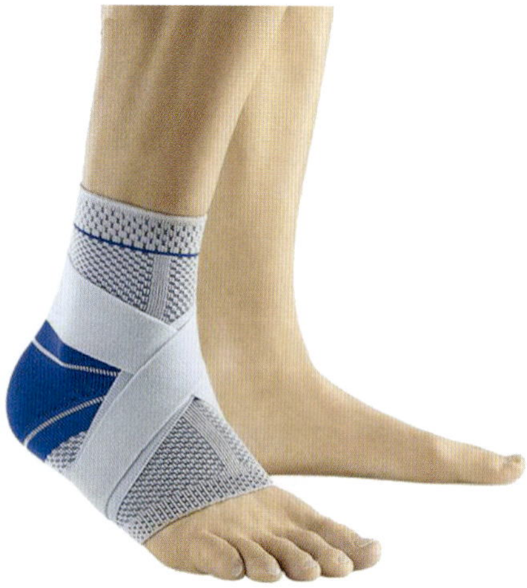

图 3-3-10 踝关节扭伤矫形器

（2）足踝矫形器的使用：踝关节扭伤临床上常用两种类型的足踝矫形器。一种是低温热塑材料量身定制足踝矫形器（图 3-3-10）；另一种是成品类型的护踝（常用护踝有两种，侧方带有支条护踝和侧方不带支条的护踝）。一般根据根据患者损伤的程度选择矫形器。韧带撕裂、关节脱位、骨折等情况早期需要选择用低温热塑板材量身定制的足踝固定矫形器；恢复期可选择适合功能需要的柔性护踝或带有侧方支条的柔性护踝。

（3）电疗：经皮电神经刺激疗法（TENS），电极片贴在压痛处，频率为 1~150Hz，治疗 20min 左右。

（4）软组织贴扎：可以用 X 形肌内效贴布提高痛点，爪形贴布促进淋巴回流，I 形贴布限制踝关节过度内翻或外翻（图 3-3-11~ 图 3-3-13）。

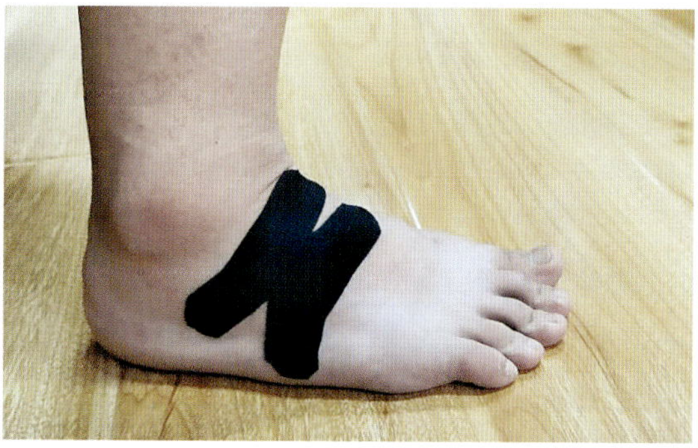

图 3-3-11 X 形贴布提高痛点

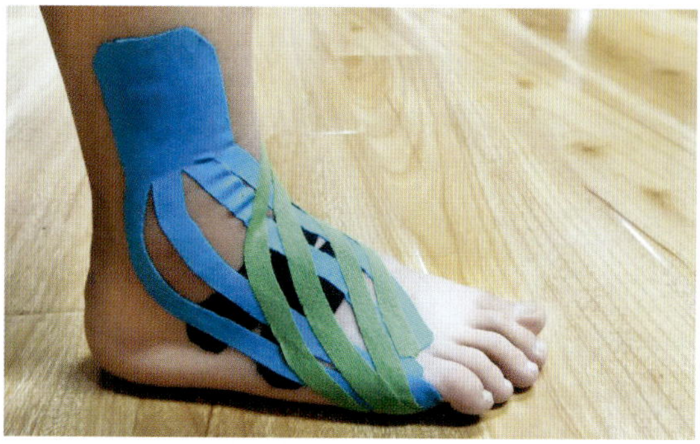

图 3-3-12 爪形贴布促进消肿和淋巴回流

（5）超声波疗法

1）移动法：在痛区涂上耦合剂，声头轻压皮肤，按照 2~3cm/s 的速度移动，强度为 0.5~2.5W/cm^2，治疗 5~10min。

2）固定法：在痛点涂上耦合剂，声头轻压痛点，强度为 0.1~0.5 W/cm^2。治疗 3~5min。

（6）激光疗法：氦 - 氖激光器距离痛区 30cm，垂直照射，每个部位照射 3~5min。

（7）中医传统疗法：按照活血化瘀，消肿止痛原则，内服活血类药物，外贴活血止痛类膏药。

（8）家庭训练

1）用弹力绷带加压包扎患处或佩戴脚踝支具。

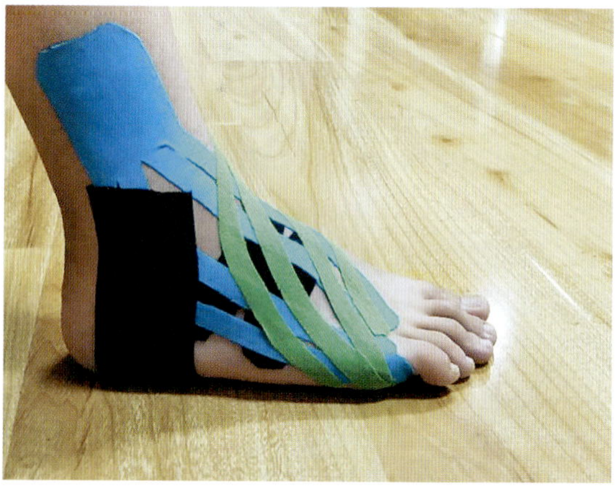

图 3-3-13 I 形贴布稳定踝关节

2）在无痛范围内轻微主动背屈和跖屈踝关节，尝试用脚尖写字母。

2. 缓解期

（1）冷热交替敷：随着肿胀消退，冷热敷交替的时间按照由 3min∶2min 到 2.5min∶2.5min 到 0min∶5min（每个循环 5min）比例过渡地进行交替敷（用水袋、湿毛巾等）。

（2）电疗等物理因子治疗：同急性期。

（3）冲击波疗法：使用放射式冲击波治疗仪，患者平卧，触诊确定压痛点并标记，涂抹耦合剂，避开血管及神经分布区，将治疗头垂直对准压痛点，手柄中等压力。设定压力 2~4bar，冲击频率 6~10Hz，每个部位冲击 2000 下。每周一次。

（4）软组织贴扎：爪形贴布增加踝关节周围感觉输入。

（5）运动疗法

1）关节活动度训练：踝关节各个方向主、被动活动训练及跟腱牵伸训练。

2）软组织松动术：传统按摩手法、理筋手法、肌肉能量技术等。

3）关节松动术：使用Ⅰ级和Ⅱ级减轻疼痛，对关节僵硬明显的患者可使用Ⅲ、Ⅳ级手法（图 3-3-14、图 3-3-15）。

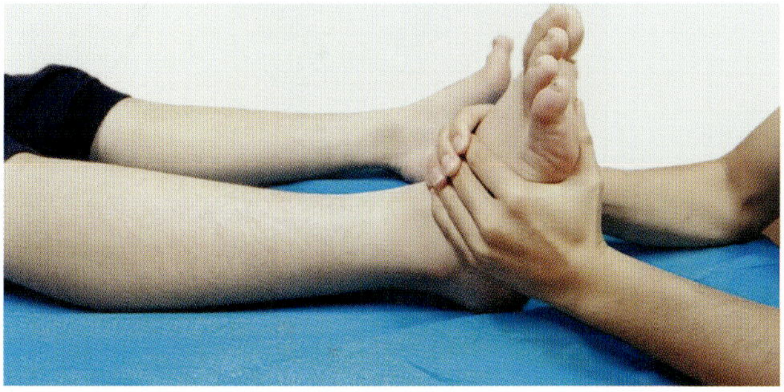

图 3-3-14 距小腿关节分离牵引

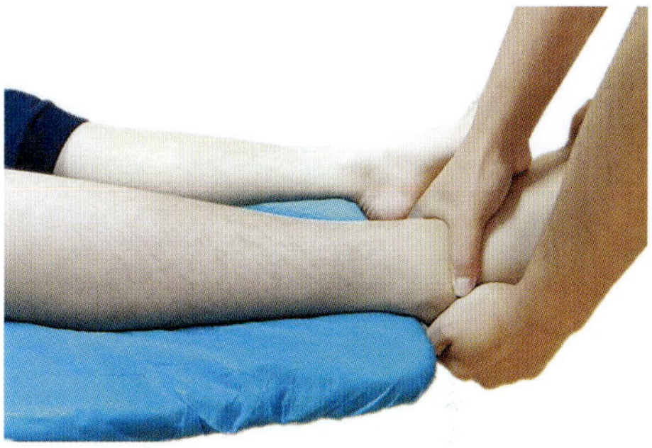

图 3-3-15 距小腿关节前向后滑动

4）力量训练：踝关节对闭链力量需求较多，在完成开链训练后应重点强化闭链力量。开链训练如踝关节全活动范围内无痛等长肌力训练，或使用弹力带做各活动方向抗阻训练（图 3-3-16、图 3-3-17）。闭链训练如站立位双侧提踵训练、蹲起训练、弓步练习、水中快走、上台阶练习、轻跳练习、跑步机和功率自行车练习。其他如跳跃、弹簧床站立和专项体能训练。

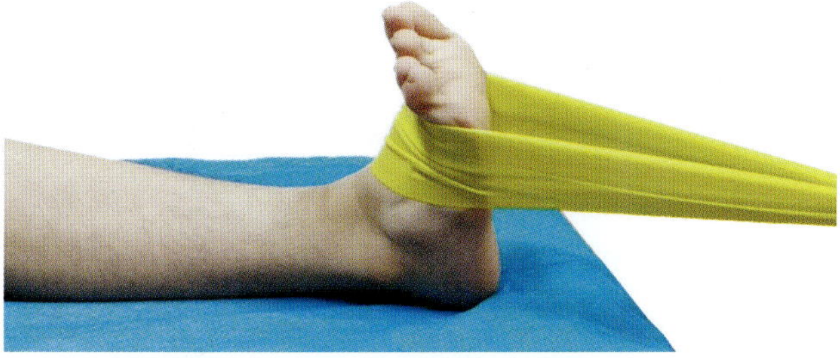

图 3-3-16 踝关节背屈抗阻训练

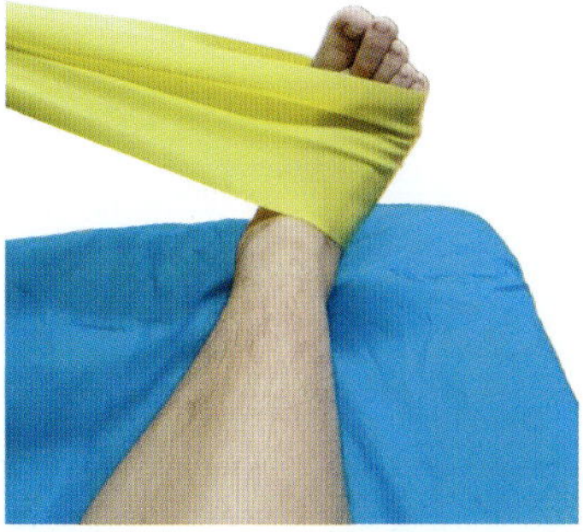

图 3-3-17 踝关节外翻抗阻训练

5）平衡和步态训练：平衡训练应从稳定平面过渡到不稳定平面，从坐位到站位，从双侧到单侧进行训练。常借助平衡板、平衡垫训练以及单脚站立训练等（图 3-3-18、图 3-3-19）。步态训练从患侧支具保护下负重向双脚站、单脚站、步行、慢跑过渡。

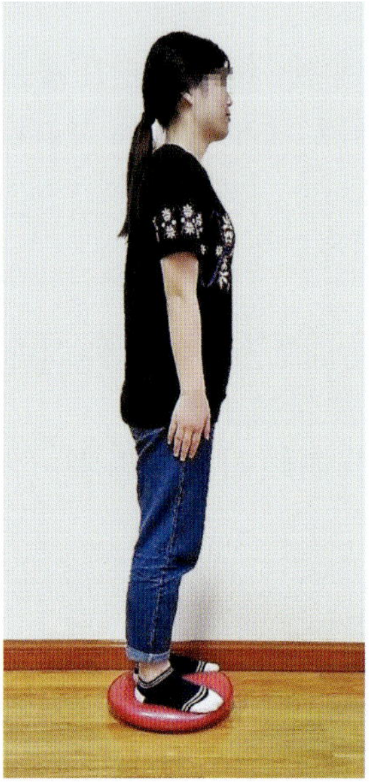

图 3-3-18 平衡垫上双脚站平衡训练

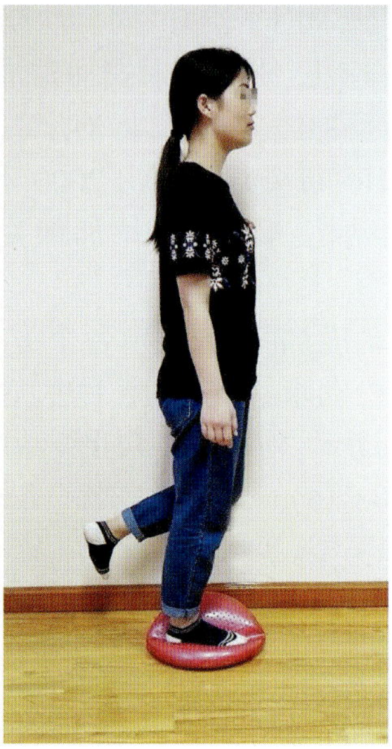

图 3-3-19 平衡垫上单脚站平衡训练

6）中医传统疗法：按照养血活血原则，可内服养血止痛丸，外用苏木煎剂温洗。

（张志杰 解 益）

第四节 跟 腱 炎

一、概述

跟腱炎是影响踝关节的一个常见问题，也是骨科常见病，近年来发病有逐步上升的趋势，占职业性损伤和运动性损伤的 48%。跟腱炎治疗不彻底常导致跟腱断裂，使一个运动员的运动生涯结束。跟腱损伤后修复和愈合不易，对家庭、社会影响亦较大。跟腱是人体最厚最强的肌腱，它由腓肠肌和比目鱼肌的肌腱在足跟上方约 15cm 处融合而成。小腿三头肌和跖肌表面深筋膜向下延续至跟腱并构成跟腱外膜，在跟腱背面，深筋膜与跟腱之间有 4~8 层润滑层，每层有独立的营养血管，各层之间可相互滑动，以适应踝关节屈伸活动。跟腱炎指跟腱急慢性劳损后形成的无菌性炎症。

跟腱的血供来自胫后动脉和腓动脉，其走行方向与跟腱纤维一致。有研究表明，跟腱在跟骨结节以上 2~6cm 范围内血供最差，这恰好解释了这一区域是跟腱损伤的好发部位。另外一些研究证实在跟腱中段血管数量减少。从组织学上看，跟腱主要包括胶原纤维和周围的蛋白多糖基质以及数量较少的腱细胞。跟腱干重中胶原占 70%，其中 95% 为Ⅰ型胶原，少量为弹性蛋白和蛋白多糖。正常跟腱细胞不断产生纤维性和非纤维性细胞外间质,同时也吸收胶原纤维。当跟腱损伤后,成纤维细胞异常活跃,增生并合成胶原蛋白和基质,最终形成胶原纤维束。

有研究者认为过劳、运动训练错误、鞋不合脚、由僵硬和无力引起的解剖学异常等是引起跟腱炎的因素。有研究表明跟腱炎的发生有3个最相关的病因学因素:过度训练;足部功能性过度旋前;小腿三头肌肌力减弱。过度训练可使小腿肌肉疲劳达到顶点,易引起跟腱初级和次级束的微小撕裂,导致局部炎症反应。足部功能性过度旋前,引起跟腱的鞭打效应,进而引起跟腱内细微撕裂。小腿三头肌肌力减弱,缺乏柔韧性和灵活性,在剧烈运动中,极易引起跟腱这一薄弱环节的损伤。

二、临床表现

跟腱炎分为急性、亚急性和慢性三类。症状持续时间少于2周的为急性跟腱炎,症状持续时间在3~6周的称为亚急性跟腱炎,症状持续时间多于6周的称慢性跟腱炎。

急性跟腱炎多由猛然加速用力运动所致,通过休息可迅速减轻;亚急性跟腱炎症状包括加速运动时疼痛和针刺样压痛,跟腱组织弥散肿胀通常暗示了腱围的增厚;慢性跟腱炎通常有局部的增厚,触及跟腱有小结节。

跟腱在距跟骨止点2~6cm范围是相对缺血的部位,距跟腱止点4cm处跟腱周径最细,此部位最易发生损伤。其临床表现为距跟腱止点2~6cm处疼痛,局部肿胀,病情加重时,早晨跟腱僵硬,静息时疼痛,步态跛行;止点性跟腱炎常与退变、足部力线异常有关,临床表现为逐渐出现足跟后部疼痛,间歇性疼痛转为持续性疼痛。

三、康复评估

(一)问诊

包括患者的主诉、现病史、既往史、职业及家族史,其目的是使物理治疗师更好地理解患者问题的本质,分析是否有其他影响症状的因素存在。通过问诊,需要明确以下问题:患者的年龄、性别、从事的职业、什么部位出现症状、损伤的原因、症状程度及持续时间、哪些姿势或动作会加重或减轻症状、是否影响生活自理能力、是否影响到睡眠等。

(二)视诊

视诊是最关键的一步,主要从以下几个方面去看:体形,步态,表情与姿态,脊柱的形态。全脊柱的形态三面观:

1. 正面观　头应正直,鼻应该与胸骨柄、胸骨、剑突、脐在一条直线上。双侧的髂前上棘应与水平面平行,髌骨应指向前方,双下肢应直,不能膝外翻或膝内翻,腓骨小头应平行,内踝和外踝都应平行,双足内侧的纵向足弓应明显,双侧角度应相同。

2. 侧面观　耳廓、肩峰、髂嵴的最高点是否在一条直线上。骨盆中立位时,髂前上棘应低于髂后上嵴。

3. 后面观　双肩高度是否一样,脊柱与双侧肩胛骨的角度(比如翼状肩),双侧髂后上嵴应与水平面平行,是否存在侧移或侧弯(或伴旋转)等。

(三)疼痛评估

使用视觉模拟评分法、面部表情量表法、压力测痛法、疼痛日记评分法等任意一种方法评估患者在不同体位,不同活动状态下,不同时间段有无疼痛及疼痛的剧烈程度。

（四）关节活动范围测量

在保证患者安全的前提下，在允许限度内，测量踝关节各个方向的主动和被动活动范围。

（五）肌力评定

采用徒手肌力测量法测量胫骨前肌、小腿三头肌、腓骨长短肌等肌力，尤其是小腿三头肌的肌肉力量。

（六）平衡功能评定

在患者可以坐起、站立、步行等时段，分别进行相应的平衡功能评定。

（七）相邻关节的检查

检查者主要对产生异常变形的关节多加注意，包括骶髂关节、髋关节、膝关节等。

（八）功能评估

美国足与踝关节协会踝与足功能评分（ankle-hindfoot scale，AOFAS）等。

（九）影像学评估

X线、CT、MRI、肌骨超声等。包括肌骨超声、X线平片、CT、MRI检查。肌骨超声（图3-3-20）扫描可看到跟腱有无断裂，跟腱滑囊积液，跟腱组织肿胀、增粗和跟腱周围软组织肿胀等，它还可以诊断跟腱早期的退行性变。X线平片对于软组织肿胀，跟腱组织的钙化，有无踝关节骨折脱位等有重要意义。MRI对诊断跟腱炎有重要的价值，CT扫描在诊断跟腱炎方面没有真正的价值。

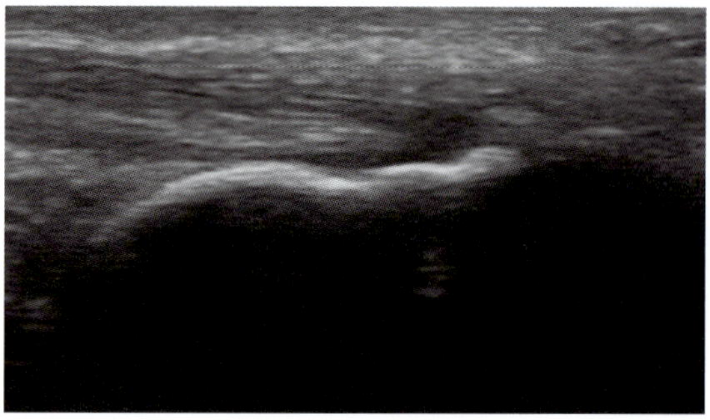

图3-3-20 肌骨超声检查跟腱影像（止点性跟腱炎）

（十）ADL评定

常用的基本ADL评定量表有Barthel指数、Katz指数、PULSES、修订的Kenny自理评定等。常用的工具性ADL评定量表有功能活动问卷、快速残疾评定量表等。

（十一）精神状态评定

焦虑自评量表、抑郁自评量表等。

四、康复治疗

（一）休息及辅助具制动

适量休息，减少活动，避免踝关节反复屈伸运动，辅助具固定于肌腱休息位。此外，运动时穿合适的鞋子和配置合适的生物力学矫正鞋垫尤其重要：穿鞋不要超过建议的寿命，鞋的寿命取决于运动的频率、运动的地面和运动的条件；生物力学矫正鞋垫配置时一般需要选择大一个尺码的运动鞋，鞋垫的后跟可适当增厚，这在一定程度可缓解对跟腱的牵拉。

（二）理疗

常用冷敷、超声波、冲击波、超短波、激光、磁疗等。

1. 超声波疗法 超声波为20 000Hz以上的弹性纵波，其中起治疗作用的频率为500~2500kHz。由于超声波振动产生的机械作用，使生物组织各质点交替地压缩和伸张，出现正压和负压的波动，这种波动使组织间产生微细的按摩作用。组织吸收超声能量后转变成热能，从而达到促进血液和淋巴循环，降低神经兴奋性的作用和消炎、消肿、止痛的目的。然而，超声波能量的吸收与媒质的密度、黏滞性、导热性、声速和声波的频率有关。800Hz的超声波半吸收层厚度为 3.6cm，比较适合人体治疗，但由于人体足跟部角质层过厚，必然吸收相当一部分超声能量，使病变部位得不到足够的能量，以致影响跟痛症的治疗。

2. 冲击波疗法（图 3-3-21） 冲击波是一种兼具声、光、力学特性的机械波。它的特性在于能在极短的时间（约 10μs）内高峰压达到 500bar（$1bar=10^5Pa$），而且周期短（10μs）、频谱广（$16\sim2\times10^8Hz$），因此，冲击波在穿越人体组织时，其能量不易被浅表组织吸收，可直接到达人体的深部组织。目前认为它的治疗原理是：诱导筋膜炎侵袭的组织发生微创伤，从而刺激机体产生愈合反应，愈合过程引起血管生成和增加局部营养供应，因而刺激修复过程，最终缓解症状。同时当冲击波在人体组织中传导时，由于组织中含有大量的微小气泡，气泡在冲击波的作用下急速膨胀，可以使受冲击部位组织微循环加速，打通生理性关闭的微血管，加速毛细血管微循环，增加细胞吸氧功能，改善局部组织微循环，最终达到促进软组织愈合的目的。

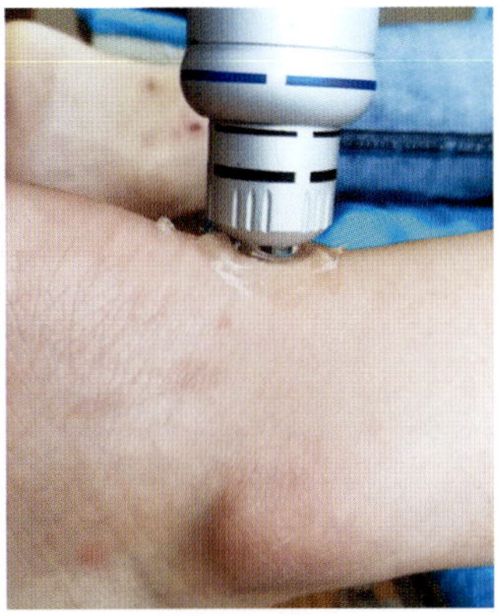

图 3-3-21 冲击波治疗跟腱炎

3. 激光疗法 氦 - 氖激光器距离痛区 30cm，垂直照射，每个部位照射 3~5min。

（三）运动疗法

1. 牵拉 主要是牵拉整个肌肉和肌腱单位，如慢速全脚掌着地跑，对跟腱起较轻的牵拉作用，并可改善局部血液和淋巴循环（图 3-3-22）。此外，跑步也将粘连的瘢痕拉长或松解，对消除疼痛有一定作用。

2. 力量锻炼（离心锻炼） 离心收缩相比于向心收缩，能产生更大的力量，造成更明显的肌肉细微损伤，诱发肌肉组织的自我修复功能。也就是说，通过特定的、有限的、可控的轻微损伤，激发身体自我修复能力。而经历反复的离心训练，肌肉的强度会因此提升，这称为重复运动效应。这种效应已被证明具有重要的康复价值，对于防止肌肉拉伤、促进肌肉萎缩后恢复、治疗肌腱痛均有明显的效果。离心收缩具体训练为：提踵过程 1~2s，下落过程 5s 左右。记得找一固定物扶住以保持身体的平衡，可进行 3~4 组，一组 12~16 次（图 3-3-23）。

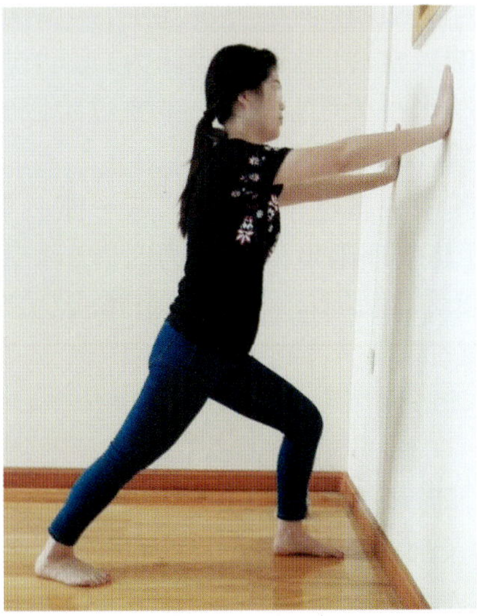

图 3-3-22 小腿三头肌牵拉

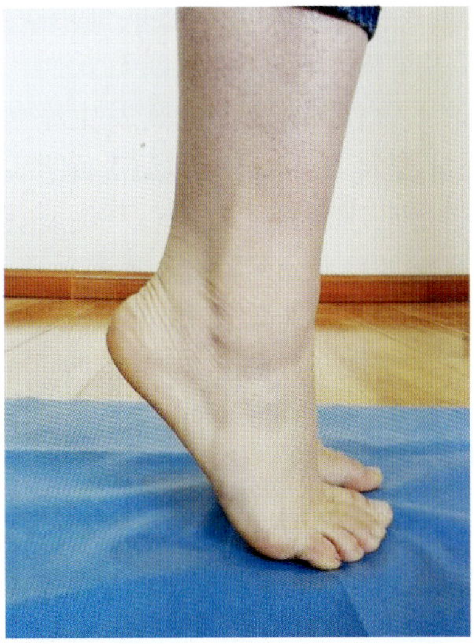

图 3-3-23 跟腱离心锻炼

3. 功能锻炼(步态及平衡训练)

(1) 踝关节全活动范围内无痛等长、等速肌力训练。

(2) 弹力带各活动方向抗阻训练。

(3) 站立位双侧提踵、蹲起、弓步练习。

(4) 水中快走、轻跳练习,上台阶练习。

(5) 跑步机和功率自行车练习。

(6) 跳跃、卡里奥克舞步、弹簧床站立和专项体能训练。

(四) 中医传统疗法

按照活血化瘀,消肿止痛原则,内服活血类药物,外贴活血止痛类膏药。

(五) 手术治疗

非手术治疗 6 个月以上症状仍没有缓解者,可采取手术治疗,切除炎性跟腱周组织和退变跟腱等手术治疗。

(张志杰　解 益)

第五节　足底筋膜炎

一、概述

足底筋膜炎又称足跟疼痛综合征,是由于足弓结构及生物力学异常以致足底筋膜反复微损伤,甚至发生退变,继而引发足跟部疼痛的一种疾病,也是引起足跟痛最常见的原因。

慢性足底筋膜炎多发生在年龄 40~70 岁的人群中,在美国,每年有多达 60 万人因此病而到医院就诊。患者通常在晨起下床或经过一段时间静止不动后足跟着地站立时,感到足跟部疼痛,最初迈步时疼痛加剧,行走数步后有所缓解,但随着步行距离或站立时间的增加,疼痛加剧。疼痛可以表现为抽动痛、灼痛、刺痛、刀割样疼痛,严重者可持续几个月甚至几年,赤足步行、上楼等都可加重症状。

该疾病在职业运动员尤其是具有跑步动作的竞技运动员中常发生,其患病率高于普通人。据统计,10% 的长跑运动员或有长跑习惯的人常患此病,一般认为,运动过程中的反复微小损伤导致了该疾病的产生,其发生率与运动水平无明显关联,主要危险因素:训练方法不正确、训练量过大、在过硬的跑道上跑步以及穿不合适的鞋子等。

跖筋膜为足底腱膜的一部分,系足底深筋膜中央腱性增厚部分,起于跟骨结节内侧突,对维持足弓有重要作用。当跖筋膜承受了超过其生理限度的作用力时,这种反复长期的超负荷将诱发炎症,形成退变、纤维化,导致跖筋膜炎。长时间的站立、肥胖、踝关节运动受限、扁平足等是引起足部结构及生物力学改变的高危因素。

二、临床表现

足底筋膜炎的典型症状为“first-step pain”,即晨起或休息后第一步开始感觉疼痛,活动后加重,症状重者站立时亦可出现疼痛,急性期及部分慢性患者可出现足底肿胀。压痛点位于足底近足跟处,将足趾背屈可加重疼痛。

三、康复评估

（一）问诊

包括患者的主诉、现病史、既往史、职业及家族史，其目的是使物理治疗师更好地理解患者问题的本质，分析是否有其他影响症状的因素存在。通过问诊，需要明确以下问题：患者的年龄、性别、从事的职业、什么部位出现症状、损伤的原因、症状程度及持续时间、哪些姿势或动作会加重或减轻症状、是否影响生活自理能力、是否影响到睡眠等。

（二）视诊

视诊是最关键的一步，主要从以下几个方面去看：体形，步态，表情与姿态，脊柱的形态。全脊柱的形态三面观：

1. 正面观　头应正直，鼻应该与胸骨柄、胸骨、剑突、脐在一条直线上。双侧的髂前上棘连线应与水平面平行，髌骨应指向前方，双下肢应直，不能膝外翻或膝内翻，双侧腓骨小头应平行，内踝和外踝都应平行，双足内侧的纵向足弓应明显，双侧角度应相同。

2. 侧面观　耳廓、肩峰、髂嵴的最高点是否在一条直线上。骨盆中立位时，髂前上棘应低于髂后上嵴。

3. 后面观　双肩高度是否一样，脊柱与双侧肩胛骨的角度是否正常（比如翼状肩），髂后上嵴应与水平面平行，是否存在侧移或侧弯（或伴旋转）。

（三）疼痛评估

使用视觉模拟评分法、面部表情量表法、压力测痛法、疼痛日记评分法等任意一种方法评估患者在不同体位，不同活动状态下，不同时间段有无疼痛及疼痛的剧烈程度。

（四）关节活动范围测量

在保证患者安全的前提下，在允许限度内，测量踝关节各个方向的主动和被动活动范围。

（五）肌力评定

采用徒手肌力测量法测量胫骨前肌、小腿三头肌、腓骨长短肌等肌肉的肌力。此外，足底内在肌的肌力测量也非常重要。

（六）平衡功能评定

在患者可以坐起、站立、步行等时段，分别进行相应的平衡功能评定。

（七）功能评估

美国足与踝关节协会踝与足功能评分（ankle-hindfoot scale，AOFAS）等。

（八）相邻关节的检查

检查者主要对产生异常变形的关节多加注意，包括骶髂关节、髋关节、膝关节等。

（九）影像学评估

X 线、CT、MRI、肌骨超声等。包括肌骨超声、X 线平片、CT、MRI 检查。超声检查、X 线及 MRI 检查可以用于辅助诊断及排除其他疾病。肌骨超声扫描检查能看到增厚的足底筋膜、组织肿胀等改变（图 3-3-24）。

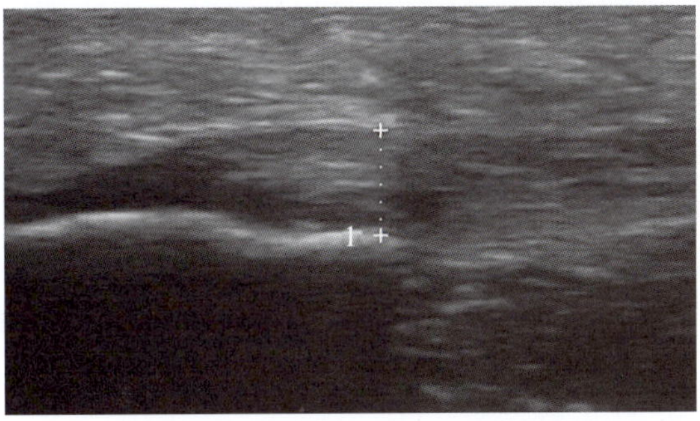

图 3-3-24　增厚的足底筋膜影像

(十) ADL 评定

常用的基本 ADL 评定量表有 Barthel 指数、Katz 指数、PULSES、修订的 Kenny 自理评定等。常用的工具性 ADL 评定量表有功能活动问卷、快速残疾评定量表等。

(十一) 精神状态评定

焦虑自评量表、抑郁自评量表等。

四、康复治疗

(一) 冰敷与制动

冰敷可保护软组织的进一步损伤，并可收缩局部血管，从而达到抑制局部炎症的作用。对于急性损伤及足底明显肿胀的患者可采用冰敷治疗，有助于疾病的恢复。对于患足制动的必要性，虽然尚无文献证据支持，但是根据临床经验，对于明显肿胀疼痛患者，患足抬高制动对于缓解病情至关重要。

(二) 理疗

常用超声波、冲击波、激光、磁疗等。

1. 超声波疗法　超声波是一种机械波，其生物物理特性主要包括机械效应、热效应，其中机械效应是其最基本作用。超声波的机械振动和压力变化，可看成是对细胞的物质结构的按摩作用，从而提高细胞膜的通透性和细胞组织的再生能力，其热效应可扩张局部血管，减轻疼痛，通过以上机制结缔组织延展性增强、变软。

2. 冲击波疗法　冲击波用于治疗慢性筋膜炎的主要作用可能与刺激血液循环增加、促进局部血管扩张和新成骨细胞的生成、帮助肌腱恢复、使损伤局部释放 P 物质、起到止痛作用等有关；另一方面，冲击波可以释放抑制其活化作用的介质、激活防护细胞，起到抗活化作用，同时增强刺激神经纤维，破坏疼痛受体的细胞膜，抑制疼痛信号的产生及传递，阻止疼痛刺激的增加，加强止痛效果。此外，冲击波能有效改善局部区域的新陈代谢，松解并减轻钙沉积，有利于机体的吸收，减轻局部的炎症反应，消除水肿，提高肌组织的机械负荷(图 3-3-25)。

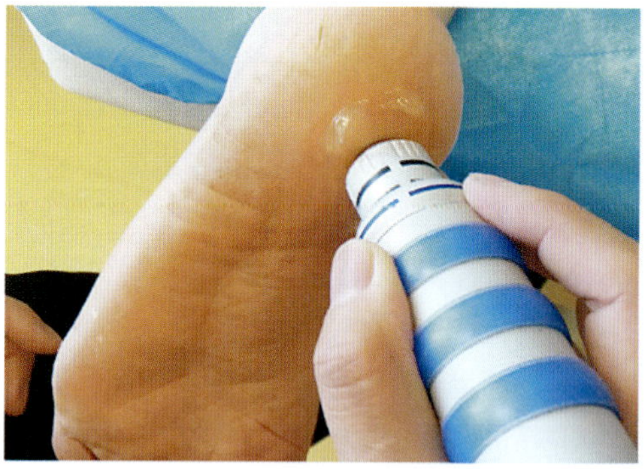

图 3-3-25　冲击波治疗足底筋膜炎

3. 激光治疗　激光作用机制是通过光和光电子能量对机体产生强大的超级透射作用，可松弛足底部肌肉，舒张血管，改善血液循环，促进活性因子的产生，从而起到治疗作用，本法操作得当一般无不良反应，减轻了因局部封闭给患者带来的痛苦及精神压力。

(三) 中医传统疗法(按摩)

足底筋膜炎患者在按摩时，用拇指指腹上下按压脚掌前后端的足底筋膜，按压时感觉到足底发酸即可，每天可操作 2~3 次，每次 2~3min。按摩一方面能使患者足底筋膜中变性的胶状基质转化为正常的液态基质，同时可分离、松解粘连的软组织，恢复肌纤维的弹性，使紧张或痉挛的肌肉充分拉长，帮助其解除紧张性痉挛；另一方面促进其血液循环，加速血液流动，使血管扩张。

(四) 运动疗法

1. 屈肌牵拉运动促进足底筋膜炎的康复　足底筋膜的伸展运动相比于跟腱的伸展运

动，在第 8 周时对症状的缓解更为明显。做伸展运动牵拉跟腱和足弓时，可以采取靠墙将上臂向前张开至肩膀高度，弯曲一侧膝盖抵住墙壁用力推，同时使另一膝盖保持伸直，在弯曲膝盖向前时，使脚后跟平贴地面，当感觉跟腱和脚弓有较强拉张时，保持约 10s，然后放松、直立、稍作休息后，再重复这一动作，若两侧足底均出现足底筋膜炎时，应交替进行，使每侧足跟重复 20 次。或者向前靠近柜台或墙面，缓慢下蹲，保持两脚后跟紧贴地面，当感觉跟腱和足弓即将抬起并离开地面，肌肉充分拉张时，保持这一姿势约 10s，然后直立，稍作休息，再重复以上动作，约 20 次，亦可使跟腱和足弓肌组织被动牵拉，松解粘连组织。牵拉时，也可以双手扶墙，采用双脚弓箭步姿势，后脚整个脚掌用力蹬地，待足底部完全伸展后保持 10s 后恢复正常位置，稍休息后再进行弓箭步蹬地动作，重复 12~20 次（图 3-3-26）。

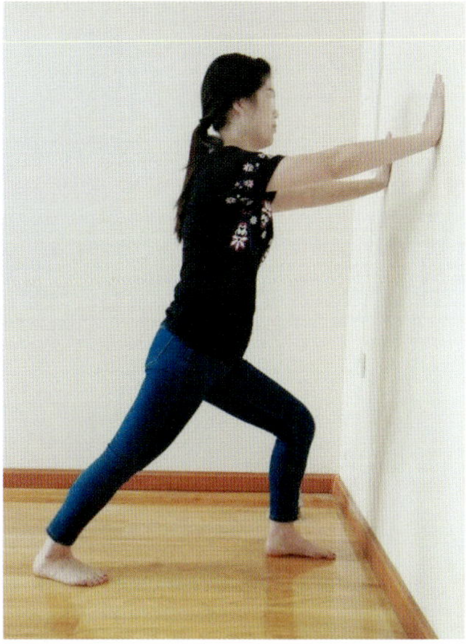
图 3-3-26　屈肌牵拉运动

足底筋膜和屈肌在牵拉运动时，可一手固定脚跟，另一手紧握脚趾，将脚趾用力往上扳直至筋膜有被拉扯感觉，停留 10s 再放松，如此重复 10 次。也可采用毛巾辅助牵拉足底筋膜的方法，在操作时，膝盖伸直，用一条毛巾置于脚掌前端，双手分别紧握毛巾两侧，用力向内牵拉，待筋膜感觉到被动拉扯为止，保持此姿势 10s 后放松，然后上述动作重复 10 次。这些牵拉动作既可以舒缓筋膜紧绷状态，又可以增加筋膜弹性，提高足底筋膜的作用力。有条件的患者，可以在每日行走活动前进行足底的康复训练，即患者取坐位，将患足疼痛部位踏在注满热水（水温不宜过烫）的塑料瓶上，来回滚动 10~15min 后，再牵拉足底筋膜和足底屈肌，维持最大伸展位不少于 15s，训练时以足跟部位不产生明显的疼痛为宜。采取足底康复训练治疗足底筋膜炎的治疗组要比对照组治疗效果明显。

2. 牵拉训练联合其他途径治疗慢性足底筋膜炎　有研究将采用牵拉训练联合脉冲超声波治疗足底筋膜炎的作用与单纯进行牵拉组的进行对比，结果显示，虽然两组晨痛及行动障碍在治疗前、治疗后及 3 个月内效果均有所改善，但牵拉训练联合超声波组的服药人数明显减少，说明牵拉训练联合脉冲超声波能较单纯牵拉训练组的效率更佳。足内在肌、足底筋膜炎及小腿后肌群的牵拉训练对筋膜炎具有良好效果，超声波止痛被认为是最常用的治疗方法之一。

牵拉主要是牵拉整个肌肉和肌腱单位。如慢速全脚掌着地跑，对跟腱起较轻的牵拉作用，并可改善局部血液和淋巴循环。跑步也可将粘连的瘢痕拉长或松解，对消除疼痛有一定作用。

3. 力量锻炼

（1）足趾抓毛巾训练（图 3-3-27）。

（2）提踵训练（图 3-3-28）。

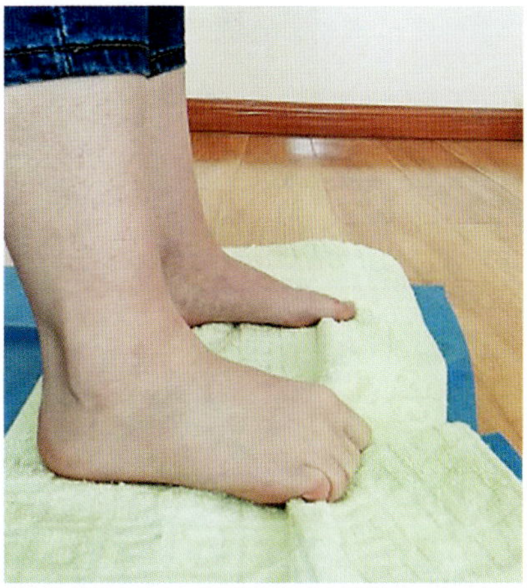
图 3-3-27　足趾抓毛巾训练

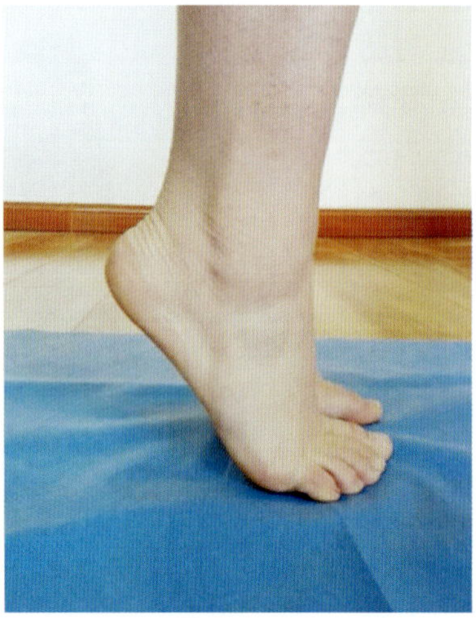

图 3-3-28 提踵训练

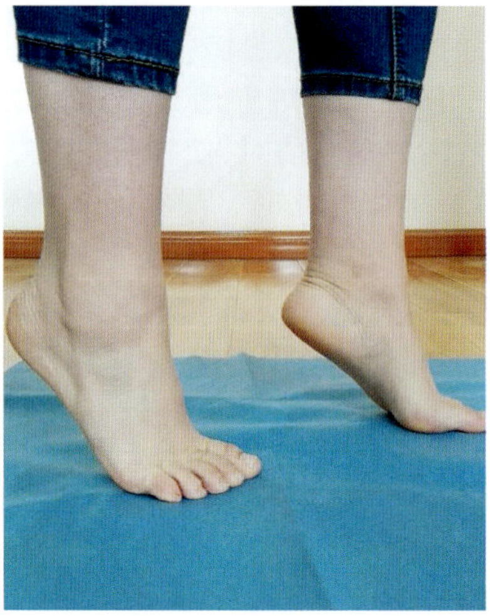

图 3-3-29 踮脚走路训练

(3) 踮脚走路训练(图 3-3-29)。

4. 功能锻炼(步态及平衡)

(1) 牵拉足底筋膜(15s/ 次,3 次 /d)

目的:使足底筋膜得到放松,促进足底血液循环。

具体操作:光脚坐在椅子上,将足绷紧放在垫子上,把手放在足掌处,按压足趾保持 15s,一次练习结束(图 3-3-30)。

(2) 足底滚网球(2min/ 组,3 组 /d)

目的:使足底筋膜得到放松,使粘连的筋膜松开,促进足底血液循环,减轻疼痛。

具体操作:光脚坐在椅子上,将足平放在网球上,用力踩网球,从足掌到足跟来回地滚,一个来回结束(图 3-3-31)。

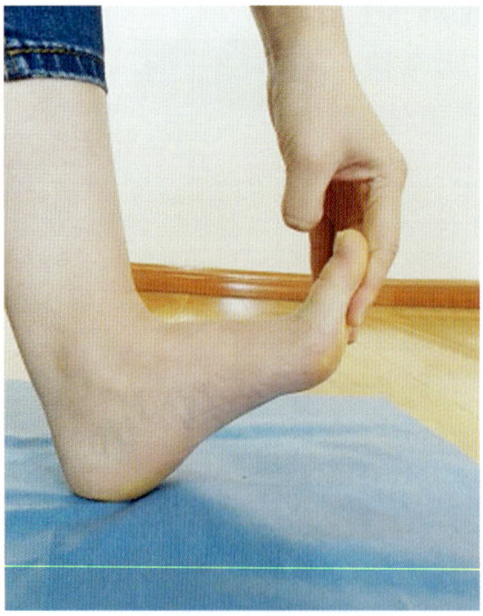

图 3-3-30 牵拉足底筋膜

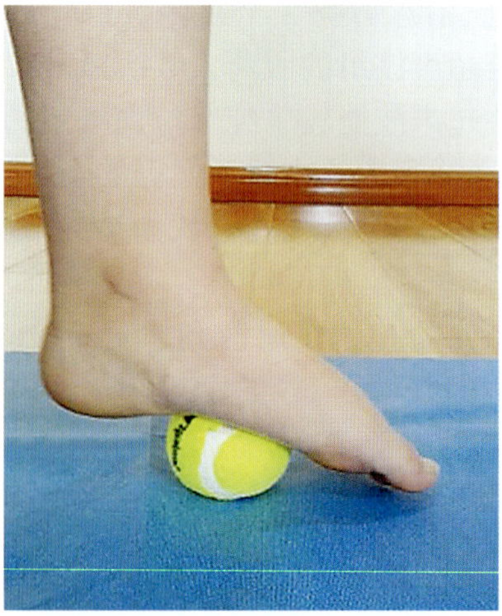

图 3-3-31 足底滚网球训练

(3) 足趾屈伸(12~15 次 / 组,3 组 /d)

目的:增强足底和足背肌肉力量,缓解足底筋膜的压力,减轻疼痛。

具体操作:光脚坐在椅子上,将足绷紧放在垫子上,足趾用力弯曲保持 3s,然后足趾用力伸直将足趾打开保持 3s,结束一次练习(图 3-3-32)。

(4) 负重内翻练习(8 次 / 组,3 组 /d)

目的:加强足部外侧肌力以及胫骨前肌力量维持外侧足弓。

具体操作:光脚站立,手扶住栏杆或者墙壁上,健足抬起,足底疼的脚支撑保持膝盖正直,足内侧慢慢抬起,保持 3s,完成一次内翻练习(图 3-3-33)。

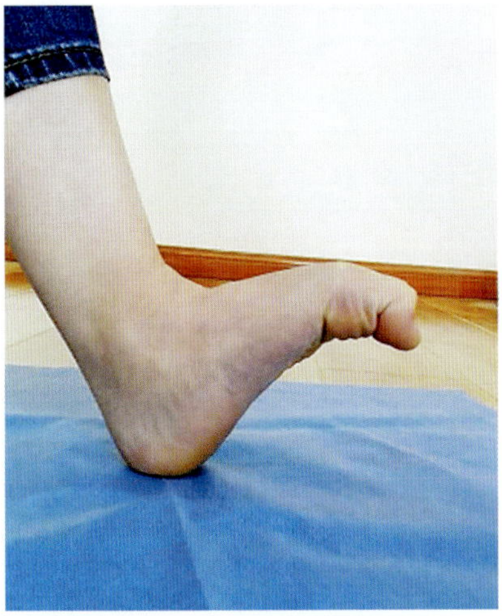

图 3-3-32　足趾屈伸训练

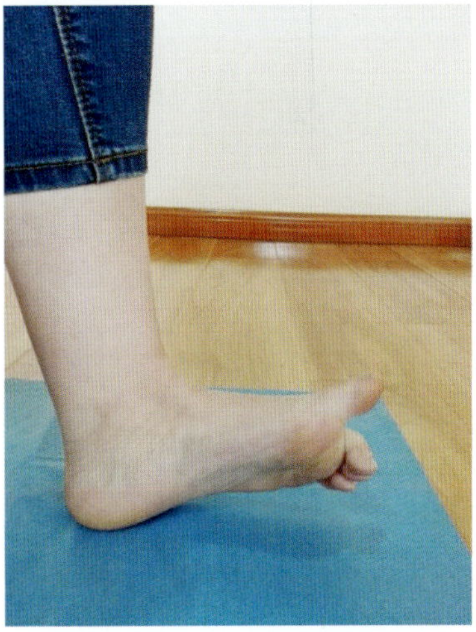

图 3-3-33　负重内翻练习

(五) 矫形鞋垫

矫形鞋垫(图 3-3-34)的作用是对足弓进行支持,研究显示,矫形鞋垫可以明显减轻足底筋膜的张力及足底压力。矫形鞋垫目前作为足底筋膜炎的常规治疗方法运用于足底筋膜炎的治疗,对平足患者疗效更佳。

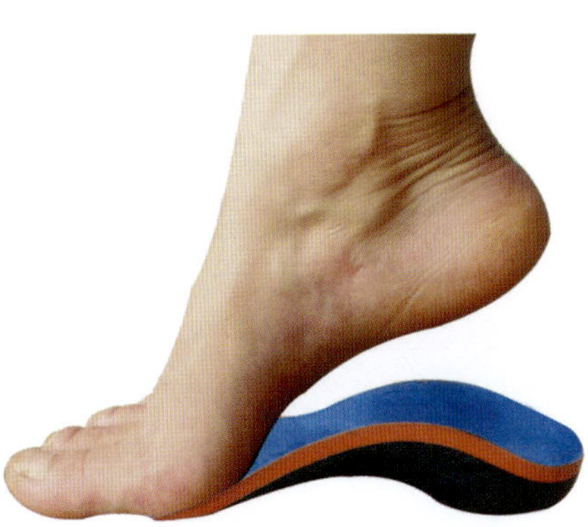

图 3-3-34　矫形鞋垫

基于磁疗对疼痛的特殊治疗效果，有研究者提出，使用磁疗鞋垫治疗足底筋膜炎，然而临床研究结果显示磁疗鞋垫对缓解足底筋膜炎所致疼痛无效。

对于明显的跟骨骨刺及足跟脂肪垫萎缩患者，单纯的足跟垫有一定的疗效，但是由于足跟垫对于足弓无支持作用，足底筋膜的张力得不到有效的缓解，因此足跟垫对于足底筋膜炎疼痛的缓解并不明显。

一般临床多采用量身定制具有足弓支撑和足跟杯带有一定免荷功能的矫形鞋。此类矫形器鞋垫提供的足弓支撑可一定程度地缓解筋膜的张力，足跟杯的免荷功能也可减轻对筋膜的压力，利于筋膜炎症的恢复。

（张志杰　解　益）

第四章

特异性骨关节病

第一节　类风湿关节炎

一、概述

(一) 定义

类风湿关节炎(rheumatoid arthritis,RA)是一种病因尚未明确的自身免疫性疾病,主要表现为慢性、对称性、进行性多关节炎,常见临床症状有晨僵、关节痛与压痛、关节肿胀、关节畸形及功能障碍。病理基础为自身免疫系统功能紊乱,攻击自身组织而造成滑膜炎和血管炎,关节滑膜发生慢性炎症、增生形成血管翳,侵犯关节软骨、软骨下骨以及周围的韧带和肌腱,导致关节软骨、骨和关节囊的破坏,严重时发展为不可逆的关节畸形和功能丧失。

(二) 流行病学

1. 发病率　国内几乎无大型群体性关于RA发病率的研究报道,因此目前RA发病率的数据主要来自欧美国家。诺福克关节炎登记(norfolk arthritis register,NOAR)是一项基于群体、前瞻性的数据库,包含了基于初级保健的、RA新发病例的首次登记,Symmons利用该数据库发现英国曼彻斯特地区按年龄和性别调整的RA年发病率女性为35.9/10万,男性为14.3/10万。值得庆幸的是,多项研究曾报道RA发病率呈下降趋势,且芬兰一项研究显示1990至1995年间1321例RA确诊患者中平均发病年龄提高(从50.2岁升高至57.8岁)。

2. 患病率　国内RA患病率为0.32%~0.36%,国外最新大数据统计RA患病率为0.81%,国内外多项研究均发现女性患病略多于男性。

3. 生存情况　Cobb是研究RA死亡率的第一人,他与后续多位研究者的研究结果一致,他们的研究结果显示与普通人群的预期死亡率相比,RA患者的死亡率明显增加。另有研究者发现,与对照组相比,RA患者死亡风险的增加主要来自心血管疾病、感染、胃肠疾病以及呼吸系统疾患。由此看来,治疗师在对该类患者进行康复治疗时,不仅要针对疾病本身带来的骨关节问题,同时要牢记患者心肺功能的康复以及并发症的预防。

（三）诊断

RA 的诊断主要依靠临床表现、实验室检查以及影像学检查。典型病例采用美国风湿病学会（ACR）1987 年修订的分类标准（表 3-4-1）进行诊断，一般并不困难。但以单关节炎为首发症状的不典型 RA 及早期 RA 根据该诊断标准易出现漏诊、误诊。于是 2010 年 ACR 和欧洲风湿病联盟（EULAR）联合提出了新的 RA 分类标准（表 3-4-2），北京大学第一医院风湿免疫科张卓莉教授谈到，建立新标准的目的在于更早期地识别未分化关节炎患者中具持续性和侵袭性特征的高危患者并进行积极治疗。新标准发布后，欧洲及北美多国均对其进行了验证，结果显示，新标准的诊断效力和准确性（以病程 2 年内患者为著）显著优于旧标准。随后发表的更多临床验证研究显示，与 1987 年 ACR 分类标准相比，该分类标准有助于诊断早期 RA，但其特异性下降，特别是在病程 <3 个月的极早期炎性关节炎中过度诊断问题更为突出，误诊率达 16.1%。为了建立更好适用于临床、同时具有较好敏感性与特异性的诊断标准，赵金霞等人提出了更为适用的早期 RA 分类标准（表 3-4-3），其研究结果发现早期 RA 分类标准诊断价值明显优于 1987 年 ACR 分类标准，与 2010 年 ACR/EULAR 的 RA 分类标准相比，更简单实用，有利于早期 RA 的临床诊断。

表 3-4-1　ACR 1987 年修订的 RA 分类标准

1. 关节内或周围晨僵持续至少 1h
2. 至少同时有 3 个关节区软组织区积液
3. 腕、掌指、近端指间关节区中，至少 1 个关节区肿胀
4. 对称性关节炎
5. 有类风湿结节
6. 血清 RF 阳性（所有方法正常人群中不超过 5% 阳性）
7. X 线片改变（至少有骨质疏松和关节间隙狭窄）

注：符合以上 7 项中 4 项者可诊断为 RA（要求 1~4 病程至少持续 6 周）

表 3-4-2　2010 年 ACR/EULAR 的 RA 分类标准

项目	评分	项目	评分
关节受累情况（0~5 分）		RF 和抗 CCP 抗体均低滴度阳性	2 分
1 个中到大关节	0 分	RF 和抗 CCP 抗体均高滴度阳性	3 分
2~10 个中大关节	1 分	急性期反应物（0~1 分）	
1~3 个小关节	2 分	CRP 和 ESR 均正常	0 分
4~10 个小关节	3 分	CRP 或 ESR 异常	1 分
超过 10 个小关节	5 分	症状持续时间（0~1 分）	
血清学（0~3 分）		<6 周	0 分
RF 和抗 CCP 抗体均阴性	0 分	≥6 周	1 分

注：关节受累指关节肿胀疼痛；小关节包括掌指关节、近端指间关节、第 2~5 跖趾关节、腕关节，不包括第 1 腕掌关节、第 1 跖趾关节和远端指间关节；大关节指肩、肘、髋、膝和踝关节；血清学高滴度阳性指测试结果 >3 倍正常值

表 3-4-3 早期 RA 分类标准

1. 晨僵时间≥30min
2. 多关节炎(14 个关节区中至少 3 个部位以上部位关节炎)
3. 手关节炎(腕或掌指或近端指间关节至少 1 处关节炎)
4. 抗 CCP 抗体阳性
5. RF 阳性

注:具备 3 条或以上可分类为早期 RA,敏感性 84.4%,特异性 87.4%

(四) 药物治疗

RA 治疗目标是达到持续的疾病缓解或降低疾病活动度,一经诊断应立即开始治疗,治疗方案应基于疾病活动度、有无不良预后因素以及并发症,并由医生和患者共同决定。目前治疗 RA 的常用药物大致分为五大类,即非甾体抗炎药(non-steroidal anti-inflammatory drugs, NSAIDs)、传统类缓解病情抗风湿药(disease modifying anti-rheumatic drugs, DMARDs)、糖皮质激素(glucocorticoid, GC)、植物药制剂和生物制剂等。

1. 非甾体抗炎药　NSAIDs 主要作用机制是抑制体内环氧化酶(cycloxygenase, COX)活性而减少局部组织前列腺素(prostaglandin, PG)的生物合成(PG 是炎症反应中一类活性较强的炎症介质,可扩张小血管,增加微血管通透性,还有致热、募集中性粒细胞及与其他炎症介质的协同作用,纳克级水平的 PGE_2 就能引起炎症反应)。其用药特点如下:

(1) 能缓解症状,但不能阻止病情进展。

(2) 小剂量具有止痛作用,大剂量具有抗炎作用。

(3) 通常选用一种 NSAIDs,在足量使用 2~3 周无效后再更换另一种,一般不同时使用两种 NSAIDs,因其疗效不增加,而副作用增加。

(4) 应缩减到最短疗程、最低剂量,有效后要逐渐减量。

(5) 最常见副作用为消化道症状,其次为肝损害、肾损害,少见粒细胞缺乏症、再生障碍性贫血、皮肤损害和中枢神经系统疾患。

2. 传统类缓解病情抗风湿药　首选药物为甲氨蝶呤(methotrexate, MTX),MTX 为二氢叶酸还原酶抑制剂,该药物进入人体后与叶酸具有竞争性抑制作用,竞争性结合二氢叶酸还原酶与叶酸的结合位点,使二氢叶酸不能变成四氢叶酸,导致 DNA 合成障碍,从而抑制细胞增殖和复制。另外,MTX 还可抑制白细胞趋化,因而有直接抗炎作用。其用药特点如下:

(1) 被视为治疗 RA 的锚定药。

(2) 不良反应涉及全身各脏器,但停药后多能恢复。

(3) 小剂量叶酸或亚叶酸与 MTX 同时使用,可减少毒副作用而不影响疗效。

(4) 治疗前应进行血常规、肝功能、肾功能、肝炎病毒血清检测和胸部 X 线片检查。

(5) 甲氨蝶呤单药治疗未完全缓解的患者,可考虑传统类 DMARDs 三药联合治疗,治疗方案中必须包含 MTX,除非存在禁忌证。

(6) 在治疗早期或改变治疗方案后,每 1~3 个月应评估病情,直到完全缓解或达到低疾病活动度。

其他还可以选择来氟米特、柳氮磺吡啶、羟氯喹、金制剂、硫唑嘌呤及环孢 A 等。对于不能耐受 MTX 的患者,可选用来氟米特、柳氮磺吡啶和羟氯喹作为一线选择。但这一类药物使用时一定要注意监测血常规、肝功能和血压。

3. 糖皮质激素 具有强大的抗炎作用，可使关节肿痛和全身炎症症状迅速缓解。2015年亚洲太平洋地区风湿病学学会联盟提出的类风湿关节炎治疗建议指出：

（1）不推荐口服糖皮质激素单药治疗RA。

（2）对于活动期RA，可以口服糖皮质激素联合传统类DMARDs使用。

（3）对于早期RA，传统类DMARDs联合小剂量糖皮质激素（甲泼尼龙≤7.5mg/d）可延缓影像学进展。

（4）病情允许情况下，糖皮质激素应使用最低剂量，并尽快减量。

4. 植物药制剂 植物药制剂是以祖国传统中药材为基础，提取其中最具有药效的单一成分而制成。用于RA的植物药制剂有雷公藤总苷、青藤碱和白芍总苷，最常用于临床的是雷公藤总苷，该药物具有较强的抗炎及免疫抑制作用。在抗炎方面，它能拮抗和抑制炎症介质的释放与实验性炎症及关节炎的反应程度。在免疫抑制方面，它能抑制T细胞功能、迟发型变态反应、白介素-1的分泌、分裂原及抗原刺激的T细胞分裂与增殖。主要副作用为性腺抑制、骨髓抑制与肝损害，但与其他免疫抑制剂相比，其副作用相对较小，多数患者均能耐受。

5. 生物制剂 目前使用最广泛的是肿瘤坏死因子-α（tumor necrosis factor-α，TNF-α）拮抗剂和白细胞介素-6（interleukin-6，IL-6）拮抗剂，其原理为RA本质是患者体内免疫紊乱，激活多种炎症介质并导致炎症级联反应，TNF-α和IL-6作为中心炎症介质在RA的发病中起到关键作用，而该两种炎症介质的拮抗剂正好阻止了炎症级联反应瀑布式的激活。其疗效已得到众多临床试验的验证和肯定，尤其是传统类DMARDs治疗失败时，生物制剂的使用给治疗带来了希望。但TNF-α拮抗剂在抑制异常免疫时，也抑制了TNF-α参与正常生理功能，从而不可避免地造成感染（尤其是结核感染）及肿瘤风险的增加，该副作用在结核高发地区尤其值得注意。

（五）手术治疗

RA以内科治疗为主，内科治疗对缓解病情的疗效差，并产生了不可逆的关节畸形，影响关节的功能时，往往选择手术治疗。常见手术方法有滑膜切除术、关节融合术、截骨术、人工关节置换术。目前较为流行的术式为关节镜下滑膜切除术，多个研究证实该术式不仅能缓解RA患者关节疼痛，改善关节功能，且能延缓骨质破坏。手术结束后必须进行康复介入才能使患者获得较理想的生活状态。术后康复要点如下：

1. 术后麻醉作用消失以后，即可行相关关节的主动屈伸运动。
2. 术后24h，可行相关关节功能练习，以肌肉等长收缩练习为主。
3. 术后3~4周，关节活动范围不理想者，均应在麻醉作用下行关节松动术。
4. 术后4~5周以后进行抗重力运动。
5. 注意术后康复治疗介入时机要依据个体化原则，若患者一般状况良好，无延迟愈合及瘢痕体质等不良因素，可参照下文所述进行康复练习。

二、康复评定

RA患者就诊最多见的原因为疼痛，由于疼痛以及关节炎性改变所造成的关节肿胀都将减少该关节的活动范围，而与之相伴的最常见的不良后果就是失用性肌肉萎缩，最终导致关节功能的丧失，其中对日常生活行为能力影响较大的就是手功能的丧失。因此康复评定主要从以下几个方面进行：

(一) 疼痛评定

1. 视觉模拟评分法(visual analogue scales,VAS)　具体方法是在纸上画一条100mm长的横线,横线的一端为0,表示没有疼痛,另一端为100,表示剧烈疼痛。30以下表示有可以忍受的疼痛;40~60表示疼痛稍重,但不影响睡眠;70~100表示疼痛难忍,影响睡眠。患者根据自我感觉,在横线上标记出疼痛程度的具体位置。此方法由于需要一定的感觉、知觉与运动能力,并不适合于文化程度较低或认知损害者。

2. Wong-Banker面部表情疼痛量表　目前在临床运用较多,评估人员用6种从哭泣到微笑的人脸图形来记录所观察到患者的面部表情,该方法没有特定的文化背景和性别要求,特别适合于伴有急性疼痛、认知能力较差的患者。

3. 观察疼痛程度在活动中的表现

(1) 轻度疼痛:仅在提重物时感到疼痛。

(2) 中等度疼痛:主动运动时出现疼痛。

(3) 重度疼痛:无活动时也有疼痛。

(二) 关节活动度评定

主要通过借助量角器、电子角度测量计和皮尺等测量工具,在特定的体位下,测量关节可以完成的最大活动范围。需要注意的是,临床运用中不必测量所有关节的活动度,根据目测筛选出可能有问题的关节,有针对性地进行测量与记录。

(三) 肌力评定

抗阻力性等张运动会加重受累关节的炎症反应和疼痛,因此肌力检查应以等长收缩的形式进行。常用方法有握力测试、捏力测试和四肢肌力测试等。握力测试主要反映屈指肌肌力;捏力测试主要反映拇指对掌肌及四指屈肌的肌力;四肢肌群肌力测试可测得腕、肩、踝的屈伸肌群及肩外展肌群的肌力。

(四) 手功能的评估

RA患者最常遗留的永久性问题就是手关节畸形,直接影响手功能。手的运动包括悬垂、托举、触摸、推压、击打、动态操作、球形抓握、球形指尖握、勾拉、两指尖捏、多指尖捏、侧捏13种基本形式,治疗师可根据患者是否能完成手的基本运动来评估手功能。

(五) 步态分析

RA患者因疼痛、肌肉挛缩、关节畸形等原因,可能出现异常步态,如长短腿引起跛行,髋关节活动受限步态、膝关节活动受限步态、马蹄足畸形步态、减痛步态等。

(六) 日常生活活动能力评估

可采用改良巴氏指数(modified Barthel index,MBI)进行评价。

三、康复治疗

(一) 急性期

1. 康复目标　通过休息和药物疗法减轻疼痛、控制炎症、维持关节活动度和肌力。

2. 康复措施

(1) 休息:休息是急性发作时的基本治疗,依部位大小,可分为全身休息或局部休息;依时间长短,可分为连续性休息或间歇休息。有研究证实,急性关节炎发作时无论使用何种休息方式均能使炎症有所减轻。

(2) 支具使用:患者伴有剧烈疼痛时,可先用支具固定使关节制动。目前由于低温塑料的不断发展进步，支具的设计可因人而异，治疗师应根据患者的具体情况选择性制动主要导致疼痛的关节，而不应限制与疼痛无关的其他关节。患者佩戴支具每30~60分钟，应取下，进行轻微的关节活动，随疼痛改善，尽量缩短支具佩戴时间。上肢的支具以手腕及手部居多，肘关节以上的支具使用得不多，针对类风湿关节炎所引起的鹅颈畸形及纽扣指畸形，可使用指环形支具减轻其形变。对于肘关节挛缩可使用支具减缓形变，某些幼年型类风湿患儿可使用肘关节支具。下肢支具使用以足踝最多，类风湿关节炎常会发生跖趾关节脱位、疼痛，脚趾弯曲变形，距下关节旋前、足跟外翻、扁平足、拇外翻僵硬等现象，治疗首先要选一双适合的鞋子，鞋头要比一般人穿的高且深，鞋面柔软，鞋跟不宜太高（小于3cm），鞋后跟处的鞋帮结实能稳定距下关节，还可配合矫形鞋垫，以减轻跖趾关节疼痛。距下关节病变者可考虑使用高帮鞋或足踝支具等。膝关节疼痛肿胀患者建议使用护膝，髋关节畸形疼痛时可考虑使用适合的支具。

（3）冷疗：对于RA患者冷疗最大的优势在于可通过降低关节内温度来抑制滑膜胶原酶的活性。冷刺激可使血管收缩，降低局部的新陈代谢，抑制神经的兴奋以及降低传导速度，通过这样的作用，患者疼痛症状可大大减轻，从而为更早期地进行关节活动度的训练提供了机会。

（4）经皮神经电刺激疗法（transcutaneous electrical nerve stimulation，TENS）：可采用TENS缓解疼痛，频率选择以患者能感到症状缓解为宜，电流选择以引起明显震颤而不疼痛为度，每次20~30min，1~2次/d。

（5）病变主要累及大关节时，患者康复治疗以床上治疗为主，在不负重的情况下，被动活动四肢，做关节的屈伸练习。

（6）不同患者的急性期时间不同，一般时间较短者并不主张肌力的训练，时间较长者，由于存在肌肉萎缩的风险，因而需要进行肌力的训练，此期肌力训练以等长收缩为主。这是因为肌肉等长收缩时关节内压并不升高，且对于关节的伤害也会更小。一般建议一次收缩维持6秒，休息数十秒后，重复多次训练，肌肉收缩强度以最大肌力的2/3最为适宜。另外如果患侧肢体疼痛难忍，可通过肌收缩的节段性交叉效应，使健侧肢体运动，可对患侧肢体产生类似的运动刺激，从而降低肌肉萎缩的风险。

3. 注意事项

（1）急性期患者关节水肿、周围组织处于极度被牵张状态，此期不宜进行牵拉性治疗。

（2）因训练而致使疼痛加剧应立刻停止活动。

（3）休息并非长时间制动，短期而频繁地休息效果更好。

（二）亚急性期

1. 康复目标 增加关节活动度，增强肌力、避免肌肉萎缩。

2. 康复措施

（1）温热疗法：一方面使局部血管扩张、改善血液循环、促进炎症消散，另一方面降低痛觉神经的兴奋性来缓解疼痛。此外，热疗还可以改善胶原的延展性，从而增进关节的活动度。常用方式包括①红外线灯照射：手、足等小部位选择250W功率灯头，大关节处选择500~1000W灯头，每次20~30min，1次/d；②石蜡疗法：对于腕、肘、肩、膝等大关节可采用蜡饼法，对于手足小关节可采用刷蜡法，每次20~30min，1次/d；③温泉疗法：大多数的温泉都比皮肤温度要高3~5℃，因此温泉对人体的作用是热水加上矿物质以及蒸汽的作用。据目前研究来看温泉疗法对人体的作用机制并不明确，但效果是肯定的。

(2) 关节活动训练：治疗师主要负责对患者具有明显关节活动受限的关节进行被动或主动牵伸训练，其余时间交代患者自行主动活动其余正常关节。

(3) 肌力训练：等长收缩对关节炎患者虽然很安全，但大多数日常生活活动的完成均需要肢体适当的移动才能完成。因此，当患者情况许可时，便要由等长肌力训练改为等张肌力训练。等张收缩分为两种形式：①高强度、低频率；②低强度、高频率。其中后者花费时间较长，但对于患者来说也更为安全，同时可增进肌肉耐力。

3. 注意事项

(1) 温热疗法后一定要避免吹风、受凉。

(2) 患者具有心血管疾病且控制欠佳时，不适宜温泉疗法。急性感染，关节炎急性期或体力较差时也不适宜。一般一次浸泡时间不宜超过 20min。浸泡温泉后由于全身血管扩张，血液由重要脏器流至皮肤、肌肉处，可能会造成血压偏低，且脑内血流量相对减少，因此患者离开澡堂时应缓慢，避免晕倒，最好有家人陪同。

(3) 随关节活动度的不断增加，支具也要及时作出调整。

(4) 肌力训练时，要对相应肢体进行固定，以免其他肌肉进行代偿。

(三) 慢性期

1. 康复目标　进一步增大关节活动度，增强肌力和耐力，恢复日常生活能力，改善其参与社会工作能力。

2. 康复措施

(1) 此期最突出的问题就是关节囊纤维化，其最终导致关节挛缩而遗留下永久的关节畸形。因此，康复的关键就是避免关节挛缩，可在温热疗法基础上进行关节松动术。

(2) RA 患者不存在肢体瘫痪问题，肌力一般在 3 级以上，治疗师要尽早进行肌力与耐力的训练。如拉力器、哑铃、沙袋和实心球的训练，为增加趣味性，也可选择团队竞争性项目，如人推车、接力传物等活动。

(3) 根据患者 ADL 障碍内容，着重训练有障碍的活动，如进食、梳洗、穿衣、取物等。此期患者由于长期关节疼痛、僵硬、畸形以及肌肉无力，体力消耗要比一般人大得多，加上很多患者同时存在心肺疾病、贫血、营养差等不良因素，常常会感到疲倦及体力不支。因此对生活环境应进行改造，改造目的为尽可能地节省患者体力消耗。具体措施：①做事须有计划，妥善规划日常生活及工作内容，避免做无用功；②选择合适的椅子，需在腰背部放置合适的靠垫，尽量坐着工作，站立会消耗更多的体力；③适当使用辅具；④养成工作间歇定时休息的习惯，避免长时间维持一个姿势。此期治疗师发挥的主要作用为：教育患者、改变其观念，鼓励患者、增强信心，示范正确动作、强化训练。

(4) 日常生活指导：类风湿关节炎可导致关节畸形和功能丧失，严重降低患者的日常自我照顾能力。类风湿关节炎累及手指关节导致梳洗、进餐、清洁衣物、书写、使用手机等活动存在困难，可穿戴矫正畸形支具辅助完成，指导使用手掌根部、前臂或肘关节代偿手指部分功能的技巧，必要时配合使用生活辅助器具，如手柄加粗或 C 形的梳子、勺子和牙刷，书写辅具，智能手机的语音功能等。类风湿关节炎累及下肢影响体位转移和步行功能，可使用辅助站立的椅子帮助患者轻松完成坐站转移，使用手杖、前臂杖、平台杖、腋杖、助行架等辅助安全步行，外出购物使用购物车代替手提物品，同时规划好外出行程(包括路线、物品数量、外出方式等)，达到既安全完成活动又节省体能的方式。

(陈　祢　黎景波)

第二节 强直性脊柱炎

一、概述

强直性脊柱炎(ankylosing spondylitis,AS)是血清阴性脊柱关节病中常见的一种临床类型,属于慢性自身炎症性疾病。其具体发病机制不清,但目前认为该疾病的发生与遗传、致病微生物感染、免疫调节紊乱以及炎症介质参与有关,其中研究最热门的是人类白细胞抗原B27(human leukocyte antigen,HLA-B27),该抗原通过各种方式参与疾病的发生,调查结果显示约有90%AS患者HLA-B27阳性,而亚洲普通人群中HLA-B27阳性率仅为4%~8%,提示本病与HLA-B27高度相关。中华医学会风湿病学分会公布的我国AS患病率为0.3%,男女之比为(2~3)∶1,且女性发病缓慢、病情较轻。

AS病理表现为关节囊、肌腱、韧带的骨附着点发生炎症反应,最后受累部位钙化、新骨形成。疾病早期多数病例以累及骶髂关节为主,晚期以累及中轴骨为主,同时也可有外周关节受累以及关节外病变。基于此种病理变化,AS患者临床表现也以骶髂关节受累后所致晨僵和下背痛为主。随病情进展,早期的炎症性改变逐渐过渡至晚期病变组织自身修复,但这种修复往往并不是恢复至疾病前状态,而是纤维化、骨化的过程,最终导致以中轴关节为主的关节活动度降低、甚至强直。关节外病变最常见的是葡萄膜炎和虹膜炎,具体机制不详。由于该疾病的本质是炎症,症状是疼痛,因此非甾体抗炎药(non-steroidal anti-inflammatory drugs,NSAIDs)对该病治疗效果较好。研究显示,AS总致残率为15%~20%,因此早期诊断及合理的治疗与康复显得尤为重要。

二、诊断

目前通用的AS诊断标准主要依照1984年修订的纽约标准(表3-4-4)。符合放射学标准和1项以上临床标准者可确诊为AS,符合3项临床标准或符合放射学标准而不伴任何临床标准者可疑诊断为AS。

表3-4-4 1984年纽约修订版AS诊断标准

1. 临床标准
(1) 下背痛、晨僵持续至少3个月,运动后可缓解,而休息不缓解
(2) 腰椎矢状面、额状面运动受限
(3) 胸廓活动度低于相应年龄、性别的正常人
2. 放射学标准
骶髂关节炎:双侧≥Ⅱ级或单侧Ⅲ~Ⅳ级
0级:正常
Ⅰ级:可疑
Ⅱ级:轻微变化,可见局限性侵蚀、硬化,但关节间隙正常
Ⅲ级:明显异常,存在侵蚀、硬化、关节间隙增宽或狭窄、部分强直中的1项或1项以上改变
Ⅳ级:关节融合、骨性强直

三、常规治疗

AS 目前尚无根治方法，医生及治疗师所能做的就是尽可能最大限度地减轻背痛、晨僵及疲劳等症状，维持中轴关节活动度，恢复社会活动能力及工作能力以及避免并发症的发生。

（一）药物治疗

1. 首选 NSAIDs　此类药物对下腰背部的疼痛、晨僵以及关节肿胀均有较好的疗效，且由于缓解了疼痛与关节肿胀，关节的活动范围也可随之增加。常用药物可选择如下：

（1）吲哚美辛：25mg/次，口服，每天 3 次，直到疼痛缓解可停药。

（2）布洛芬：0.3g~0.6g/次，口服，每天 2~3 次，也可使用布洛芬搽剂。

（3）双氯芬酸钠：75mg/次，口服，每天 1 次。该药物包含 12.5mg 速释成分，服药 20min 后可快速缓解疼痛，另外 62.5mg 缓释成分，在 24h 内缓慢释放，可持久缓解疼痛。

此类药物不良反应中最多见的是消化道症状，少数可引起溃疡；其他较少见的有头晕、头痛，肝、肾损害，血细胞减少，水肿及过敏反应等。临床医生在用药时应尽量避免两种 NSAIDs 同时使用，并定期监测药物不良反应。

2. ASAS 推荐对于持续高疾病活动性的患者，无论是否应用传统治疗，均应给予 TNF-α 拮抗剂。常用药物有：

（1）依那西普：每次 25mg，每周 2 次，皮下注射。

（2）英夫利西单抗：首次剂量为每千克体重 5mg，然后在首次给药后的第 2 周和第 6 周及以后每隔 6 周各给予一次相同剂量。

（3）阿达木单抗：40mg/次，每 2 周皮下注射 1 次。一般情况下，用药 12 周后开始出现临床应答，若仍不见效可考虑停药。

TNF-α 拮抗剂的主要不良反应为输液反应或注射点反应，可见恶心、头痛、瘙痒、眩晕、低血压、呼吸困难、胸痛以及感染和肿瘤的风险增加。

3. 伴有外周关节炎的患者　更适合选择 NSAIDs 与柳氮磺吡啶合用，联合用药可弥补柳氮磺吡啶起效缓慢的缺点。柳氮磺吡啶：一般初始量为 0.25g，每天 3 次，以后每周递增 0.25g，直至剂量达到 1g，每天 2 次，用药后一般 4~6 周起效，维持治疗 1~3 年可停药。

4. 对于顽固性外周关节炎伴积液且全身用药效果不好的患者，可考虑关节腔内注射糖皮质激素，注射治疗每年不超过 3 次，重复注射应间隔 3~4 周。另外，对于伴有葡萄膜炎及虹膜炎的患者也可考虑糖皮质激素滴眼治疗。但因糖皮质激素不良反应多，且无法阻止 AS 进程，不推荐全身用药治疗 AS。

（二）手术治疗

当 AS 患者出现脊柱畸形，髋、膝关节强直、疼痛及活动受限而导致明显功能障碍，伴有结构破坏的 X 线征象，均应考虑脊柱矫形手术或关节置换术。手术效果长期、稳定且有效，但应告知患者手术只是解除了 AS 导致的严重脊柱畸形和关节活动障碍，并没有直接治疗 AS 本身。

由于涉及感染、内固定及术后恢复的问题，因此术前需对患者进行一定的评估，主要包括炎症指标，如血沉、C 反应蛋白、降钙素原等；骨密度检测评价骨质疏松程度；肺功能等。

四、康复评定

主要包括疼痛评定、脊柱活动性评定、关节功能评定及心理功能评定。

（一）疼痛

对于AS患者除了常规的总体疼痛评估（一般使用疼痛视觉模拟评分法）外，还要进行夜间痛的评估。

（二）疾病活动度

疾病活动度评定一方面包括患者自觉症状的评估，另一方面包括日常生活参与程度的评估。患者自觉症状的评估可采用Bath强直性脊柱炎活动指数（Bath ankylosing spondylitis disease activity index，BASDAI）进行评定。日常生活参与程度的评估可采用强直性脊柱炎健康评估问卷（the health assessment questionnaire for spondyloarthropathies，HAQ-S）进行评估。

（三）关节

关节功能评定的重点主要集中在颈、胸、腰椎的前屈、后伸、侧弯及旋转功能的测定。除此之外，还需进行Schober试验（腰椎活动度评估）、指地距离（脊柱前屈功能测定）、枕墙距、胸围呼吸差（胸廓活动度测定）的测评。

（四）心理

心理功能评定常采用焦虑自评量表（self-rating anxiety，SAS）和抑郁自评量表（self-rating depression scale，SDS）。

（五）其他

AS晚期患者由于长期活动减少，可造成肌肉萎缩及心肺功能下降，因此还需进行肌力评定及心肺功能评定。

五、康复治疗

（一）治疗目标

1. 控制炎症，减轻疼痛，保持脊柱等受累关节的正常活动。

2. 出现关节强直畸形，使患者保持独立工作及日常生活的能力，增进患者适应社会能力。

（二）治疗措施

1. 矫形器的选择与使用　强直性脊柱炎属于类风湿病的范畴，早期起病比较隐匿，不易被发现，有时会错失对脊柱最佳的支撑、固定、保护的时期。如早期发现可根据患者情况装配预防性和保护性的脊柱矫形器；后期严重脊柱驼背、畸形等，待病情稳定后可作矫正手术，例如腰椎畸形者可行脊椎截骨术矫正驼背。接受手术治疗后的患者，根据手术效果和矫正的程度装配固定、保护、矫正类型的脊柱矫形器（图3-4-1）。

图3-4-1　颈胸椎矫形器

2. 行为干预　由于AS患者患病时年龄较轻，一般情况下患者仅自觉不适症状，并不会严重影响其参与社会活动甚至卧床，且此年龄段人群往往承担较重的家庭负担，并不会花太多的时间去专门的康复医院进行长时间的康复治疗，因此伴随患者全天的行为干预就显得尤为重要：

(1) 患者要尽量保持正确的姿势，如在行走、坐位以及站立时均要保持脊柱的直立，避免脊柱向前、后、左、右方向弯曲。实际生活中，很多患者由于双眼视力不一，身体可能会出现不自主向一侧倾斜，而这种变化患者本身往往难以自察，因此治疗师们要对患者进行细致的观察，如发现此类现象，应及时告知患者佩戴合适的眼镜。

(2) 避免从事弯腰屈背以及搬运重物等工作。

(3) 最好选择硬板床，且患者要尽量避免侧卧位。

3. 缓解疼痛 除应用药物缓解疼痛外，物理因子常可用于镇痛。常用的方式有电疗法、光疗法、超声波疗法、磁疗法、水疗法以及冷疗。各种方式缓解疼痛均有一定的效果，治疗师可根据本医院方便利用的资源给患者进行治疗。

4. 各期康复措施

(1) 早期：强直性脊柱炎的初始阶段，患者以腰背部和骶髂部疼痛症状最为明显，同时伴有腰骶关节黏着感和晨僵，而骶髂关节 X 线片正常或仅有轻度炎症改变。此期康复治疗的目的主要是保持脊柱等近中轴各大关节的正常活动。

(2) 中期：此时炎症已从骶髂关节扩展到脊柱胸段、腰段，并可波及髋、膝、肩等大关节。关节疼痛，同时脊柱活动受限，但尚未完全强直，治疗仍可使脊柱获得一定的柔软性。此期康复治疗除继续应用消炎、止痛的方法外，体育运动疗法和姿势调整十分重要，同时应配合牵引与被动运动，必要时加用矫形器以防止驼背发生。

(3) 晚期：脊柱已出现纤维性、骨性强直。此时疼痛多已减轻，缓解疼痛的各种方法已不重要，对尚未完全强直而又驼背的患者仍有希望通过手法治疗、姿势调整、牵引、被动运动和矫形器矫正改善症状，不应放弃。康复治疗的重点应放在让患者将来能自己照顾自己，进行 ADL 训练和作业治疗，以增进患者适应工作、生活、社会的能力。

(4) 后期：患者不仅脊柱发生强直，髋关节、肩关节、甚至膝部都将发生强直，为了改善患者的 ADL 能力和工作能力，常常需要进行驼背畸形矫正手术，以及行髋、膝等关节的人工关节置换术。

（三）特殊问题处理

对存在腰椎及下肢关节活动受限，但影像学资料尚未显示脊柱竹节样改变、未见韧带钙化者训练需注意康复时机的选择，宜在患者疾病的恢复期进行，禁止在疾病的急性期（如高热、关节红肿等）和全身活动性病变尚未得到控制及脏器功能失代偿期进行训练活动，运动强度应以次日不感到疲倦为宜。训练方法如下：

1. 腰椎牵引 可进行常规腰椎牵引，牵引重量从患者体重的 1/3 开始，并结合患者自身感受酌情调节。每天一次，每次 20min。牵引后嘱患者继续卧床半小时以减轻脊柱压力，避免降低疗效。

2. 腰背肌、腹肌肌力训练 指导患者进行腰背肌、腹肌肌力训练。

(1) 腰背肌肌力训练常用方法有两种。①小燕飞法：患者俯卧于床上，去枕，双手背后，用力挺胸抬头，使头、胸离开床面，同时膝关节伸直，两大腿用力向后也离开床面，持续 3~5s，然后肌肉放松休息 3~5s。每天 2 次，每次 20~30 个；②五点支撑法：患者仰卧于床上，去枕屈膝，将臀部、下背部抬起，保持大腿与腹部、胸部呈一条水平线，仅靠双肘、上背部及双脚支撑，持续 3~5s，腰部放松休息 3~5s。每天 2 次，每次 20~30 个。具体实施时，可将全部动作分为

3~5 组去做，每组之间休息 1~2min。

(2) 腹肌肌力训练可采用改良后的卷腹法：患者仰卧位，双手置于腰背部下方维持生理前屈。一侧膝关节屈曲 90°，另一腿放松置于床面，以增加骨盆的力矩，从而阻止腰椎平贴地面。后嘱患者将头抬高约 13cm，保持 10s，后休息 20s，每天 1 次，每次 15~20 个。

3. 对 AS 患者还要注重胸廓活动度的练习，练习项目可选择深呼吸、吹蜡烛、吹小球，练习过程中可同时增加上肢的扩胸运动，以尽可能地避免胸廓活动受限。

（陈 祢 解 益）

第三节 痛风性关节炎

一、概述

（一）定义

痛风是由于嘌呤代谢紊乱和（或）尿酸排泄减少而引起的一种晶体性关节炎，属代谢性关节病变。血液中的尿酸经血液循环到达关节腔或腱鞘滑液中，在高尿酸浓度及特异体质影响下形成尿酸晶体沉积，这些晶体结构刺激关节内滑膜产生红肿热痛。因其起病急，来势如风，疼痛剧烈，多伴红肿，走时较快，不留踪影，故名痛风。

临床上表现为高尿酸血症和结缔组织结构（特别是软骨、滑膜）的尿酸盐结晶、沉积，以及由此而引起的痛风性急性关节炎反复发作、痛风石沉积，痛风石性慢性关节炎和关节畸形，常累及肾脏引起慢性间质性肾炎和尿酸性肾结石形成，累及血管可以引起高血压，累及心脏可以引起冠状动脉粥样硬化性心脏病，并且常伴发高脂血症、糖尿病等疾病。因此，尽管痛风多表现在关节引起关节炎，但实际上它是一种全身病变，可引起多脏器损害。

（二）流行病学

1. 患病率　近年来痛风的患病率呈逐年上升趋势，并且存在地域、年龄和性别等方面的差异。不同国家痛风的患病率显著不同，来自美国国民健康与营养调查（national health and nutrition examination survey，NHANES）的最新数据显示，痛风患病率由 1988—1994 年的 2.64% 升至 2007—2010 年间的 3.76%。英国学者根据 120 万英国人临床数据估计，2012 年英国痛风患病率为 2.49%。目前我国痛风的患病率在 1%~3%，呈逐年上升趋势。

2. 人口学分布　痛风的发病具有明显的年龄依赖性，患病率随年龄增加而增加，国内对 2009 年山东沿海地区不同年龄段痛风流行病学调查研究显示，男性人群中 40~49 岁年龄段痛风的患病率最高，分析原因可能是由于这个年龄阶段的男性所处的社会角色决定了其高饮酒量和高饮酒频率，从而使该年龄段男性痛风高发。同时，痛风发病率且呈明显的性别差异，即男性患病率明显高于女性。分析原因，女性体内的雌二醇可以调节嘌呤生物合成和尿酸代谢过程从而降低尿酸水平，而男性体内的雄激素具有促进肾脏尿酸重吸收，抑制肾脏尿酸排泄的作用。

（三）发病机制及危险因素

尿酸盐晶体的形成是痛风发病机制的核心环节，然而在关节炎症部位血尿酸如何形成尿酸盐晶体的机制尚不完全清楚。当血清尿酸水平超过其物理溶解度（约 7mg/dl）时便以单钠尿酸晶体的形式析出。除此之外，溶质的 pH、温度、离子强度以及血浆中与尿酸结合的微粒都可以影响尿酸盐晶体的析出。与此同时,血清中的白蛋白可能作为尿酸盐晶体形成的核心单元。体液循环中的抗体蛋白,包括 IgG 及 IgM 也可以识别尿酸盐晶体的表面,进而起到稳定尿酸盐晶体并促进其进一步结晶的作用。早期研究认为,痛风的急性发作是由于尿酸盐晶体在关节部位瞬间形成所诱发的炎性反应。而最近的研究表明,在痛风急性发作之前,便可以在部分患者体内检测到单钠尿酸晶体的沉积和慢性炎症的存在,并且在急性发作期结束之后仍然存在。这一发现与尿酸盐结晶过程较慢以及高尿酸血症患者往往需要较长时间才会出现痛风发作的现象一致。

痛风分为原发性和继发性两大类。遗传因素是痛风重要的致病因素,原发性痛风有一定的家族遗传性,10%~20% 的患者有阳性家族史,发病常常具有家族聚集性。继发性痛风占痛风病的 10% 左右,主要由肾脏病、血液病及药物、高嘌呤食物等多种原因引起。在痛风发生的危险因素中,高尿酸血症被认为是痛风发生、发展的最主要危险因素。饮食与痛风关联密切,肉类和海鲜是痛风的高危因素,而奶制品则是保护性因素。高嘌呤蔬菜与痛风间相关性不明显。在对咖啡摄入量与痛风之间关系进行调查时发现,每天摄入 6 杯或更多咖啡是痛风的保护性因素。对含糖软饮料及果糖摄入与痛风间的关联研究结果显示,含糖软饮料及果糖均明显增加痛风发生的风险。高维生素 C 摄入量是痛风的保护性因素。许多研究已证实,酒精是痛风的危险因素,红酒是否为痛风发作的危险因素目前循证医学证据不一致。酒精可为嘌呤代谢提供前体物质鸟嘌呤核苷,进一步转化嘌呤,使得嘌呤量增加;同时酒精还可导致血中乳酸含量增加,加重肾脏尿酸排泄障碍。另外,痛风与肥胖及高血压均密切相关,体重指数(BMI)超标者痛风发生风险增加,伴有高血压者痛风发病率是无高血压者的 2 倍。其他如突然受凉、肥胖、疲劳、饮食作息不规律、吸烟等均为痛风的危险因素,而规律作息和锻炼,食用新鲜蔬菜是痛风的保护因素。

(四)临床表现

根据高尿酸血症和痛风发作的时间关系,痛风急性发作前痛风的自然病程包括三个阶段,即无症状高尿酸血症、急性痛风性关节炎和慢性痛风性关节炎。

1. 无症状高尿酸血症　血尿酸升高,血尿酸男性大于 7mg/dl,女性大于 6mg/dl,但无任何与其相关的临床症状。无症状高尿酸血症为痛风发生的最重要的生化基础。在血尿酸水平持续增高人群中,大多为无症状性(即无痛风的相关症状)高尿酸血症,仅有 10% 左右罹患痛风性关节炎。

2. 急性痛风性关节炎　典型表现是夜间发作的急性单关节炎,痛风首次发作通常是单关节受累,其中第一跖趾关节受累最多见,并且绝大多数患者该部位反复受累,肘、腕、膝、踝、足背等部位也可受累。急性发作痛风性关节炎常见的临床特点为急性单关节呈红肿热痛炎症表现,多在一天内达高峰,病变最常累及的部位为第 1 跖趾关节、跗骨关节。急性发作期缓解后,多数患者在初次发作后 1~2 年内复发,其间可有无症状间歇期。此后发作次数逐渐增多,症状持续时间延长,无症状间歇期缩短,受累关节逐渐增多。如果疾病反复发作而治疗不及时,患者可以表现为骨皮质下囊肿和可疑痛风石。

3. 慢性痛风性关节炎　多数患者在初次发作后有间歇期,但随着病情进展,发作的间歇期逐渐缩短。痛风石可沉积在关节腔内,造成关节软骨及骨的侵蚀性改变,关节周围的组织发生纤维化,并出现持续的关节肿痛,甚至永久性关节功能障碍,痛风性关节炎多在发病数年或多次发作后才出现骨质改变。

4. 痛风石　尿酸盐反复沉积于局部组织导致纤维组织增生形成结节,称为痛风石。痛风石标志着病程进入慢性期。痛风石较常见于足趾、耳廓、肘、腕、踝、等关节周围，也可见于皮下组织、关节内及内脏器官等。

（五）诊断及鉴别诊断

关于痛风诊断国内尚无统一标准，2010年中国痛风临床诊治指南也指出，目前使用较多的痛风诊断标准是1977年美国风湿病学会（ACR）的分类标准（表3-4-5）或1985年Holmes标准（表3-4-6）。

表 3-4-5 1977 年美国风湿病学会（ACR）的分类标准

具备以下三条中一条即可确诊：
1. 滑囊液中查见特异性尿酸盐结晶
2. 痛风石经化学方法或偏振光显微镜检查证实含有尿酸钠结晶
3. 具备下列临床、实验室及射线征象等12项中的6项者 （1）1次以上的急性关节炎发作； （2）炎症表现在1d内达到高峰； （3）单关节炎发作； （4）患病关节皮肤呈暗红色； （5）第1跖趾关节疼痛或肿胀； （6）单侧发作累及第1跖趾关节； （7）单侧发作累及跗骨关节； （8）有可疑的痛风石； （9）高尿酸血症； （10）X线显示关节非对称性肿胀； （11）X线摄片示骨皮质下囊肿； （12）不伴有骨质侵蚀关节炎症发作期间关节液微生物培养阴性

表 3-4-6 1985 年 Holmes 标准进行痛风临床诊断

具备以下条件其中 1 条且排除继发性痛风者即可诊断为痛风：
1. 滑液中的白细胞有吞噬尿酸盐结晶的现象
2. 关节腔积液穿刺或结节活检有大量尿酸盐结晶
3. 有反复发作的急性关节炎和无症状间歇期、高尿酸血症及对秋水仙碱治疗有特效者

痛风的血液诊断标准：血尿酸诊断值男≥416μmol/L（700mg/L），女≥357μmol/L（600mg/L）。尿酸增高者原则上均应考虑痛风的可能，但必须符合以下几个条件：多次测定血尿酸均升高而不是偶然一次尿酸升高；应排除其他干扰血尿酸测定的因素；有关节炎的临床表现则诊断痛风，无关节炎及其他疾病的则诊断为高尿酸血症。

痛风过去在临床工作中常被误诊为类风湿关节炎、风湿热的关节症状、化脓性关节炎、老年退行性关节炎、泌尿系结石、丹毒等，近年来随着对该病认识的提高，临床诊断率明显提高。对急性关节炎期患者，如果有条件，应该行关节穿刺术抽取滑液，若在滑液中或白细胞内找到负性双折光的针状尿酸盐结晶，或对慢性痛风石关节炎的痛风石行穿刺或活检痛风石内容物可发现同样形态的尿酸盐结晶，可诊断痛风，此为痛风诊断的“金标准”。但在临床实践中，受到穿刺检查手段的局限和患者依从性的影响，常需要根据患者临床表现，并与其他疾病相鉴别后给予临床诊断。痛风性关节炎的急性期应与急性风湿性关节炎、假性痛风、化脓性关节炎、外伤性关节炎、淋病性关节炎相鉴别。痛风性关节炎的慢性期应与类风湿关节炎、银屑病性关节炎、结核变态反应性关节炎相鉴别。

急性关节炎期患者X线检查可见关节周围软组织肿胀，慢性关节炎期患者X线检查具有提示意义，可表现为关节间隙狭窄、关节面不规则、痛风石沉积，典型者骨质呈虫噬样或穿凿样缺损、边缘呈尖锐的增生硬化，常可见骨皮质翘样突出，严重者出现脱位、骨折。但X线检查对早期或急性痛风的确诊无帮助。

高分辨率超声可用于评估软骨、软组织、尿酸盐结晶沉积及滑膜炎症，超声可准确诊断慢性痛风，其对痛风的敏感性较X线高，但特异性较低。

双源CT可以检测出体内沉积的尿酸盐结晶及其分布范围，尤其对首次发作的急性痛风有一定诊断价值。

磁共振显像（MRI）具有良好的组织分辨力。近年研究显示MRI能清楚显示痛风早期的软组织肿胀、关节积液、软骨下囊变、较小的痛风结节等。对于痛风的早期诊断意义重大。

（六）药物及手术治疗

1. 非甾体抗炎药（NSAIDs） 痛风性关节炎急性期炎症常在1d内达高峰且疼痛剧烈，迅速控制疼痛首选NSAIDs，应早期足量使用，可选择药物如萘普生500mg，2次/d，吲哚美辛50 mg，3次/d等，一旦症状减轻即逐渐减量，5~7d后停用，用药期间应该密切监测肝肾功能。禁止同时服用两种或多种NSAIDs以免增加不良反应，常见不良反应主要表现为消化性溃疡、出血和穿孔，以及对肾脏、心血管系统和神经系统的损害。使用抗凝治疗或有心血管疾病的患者用药要谨慎。对消化性溃疡和肾功能不全者慎用。

2. 低剂量秋水仙碱 推荐使用低剂量秋水仙碱0.5mg，2次/d或3次/d，可以减少不良反应。严重的消化性溃疡，肾、肝、心功能不全或血液系统疾病患者禁用。

3. 糖皮质激素或促皮质激素 对单个或两个关节受累的急性痛风患者，关节腔内注射皮质类固醇可缓解症状。口服用药一般只用于不能耐受秋水仙碱和非甾体抗炎药或有相对禁忌证的多关节炎患者，或不宜选用秋水仙碱及NSAIDs，以免加重肾功能恶化者。若同时合并糖尿病，则要根据患者血糖或肾功能情况具体考虑，用药过程中需要密切监测血糖、肾功能变化。

4. 降尿酸药 对急性痛风关节炎频繁发作（>2次/年），有慢性痛风关节炎或痛风石的患者，应进行降尿酸治疗。降尿酸治疗的目标是预防痛风关节炎的急性复发和痛风石的形成，帮助痛风石溶解。将患者血尿酸水平稳定控制在360μmol/L（6mg/dl）以下，有助于缓解症状，控制病情。降尿酸药可分为促尿酸排泄、抑制尿酸合成及新型的促进尿酸分解。促尿酸排泄药包括苯溴马隆、丙磺舒和磺吡酮等。抑制尿酸合成药包括别嘌醇和新型的非布索坦（febuxostat）。促进尿酸分解药包括聚乙二醇尿酸酶（PEG-uricase）。

5. 手术治疗 采用手术剔除痛风石，对毁损关节进行矫形手术，以提高生活质量。

二、康复评估

（一）疼痛评估

可采用视觉模拟评分法、Wong-Banker面部表情疼痛量表及观察疼痛程度在活动中的表现进行评估（详见本书第三篇第四章第一节）。

（二）周径测量

用软尺量出受累关节如跖趾关节、踝关节、膝关节的周径，与患者自身健侧关节周径比较，记录其周径差值。

（三）关节活动度测量

测量受累关节活动范围。

（四）日常生活活动能力评估

可使用改良 Bathel 指数进行评估。

三、康复治疗

（一）治疗目标

镇痛、保持受累关节的活动度，保持关节周围肌肉的力量，避免关节发生进一步破坏或变形，使受累关节能够尽可能保持功能。

（二）治疗措施

1. 休息　休息是急性发作时的基本治疗，急性关节炎发作时无论使用何种休息方式均能使炎症有所减轻。

（1）局部休息：采用夹板、石膏或支具固定炎症关节，可以有效减轻疼痛，防止关节挛缩，而不至于引起关节活动障碍。一般不超过 2 周。

（2）全身休息：在急性期，采用全面康复治疗（包括药物）仍不能缓解疼痛或患者有多个关节炎时，可以采用全身休息，时间不超过 4 周。

（3）间歇休息：要求患者的日常生活活动限制在 30min 以内，或在产生明显症状之前，必须作间歇休息，以减轻对关节的刺激。这是一种十分常用而有效的策略。

（4）连续性休息：可休息数小时至 10 小时，需注意休息太久可能引发的并发症。

2. 运动　适当的运动锻炼可以增加和保持关节活动范围，增加肌力，增加静力性和动力性运动耐力，减轻关节肿胀，增加骨密度，改善患者的心理状态。基本原则：个别对待，循序渐进，活动时不增加疼痛。常用的运动包括被动运动和主动运动：

（1）被动运动：采用轻缓的方法，进行关节各轴向运动，活动范围要达最大限度，每天可至少 1 次，防止关节挛缩畸形。动物试验证实，反复给予用尿酸诱发关节炎的犬被动运动，容易引发急性关节炎。另外，肿胀的关节反复被动运动，容易使关节囊内压增加损伤关节囊，因此被动运动多用于不能主动运动者，慎用于急性关节炎或严重疼痛者。

（2）主动运动

1）力量训练：以等长收缩运动为主，即运动时有肌肉收缩，但没有关节活动。由于急性关节炎常可引起肌肉极速萎缩，使用等长收缩对关节内压影响小，并可提高肌肉力量，防止肌肉萎缩，利于关节周围的肌肉痉挛得以缓解。等长收缩一般建议一次收缩持续 6s，休息数十秒后可重复多次，训练强度应以肌肉收缩最大强度的 2/3 强度较安全。

2）等张收缩：有研究证实，等长运动的疗效并不能完全转移到与等张运动相关的工作上。因此，当患者情况允许，可进行等张收缩，可采用低抗阻、高频率运动，小范围关节活动或在水下进行运动等方式保证训练的安全性。

3）耐力运动：也称为心肺运动训练或有氧运动。当疼痛症状基本控制，肌肉力量得到提高的条件下可以进行，目的是改善关节功能，增加活动耐力和实际生活活动和工作能力。步行、游泳、骑车等均为适宜的运动方式。每周 3~5 次，每次 20~60min，也有研究发现每周 150min 的中等强度运动也有相似的疗效。运动前建议有 5~15min 热身，运动后也有 5~10min 的缓和运动。如患者运动后疲劳疼痛，关节肿胀加重，则表明运动方式或强度需进行调整。

4）牵伸性训练：主要用于防止关节挛缩，增加关节活动范围。包括被动、助力和主动性牵伸。牵伸之前可施以热疗增加胶原纤维的伸展性。

3. 物理因子治疗

（1）冷疗：关节炎急性期或运动治疗后可使用冷疗，能降低关节囊内温度，抑制滑膜上胶原酶的活性，减轻关节软骨的损坏，并可以减慢神经传导速度，从而减轻疼痛。冷疗种类很多，包括浸泡法、冷敷法、冰块按摩、冷喷等，单次治疗时间为 5~20min 不等。

（2）热疗：分浅层热疗和深层热疗，前者如热水浴、热敷、温泉浴，后者如微波、短波和超声波。其作用为止痛、放松肌肉、促进血液循环、改善胶原蛋白组织的延展性及增加关节活动度，但不宜在急性关节炎治疗中使用。通常浅层热疗方便，价格低廉。而深层热疗，尤其是超声波多在深部关节或软组织挛缩时才能使用，配合牵伸可增加关节及软组织活动度。

（3）中国传统药浴：中药熏洗近年来应用较普遍，热疗对改善关节组织代谢，减轻疼痛，增加胶原组织的延伸性均有良好作用。另外，当局部关节红肿时可以紫外线照射，经皮神经电刺激也是十分有效的止痛治疗。

4. 康复教育 调整生活方式有助于痛风的预防和治疗。痛风患者应遵循下述原则：限酒；减少高嘌呤食物的摄入；防止剧烈运动或突然受凉；减少富含果糖饮料的摄入；大量饮水（每日 2000ml 以上）；控制体重；增加新鲜蔬菜的摄入；规律饮食和作息；规律运动；禁烟。

（陈 祢）

参考文献

[1] 励建安，毕胜，黄晓琳．物理医学与康复医学理论与实践．北京：人民卫生出版社，2013.
[2] 燕铁斌，梁维松，冉春风．现代康复治疗学．广东：广东科技出版社，2012.
[3] 叶华隆，张少，等．周围神经损伤后的再生微环境以及瘢痕形成．组织工程与重建外科杂志，2017，13(2)：109-112.
[4] 苌彪，全琦，孙逊，等．周围神经损伤后瓦勒氏变性及神经导管的研究与进展．中国组织工程研究，2017，21(10)：1596-1603.
[5] 马超，伍少玲．软组织疼痛治疗与康复．第2版．广东：广东科技出版社，2016.
[6] 伏特加（David A Vaoglas），哈德（Yves Harder）．创伤骨科软组织治疗手册．山东：山东科学技术出版社，2013.
[7] 许光旭，王红星．社区康复适宜技术．北京：人民卫生出版社，2017.
[8] 何成奇．内外科疾病康复学．第2版．北京：人民卫生出版社，2013.
[9] 张晓红．26例胸廓出口综合征患者的神经肌电图分析．中华物理医学与康复杂志，2016，38(4)：299-300.
[10] 刘英，郭岩，蒋文平，等．腕管综合征超声检查的诊断价值．中国超声医学杂志，2017，(6)：537-539.
[11] 左贵松，申才良，潘宏，等．腕管综合征术后正中神经形态变化研究分析．基因组学与应用生物学，2017，36(1)：23-29.
[12] 李孝生，常文凯．肘管综合征治疗研究进展．中国医学工程，2016，9(20)：180-181.
[13] 石小乐，柯诗文，吴锐．复杂性区域疼痛综合征的研究进展．实用临床医学，2016，17(4)：88-93.
[14] 张永泉，王平．糖尿病微血管病变对冻结肩发病因素影响的研究进展，中华中医药杂志，2011，26(6)：1359-1361.
[15] 王雪强，陈佩杰．腰痛常见不良姿势及其运动疗法．中国疼痛医学杂志，2014，20(10)：748-751.
[16] 马文明，丁亮华，何双华，等．超声辅助下经皮微创治疗急性闭合性跟腱断裂．中华创伤杂志，2017，33(5)：441-446.
[17] 郝定均．简明临床骨科学．北京：人民卫生出版社，2014.
[18] 蔡斌，蔡永裕，译．骨科术后康复．北京：人民卫生出版社，2017.
[19] 汤文杰，王金辉，王满宜．解剖锁定钢板与普通钢板内固定治疗跟骨骨折的临床疗效对比．中国矫形外科杂志，2016，24(8)：706-711.
[20] 王俊，邵为，王春秋，等．经皮克氏针辅助小切口复位固定SandersⅡ、Ⅲ型跟骨骨折．中国矫形外科杂

志,2016,24(8):1524-1527.

[21] 吴旻昊,蔡林,邓洲铭,等.跗骨窦入路治疗跟骨骨折的研究进展.中华创伤骨科杂志,2017,19(3):272-276.

[22] 周友龙,张旭元,毕道弛,等.不同入路治疗距骨骨折的疗效比较.中华创伤杂志,2015,31(12):1094-1096.

[23] 李刚建,赵鑫.经内外踝截骨入路可吸收螺钉或可吸收棒内固定修复距骨骨折:15 例随访.中国组织工程研究杂志,2014,18(48):7810-7815.

[24] 温晓东,李玉茂,张玉九,等.内外侧联合切口钢板螺钉内固定治疗复杂距骨骨折的临床效果观察.中国骨与关节损伤杂志,2015,30(8):889-890.

[25] 缪玉龙,邓智明,邵志恩,等.应用微型钢板螺钉内固定治疗跖骨骨折.实用手外科杂志,2014,28(2):168-170.

[26] Kukkonen J,Joukainen A,Lehtinen J,et al. Treatment of non-traumatic rotator cuff tears:A randomised controlled trial with one-year clinical results. Bone & Joint Journal,2014,96-B(1):75.

[27] Richard SB,Kristie DM,Robert MH,et al. The Rotator Cuff Quality-of-Life Index Predicts the Outcome of Nonoperative Treatment of Patients with a Chronic Rotator Cuff Tear. Journal of Bone & Joint Surgery American Volume,2014,96:1883-1888.

[28] Griffin JW,Hogan MV,Chhabra AB,et al.Peripheral nerve repair and reconstruction. J Bone Joint Surg Am,2013,95(23):2144-2151.

[29] Grinsell D,Keating CP.Peripheral Nerve Reconstruction after Injury:A Review of Clinical and Experimental Therapies. Biomed Res Int. Biomed Res Int,2014,2014:698256.

[30] Zheng J,Sun J,LuX,et al.BDNF promotes the axonalregrowth after sciatic nerve crush through intrinsic neuronal capability upregulation and distal portion. Neurosci Lett,2016,621:1-8.

[31] Jeffrey DO,Ashok LG,Brett W,et al. Rotator cuff rehabilitation:current theories and practice. Physician & Sportsmedicine,2015,44(1):1-8.

[32] Eljabu W,Klinger HM,Von KM. The natural history of rotator cuff tears:a systematic review. Archives of Orthopaedic & Trauma Surgery,2015,135(8):1055-1061.

[33] Eiji Itoi. Rotator cuff tear:physical examination and conservative treatment. J Orthop Sci,2013,18(2):197-204.

[34] van Dieën JH,Kuijer PP,Burdorf A,et al. Non-specific low back pain. Lancet,2012,379(9829):1874.

[35] Maher C,Underwood M,Buchbinder R. Non-specific low back pain. Lancet,2017,389(10070):736-747.

[36] Cristi-Montero C,C uevas MJ,Collado PS. Whole-body vibration training as complement to programs aimed at weight loss. Nutricion hospitalaria,2013,28(5):1365-1371.

[37] Blasimann A,Fleuti U,Rufener M,et al. Electromyographic activity of back muscles during stochastic whole body vibration. Journal of musculoskeletal & neuronal interactions,2014,14(3):311-317.

[38] Kim JH,Seo HJ. Influence of pelvic position and vibration frequency on muscle activation during whole body vibration in quiet standing. Journal of physical therapy science,2015,27(4):1055-1058.

[39] Mani KCK,Acharya P,Raj RCD,et al. A modified minimally invasive technique for intra-articular displaced calcaneal fractures fixed by transverse and axial screws. Eur J Orthop Surg Traumatol,2017,27(12):1-8.

[40] Miyamoto W,ImadeS,Innami K,et al. Acute Achilles Tendon Rupture Treated by Double Side-Locking Loop Suture Technique With Early Rehabilitation. Foot & Ankle International,2016,1-7.

[41] Sonmez MM,Armagan R,Ugurlar M,et al. Allografts versus Equine Xenografts in Calcaneal Fracture Repair. J Foot & Ankle Sur,2017,56(3):510-513.

[42] Steven M. Mcphail,Cylie M. Williams,Michael Schuetz,et al. Development and Validation of the Ankle

Fracture Outcome of Rehabilitation Measure (A-FORM). J Orthop Sports Phys Ther, 2014, 44: 488-499.

[43] Chun-Guang Li, Bing Li, Yun-Feng Yang. Management of acute Achilles tendon rupture with tendon-bundle technique. Journal of International Medical Research, 2017, 45: 310-319.

[44] Frankewycz B, Krutsch W, Weber J, et al. Rehabilitation of Achilles tendon ruptures: is early functional rehabilitation daily routine? Arch Orthop Trauma Surg, 2017, 137: 333-340.

[45] Shakked RJ, Tejwani NC. Surgical Treatment of Talus Fractures. Orthopedic Clinics of North America, 2013, 44(4): 521-528.